Urologie

Chez le même éditeur

Dans la même collection

Anatomie pathologique, par le Collège français des pathologistes (CoPath), 2013, 456 pages.

Cardiologie, par le Collège National des enseignants de cardiologie – Société Française de Cardiologie (CNEC-SFC), 2e édition, à paraître.

Handicap - Incapacité – Dépendance – Module 4, par le Collège français des enseignants universitaires de médecine physique et de réadaptation. 2012, 4e édition, 188 pages.

Hépato-gastro-entérologie, par la Collégiale des universitaires en hépato-gastro-entérologie (CDU-HGE). 2012, 496 pages.

Neurologie, par le Collège français des enseignants en neurologie (CEN). 2012, 3e édition, 464 pages.

Ophtalmologie, par le Collège des ophtalmologistes universitaires de France (COUF), 2e édition, 2013, 296 pages.

Parasitoses et mycoses des régions tempérées et tropicales, par l'Association française des enseignants de parasitologie et mycologie (ANOFEL). 3e édition, 2013, 480 pages.

Réanimation et urgences, par le Collège national des enseignants de réanimation (CNER). 2012, 4e édition, 676 pages.

Santé publique, par le Collège universitaire des enseignants de santé publique (CUESP). 2013, 336 pages.

Vieillissement, par le Collège national des enseignants de gériatrie (CNEG), 3e édition, à paraître.

Dans la collection Abrégés Connaissances et pratique

Bactériologie médicale, par C Nauciel, J.-L. Vildé. 2009, 2e édition, 272 pages.

Cancérologie clinique, par N. Daly-Schveitzer. 2008, 3e édition, 456 pages.

Dermatologie, par le CEDEF (Collège des enseignants en dermatologie de France). 2011, 5e édition, 504 pages.

Économie de la santé, par A. Beresniak, G. Duru. 2008, 6e édition, 224 pages.

Endocrinologie, diabétologie et maladies métaboliques, par le CEEDMM (Collège des enseignants d'endocrinologie, diabète et maladies métaboliques). 2011, 2e édition, 544 pages

Gynécologie – Obstétrique, par le CNGOF (Collège national des gynécologues et obstétriciens français). 2010, 2e édition, 536 pages.

Hématologie, par la Société française d'hématologie. 2011, 360 pages.

Immunologie générale, par P. Letonturier. 2007, 8e édition, 208 pages.

Médecine du travail, par P. Dyevre, D. Léger. 2003, 3e édition, 356 pages.

Médecine générale, par le CNGE (Collège national des généralistes enseignants). 2009, 488 pages.

Médecine interne, par B. Devulder, P.Y. Hatron, É. Hachulla. 2002, 480 pages.

Néphrologie et troubles hydroélectrolytiques, par A. Kanfer, O. Kourilsky, M.-N. Peraldi. 2001, 2e édition, 400 pages.

Nutrition, par le Collège des enseignants de nutrition. 2011, 304 pages.

ORL, par le Collège Français d'ORL et de chirurgie cervico-faciale. 2011, 2e édition, 324 pages.

Pédiatrie, par A. Bourrillon, G Benoist. 2011, 5e édition, 880 pages.

Pharmacologie, par M. Moulin, A. Coquerel. 2002, 2e édition, 856 pages.

Pneumologie, par B. Housset. 2003, 2e édition, 504 pages.

Psychiatrie, par T. Gasman, J.-F. Allilaire, L. Karila, A. Pelissolo, N. Giraut. 2009, 2e édition, 464 pages.

Radiologie, par le CERF (Collège des enseignants de radiologie de France). 2010, 424 pages.

Rhumatologie, par le COFER (Collège français des enseignants en rhumatologie). 2011, 4e édition, 508 pages.

Sécurité sociale, par L. Daligand et coll. 2012, 6e édition, 208 pages.

Virologie humaine, par H.J.A. Fleury. 2009, 5e édition, 288 pages.

Urologie

Collège français des urologues

ELSEVIER
MASSON

Les figures 14.1, 22.1, 22.2 sont extraites du *Gray's Anatomie pour les étudiants, 2e édition*, © 2010, 2006 Elsevier Masson SAS. Tous droits réservés pour la traduction française.

Les figures 9.6, 9.11, 14.6, 19.1, 20.1, 20.3, 20.7, 22.3, 22.4, 22.7, 22.12 ont étés réalisées par Carole Fumat

---

ISBN : 978-2-294-71916-5
e-ISBN : 978-2-294-72438-1

Elsevier Masson SAS, 62, rue Camille-Desmoulins, 92442 Issy-les-Moulineaux cedex
www.elsevier-masson.fr

Comité de rédaction

Responsable du Collège Universitaire des Urologues

Pr Alain Ruffion, PU PH, université Claude Bernard Lyon 1, hôpital Édouard Herriot, Lyon

Coordonnateur et relecteur de l'ouvrage

Pr Morgan Rouprêt, PU PH, université Paris 6, Hôpital Pitié-Salpêtrière, AP-HP

Auteurs

Dr Louise Alechinsky, Interne des Hôpitaux de Paris
Dr François Audenet, Interne des Hôpitaux de Paris, Médaille d'Or de Chirurgie
Dr Marie Audouin, Interne des Hôpitaux de Paris
Pr Karim Bensalah, PU PH, université européenne de Bretagne, CHU de Rennes
Dr Claire Billault, Chef de Clinique Assistant, université Paris 6, Hôpital Pitié Salpêtrière, AP-HP
Dr Romain Boissier, Interne des Hôpitaux de Marseille
Dr Pierre-Olivier Bosset, Interne des Hôpitaux de Paris
Pr Franck Bruyère, PU PH, université François Rabelais, CHU Tours
Dr Cécile Champy, Interne des Hôpitaux de Paris
Dr Pierre Colin, Chef de Clinique Assistant, université Lille II, CHRU Lille
Dr Jean-Philippe Couapel, Interne des Hôpitaux de Rennes
Pr Alexandre de La Taille, PU PH, université Paris 12, Hôpital Henri Mondor, AP-HP
Dr Nicolas de Saint-Aubert Interne des Hôpitaux de Paris
Dr Sarah Drouin, Chef de Clinique Assistant, université Paris 6, Hôpital Pitié Salpêtrière, AP-HP
Pr Stéphane Droupy, PU PH, université Montpellier 1, CHU de Nîmes
Pr François Giuliano, PU PH, UVSQ, Hôpital Garches, AP HP
Pr Alain Houlgatte, Hôpital d'instruction des armées du Val de Grâce, Paris
Pr Éric Huyghe, PU PH, université Toulouse 1, CHU Toulouse
Pr Gilles Karsenty, PU PH, université Aix Marseille, Hôpital de la Conception, Assistance Publique Hôpitaux de Marseille
Dr Alexandra Masson-Lecomte, Interne des Hôpitaux de Paris
Dr Pierre Mozer, MCU PH, université Paris 6, Hôpital Pitié Salpêtrière, AP-HP
Dr Yann Neuzillet, Chef de Clinique Assistant, UVSQ, Hôpital Foch
Dr Laurent Nison, Interne des Hôpitaux de Lille
Dr Idir Ouzaïd, Interne des Hôpitaux de Paris
Dr Marie-Aimée Perrouin-Verbe, Interne des Hôpitaux de Brest
Dr Véronique Phé, Chef de Clinique Assistant, université Paris 6, Hôpital Pitié Salpêtrière, AP-HP
Pr Alain Ruffion, PU PH, université Claude Bernard Lyon 1, hôpital Édouard Herriot, Lyon
Dr Thomas Seisen, Interne des Hôpitaux de Paris
Dr Jean-Étienne Terrier, Interne des Hôpitaux de Saint Etienne
Pr Olivier Traxer, PU PH, université Paris 6, hôpital Tenon, AP-HP
Dr Evanguelos Xylinas, Chef de Clinique Assistant, université Paris 5, Hôpital Cochin

Note aux lecteurs

Dans cet ouvrage, l'éditeur et les auteurs ont tenu compte de la réforme des études de médecine et nous avons indiqué, pour chaque chapitre, la numérotation des items du nouveau programme (items du programme de DFASM, BO du 16 mai 2013) et celle de l'ancien programme (items du programme de DCEM2-DECEM4, BO du 7 juin 2013).

Afin que le lecteur puisse se situer dans les deux versions du programme, une table récapitulative permet d'établir, pour les items traités dans cet ouvrage, une correspondance détaillée entre les items du nouveau programme et ceux de l'ancien programme avec pour chacun, son intitulé et ses objectifs.

Compléments en ligne

Des compléments numériques sont associés à cet ouvrage.

Pour accéder à ces compléments, connectez-vous sur www.em-consulte.com/complement/471916 et suivez les instructions pour activer votre accès et retrouver une présentation synthétique correspondant au contenu de chacun des chapitres.

Table des matières

Correspondance des numéros d'items traités dans cet ouvrage

Note : *Les encadrés grisés correspondent aux items de l'ancien programme.*

Ancien programme (bulletin officiel 2001–2007) → Nouveau programme (bulletin officiel 2013)

N° item AP	27	29	40	55	89	91	93	127	156	158	160	216	247	252	259	272	315	321	338	341	342	160bis
N° item NP	35	37	56	120	158	173	157	197	307	308	310	342	123	343	262	48	257	121	122	121	42	311

Correspondance des items traités dans cet ouvrage. Nouveau programme → ancien programme

ITEM n° 35 / INTITULE Contraception / OBJECTIFS Prescrire et expliquer une contraception (voir item 326). Discuter les diverses possibilités de prise en charge d'une grossesse non désirée. Discuter les indications de la stérilisation masculine et féminine.

ITEM n° 27 / INTITULE Contraception / OBJECTIFS Prescrire et expliquer une contraception. - Discuter les diverses possibilités de prise en charge d'une grossesse non désirée. - Discuter les indications de la stérilisation masculine et féminine.

ITEM n° 37 / INTITULE Stérilité du couple : conduite de la première consultation / OBJECTIFS Argumenter la démarche médicale et les examens complémentaires de première intention nécessaires au diagnostic et à la recherche étiologique.

ITEM n° 29 / INTITULE Stérilité du couple : conduite de la première consultation / OBJECTIFS Argumenter la démarche médicale et les examens complémentaires de première intention nécessaires au diagnostic et à la recherche étiologique.

ITEM n° 56 / INTITULE Sexualité normale et ses troubles / OBJECTIFS Identifier les principaux troubles de la sexualité. Dépister une affection organique en présence d'un trouble sexuel. Savoir aborder la question de la sexualité au cours d'une consultation.

ITEM n° 40 / INTITULE Sexualité normale et ses troubles / OBJECTIFS Identifier les principaux troubles de la sexualité. Dépister une affection organique en présence d'un trouble sexuel. Savoir aborder la question de la sexualité au cours d'une consultation.

ITEM n° 120 / INTITULE Ménopause et andropause / OBJECTIFS Diagnostiquer la ménopause et ses conséquences pathologiques. Argumenter l'attitude thérapeutique et planifier le suivi d'une femme ménopausée (voir item 326). Diagnostiquer une andropause pathologique.

ITEM n° 55 / INTITULE Ménopause et andropause / OBJECTIFS Diagnostiquer la ménopause et ses conséquences pathologiques. Argumenter l'attitude thérapeutique et planifier le suivi d'une femme ménopausée. Diagnostiquer une andropause pathologique.

ITEM n° 158 / INTITULE Infections sexuellement transmissibles (IST) : gonococcies, chlamydioses, syphilis, papillomavirus humain (HPV), trichomonose / OBJECTIFS Diagnostiquer et traiter une gonococcie, une chlamydiose, une syphilis récente et tardive, une infection génitale à HPV, une trichomonose. Connaître les principes de la prévention et du dépistage des IST, notamment chez les partenaires. Connaître les principes de prévention et dépistage des infections à HPV, frottis et vaccination.

ITEM n° 89 / INTITULE Infections génitales de l'homme Écoulement urétral / OBJECTIFS Diagnostiquer une infection génitale de l'homme. Argumenter l'attitude thérapeutique et planifier le suivi du patient.

ITEM n° 173 / INTITULE Prescription et surveillance des anti-infectieux chez l'adulte et l'enfant (voir item 326) / OBJECTIFS *Antibiotiques :* Évaluer la pertinence d'une prescription d'antibiotiques. Exposer les enjeux d'une utilisation des antibiotiques non conforme aux recommandations de bonne pratique clinique. Préciser les critères de choix d'une antibiothérapie probabiliste. Connaître les principales indications thérapeutiques et les principaux effets indésirables d'au moins un représentant des familles d'antibiotiques suivantes : pénicillines du groupe G ou V, pénicillines du groupe A ; associations comportant un inhibiteur des bêtalactamases ; pénicillines du groupe M ; céphalosporines de seconde et troisième générations ; macrolides, lincosanides, aminosides ; cotrimoxazole, quinolones ; les glycopeptides et les pénèmes. Analyser les causes d'échec d'une antibiothérapie ; savoir réévaluer une antibiothérapie. *Antiviraux :* Connaître les principales molécules antivirales anti Herpesviridiae. Connaître les principales indications et modalités d'utilisation des antiviraux au cours de la grippe. Connaître les classes d'antirétroviraux disponibles et leurs principaux effets indésirables. *Antiparasitaires :* Connaître les principales molécules antiparasitaires et leurs indications. *Antifongiques :* Connaître les principales molécules antifongiques, leurs indications et modalités d'utilisation. Bon usage des anti-infectieux. Connaître les principales situations cliniques nécessitant une documentation microbiologique. Connaître l'impact écologique des anti-infectieux et les facteurs d'émergence de la résistance aux antiinfectieux. Connaître les principales situations cliniques en infectiologie ne relevant pas d'une prescription d'anti infectieux. Connaître les recommandations de prise en charge des patients porteurs ou susceptibles de porter des bactéries hautement résistantes. Préciser les critères de choix de l'antibioprophylaxie dans le cadre chirurgical. Connaître l'organisation de la lutte contre les infections associées aux soins dont la surveillance des infections du site opératoire. Expliquer les mesures de prévention des principales infections associées aux soins (voir item 4). Connaître le rôle du référent en infectiologie d'un établissement.

ITEM n° 91 / INTITULE Infections nosocomiales / OBJECTIFS Reconnaître le caractère nosocomial d'une infection. Savoir appliquer et expliquer les mesures de prévention des infections nosocomiales.

ITEM n° 157 / INTITULE Infections urinaires de l'enfant et de l'adulte / OBJECTIFS Interpréter les résultats des bandelettes urinaires et des examens cytobactériologiques des urines. Diagnostiquer et traiter une cystite aiguë. Connaître la conduite à tenir face à une cystite récidivante. Diagnostiquer et traiter une pyélonéphrite aiguë, identifier les situations nécessitant une hospitalisation. Diagnostiquer et traiter une prostatite aiguë, identifier les situations nécessitant une hospitalisation. Expliquer la place de l'antibiothérapie chez un patient porteur d'une sonde urinaire.

ITEM n° 93 / INTITULE Infections urinaires de l'enfant et de l'adulte Leucocyturie / OBJECTIFS Diagnostiquer une infection urinaire chez le nourrisson, l'enfant et l'adulte. Argumenter l'attitude thérapeutique et planifier le suivi du patient.

ITEM n° 197 / INTITULE Transplantation d'organes : Aspects épidémiologiques et immunologiques ; principes de traitement et surveillance ; complications et pronostic ; aspects éthiques et légaux / OBJECTIFS Expliquer les aspects épidémiologiques et les résultats des transplantations d'organe et l'organisation administrative. Argumenter les aspects médico-légaux et éthiques liés aux transplantations d'organes. L'exemple de la transplantation rénale : expliquer les principes de choix dans la sélection du couple donneur-receveur et les modalités de don d'organe. Argumenter les principes thérapeutiques, et les modalités de surveillance d'un sujet transplanté rénal.

ITEM n° 127 / INTITULE Transplantation d'organes : Aspects épidémiologiques et immunologiques ; principes de traitement et surveillance ; complications et pronostic ; aspects éthiques et légaux / OBJECTIFS Expliquer les aspects épidémiologiques et les résultats des transplantations d'organe et l'organisation administrative. Expliquer les principes de choix dans la sélection du couple donneur receveur et les modalités de don d'organe. Argumenter les principes thérapeutiques, et les modalités de surveillance d'un sujet transplanté. Argumenter les aspects médico-légaux et éthiques liés aux transplantations d'organes.

ITEM n° 307 / INTITULE Tumeurs de la prostate / OBJECTIFS Diagnostiquer une tumeur maligne de la prostate. Planifier le suivi du patient.

ITEM n° 156 / INTITULE Tumeurs de la prostate / OBJECTIFS Diagnostiquer une tumeur de la prostate. Argumenter l'attitude thérapeutique et planifier le suivi du patient.

ITEM n° 308 / INTITULE Tumeurs du rein / OBJECTIFS Diagnostiquer une tumeur du rein.

ITEM n° 158 / INTITULE Tumeurs du rein / OBJECTIFS Diagnostiquer une tumeur du rein.

ITEM n° 310 / INTITULE Tumeurs du testicule / OBJECTIFS Diagnostiquer une tumeur du testicule.
ITEM n° 160 / INTITULE Tumeurs du testicule / OBJECTIFS Diagnostiquer une tumeur du testicule.

ITEM n° 311 / INTITULE Tumeurs vésicales / OBJECTIFS Diagnostiquer une tumeur vésicale.
ITEM n° 160bis / INTITULE Tumeurs vésicales / OBJECTIFS Diagnostiquer une tumeur vésicale.

ITEM n° 342 / INTITULE Rétention aiguë d'urine / OBJECTIFS Diagnostiquer une rétention aiguë d'urine. Identifier les situations d'urgence et planifier leur prise en charge.
ITEM n° 216 / INTITULE Rétention aiguë d'urine / OBJECTIFS Diagnostiquer une rétention aiguë d'urine. Identifier les situations d'urgence et planifier leur prise en charge.

ITEM n° 123 / INTITULE Hypertrophie bénigne de la prostate / OBJECTIFS Diagnostiquer une hypertrophie bénigne de la prostate. Argumenter l'attitude thérapeutique et planifier le suivi du patient.
ITEM n° 247 / INTITULE Hypertrophie bénigne de la prostate / OBJECTIFS Diagnostiquer une hypertrophie bénigne de la prostate. Argumenter l'attitude thérapeutique et planifier le suivi du patient.

ITEM n° 343 / INTITULE Insuffisance rénale aiguë. Anurie / OBJECTIFS Diagnostiquer une insuffisance rénale aiguë (IRA) et une anurie. Diagnostiquer une IRA fonctionnelle, obstructive et parenchymateuse; connaitre les principales causes des IRA. Argumenter les principes du traitement et la surveillance des IRA.
ITEM n° 252 / INTITULE Insuffisance rénale aiguë. Anurie / OBJECTIFS Diagnostiquer une insuffisance rénale aiguë et une anurie. Identifier les situations d'urgence et planifier leur prise en charge.

ITEM n° 262 / INTITULE Lithiase urinaire / OBJECTIFS Diagnostiquer une lithíase urinaire. Argumenter l'attitude thérapeutique et planifier le suivi du patient.
ITEM n° 259 / INTITULE Lithiase urinaire / OBJECTIFS Diagnostiquer une lithiase urinaire. Argumenter l'attitude thérapeutique et planifier le suivi du patient.

ITEM n° 48 / INTITULE Pathologie génito-scrotale chez le garçon et chez l'homme / OBJECTIFS Diagnostiquer un phimosis, une torsion de cordon spermatique, une hydrocèle, une cryptorchidie. Identifier les situations d'urgence et planifier leur prise en charge.
ITEM n° 272 / INTITULE Pathologie génito-scrotale chez le garçon et chez l'homme / OBJECTIFS Diagnostiquer un phimosis, une torsion de cordon spermatique, une hydrocèle, une cryptorchidie. Identifier les situations d'urgence et planifier leur prise en charge.

ITEM n° 257 / INTITULE Hématurie / OBJECTIFS Argumenter les principales hypothèses diagnostiques et justifier les examens complémentaires pertinents.
ITEM n° 315 / INTITULE Hématurie / OBJECTIFS Devant une hématurie, argumenter les principales hypothèses diagnostiques et justifier les examens complémentaires pertinents.

ITEM n° 121 / INTITULE Troubles de la miction et incontinence urinaire de l'adulte et du sujet âgé / OBJECTIFS Devant un trouble de la miction ou une incontinence urinaire de l'adulte, argumenter les principales hypothèses diagnostiques et justifier les examens complémentaires pertinents. Décrire les principes de la prise en charge au long cours.
ITEM n° 321 / INTITULE Incontinence urinaire de l'adulte / OBJECTIFS - Devant une incontinence urinaire de l'adulte, argumenter les principales hypothèses diagnostiques et justifier les examens complémentaires pertinents. Décrire les principes de la prise en charge au long cours.

ITEM n° 122 / INTITULE Trouble de l'érection / OBJECTIFS Argumenter les principales hypothèses diagnostiques, justifier les examens complémentaires pertinents. - Citer les moyens thérapeutiques (voir item 326).
ITEM n° 338 / INTITULE Trouble de l'érection / OBJECTIFS Devant un trouble de l'érection, argumenter les principales hypothèses diagnostiques et justifier les examens complémentaires pertinents.

ITEM n° 121 / INTITULE Troubles de la miction et incontinence urinaire de l'adulte et du sujet âgé / OBJECTIFS Devant un trouble de la miction ou une incontinence urinaire de l'adulte, argumenter les principales hypothèses diagnostiques et justifier les examens complémentaires pertinents. Décrire les principes de la prise en charge au long cours.
ITEM n° 341 / INTITULE Troubles de la miction / OBJECTIFS Devant un trouble de la miction, argumenter les principales hypothèses diagnostiques et justifier les examens complémentaires pertinents.

ITEM n° 42 / INTITULE Tuméfaction pelvienne chez la femme / OBJECTIFS Argumenter les principales hypothèses diagnostiques et justifier les examens complémentaires pertinents.
ITEM n° 342 / INTITULE Tuméfaction pelvienne chez la femme / OBJECTIFS Argumenter les principales hypothèses diagnostiques et justifier les examens complémentaires pertinents.

Liste des abréviations

ABCD	agénésie bilatérale des canaux déférents
ABM	Agence de biomédecine
ADAM	*Androgen Déficiency of Aging Male*
ADH	hormone antidiurétique
AFP	alpha-fœtoprotéine
AFU	Association française d'urologie
AINS	anti-inflammatoires non stéroïdiens
ALD	affection de longue durée
AMM	autorisation de mise sur le marché
AMP	assistance médicale à la procréation
ANCA	anti-cytoplasme des polynucléaires
AOMI	artériopathie oblitérante des membres inférieurs
AVC	accident vasculaire cérébral
AVH	adénomectomie voie haute
BEP	bléomycine-étoposide-cisplatine
BLSE	bêta-lactamases à spectre étendu
BU	bandelette urinaire
BUD	bilan urodynamique
CECOS	Centre d'étude et de conservation des œufs et du sperme humains
CIAFU	Comité d'infectiologie de l'Association française d'urologie
CMV	cytomégalovirus
CNA	colique néphrétique aiguë
CPA	cellules présentatrices d'antigène
CPV	canal péritonéo-vaginal
DALA	déficit androgénique lié à l'âge
DDAC	donneurs décédés après arrêt cardiaque
DDME	donneurs décédés de mort encéphalique
DE	dysfonction érectile
DES	diéthylbestrol
DSA	*Donor Specific Antibodies*
DSM IV	*Diagnostic and Statistical manual of Mental Disorders IV*
EAU	*European Association of Urology*
EBV	Epstein-Barr Virus
ECBU	examen cytobactériologique des urines
EP	étoposide-cisplatine
ERSPC	*European Randomized Study of Screening for Prostate Cancer*
FAV	fistule artérioveineuse
FIV	fécondation in vitro
FSH	*follicle-stimulating hormone*
GNA	glomérulonéphrite aiguë
GnRH	*gonadotrophin releasing hormone*
GNRP	glomérulonéphrite rapidement progressive
HAS	Haute Autorité de santé

HBP	hypertrophie bénigne de prostate
HIFU	*High Intensity Focused Ultrasound*
HLA	*Human Leukocyte Antigen*
HMU	hypermobilité urétrale
HTA	hypertension artérielle
HTLV	*Human T Cell Leukemia/Lymphoma Virus*
IAS	infections urinaires associées aux soins
ICP	incision cervico-prostatique
ICS	*International Continence Society*
ICSI	injection intracytoplasmique de spermatozoïdes
IGCCCG	*International Germ Cell Cancer Collaborative Group*
IIC	injections intracaverneuses
IIEF	*International Index of Erectile Function*
IP	indice de Pearl
IPDE5	inhibiteurs de la phosphodiestérase de type 5
IPSS	*International Prostate Symptom Score*
IRA	insuffisance rénale aiguë
IRC	insuffisance rénale chronique
IS	insuffisance sphinctérienne
ISO	infection du site opératoire
ISRS	inhibiteurs sélectifs de recapture de la sérotonine
ISSAM	*International Society for the Study of the Aging Male*
IST	infection sexuellement transmise
IU	incontinence urinaire
IUE	incontinence urinaire d'effort
IVIG	immunoglobulines intraveineuses
KTSP	cathétérisme sus-pubien
LDH	lactate déshydrogénase
LEC	lithotritie extra-corporelle
LH	*Luteinizing Hormone*
LHRH	*Luteinizing-Hormone-Releasing Hormone*
MBG	membrane basale glomérulaire
MDRD	*Modification of Diet in Renal Disease*
MMA	maladie multikystique acquise
MRC	*Medical Research Council*
MSU	manœuvres de soutènement urétral
NFS	numération-formule sanguine
NGIT	néoplasie germinale intratubulaire
NLPC	néphrolithotomie percutanée
NTA	nécrose tubulaire aiguë
NTIA	nécrose tubulo-interstitielle aiguë
OATS	oligo-asthéno-tératospermies
PADAM	*Partial Androgen Deficiency in the Aging Male*
PBR	ponction biopsie rénale
PCI	produits de contraste iodés
PCR	*Polymerase Chain Reaction*
PDC	produit de contraste

PKRD polykystose rénale autosomique dominante
PLAP phosphatase alcaline placentaire
PNA pyélonéphrite aiguë
POP prolapsus des organes pelviens
PSA *Prostate Specific Antigen*
PTLD *Post-Transplantation Lymphoproliferative Disease*
PU pression urétrale
PV pression vésicale
RAU rétention aiguë d'urine
RCP réunion de concertation pluridisciplinaire
RFC rein en fer à cheval
RTUP résection transurétrale de prostate
RTUV résection transurétrale de tumeur de vessie
SAD sondage urinaire à demeure
SARM *Staphylococcus Aureus* résistant à la méticilline
SBAU symptômes du bas appareil urinaire
SDF syndrome de déficit en testostérone
SHBG *Sex Hormone Binding Globulin*
SLO syndrome de levée d'obstacle
SPILF Société de pathologie infectieuse de langue française
SRA services de régulation et d'appui de l'Agence de la biomédecine
TDM tomodensitométrie
TG tumeur germinale
TGNS tumeur germinale non séminomateuse
TGS tumeur germinale séminomateuse
THC transformation hormono-chirurgicale
TOT *Trans Obturator Tape*
TR toucher rectal
TSHus thyréostimuline
TURP *Transurethral Resection of the Prostate*
TVIM tumeur de vessie avec infiltration musculaire
TVNIM tumeur de vessie non infiltrante du muscle
TVT *Trans Vaginal Tape*
UCRM urétrocystographie rétrograde et permictionelle
UFC unités formant bactéries
UICC Union internationale contre le cancer
UIV urographie intraveineuse
Uro-TDM urographie-tomodensitométrique
VEGF *Vascular Endothelial Growth Factor*
VeIP vinblastine-ifosfamide-cisplatine
ZIPR zones interrégionales de prélèvement et de répartition des greffons

Connaissances

Urologie

CHAPITRE

1

Item 35 *(Item 27)* – Contraception masculine

Thomas Seisen, Éric Huyghe

Coordination et relecture : Morgan Rouprêt

Objectifs pédagogiques

- Prescrire et expliquer une contraception.
- Discuter les indications de la stérilisation masculine.

I. Pour comprendre

Une méthode contraceptive vise à éviter la fécondation d'un ovule par un spermatozoïde. Elle doit présenter quatre critères incontournables :

- EFFICACE ;
- RÉVERSIBLE ;
- ACCEPTABLE ;
- FAIBLE COÛT.

L'efficacité d'une méthode contraceptive est évaluée par l'INDICE DE PEARL (IP) calculé par la formule suivante : IP (%) = [(nombre de grossesses non planifiées/nombre de mois d'utilisation d'une méthode contraceptive) × 1 200]/100

Plus l'IP est faible et plus la méthode contraceptive est efficace. Cependant, il s'agit de l'efficacité théorique d'une méthode contraceptive puisque l'IP est toujours calculé en condition d'utilisation optimale.

Les trois principales méthodes contraceptives masculines utilisées sont :

- le PRÉSERVATIF MASCULIN ;
- le COITUS INTERRUPTUS (retrait) ;
- la VASECTOMIE.

D'autres alternatives, comme la contraception masculine hormonale ou certains vaccins contraceptifs, sont en développement mais actuellement dans le cadre de protocoles de recherche.

II. Le préservatif masculin

Le préservatif masculin couvre le pénis d'une fine membrane afin de prévenir l'émission de sperme dans le vagin. Les préservatifs en LATEX sont les plus efficaces. Le POLYURÉTHANE peut être utilisé en cas d'allergie.

Il s'agit de la méthode contraceptive masculine la plus utilisée. L'indice de Pearl du préservatif masculin est de 2 % mais le taux d'échec en condition d'utilisation réelle peut aller jusqu'à 15 % (OMS 2005). La diffusion d'une INFORMATION COMPLÈTE sur l'utilisation correcte et les différentes fonctions du préservatif masculin améliore son efficacité.

Le préservatif masculin est la seule méthode contraceptive permettant la PRÉVENTION DES INFECTIONS SEXUELLEMENT TRANSMISSIBLES (IST) (tableau 1.1).

Réflexes IST

- BILAN IST EN URGENCE : sérologie VIH avec accord du patient, sérologie VHB/VHC, TPHA/VDRL, dépistage gonocoque/*Chlamydiae*.
- TRITHÉRAPIE ANTIRÉTROVIRALE en urgence (si indiquée).
- DÉPISTAGE et TRAITEMENT des PARTENAIRES SEXUELS.
- RAPPORTS SEXUELS PROTÉGÉS : préservatif +++.

III. Le coitus interruptus (retrait)

Le coitus interruptus consiste à retirer le pénis du vagin avant l'éjaculation. Les avantages de cette méthode contraceptive sont sa simplicité, son coût inexistant et l'absence de contre-indication.

L'indice de Pearl du coitus interruptus est de 4 % mais le taux d'échec en condition d'utilisation réelle peut aller jusqu'à 27 % (OMS 2005). Les échecs sont expliqués par la présence de quelques spermatozoïdes dans la fraction initiale de l'éjaculation, et la difficulté des hommes à contrôler leur éjaculation (tableau 1.2).

IV. La vasectomie

A. Principes

La vasectomie est une méthode de STÉRILISATION MASCULINE. Il s'agit d'une INTERVENTION CHIRURGICALE qui consiste à ligaturer, sectionner et/ou coaguler les canaux déférents pour

Tableau 1.1. Préservatif masculin.

Efficacité	Fonction de l'utilisation correcte (IP = 2 %)
Réversibilité	Réversible
Acceptabilité	Fonction de l'information du patient
Coût	Faible
Fonctions	Contraception, prévention des IST

Tableau 1.2. Coitus interruptus.

Efficacité	Fonction de l'utilisation correcte (IP = 4 %)
Réversibilité	Réversible
Acceptabilité	Difficulté de réalisation
Coût	Inexistant
Fonctions	Contraception uniquement

empêcher les spermatozoïdes de se mélanger au liquide spermatique et réaliser ainsi une CONTRACEPTION MASCULINE DÉFINITIVE.

Différentes techniques chirurgicales ont été décrites mais la plus utilisée consiste à pratiquer, sous anesthésie locale, deux courtes incisions scrotales ou une incision médiane afin d'exciser une petite longueur des canaux déférents et de réaliser une interposition de tissus entre les deux extrémités. Malgré l'existence de certaines techniques microchirurgicales de REPERMÉABILISATION, la vasectomie est considérée comme IRRÉVERSIBLE.

Une CRYOCONSERVATION DU SPERME (Centre d'étude et de conservation des œufs et du sperme humains, CECOS) peut être proposée au patient avant d'effectuer le geste chirurgical.

B. Complications postopératoires

Malgré la rapidité et la simplicité de l'intervention, certaines complications postopératoires peuvent survenir :

- hématome : 1–2 % ;
- infection : 0–2,5 % ;
- douleur chronique : 3–60 % ;
- épididymite congestive : 0–2 % ;
- retard de cicatrisation : 0–2 % ;
- atrophie testiculaire : rare ;
- granulome : 1–40 %.

C. Mesures associées

La stérilisation après vasectomie n'est pas immédiate puisque quelques spermatozoïdes persistent dans le liquide spermatique. Il est donc recommandé d'utiliser une AUTRE MÉTHODE CONTRACEPTIVE pendant 12 SEMAINES après l'intervention. Elle ne pourra être interrompue qu'après la RÉALISATION D'UN SPERMOGRAMME montrant l'ABSENCE DE SPERMATOZOÏDES. La vasectomie ne modifie pas le volume de liquide spermatique émis au moment de l'éjaculation.

D. Efficacité

Il s'agit de la méthode contraceptive la plus fiable (tableau 1.3). L'indice de Pearl de la vasectomie est de 0,1 % et le taux d'échec en condition d'utilisation réelle de 0,15 % (OMS 2005). Les principales causes d'échec sont :

- rapports sexuels non protégés avant stérilisation du liquide spermatique ;
- non-section d'un déférent pendant la chirurgie ;
- reperméabilisation spontanée du déférent.

E. Indications

La vasectomie est recommandée pour des couples désirant une contraception permanente et non réversible.

Tableau 1.3. Vasectomie.

Efficacité	Excellente (IP = 0,1 %)
Réversibilité	Irréversible
Acceptabilité	Excellente après choix du patient
Coût	Faible
Fonctions	Stérilisation contraceptive +++

F. Aspect éthique

Depuis la loi du 4 juillet 2001 (art. L. 2123-1 Code de la santé publique), la vasectomie peut être pratiquée sur une personne :

- MAJEURE ;
- exprimant une VOLONTÉ LIBRE, MOTIVÉE ET DÉLIBÉRÉE (si personne handicapée sous tutelle ou curatelle, oui, mais avec conditions) ;
- ayant reçu une INFORMATION CLAIRE ET COMPLÈTE.

Un DÉLAI DE RÉFLEXION DE 4 MOIS doit être respecté entre les deux consultations préopératoires avant la réalisation de la vasectomie. Au cours de la première consultation, le médecin doit remettre au patient un DOSSIER D'INFORMATION ÉCRIT et l'INFORMER sur :

- l'ensemble des méthodes contraceptives disponibles ;
- l'irréversibilité théorique de la vasectomie ;
- la possibilité de réaliser une cryoconservation du sperme (CECOS) avant vasectomie ;
- le risque d'échec et de complication postopératoire de la vasectomie ;
- la nécessité d'utiliser une autre méthode contraceptive pendant 12 semaines après vasectomie ;
- l'absence de modification de l'érection ou de l'éjaculation après vasectomie.

Lors de la 2e consultation, le patient devra remettre un **consentement écrit** :

Consentement pour vasectomie

Je soussigné________________demande à subir une vasectomie, c'est-à-dire une stérilisation à visée contraceptive de mon plein gré, sans subir aucune pression ni avoir été poussé d'une quelconque manière. Je sais qu'il existe d'autres méthodes de contraception temporaire. Je suis pleinement conscient que l'opération me rendra incapable d'avoir des enfants. Je sais qu'il ya un certain risque postopératoire et que l'opération peut ne pas être un succès de première intention. Je sais que je peux revenir sur ma décision jusqu'au dernier moment avant l'opération. J'ai eu toute latitude pour poser des questions auxquelles on a répondu à mon entière satisfaction.

Fait à :

Le :

Signature :

6

V. Autres méthodes contraceptives masculines

- **Abstinence périodique** : observation de la courbe de température (méthode Ogino).
- **Pénétration non vaginale** : risque de transmission du VIH plus important.
- **Contraception hormonale masculine** : interruption de la production des spermatozoïdes (expérimental).
- **Vaccins contraceptifs** : inhibition de la capacité fécondante des spermatozoïdes (expérimental).

Références

Recommandations de l'AFU (2007) sur la contraception non déférentielle et déférentielle.
Recommandations de l'EAU (2007) sur la contraception masculine.
Recommandations de l'AFU (2010) sur la vasectomie.
Indice de Pearl OMS. 2005.
Loi du 4 juillet 2001 (art. L. 2123-1 Code de la santé publique) sur la vasectomie.

Résumé

Une méthode contraceptive doit présenter idéalement 4 critères : EFFICACE, RÉVERSIBLE, ACCEPTABLE, FAIBLE COÛT.

Les 3 principales méthodes contraceptives masculines utilisées sont :

- le PRÉSERVATIF MASCULIN ;
- le COITUS INTERRUPTUS (RETRAIT) ;
- la VASECTOMIE (à considérer comme irréversible).

Le préservatif masculin est la seule méthode contraceptive permettant la PRÉVENTION DES INFECTIONS SEXUELLEMENT TRANSMISSIBLES (IST).

Le coitus interruptus est la méthode contraceptive masculine la plus simple mais la moins efficace.

La vasectomie est la méthode contraceptive masculine la plus efficace (IP = 0,1 %). Elle est cependant IRRÉVERSIBLE. Elle doit être pratiquée dans le respect de la loi du 4 juillet 2001 qui prévoit un DÉLAI DE 4 MOIS DE RÉFLEXION, sur une personne :

- MAJEURE ;
- exprimant une VOLONTÉ LIBRE, MOTIVÉE ET DÉLIBÉRÉE ;
- ayant reçu une INFORMATION CLAIRE ET COMPLÈTE (dossier d'information écrit) ;
- ayant signé un CONSENTEMENT ÉCRIT.

Avant l'intervention chirurgicale, le patient peut réaliser une CRYOCONSERVATION DU SPERME (CECOS), et après l'intervention le patient doit utiliser une AUTRE MÉTHODE CONTRACEPTIVE pendant 12 SEMAINES. Elle ne pourra être interrompue qu'après la RÉALISATION D'UN SPERMOGRAMME montrant une ABSENCE DE SPERMATOZOÏDES.

CHAPITRE

2

Item 37 *(Item 29)* – Stérilité du couple : conduite de la première consultation

Thomas Seisen, Éric Huyghe

Coordination et relecture : Morgan Rouprêt

Objectif pédagogique

- Argumenter la démarche médicale et les examens complémentaires de première intention nécessaires au diagnostic et à la recherche étiologique.

I. Pour comprendre

L'infécondité est définie par l'incapacité pour un couple d'obtenir une grossesse au terme d'UN AN de rapports sexuels sans moyen contraceptif. Elle peut être PRIMAIRE (jamais de grossesse préalable) ou SECONDAIRE.

L'infertilité du couple est d'origine masculine dans 20 % des cas et mixte dans 40 % des cas. L'homme est donc au moins partiellement responsable d'une infertilité dans 60 % des cas.

Les anomalies du sperme chez l'homme hypofertile peuvent être QUANTITATIVES (diminution du nombre de spermatozoïdes) et/ou QUALITATIVES (diminution de la mobilité, de la vitalité, et atteinte de la morphologie des spermatozoïdes), et/ou toucher le liquide spermatique. La majorité de ces anomalies peuvent être détectées à l'aide du spermogramme, qui est de ce fait l'examen biologique de première intention pour explorer la fertilité de l'homme.

Recommandation

L'évaluation initiale de la fertilité masculine consiste à réaliser un INTERROGATOIRE précis, un EXAMEN PHYSIQUE orienté et un SPERMOGRAMME. Elle est notamment à réaliser :

- en l'absence de grossesse après un an de rapports sexuels sans contraception ;
- en présence de facteurs de risque d'infertilité masculine ;
- en cas d'interrogation du couple sur la fertilité de l'homme ;
- si une technique d'assistance médicale à la procréation AMP est envisagée pour infertilité féminine.

II. Exploration clinique

A. Interrogatoire

L'interrogatoire concernant l'homme et le couple doit systématiquement rechercher :

- les ANTÉCÉDENTS FAMILIAUX ET PERSONNELS d'infertilité de l'homme seul et du couple ;
- les FACTEURS DE RISQUE D'INFERTILITÉ MASCULINE :
  - UROLOGIQUES : cryptorchidie, infections urogénitales/IST (orchi-épididymite, prostatite), torsion du cordon spermatique, traumatisme testiculaire, varicocèle, malformation congénitale (hypo-/épispadias),
  - GÉNÉRAUX : diabète, maladies endocriniennes, affections respiratoires, mucoviscidose, cancer,
  - CHIRURGICAUX : orchidectomie, orchidopexie, cure de hernie inguinale ou d'hydrocèle,
  - ENVIRONNEMENTAUX : professionnels, toxiques (alcool, tabac, cannabis), chaleur,
  - IATROGÉNIQUES : radiothérapie, chimiothérapie, traitements en cours ;
- les HABITUDES SEXUELLES DU COUPLE : fréquence des rapports, lubrifiants, dysfonctions sexuelles.

B. Examen physique

L'évaluation de l'IMPRÉGNATION ANDROGÉNIQUE par la recherche des CARACTÈRES SEXUELS SECONDAIRES est réalisée au cours de l'examen physique général :

- distribution de la pilosité ;
- répartition gynoïde ou androïde des graisses ;
- gynécomastie.

L'évaluation de l'homme infertile nécessite l'examen spécifique des organes génitaux :

- INSPECTION DU PÉNIS ET DES TESTICULES : localisation du méat urétral (hypospadias), varicocèle, testicule unique ;
- PALPATION BILATÉRALE ET COMPARATIVE DES TESTICULES avec mesure de leur taille : cancer du testicule, cryptorchidie, atrophie ou hypotrophie post-orchite ;
- PALPATION BILATÉRALE ET COMPARATIVE DES ÉPIDIDYMES et CANAUX DÉFÉRENTS : recherche de leur présence et consistance ;
- TOUCHER RECTAL : examen de la prostate, recherche de kyste médian.

III. Spermogramme

La réalisation d'un spermogramme est systématique. Si les valeurs sont normales, un seul spermogramme est suffisant. En cas d'anomalie au premier spermogramme, il est nécessaire de contrôler les conditions de réalisation de l'examen et de réaliser un DEUXIÈME SPERMOGRAMME à au moins un mois d'intervalle (idéalement à plus de 3 mois).

Les conditions de réalisation du spermogramme sont les suivantes :

- après 3–5 jours d'abstinence ;
- au laboratoire ;
- 30 min après éjaculation.

Les valeurs seuil des différents paramètres du spermogramme (nouvelles normes OMS 2011) sont résumées dans le tableau 2.1.

Les paramètres spermatiques analysés permettent de différencier différents types d'anomalies responsables de l'infertilité masculine :

- diminution du volume éjaculé → HYPOSPERMIE ;
- diminution du nombre de spermatozoïde → OLIGOSPERMIE ;

Tableau 2.1. Normes du spermogramme (OMS 2011).

Paramètres spermatiques	Valeurs seuils
Volume éjaculé	1,5–6 mL
Numération par mL	> 15 millions
Numération par éjaculat	> 39 millions
Mobilité totale (progressive + non progressive)	> 40 %
Vitalité	> 58 %
Pourcentage de formes normales	> 30 %
Leucocytes	< 1 million

Source : Site OMS : http://www.who.int/fr/

- absence de spermatozoïdes[1] → AZOOSPERMIE ;
- diminution de la mobilité → ASTHÉNOSPERMIE ;
- altération de la morphologie → TÉRATOSPERMIE ;

La morphologie des spermatozoïdes est étudiée sur le SPERMATOCYTOGRAMME. Les anomalies morphologiques peuvent concerner la tête, la pièce intermédiaire et/ou le flagelle.

IV. Test postcoïtal de Hühner

Le TEST POSTCOÏTAL DE HÜHNER est un examen microscopique du mucus cervical réalisé juste avant la date prévue de l'ovulation, quelques heures après un rapport sexuel, pour identifier la présence de spermatozoïdes mobiles dans la glaire cervicale. Ce test peut aider à identifier un facteur féminin (anomalie du pH et/ou de la qualité de la glaire), masculin (à confirmer par un spermogramme), ou sexuel (rapport, érection, éjaculation).

Recommandation

L'évaluation minimale complète de chaque homme infertile doit inclure l'HISTOIRE MÉDICALE ET REPRODUCTIVE complète, un EXAMEN PHYSIQUE réalisé par un urologue ou un autre spécialiste de la reproduction masculine et au moins un SPERMOGRAMME. Si ce dernier révèle des anomalies, un deuxième spermogramme devra être réalisé. Le TEST POSTCOÏTAL DE HÜHNER étudie le comportement des spermatozoïdes dans la glaire cervicale féminine. En fonction des résultats de ce premier bilan, des examens complémentaires peuvent s'avérer nécessaires.

V. Examens complémentaires de seconde intention concernant l'homme

A. Évaluation endocrinienne

Le dosage de la FSH permet de différencier les azoospermies excrétoire et sécrétoire :

- **si le taux de FSH est normal**, on s'oriente vers une AZOOSPERMIE EXCRÉTOIRE (l'azoospermie sécrétoire n'est pas exclue). En cas d'azoospermie excrétoire, la spermatogenèse au niveau testiculaire est normale, mais il existe un obstacle sur la voie génitale ;

1 Sur au moins 2 spermogrammes.

- **si le taux de FSH est augmenté**, il s'agit d'une AZOOSPERMIE SÉCRÉTOIRE D'ORIGINE PÉRIPHÉRIQUE. L'hypophyse augmente la sécrétion de FSH en réponse à la diminution de la spermatogenèse au niveau testiculaire;
- **si le taux de FSH est effondré**, il s'agit d'une AZOOSPERMIE SÉCRÉTOIRE D'ORIGINE CENTRALE. La diminution de la spermatogenèse au niveau testiculaire est secondaire à une diminution de la sécrétion de FSH par l'hypophyse.

Recommandation

L'évaluation endocrinienne initiale doit comprendre au moins un dosage de la TESTOSTÉRONE TOTALE et de la FSH. Elle s'impose s'il y a :

- un spermogramme anormal avec oligo/azoospermie;
- une dysfonction sexuelle;
- des symptômes suggérant une endocrinopathie.

B. Échographie des voies génitales

La plupart des pathologies scrotales sont palpables. Cependant, l'ÉCHOGRAPHIE SCROTALE doit être systématique chez l'homme infertile compte tenu de l'association fréquente de l'infertilité masculine et des tumeurs du testicule. Elle est particulièrement importante si :

- l'examen scrotal est difficile;
- une masse testiculaire est palpée;
- des facteurs de risques de cancer du testicule sont retrouvés à l'interrogatoire : cryptorchidie, testicule atrophique, antécédents de cancer du testicule.

Elle est couplée à un Doppler pour la recherche d'une varicocèle.

L'ÉCHOGRAPHIE PROSTATIQUE TRANSRECTALE permet de dépister une obstruction des canaux éjaculateurs, une agénésie des vésicules séminales et/ou des déférents, ou un kyste de l'utricule prostatique. Elle est indiquée en cas d'azoospermie lorsqu'on suspecte une cause excrétoire, et/ou en cas d'hypospermie (volume < 1,5 mL).

Recommandation

L'ÉCHOGRAPHIE SCROTALE doit être systématique chez l'homme infertile. L'ÉCHOGRAPHIE PROSTATIQUE par voie transrectale est indiquée lorsqu'on suspecte une cause excrétoire et/ou en cas de diminution du volume d'éjaculat.

C. Analyse post-éjaculatoire des urines (non systématique)

Une hypospermie doit suggérer, en l'absence d'anomalie de recueil du sperme, une éjaculation rétrograde. Les autres étiologies peuvent être une mauvaise émission du sperme, une obstruction des canaux éjaculateurs, un hypogonadisme ou une agénésie bilatérale des canaux déférents (ABCD).

Recommandation

Une analyse post-éjaculatoire des urines doit être réalisée en cas d'hypospermie afin d'éliminer une éjaculation rétrograde.

D. Examens génétiques (non systématiques)

Les examens génétiques ne font pas partie du bilan de routine d'un homme infertile. Ils font partie des explorations réalisées en 2e intention dans un but étiologique.

Les anomalies génétiques peuvent être cause d'infertilité masculine en affectant la spermatogénèse ou le transport du sperme. Les 3 grandes causes génétiques associées à l'infertilité masculine sont :

- les ANOMALIES DU CARYOTYPE : les anomalies des chromosomes sexuels (SYNDROME DE KLINEFELTER, 47 XXY) représentent 2/3 des anomalies chromosomiques chez l'homme infertile. L'étude du caryotype est indiquée en cas d'azoospermie non obstructive et d'oligospermie sévère < 5 millions/mL ou associée à des antécédents familiaux de troubles de la reproduction;
- les MICRODÉLÉTIONS DU CHROMOSOME Y : à l'origine d'azoospermies sécrétoires ou d'oligospermies très sévères;
- les MUTATIONS DU GÈNE ABCC7 (ex-CFTR) : tout homme ayant une AGÉNÉSIE BILATÉRALE DES CANAUX DÉFÉRENTS (ABCD) ou des symptômes de mucoviscidose doit être informé du risque de mutation du gène ABCC7 responsable de la MUCOVISCIDOSE.

Recommandation

Le CARYOTYPE et la recherche des MICRODÉLÉTIONS DU CHROMOSOME Y doivent être proposés aux hommes ayant une azoospermie non obstructive ou une oligospermie sévère. Les tests génétiques à la recherche d'une MUTATION DU GÈNE ABCC7 (ex-CFTR) doivent être proposés aux hommes ayant une ABCD. Un CONSEIL GÉNÉTIQUE doit être proposé chaque fois qu'une anomalie génétique est détectée.

VI. Principales étiologies masculines de l'infertilité du couple

A. Idiopathique

Quel que soit le type d'anomalie sur le spermogramme, environ 40 % des infertilités masculines sont d'origine idiopathique.

B. Azoospermies excrétoires (obstructives)

Elles sont la conséquence d'une obstruction des voies excrétrices. Le taux de FSH est normal. L'examen clinique, complété par l'échographie scrotale et endorectale, recherche le niveau de l'obstruction de l'appareil excréteur (épididyme, canaux déférents ou éjaculateurs). Les principales étiologies sont :

- l'AGÉNÉSIE BILATÉRALE DES CANAUX DÉFÉRENTS (ABCD) : elle doit faire rechercher systématiquement la mutation homozygote du GÈNE ABCC7 (ex-CFTR) responsable de la MUCOVISCIDOSE;
- l'OBSTRUCTION BILATÉRALE DE L'ÉPIDIDYME, DES CANAUX DÉFÉRENTS OU ÉJACULATEURS : une ORIGINE INFECTIEUSE doit être recherchée (gonocoque, *Chlamydiae*), surtout s'il existe une leucospermie (PNN >1 million/mL). Une ORIGINE IATROGÈNE peut être évoquée en cas d'antécédents de chirurgie inguinale.

Recommandation

L'azoospermie excrétoire correspond à une spermatogenèse normale associée à un obstacle bilatéral. Le taux de FSH est normal. L'échographie testiculaire + transrectale permet de localiser l'obstruction des voies excrétrices.

C. Azoospermies sécrétoires (non obstructives)

Elles sont définies par une atteinte de la production de spermatozoïdes par les testicules. La suite des investigations dépend du taux de FSH :

- **si le taux de FSH est effondré**, il faut suspecter un DÉFICIT GONADOTROPE lié à une atteinte hypothalamo-hypophysaire (AZOOSPERMIE SÉCRÉTOIRE CENTRALE). Il s'agit d'une pathologie rare. Les signes cliniques d'hypogonadisme sont au premier plan et les patients consultent plus souvent pour un retard de puberté ou des dysfonctions sexuelles que pour infertilité. Les principales étiologies sont alors le SYNDROME KALLMAN DE MORSIER ou les TUMEURS HYPOPHYSAIRES ;
- **si le taux de FSH est élevé**, il faut suspecter une origine testiculaire (AZOOSPERMIE SÉCRÉTOIRE PÉRIPHÉRIQUE). Il s'agit d'une pathologie fréquente (environ 70 % des azoospermies). Un antécédent de CRYPTORCHIDIE doit être recherché. Un CARYOTYPE à la recherche notamment d'un SYNDROME DE KLINEFELTER (47 XXY) et une recherche des MICRODÉLÉTIONS DU CHROMOSOME Y doivent être proposés au patient.

Recommandation

En cas d'azoospermie sécrétoire, la FSH est souvent anormale. Si le taux de FSH est effondré, il faut suspecter une ORIGINE HYPOTHALAMO-HYPOPHYSAIRE. S'il est augmenté, il faut suspecter une ORIGINE TESTICULAIRE et rechercher une cause génétique en réalisant un CARYOTYPE (syndrome de Klinefelter) et une RECHERCHE DES MICRODÉLÉTIONS DU CHROMOSOME Y. Un antécédent de CRYPTORCHIDIE doit être recherché.

D. Oligo-asthéno-tératospermies (OATS)

Elles sont caractérisées par une diminution du nombre et/ou de la mobilité et/ou de la vitalité et/ou du pourcentage de formes typiques des spermatozoïdes. Les principales étiologies sont :

- VARICOCÈLE ;
- INFECTIEUSES ;
- CRYPTORCHIDIE ;
- MODE de VIE (tabac, cannabis), PROFESSION (contact avec pesticides, toxiques) ;
- GÉNÉTIQUES ;
- IDIOPATHIQUES (aucune cause n'est retrouvée dans environ 40 % des cas).

L'arbre décisionnel concernant l'infertilité masculine est rapporté dans la fig. 2.1.

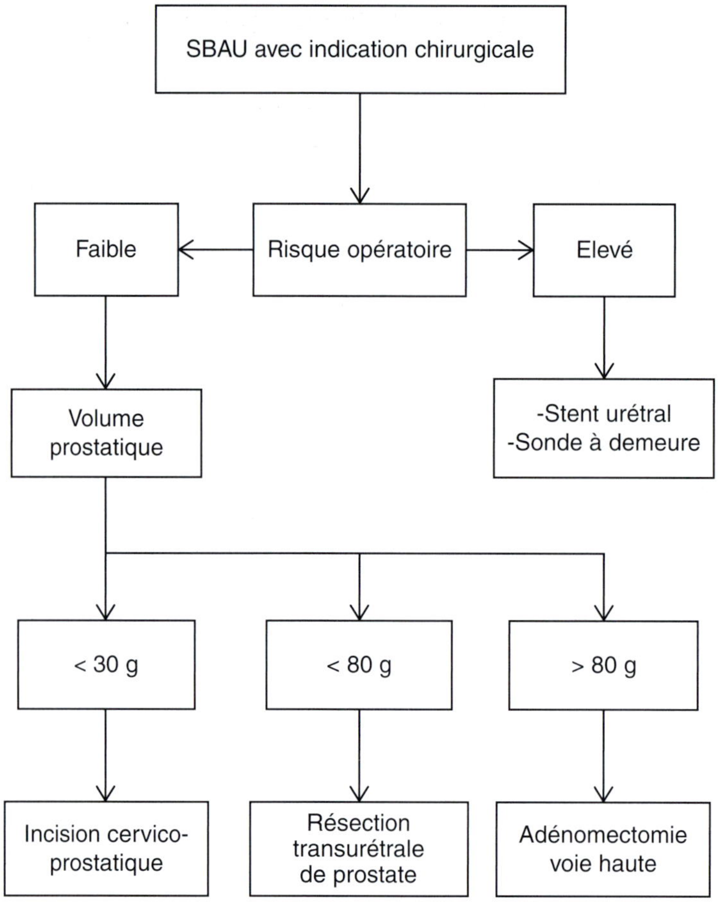

Fig. 2.1. Arbre décisionnel de l'infertilité masculine.

VII. Principes de traitements

A. Chirurgies réparatrices

Elles peuvent être envisagées en cas d'obstruction bilatérale de l'épididyme ou des canaux déférents :

- l'ANASTOMOSE ÉPIDIDYMO-DÉFÉRENTIELLE consiste à réaliser une anastomose entre le canal déférent et l'épididyme en amont de l'obstacle;
- la VASO-VASOSTOMIE consiste à rétablir la perméabilité des canaux déférents après vasectomie ou lésion iatrogène.

B. La reperméabilisation des canaux éjaculateurs

Elle consiste à réséquer la partie distale des canaux éjaculateurs en cas de sténose.

C. La cure de varicocèle

Elle consiste à lier (chirurgie) ou emboliser (radiologie interventionnelle) la veine spermatique pour éviter le reflux sanguin et permettre d'améliorer la fertilité principalement en cas d'OATS.

D. Assistance médicale à la procréation (AMP)

Il y a trois grands types de techniques d'AMP : l'insémination intra-utérine, la fécondation in vitro et l'injection intracytoplasmique de spermatozoïdes.

La pratique des INSÉMINATIONS INTRA-UTÉRINES s'adresse à des spermes relativement riches d'hommes ayant une OATS modérée (plus d'un million de spermatozoïdes mobiles inséminables).

Actuellement, l'INJECTION INTRACYTOPLASMIQUE DE SPERMATOZOÏDES (ICSI) a presque partout remplacé la FÉCONDATION IN VITRO (FIV). Elle est la seule utilisable en cas de prélèvement chirurgical de spermatozoïdes.

Le prélèvement chirurgical de spermatozoïdes est un moyen pour un homme azoosperme d'obtenir une grossesse avec ses propres spermatozoïdes. Il peut être réalisé selon les cas au niveau épididymaire, testiculaire ou déférentiel.

Il s'agit de l'unique option de traitement chez les patients présentant :

- une azoospermie excrétoire secondaire à l'AGÉNÉSIE BILATÉRALE DES CANAUX DÉFÉRENTS (ABCD) associée à la mucoviscidose ou n'autorisant pas un geste réparateur : dans ce cas, on réalise un prélèvement chirurgical de spermatozoïdes (au niveau épididymaire) avec cryoconservation en vue de réaliser une ICSI ;
- une AZOOSPERMIE SÉCRÉTOIRE : dans ce cas, on réalise une biopsie testiculaire en vue d'une extraction de spermatozoïdes testiculaire. Après microdissection, on réalisera une cryoconservation des spermatozoïdes en vue de réaliser une ICSI.

Références

Recommandations du comité d'andrologie de l'AFU (2007) sur l'infertilité masculine www.urofrance.org.

Recommandations de l'EAU (2007) sur l'infertilité masculine.

Normes OMS 2011 du spermogramme.

Résumé

L'infécondité est définie par l'incapacité pour un couple d'obtenir une grossesse au terme d'UN AN de rapports sexuels sans moyen contraceptif.

Au cours de la première consultation, l'évaluation de la fertilité masculine nécessite :

- un INTERROGATOIRE avec recherche des FACTEURS DE RISQUE D'INFERTILITÉ MASCULINE;
- un EXAMEN PHYSIQUE avec évaluation de l'IMPRÉGNATION ANDROGÉNIQUE et examen des ORGANES GÉNITAUX EXTERNES.

Les 2 examens complémentaires de première intention sont :

- le SPERMOGRAMME;
- le TEST POSTCOÏTAL DE HÜHNER.

Les principales étiologies d'infertilité masculine sont :

- IDIOPATHIQUE;
- l'AZOOSPERMIE EXCRÉTOIRE : FSH normale, origine obstructive, nécessité d'une échographie scrotale et prostatique ABCD (MUCOVISCIDOSE), INFECTIONS;
- l'AZOOSPERMIE SÉCRÉTOIRE CENTRALE : FSH effondrée : origine hypothalamo-hypophysaire SYNDROME KALLMAN DE MORSIER, TUMEURS HYPOPHYSAIRES;
- l'AZOOSPERMIE SÉCRÉTOIRE PÉRIPHÉRIQUE : FSH élevée (parfois normale), origine testiculaire, nécessité d'un caryotype et d'une recherche des microdélétions du chromosome Y SYNDROME DE KLINEFELTER, car 10–15 % des causes d'azoospermies sécrétoires sont génétiques;
- l'OLIGO-ASTHÉNO-TÉRATOSPERMIES (OATS), VARICOCÈLE, INFECTIONS, CRYPTORCHIDIE, GÉNÉTIQUE.

CHAPITRE

3

Item 56 *(Item 40)* – Sexualité normale et ses troubles

Idir Ouzaid, François Giuliano

Coordination et relecture : Morgan Rouprêt

Objectifs pédagogiques

- Connaître les aspects normaux et pathologiques de la croissance humaine et de la maturation psychologique.
- Identifier et prendre en charge les comportements qui témoignent d'une fragilité de l'individu, en particulier à certaines périodes de la vie, afin de prévenir et dépister le passage à des conditions désocialisantes ou pathologiques.
- Identifier les principaux troubles de la sexualité.
- Dépister une affection organique en présence d'un trouble sexuel.
- Aborder la question de la sexualité au cours d'une consultation.

I. Pour comprendre

La sexualité est, du point de vue de la perpétuation de l'espèce, orientée vers la procréation. Néanmoins, elle a toujours eu des significations autres que ce but : pouvoir, valeur, place sociale de l'individu.

L'apparition de moyens efficaces de contraception et la légalisation de l'avortement ont apparemment affranchi la sexualité de sa liaison avec la grossesse et ont favorisé une libération certaine des mœurs, de même qu'un changement dans le statut et les rôles sociaux des femmes et des hommes dans les années 60 et 70. Depuis les années 80, la possibilité de contamination par le VIH pèse sur les pratiques sexuelles et doit faire l'objet de prévention de chacun, en particulier des médecins.

La sexualité dite « normale » fait partie de « la bonne santé » de tout individu. Même s'il n'est pas possible de définir *une pratique sexuelle normale*, un trouble de l'une de ses composantes physiologiques expose l'individu à des souffrances psychologiques parfois importantes, parfois causes de dépression. Les troubles du comportement sexuel peuvent être responsables de conduites délictueuses, voire de crimes sexuels (sévices à enfants, viols, agressions sexuelles).

La compréhension et la prise en charge diagnostique et thérapeutique des dysfonctions sexuelles font partie intégrante de la pratique médicale. Le soulagement de la souffrance des patients ainsi que la restauration d'une sexualité satisfaisante sont les objectifs à atteindre.

II. Introduction

Il est difficile de définir une norme en matière de sexualité. Chaque individu a ses propres repères et sa position dans la société peut influencer le développement de sa sexualité selon ce qu'on pourrait appeler le plus petit dénominateur commun de ce qui est toléré, de ses références culturelles et religieuses.

- Lorsqu'il existe une dysfonction sexuelle, s'il n'y a pas de plainte de l'individu il n'y a pas lieu de médicaliser celle-ci.
- De même, lorsqu'il existe un trouble du comportement sexuel et qu'il n'y a pas de plainte (de l'individu, de son entourage ou de la société), il n'y a pas lieu de proposer un traitement.

La version actuelle du *Diagnostic and Statistical manual of Mental Disorders* (DSM IV-TR), ou *Manuel diagnostique et statistique des maladies mentales* de la société américaine de psychiatrie, distingue : **les dysfonctions sexuelles** (troubles du désir, de l'excitation ou de l'orgasme ; les troubles sexuels avec douleur ; la dysfonction sexuelle due à une affection médicale générale), **les paraphilies, les troubles de l'identité sexuelle (transsexualisme)**.

III. Sexualité normale

La connaissance de la physiologie de la sexualité a bénéficié des travaux de William Masters et Virginia Johnson, sexologues nord-américains, qui ont publié à la fin des années 60 les résultats de leurs observations sur des volontaires hommes et femmes, ainsi que leur méthode de traitement des difficultés sexuelles. Ces observations ont été complétées par Helen Kaplan et Harold Lief vers la fin des années 70.

L'activité sexuelle est divisée en 5 phases (fig. 3.1) :

- **la phase du désir** : elle est caractérisée par des idées et fantaisies érotiques et le souhait d'avoir des rapports sexuels. Elle est difficile à définir précisément dans sa durée comme dans sa phénoménologie. Cette phase est commandée par le cerveau. Le désir est androgéno-dépendant chez l'homme comme chez la femme. Il s'agit d'une phase de préparation à l'acte sexuel ;

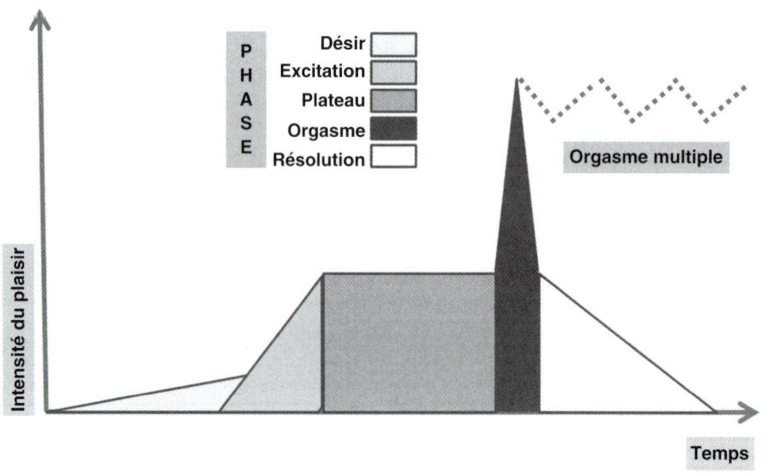

Fig. 3.1. Les différentes étapes physiologiques de l'acte sexuel.

- **la phase d'excitation** : elle est caractérisée chez l'homme par l'érection (*cf.* chap 20 : item Trouble de l'érection), et chez la femme par une augmentation de la vascularisation vaginale et de la vulve se traduisant par la lubrification vaginale[2] et l'érection du clitoris. La phase d'excitation résulte de stimulations cérébrales (visuelles, auditives, phantasmatiques) et/ou périphériques en particulier périnéales. Elle nécessite l'intégrité des composantes sympathiques d'origine spinale thoraco-lombaire (T12-L2) et parasympathiques d'origine spinale sacrée (S1-S3) de l'innervation végétative pelvi-périnéale et du système vasculaire;
- **la phase de plateau** : elle consiste en la réalisation du coït ou la poursuite de la stimulation (masturbation). Les phénomènes de la phase d'excitation y restent stables, au maximum de leur développement;
- **la phase d'orgasme :** il s'agit d'une sensation de plaisir intense.[3] L'orgasme est accompagné dans les deux sexes de contractions de la musculature striée périnéale, au rythme de 0,8 par seconde. Chez l'homme, elle coïncide avec la seconde phase de l'éjaculation ou expulsion saccadée du sperme au méat urétral. Lorsque l'éjaculation est absente (ex : après prostatectomie totale), l'orgasme persiste, ainsi l'éjaculation n'est pas un prérequis pour la survenue de l'orgasme. L'orgasme est accompagné par des signes généraux : tension musculaire, de polypnée, tachycardie, augmentation de la pression artérielle;
- **la phase de résolution** : les phénomènes caractéristiques de la phase d'excitation diminuent rapidement. La femme peut avoir plusieurs orgasmes successifs si la stimulation sexuelle ne s'interrompt pas, et la phase de résolution ne survient alors qu'après le dernier orgasme (fig. 3.1). Chez l'homme, l'orgasme est suivi d'une période réfractaire pendant laquelle la stimulation sexuelle est inefficace. Très courte chez l'adolescent, elle augmente avec l'âge et interdit le plus souvent la répétition immédiate du rapport sexuel chez l'homme vieillissant.

IV. Troubles de la sexualité

A. Troubles sexuels chez l'homme

1. Troubles du désir

a. Insuffisance du désir ou baisse de la libido

Face à ces symptômes, il faut envisager les étiologies suivantes :

- une **dépression masquée**;
- **iatrogénie médicamenteuse; notamment la prise d'antidépresseurs inhibiteurs sélectifs de recapture de la sérotonine et neuroleptiques**, agonistes de la LH-RH et anti-androgènes chez l'homme;
- **un déficit androgénique**, en particulier le déficit androgénique lié à l'âge[4];
- des facteurs psychosociaux : stress professionnel, personnel;
- toujours éliminer une maladie somatique sous-jacente.

b. Excès et/ou déviation du désir

Devant ces éléments, voici les étiologies à envisager :

- une exagération des besoins sexuels (satyriasis);
- un risque de délinquance sexuelle;
- savoir éliminer une organicité (syndrome frontal post-AVC ou traumatisme crânien sévère, maladie de Parkinson, iatrogénie médicamenteuse, agonistes dopaminergiques).

---

2 La lubrification vaginale est en rapport avec un transsudat vasculaire et non une sécrétion glandulaire.
3 L'orgasme clitoridien, déclenché par la stimulation du clitoris, et l'orgasme vaginal, déclenché par la stimulation intravaginale, sont physiologiquement identiques. L'orgasme vaginal peut être plus difficile à obtenir sans que cela soit pathologique.
4 Correspondant à l'andropause (*cf.* Item 55), véritable ménopause chez l'homme.

2. Troubles de l'excitation/érection

Cf. Chap 20 : item Trouble de l'érection.

3. Troubles de l'éjaculation

a. Éjaculation prématurée

On estime que 20 à 30 % des hommes adultes déclarent éjaculer trop rapidement mais peu se décident à consulter pour ce type de motif. L'éjaculation prématurée peut être primaire ou acquise après une période pendant laquelle le délai pour éjaculer était jugé satisfaisant, et peut être dans ce cas-là la conséquence d'une dysfonction érectile (fig. 3.2).

Définition

L'éjaculation prématurée primaire est définie par un délai pour éjaculer après la pénétration vaginale inférieure à une minute toujours ou presque toujours (très rares éjaculations ante-portas survenant avant la pénétration). Il s'agit d'une incapacité à retarder l'éjaculation lors de toutes ou de presque toutes les pénétrations vaginales. Elle engendre des conséquences personnelles négatives : souffrance, gêne et/ou évitement de l'intimité sexuelle, frustration et/ou évitement des rapports sexuels.

Étiologies

Il ne s'agit pas le plus souvent d'une dysfonction au sens physiopathologique du terme, mais plutôt d'une caractéristique comportementale. **La prévalence n'est pas affectée par l'âge**, contrairement à la dysfonction érectile.

Diagnostic

L'interrogatoire doit explorer notamment : **le délai pour éjaculer et la possibilité ou non de contrôle ainsi que la souffrance que cette situation génère**. L'examen clinique doit rechercher une éventuelle pathologie génito-sexuelle associée, ainsi qu'une **dysfonction érectile** (éjaculation prématuée acquise). **Aucun examen complémentaire n'est requis dans un premier temps**.

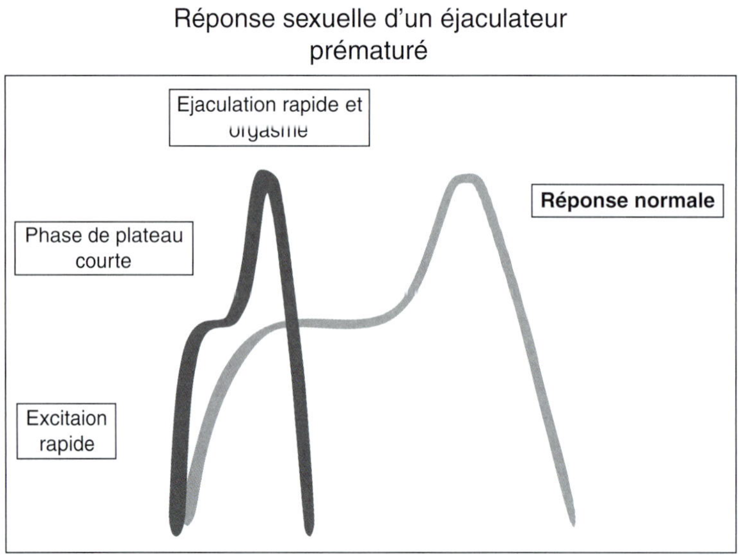

Fig. 3.2. Réponse sexuelle normale (courbe gris clair) et celle d'un éjaculateur prématuré (courbe gris foncé).

Traitement

Le traitement est basé sur la prise en charge psycho-sexologique comportementale : techniques du squeeze ou « Stop and Go », nécessitant la participation de la partenaire, les rechutes sont fréquentes en cas d'arrêt des exercices. **Les antidépresseurs en prise quotidienne tels que les inhibiteurs sélectifs de recapture de la sérotonine (ISRS)** (ex : paroxétine, 20 mg/j) ou tricycliques (ex : clomipramine 10 mg/j) (hors AMM). Un ISRS à la demande (dapoxétine 30 ou 60 mg) est mis sur le marché en France depuis début 2013 (Priligy®). **Les anesthésiques locaux** (lidocaïne crème 5 %) à la demande en application sur le gland 30 min à 60 min avant le rapport sont parfois utiles.

b. Éjaculation retardée

L'éjaculation intervient après une période d'excitation sexuelle subjectivement trop longue. Les causes à évoquer sont : psychogène, neurologique (sclérose en plaques), iatrogénie médicamenteuse (antidépresseurs, neuroleptiques, tramadol).

c. Anéjaculation

Elle est à différencier de l'éjaculation rétrograde. Les étiologies sont nombreuses : psychogène, neurologique (paraplégie, tétraplégie), diabète, iatrogénie médicamenteuse (antidépresseurs, neuroleptiques, alpha-bloquants [tamsulsoine, silodosine]) ou chirurgicale (résection transurétrale de la prostate, adénomectomie par voie haute, prostatectomie totale, cysto-prostatectomie, curage ganglionnaire cancer du testicule).

d. Éjaculation rétrograde

Elle correspond à l'expulsion du sperme dans la vessie après la phase d'émission caractérisée par la présence de sperme dans l'urine (spermaturie) suivant un orgasme. Elle répond généralement à un défaut de fermeture du col de la vessie pendant l'émission du sperme. Les causes à évoquer sont : neuropathie végétative diabétique, paraplégie, tétraplégie, et médicamenteuses (alpha-bloquant).

e. Éjaculation douloureuse

La douleur peut survenir pendant ou immédiatement après l'éjaculation. Les causes à évoquer sont : la prostatite chronique et un syndrome douloureux pelvien chronique.

f. Hémospermie

Il s'agit le plus souvent d'un symptôme bénin. Il faut toutefois penser à éliminer un cancer de prostate chez l'homme vieillissant. Elle est fréquemment observée dans les suites de biopsies de la prostate.

g. Hypospermie

Il peut s'agir d'une plainte en consultation. Les causes sont le plus souvent physiologiques (vieillissement) ou par iatrogénie médicamenteuse (alpha-bloquants) ou dans le cadre de maladie comme la mucoviscidose.

B. Troubles sexuels chez la femme[5]

1. Troubles du désir

Les troubles du désir correspondent le plus souvent à une insuffisance/absence du désir ou à un désir sexuel hypo-actif entraînant une souffrance personnelle.

5 Il faut bannir définitivement du vocabulaire sexologique le terme de frigidité. Ce terme est trop galvaudé pour continuer à être utilisé.

On en distingue plusieurs causes :

- désir sexuel hypo-actif **primaire** (jamais éprouvé de désir) ;
- **causes psychogènes** ;
- thérapie cognitivo-comportementales ou sexoanalyse ;
- désir sexuel hypo-actif **secondaire** après une période désir normal (moins bien acceptée) ;
- **causes organiques :**
  - dépression,
  - iatrogénie médicamenteuse : antidépresseurs, neuroleptiques, tamoxifène ;
- ménopause chirurgicale ;
- **causes circonstancielles ou psychologiques** :
  - choc émotionnel,
  - omission des préliminaires,
  - dysfonction sexuelle du partenaire,
  - conjugopathie,
  - nudité mal acceptée,
  - conditions sociales de la vie du couple,
  - stérilité (rapport sexuel inutile).

Le traitement des troubles du désir est difficile. Il faut notamment s'efforcer de donner des informations sur la sexualité, de faire la démonstration de la normalité physique pour rassurer le patient et assurer la prise en charge sexologique. Enfin, il est utile de traiter l'andropause si celle-ci est avérée.

a. Aversion sexuelle

Cet état correspond à une conduite visant à éviter d'avoir des rapports sexuels entraînant une souffrance personnelle. La cause est essentiellement psychique. Il faut toutefois veiller à éliminer une névrose phobique.

b. Excès de désir

Elle correspond à une exagération des besoins sexuels (hypersexualité ou nymphomanie), à la recherche permanente de nouveaux partenaires (comportements de séduction permanente). Il faut savoir mettre à jour une personnalité pathologique de type histrionique ou narcissique. L'excès de désir peut être également une manifestation de troubles psychiatriques comme l'**état maniaque ou la psychose**. Devant ce phénomène, il faut savoir éliminer un problème organique sous-jacent : neurologique (tumeur frontale ou temporale, épilepsie partielle, syndrome démentiel) ; toxique (intoxication alcoolique aiguë) ; iatrogène (dopaminergiques, antidépresseurs [virage de l'humeur], corticothérapies).

2. Troubles de l'excitation (insuffisance)

Il s'agit d'un problème en rapport avec le degré d'excitation sexuel organique ou psychique suffisant entraînant une souffrance personnelle.

3. Troubles de l'orgasme

On distingue :

a. Anorgasmie

C'est une absence d'orgasme malgré une stimulation et une excitation adéquate entraînant une souffrance personnelle.

b. Orgasme insatisfaisant

c. Orgasme retardé

La stimulation et l'excitation sont jugées excessives par la femme.

d. Vaginisme

Il s'agit d'une contraction musculaire prolongée ou récidivante des muscles du plancher pelvien (releveurs de l'anus et adducteurs) qui entourent l'ouverture du vagin interdisant la pénétration vaginale.

Le vaginisme primaire est souvent d'origine psychologique. Il peut avoir comme cause :

- le rigorisme religieux, le conformisme social avec culpabilisation des plaisirs du corps ;
- un traumatisme affectif : viol, inceste ;
- une tendance homosexuelle latente ;
- le rejet du partenaire (symbolise le refus d'une relation vécue comme état d'infériorité avec un homme que l'on méprise).

Le vaginisme secondaire doit faire rechercher une cause organique par un examen gynécologique complet.

- Traumatisme gynécologique : vaginite mycosique, vaginite à trichomonas vaginite atrophique de la ménopause.
- Traumatisme obstétrical : déchirure, épisiotomie mal réparée.
- Traumatisme iatrogène : cobalthérapie.

Le traitement du vaginisme correspond avant tout au traitement spécifique d'une lésion organique. En l'absence de lésion organique, il faut envisager une séance de traitement psychosomatique avec explication anatomique (appareil génital), exploration de son corps (surmonter l'angoisse), auto-introduction ultérieure par la patiente avec des bougies de Hégar de calibre croissant avec exercice de contraction et de relâchement (relais avec ses propres doigts). Le vaginisme a un bon pronostic quand la femme accepte de faire ce travail personnel sur son corps.

e. Dyspareunie

Elle correspond à des douleurs déclenchées par les relations sexuelles (3 % des couples). On distingue **3 types de dyspareunie** :

- **les dyspareunies superficielles ou d'intromission** :
  - une étroitesse pathologique : une bride hyménéale, une hypoplasie vaginale, une atrophie vaginale avec au maximum un lichen scléro-atrophique,
  - une myorraphie trop serrée des releveurs après une cure de prolapsus, cicatricielles scléreuses du périnée après épisiotomie ou déchirure obstétricale,
  - un herpès, un eczéma vulvaire, une fissure anale, mycose, bartholinite, des condylomes ;
- **les dyspareunies de présence** :
  - une vaginite avec état inflammatoire important,
  - une mycose souvent associée à un prurit vulvaire,
  - atrophie muqueuse (ménopause) ou après une castration chirurgicale,
  - sécheresse pathologique des muqueuses génitales,
  - raccourcissement vaginal postopératoire ;
- **les dyspareunies profondes** (balistiques ou de choc) de cause toujours organique :
  - inflammation pelvienne : cervicite, annexite, cellulite pelvienne,
  - endométriose : rechercher les nodules bleutés du fond vaginal au spéculum et des nodules au toucher des ligaments utéro-sacrés.

Le traitement des dyspareunies profondes nécessite souvent une cœlioscopie pour faire le diagnostic de la cause, et en particulier rechercher et traiter l'endométriose. Une thérapie cognitivo-comportementale peut être proposée. Les complications sont émaillées par le vaginisme, l'anaphrodisie, l'anorgasmie ou une conjugopathie. Les dyspareunies ont un bon pronostic quand la cause est traitée suffisamment tôt.

f. Douleur génitale

Elles sont sans rapport avec la pénétration, mais ces douleurs sont provoquées par une stimulation non coïtale. Elle génère une interférence avec la vie sexuelle, ce qui est la plupart du temps une source de souffrance.

V. Paraphilies

A. Définition

La paraphilie (du grec *para* « auprès de, à côté de » et *philia* « amour, porter de l'intérêt à ») est un mot apparu au xxe siècle pour décrire des pratiques sexuelles qui diffèrent des actes traditionnellement considérés comme normaux. Communément, la paraphilie est une sexualité atypique ou marginale.

Selon le DSM-IV, ce sont des impulsions sexuelles répétées et intenses, et fantasmes sexuellement excitants ou comportements impliquant : des objets inanimés (fétichisme), l'humiliation ou la souffrance (non simulée) du sujet lui-même ou de son partenaire (sadomasochisme), des enfants ou individus non consentants (pédophilie, exhibitionnisme, voyeurisme, frotteurisme, sadisme, nécrophilie), se prolongeant au moins 6 mois, causant du désarroi ou une détérioration du fonctionnement social, occupationnel ou autre domaine important.

B. Différents types de paraphilies

Selon l'objet (autour de l'objet sexuel recherché) :

- humain : inceste, pédophilie, gérontophilie, nécrophilie ;
- non humain : fétichisme, zoophilie…

Selon l'objectif (le but recherché) :

- plaisir de la vue : exhibitionnisme, voyeurisme ;
- plaisir de la souffrance : sadisme, masochisme ;
- plaisir localisé : bouche, urètre, anus.

C. Diagnostic et sévérité

Le sex-ratio est de 20 hommes pour une femme. En effet, en dehors du masochisme, peu de femmes souffrent de paraphilies. Le diagnostic se pose seulement lorsque l'individu agit sous l'emprise de ses impulsions ou est fortement perturbé par celles-ci. Les paraphilies interfèrent à divers degrés avec la capacité du sujet à avoir une activité sexuelle empreinte d'affection et de réciprocité (tableau 3.1).

Tableau 3.1. Classification de la sévérité des paraphilies en fonction du passage à l'acte et de sa fréquence.

Gravité	Légère	Moyenne	Sévère
Passage à l'acte	non	oui	oui
Fréquence	-	occasionnelle	répétée

D. Principes de traitement

1. Approche comportementale

L'objectif de cette approche est de chercher à éliminer le comportement inadéquat pour le remplacer par un comportement plus adapté. La technique de l'aversion est parfois utilisée *via* des stimuli aversifs qui peuvent être de nature chimique : vomitifs, nausées ou électrochocs, imagerie aversive ou honte. La technique d'évitement par anticipation correspond à l'apprentissage d'une sexualité plus adaptée :

- reconditionnement orgastique : lors de la masturbation, le fantasme déviant est associé à l'image hétéro « normale » au moment de l'orgasme ;
- masturbation à satiété : l'individu doit se masturber tout en imaginant son fantasme déviant jusqu'à satiété.

Critique de l'approche comportementale où seul le symptôme est traité : elle est basée sur le changement de comportement. Or, les émotions doivent aussi changer.

2. Approche analytique (sexo-analyse)

L'accent est mis sur la compréhension du désordre sexuel. La modification de l'imaginaire érotique implique une expérience correctrice. À moyen terme, l'individu est amené à produire des fantasmes érotiques et à surmonter graduellement les anxiétés qui sont à la base du désordre sexuel.

VI. Transsexualisme

A. Définition

Le DSM-IV classe le transsexualisme dans les troubles de l'identité sexuelle, les caractéristiques diagnostiques sont :

- identification intense et persistante à l'autre sexe[6] ;
- expression d'un désir d'appartenir à l'autre sexe, à l'adoption fréquente des conduites où l'on se fait passer pour l'autre sexe, à un désir de vivre et d'être traité comme l'autre sexe. Le patient a la conviction qu'il (ou elle) possède les sentiments et les réactions typiques de l'autre sexe ;
- sentiment persistant d'inconfort par rapport à son sexe ou sentiment d'inadéquation par rapport à l'identité de rôle correspondante. Le patient a la volonté se débarrasser de ses caractères sexuels primaires et secondaires :
  - traitement hormonal, intervention chirurgicale,
  - tenue vestimentaire.

  Le patient pense que le sexe avec lequel il (elle) est né (e) n'est pas le bon.

L'affection n'est pas concomitante d'une affection responsable d'un phénotype hermaphrodite. La souffrance est significative et s'associe à une altération du fonctionnement social, professionnel ou dans d'autres domaines importants. Pour les sujets ayant atteint la maturité sexuelle, il faut s'enquérir de savoir s'ils sont attirés sexuellement par des hommes, les femmes, les deux ou ni par un sexe ni par l'autre.

B. Classification

1. Transsexualisme primaire

Le sujet s'est toujours senti du sexe opposé depuis le jeune âge, voire même l'enfance.

6 Ne concerne pas exclusivement le désir d'obtenir les bénéfices culturels dévolus à l'autre sexe.

2. Transsexualisme secondaire

L'apparition des troubles est plus tardive.[7]

C. Problématiques

Le transsexualisme pose un problème de l'état civil (passeport, mariage, héritage…). La législation est extrêmement variable d'un pays à l'autre. Il faut évaluer précisément la souffrance psychologique du « candidat transsexuel ». Il n'est pas rare de voir de la part du patient des comportements d'automutilations, de passage à l'acte suicidaire ou de dépression. Souvent, le patient souffre de discrimination et d'un sentiment de rejet de la société. La transformation hormono-chirurgicale (THC) n'est qu'une solution d'apparence et de portée souvent limitée (les souffrances restent).

D. Principes de la prise en charge

La prise en charge est nécessairement **multidisciplinaire** incluant : psychiatre, endocrinologue, chirurgien, services sociaux, psychologue. **L'évaluation du patient est longue** (minimum 2 ans) au cours de laquelle aucune décision irréversible n'est prise.

1. Évaluation psychiatrique

Elle est longue et répétée et doit inclure l'entourage. Elle doit établir un diagnostic précis du trouble de l'identité. Elle recherche une contre-indication à la THC : psychopathie (délire, fétichisme…) visée utilitaire (prostitution).

2. Évaluation endocrinologique

La recherche clinique et biologique d'une affection susceptible d'entraîner ou de favoriser un trouble de l'identité de genre doit être effectuée (*cf.* définition). Le bilan doit confirmer **l'intégrité du système endocrinien**. Il faut évaluer les caractères **sexuels secondaires et des organes génitaux externes** avant leurs éventuelles modifications ultérieures. Il faut s'efforcer de rechercher des **contre-indications un éventuel traitement hormonal** ultérieur (adénome hypophysaire, AVC, diabète non équilibré, HTA sévère…), sachant qu'après castration ce traitement sera indispensable et définitif.

a. Traitement hormonal

- Homme : anti-androgènes (effets réversibles) puis œstrogènes (irréversibles ou partiellement réversibles).
- Femme : progestatifs (effets réversibles) puis testostérone (irréversibles ou partiellement réversibles).

3. Prise en charge médico-sociale

En France, ces patients sont pris en charge à 100 % par la sécurité sociale.

« Real life test » :

- le sujet se présente comme un sujet de l'autre sexe ;
- ne se limite pas au travestissement ;
- rédaction de certificat médical attestant que « le sujet se présente sous une apparence féminine (ou masculine) pour des raisons exclusivement médicales ».

7 Le sujet a déjà eu des enfants ou une vie conjugale pendant plusieurs années.

4. Bilan psychologique

- Test de niveau (Binoit-Pichot) et de personnalité (Rorschach et MMPI).
- Comparaison de l'indice d'anxiété et l'échelle de masculinité-féminité à des profils types masculin ou féminin.

5. Prise en charge chirurgicale

- Constater l'état des organes sexuels.
- Rechercher des anomalies physiques susceptibles de gêner une éventuelle intervention ultérieure (obésité majeure par exemple).
- Éliminer une contre-indication opératoire (troubles de l'hémostase, décompensation d'une séropositivité…).
- Information éclairée du patient, souvent mal renseigné.
- Évaluer la motivation du « candidat transsexuel ».

a. Transformation chirurgicale

- Homme : castration bilatérale (**ablation des testicules, des corps caverneux et spongieux**) suivie de la création d'un **néovagin** tapissé par la peau pénienne retournée en doigt de gant et de grandes lèvres à partir du scrotum. Il est réalisé un **néoclitoris** grâce à un lambeau en îlot neuro-vasculaire taillé au niveau du gland et une **urétrostomie périnéale**.
- Femme : mammectomie et **hystéro-ovariectomie non conservatrice**. Elle est éventuellement complétée par une **phalloplastie** (fig. 3.3 cahier quadri). Quelle que soit la méthode de cette dernière, les résultats sont plus satisfaisants sur le plan morphologique que sur le plan fonctionnel. Il est à noter que la phalloplastie n'est pas exigée pour obtenir le changement d'état civil.

Résumé

Une sexualité normale comprend plusieurs phases :

- désir ;
- excitation ;
- plateaux (coït) ;
- éjaculation ;
- résolution.

Les dysfonctions sexuelles peuvent intéresser chacune de ces phases. On distingue ainsi :

- **troubles par excès** :
  - satyriasis, nymphomanie,
  - voire éjaculation prématurée ;
- **troubles par défaut** :
  - anaphrodisie,
  - anorgasmie,
  - vaginisme,
  - dyspareunie.

La paraphilie est une sexualité atypique ou marginale. Elle est source de souffrance. La différence avec une sexualité traditionnelle peut être liée à :

- **l'objet** (autour de l'objet sexuel recherché) :
  - humain : inceste, pédophilie, gérontophilie, nécrophilie,
  - non humain : fétichisme, zoophilie…
- **l'objectif** (le but recherché) :
  - plaisir de la vue : exhibitionnisme, voyeurisme,
  - plaisir de la souffrance : sadisme, masochisme,
  - plaisir localisé : bouche, urètre, anus.

Le transsexualisme est un trouble de l'identité sexuelle. Il pose des problèmes sociétaux et légaux (état civil).

Les principes de la prise en charge des troubles sexuels :

- souvent pluridisciplinaire ;
- toujours nécessité d'une évaluation de la souffrance qui fait souvent partie de la définition (éjaculation prématurée, dysfonctions sexuelles féminines) ; identification des troubles (critères DSM-IV) ;
- la prise en charge psycho-sexologique (techniques cognitivo-comportementales, parfois analytique) peut être proposée en première intention ;

- les approches pharmacologiques sont pertinentes pour l'éjaculation prématurée, dans certains troubles du désir (hypo- et hyper-) ;
- **toujours évoquer une iatrogénie médicamenteuse, chirurgicale** ;
- certains troubles sexuels sont des facteurs de risques de délits ou crimes sexuels ;
- les souffrances engendrées peuvent être à l'origine d'autres troubles psychiatriques : dépression, passage à l'acte, conduites à risque.

CHAPITRE

4

Item 120 *(Item 55)* – Andropause

Louise Alechinsky, Sarah Drouin

Coordination et relecture : Morgan Rouprêt

Objectif pédagogique

- Diagnostiquer une andropause pathologique.

I. Pour comprendre

A. Physiologie de l'axe gonadotrope

- La double fonction des testicules est importante :
  - la fonction EXOCRINE assure la spermatogénèse à partir des cellules germinales, dans la paroi des tubes séminifères ;
  - la fonction ENDOCRINE assure la sécrétion de la TESTOSTÉRONE par les cellules de Leydig. La concentration de testostérone maintenue est globalement constante grâce à un équilibre dynamique entre l'activité sécrétoire du testicule et la dégradation progressive de l'hormone.
- La sécrétion par l'HYPOPHYSE des gonadostimulines (fig. 4.1) :
  - LH qui stimule la sécrétion de la testostérone par les cellules de Leydig ;
  - FSH qui active indirectement la spermatogénèse en stimulant les cellules de Sertoli ;
  - diminution de la sensibilité de l'hypophyse avec l'âge qui est donc moins à même de répondre à la diminution de la testostérone.
- L'hypophyse est sous le contrôle de l'HYPOTHALAMUS :
  - sécrétion pulsatile de GnRH.
- Le RÉTROCONTRÔLE NÉGATIF de la testostérone sur les gonadostimulines et la GnRH.

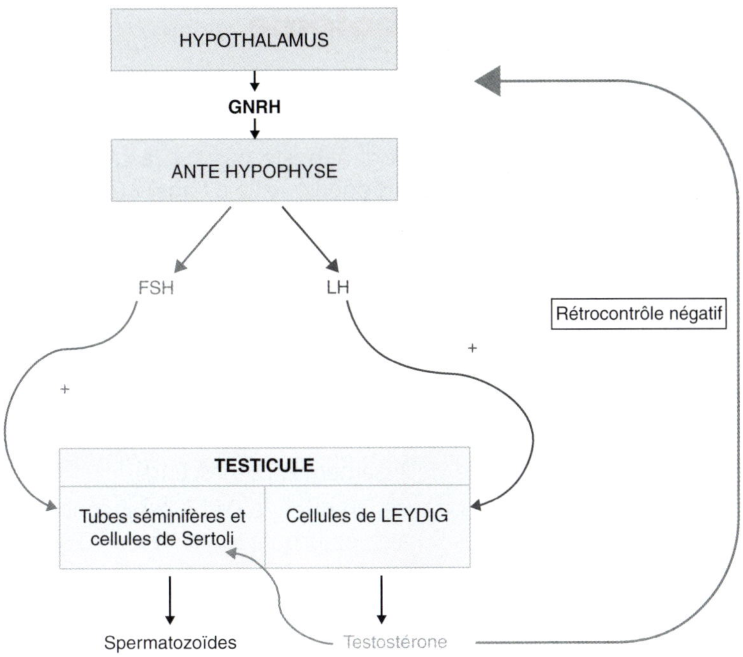

Fig. 4.1. **Axe hypothalamo-hypophyso-gonadique.**

B. Différentes fractions de la testostérone

Il existe 3 types de testostérone :

- la testostérone fixée à la SHBG, protéine de transport dédiée qui représente les 2/3 de la testostérone totale
- la testostérone libre (soit 2 % de la testostérone totale) qui est en réalité la forme véritablement active
- la testostérone liée à l'ALBUMINE représente 38 % de la testostérone totale. Il s'agit de la fraction biologiquement inactive mais plus facilement mobilisable que celle liée à la SHBG.

Concernant les dosages biologiques :

- testostérone totale : elle correspond au dosage le plus accessible en pratique courante. Elle va doser en réalité les trois fractions de la testostérone. Elle ne reflète pas la fraction réellement active. La valeur du dosage dépend des variations de la SHBG, et la norme est établie entre 3 et 10 ng/mL ;
- testostérone libre : elle correspond à la fraction biologiquement ACTIVE de la testostérone. Ce dosage permet d'évaluer au mieux l'imprégnation androgénique de l'individu, mais il s'agit d'une méthode de dosage inutilisable en routine ;
- testostérone biodisponible : elle permet d'apprécier l'androgénicité du sujet. Elle échappe aux fluctuations de la SHBG ;
- index de testostérone libre : il est obtenu en divisant la TESTOSTÉRONE TOTALE par la SHBG.

Testostérone BIODISPONIBLE = testostérone LIBRE et testostérone liée à L'ALBUMINE.

II. Définition et physiopathologie

A. Définition

Le terme d'andropause est inadéquat car il n'insiste pas sur le caractère progressif et aléatoire. Il faut lui préférer : DALA (déficit androgénique lié à l'âge) ou PADAM (*Partial Androgen Deficiency in the Aging Male*) (déficit androgénique partiel de l'homme âgé) ou SDF (syndrome de déficit en testostérone).

Les notions suivantes sont importantes :

- déficit = insuffisance sécrétoire ;
- androgénique = terme imprécis en raison du caractère pluriel des androgènes, l'androgène majeur étant la TESTOSTÉRONE ;
- partiel = relativité du déficit entraînant des difficultés diagnostiques ;
- de l'homme âgé = synonyme de vieillissement ou sénescence.

Il y a peu de similitude avec la ménopause. En effet, le DALA est inconstant même s'il est fréquent (10–20 % des hommes après 50 ans, et jusqu'à 50 % après 70 ans). La profondeur du DALA est variable d'un sujet à l'autre, et son apparition est très progressive.

La définition 2002 de l'International Society for the Study of the Aging Male (ISSAM) est :

- syndrome biochimique ;
- associé à l'âge ;
- caractérisé par une diminution des androgènes dans le sérum avec ou sans diminution de la sensibilité aux androgènes ;
- altération de la qualité de vie et impact sur la fonction de plusieurs organes.

B. Physiopathologie du déficit androgénique lié à l'âge (DALA)

Le déficit testiculaire lié à l'âge occasionne une réduction du nombre de cellules de Leydig et de Sertoli, une sclérose artériolaire, une fibrose de l'albuginée et une réduction du volume du parenchyme testiculaire.

L'altération de la sécrétion gonadotrope est causée par le dysfonctionnement de l'hypothalamus, un déficit de synthèse en GnRH et un fonctionnement hypophysaire normal mais dont la sensibilité est parfois diminuée.

III. Symptômes et signes cliniques

A. Symptômes

1. Troubles de la sexualité

La diminution des ÉRECTIONS nocturnes ou matinales est un signe d'appel essentiel qu'il ne faut pas négliger. Au cours du DALA, la dysfonction érectile est d'origine organique. L'érection est généralement plus longue à obtenir malgré des stimuli toujours plus importants. La détumescence est également plus rapide et la phase réfractaire s'allonge. Une baisse de la LIBIDO doit être recherchée à l'interrogatoire, ainsi qu'une réduction de la FRÉQUENCE des rapports sexuels. Une altération de la qualité de l'orgasme est parfois associée à ces troubles. Enfin, le patient peut signaler une réduction du volume et faiblesse de l'expulsion du sperme.

2. Troubles vasomoteurs

Ils sont caractérisés par des bouffées de chaleur, une sudation excessive, des troubles du sommeil et une fatigabilité secondaire.

3. Troubles neuropsychologiques

Ce sont des troubles à évoquer en présence de : perte de MÉMOIRE, troubles de l'ATTENTION, diminution manifeste des capacités d'orientation dans l'espace, irritabilité, asthénie, anorexie, baisse de l'élan vital ou humeur DÉPRESSIVE. Tous ces symptômes sont aspécifiques, de développement insidieux, et doivent retenir l'attention du clinicien.

L'évaluation objective des symptômes se fait à l'aide du score ADAM (tableau 4.1).

B. Signes cliniques

Ils sont non spécifiques du DALA.

La diminution de la masse musculaire correspond à la sarcopénie et peut être sévère (jusqu'à 40 %) et s'accompagne d'une faiblesse musculaire. Les autres signes à rechercher sont : une OBÉSITÉ ABDOMINALE (associée à une augmentation de la graisse viscérale), une diminution de la PILOSITÉ (diminution de la fréquence des rasages), une atrophie cutanée, une gynécomastie, une diminution de la DENSITÉ MINÉRALE OSSEUSE, une ostéopénie, une ostéoporose, une atrophie testiculaire, un syndrome métabolique (obésité abdominale, hypertension artérielle, dyslipidémie).

IV. Examens complémentaires

A. En première intention

Il est recommandé d'essayer de réaliser un dosage de la testostérone BIODISPONIBLE. Lorsque ce dosage n'est pas possible, le dosage de la testostérone totale doit être utilisé comme une valeur approximative de la testostérone biodisponible. Le dosage doit être réalisé entre 8 h et 10 h du matin.

Tableau 4.1. Questionnaire ADAM.

1 Éprouvez-vous une baisse du désir sexuel ?
2 Éprouvez-vous une baisse d'énergie ?
3 Éprouvez-vous une diminution de force et/ou d'endurance
4 Votre taille a-t-elle diminué ?
5 Avez-vous noté une diminution de votre joie de vivre ?
6 Êtes-vous triste et/ou maussade ?
7 Vos érections sont-elles moins fortes ?
8 Avez-vous noté une altération récente de vos capacités ?
9 Vous endormez-vous après le dîner ?
10 Votre rendement professionnel s'est-il réduit ?
RÉSULTATS : – un score égal ou supérieur à 3 évoque un déficit en testostérone – une réponse positive aux questions 1 et/ou 7 évoque un déficit en testostérone

Le diagnostic de DALA est éliminé dès lors que :

- testostérone biodisponible >0,8 ng/mL ;
- testostérone totale >3,5 ng/mL (12 nmol/L).

Dans le cas contraire, il faut poursuivre les investigations.

B. En seconde intention

Un nouveau dosage de la testostérone biodisponible 2 à 4 semaines après le premier est recommandé. Les autres dosages hormonaux utiles sont :

- testostérone totale et SHBG (si non faits) ;
- FSH et LH.

INTERPRÉTATION :

- testostéronémie basse ET LH/FSH élevées = hypogonadisme testiculaire/DALA
- testostéronémie basse ET LH/FSH normal basses = atteinte centrale

Les autres examens complémentaires à demander :

- prolactinémie (adénome hypophysaire à prolactine peut être responsable d'une baisse de la testostérone) ;
- TSHus ;
- bilan préthérapeutique (*cf. infra*).

V. Prise en charge thérapeutique

A. Indications

Il faut traiter le patient dès lors qu'il existe un ou plusieurs déficits dans les systèmes androgéno-dépendants et un taux de testostérone inférieur à la normale. Le traitement ne se conçoit qu'après une INFORMATION claire, loyale et appropriée sur les bénéfices et risques du traitement, sur la nécessité d'une surveillance.

1. Prise en charge des situations favorisantes

Il faut rechercher et traiter les conditions médicales suivantes qui favorisent le DALA :

- OBÉSITÉ (baisse de 25 % de la testostéronémie totale chez les obèses) ;
- ALCOOLISME chronique ;
- atrophie testiculaire post-infectieuse, traumatique ou iatrogène ;
- pathologie chronique (cancer, VIH, insuffisance d'organe, hémochromatose, lupus) ;
- traitements médicamenteux ;
- sédentarité.

2. Diagnostics différentiels

Il faut savoir éliminer les diagnostics suivants avant de conclure à un DALA :

- vieillissement physiologique ;
- hypothyroïdie ;
- hypogonadismes centraux :
  - un adénome hypophysaire à prolactine,
  - un hypogonadisme secondaire à une maladie chronique ou à un traitement médicamenteux.

B. Avant d'instaurer le traitement

1. Éliminer une contre-indication au traitement

- Contre-indications absolues :
  - cancer de la prostate ;
  - cancer du sein ;
  - antécédents de délinquance sexuelle.
- Contre-indications relatives :
  - polyglobulie ;
  - hématocrite > 55 % ;
  - risque de thrombose ;
  - risque de rétention aiguë d'urine sur adénome de prostate symptomatique ;
  - syndrome d'apnées du sommeil.

L'âge n'est pas une contre-indication.

2. Bilan préthérapeutique

Il comprend une évaluation prostatique (score IPSS, toucher rectal et dosage du PSA total), un bilan biologique endocrinien (hématocrite, bilan lipidique, bilan hépatique, glycémie) et une ostéodensitométrie en cas de DALA profond ou de points d'appel cliniques.

C. Traitement

Il est basé sur l'administration de testostérone naturelle au patient jusqu'à obtention d'une concentration plasmatique aussi proche que possible de la sécrétion physiologique.

Les voies d'administration de la testostérone sont multiples :

- transdermique : gel hydroalcoolique de testostérone (Androgel®) ;
- *per os* : undécanoate de testostérone (Pantestone®) ;
- intramusculaire : enanthate de testostérone (Androtardyl®).

D. Surveillance

Elle est indispensable et doit être effectuée selon un échéancier régulier : à 3, 6 et 12 mois la première année, puis annuellement.

La surveillance du traitement a pour but d'évaluer l'EFFICACITÉ du traitement en insistant notamment sur certains paramètres : le sentiment général de bien-être, l'humeur du patient et son activité sexuelle.

Il faut veiller à rechercher des effets secondaires en pérennisant l'examen prostatique et sénologique.

La surveillance biologique est basée sur les dosages itératifs de : testostéronémie, PSA sérique, bilan lipidique et hématocrite.

Les principaux éléments de la démarche diagnostique sont présentés dans la fig. 4.2.

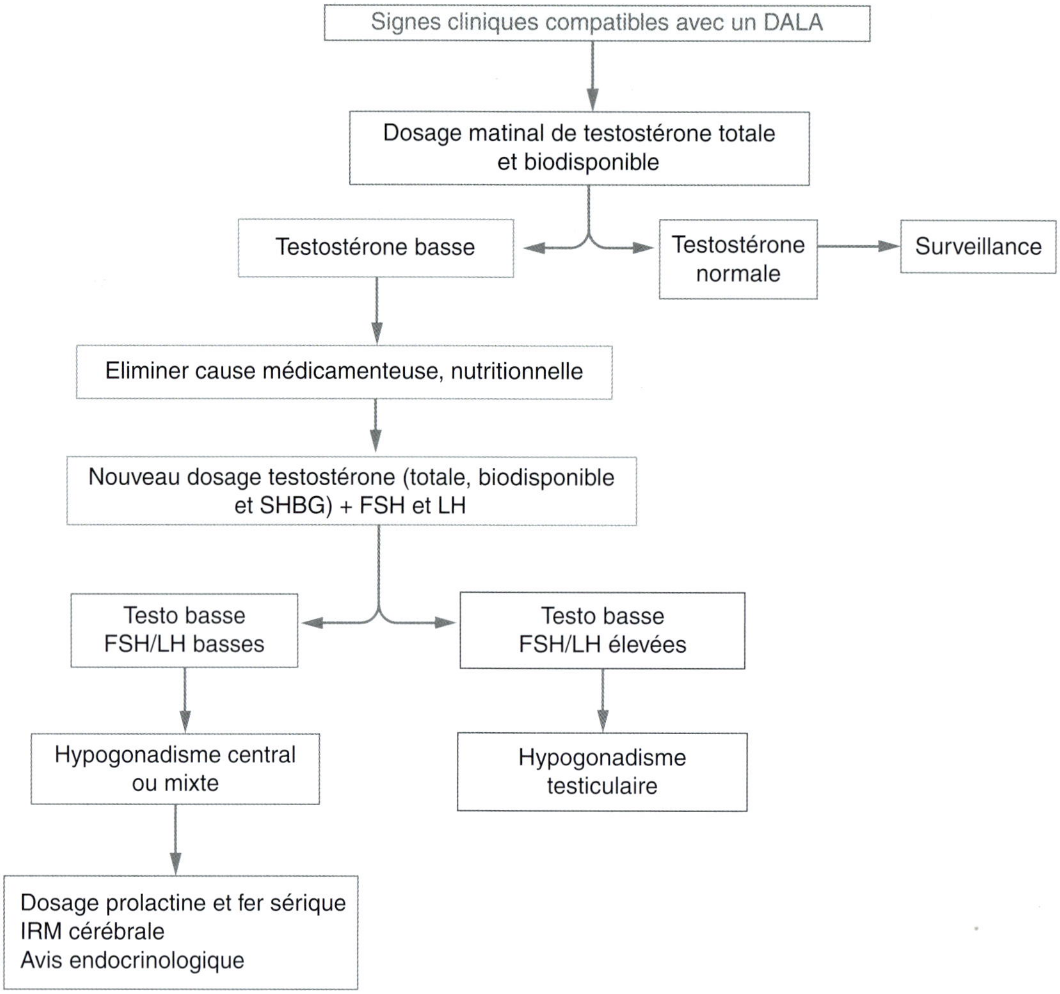

Fig. 4.2. Arbre diagnostique devant une suspicion de DALA.

Résumé

- **Définition ISSAM 2002** : syndrome biochimique associé à l'âge, caractérisé par une diminution des androgènes dans le sérum avec ou sans diminution de la sensibilité aux androgènes, responsable d'une altération de la qualité de vie et d'un impact sur la fonction de plusieurs organes.
- **Symptômes :** dysfonction érectile organique, baisse de la libido, bouffées de chaleur, perte de la mémoire, troubles de l'attention, dépression.
  = > évaluation par score ADAM.
- **Signes cliniques** : sarcopénie, obésité abdominale, gynécomastie, diminution de la pilosité, diminution de la densité minérale osseuse.
- **Examens complémentaires** : testostéronémie biodiosponible <0,8 ng/mL ou totale <3 ng/mL contrôlée par un second dosage à 1 mois = > confirmation DALA :
  - + dosage LH, FSH et prolactine
  - testostéronémie basse + LH élevée = déficit gonadotrope
  - testostéronémie basse + LH basse = atteinte testiculaire périphérique
  - éliminer un adénome hypophysaire devant une hyperprolactinémie
- **Situations favorisantes** : obésité, alcoolisme chronique, médicaments.
- **Diagnostics différentiels** : hypothyroïdie, adénome hypophysaire.
- **Bilan préthérapeutique** : évaluation prostatique (score IPSS, TR et PSA), bilan biologique (TSH, hématocrite, bilan lipidique, glycémie à jeun, bilan hépatique) et ostéodensitométrie sur points d'appels.
- **Traitement** : supplémentation hormonale par testostérone naturelle.
- **Surveillance** : efficacité (bien-être, humeur et activité sexuelle) et effets secondaires (examen sénologique, IIPSS, TR, PSA et hématocrite).

Il faut veiller à :

- débuter un traitement hormonal sans avoir éliminé un CANCER DE LA PROSTATE ;
- débuter un traitement hormonal devant une testostéronémie effondrée SANS signes cliniques ;
- ne pas éliminer une hypothyroïdie ;
- ne pas rechercher une andropause dans le bilan d'une ostéoporose chez l'homme.

CHAPITRE

5

Item 158 *(Item 89)* – Infections génitales de l'homme. Écoulement urétral

François Audenet, Franck Bruyère

Coordination et relecture : Morgan Rouprêt

Objectifs pédagogiques

- Diagnostiquer une infection génitale de l'homme.
- Argumenter l'attitude thérapeutique et planifier le suivi du patient.

I. Pour comprendre

Les infections génitales chez l'homme désignent les infections du tractus urogénital, depuis le testicule jusqu'au méat urétral. On distingue, de manière isolée ou associée, les infections de l'urètre (urétrite), de l'épididyme ou du testicule (orchi-épididymite), de la prostate (prostatite) ou du gland (balanite).

II. Physiopathologie

L'infection peut être d'origine urinaire (infection par voie rétrograde), sexuelle dans le cadre d'une infection sexuellement transmise (IST) ou plus rarement hématogène.

III. Urétrite aiguë

A. Définition

L'urétrite est une inflammation de l'urètre et des glandes péri-urétrales. Elle est le plus souvent d'origine infectieuse et sexuellement transmise. Elle nécessite une information du patient et un traitement rapide en raison de la contagiosité et du risque de complications.

B. Germes pathogènes

Les deux principaux germes sont *Chlamydia trachomatis* (germe intracellulaire) et *Neisseria gonorrhoeae* (gonocoque). On retrouve également *Mycoplasma genitalium* et *Trichomonas vaginalis* qui donnent des manifestations subaiguës. *Ureaplasma urealyticum*, dont la pathogénicité est discutée, est une cause plus rare d'urétrite.

C. Épidémiologie

Chlamydia trachomatis est la première cause d'IST bactérienne dans les pays industrialisés. La prévalence du portage asymptomatique a été évaluée à environ 10 % dans certaines populations d'adultes de moins de 25 ans.

Pour *Neisseria gonorrhoeae*, le nombre de souches isolées en France est en augmentation. L'association de ces deux germes est fréquente (10–50 %). *Chlamydia trachomatis* et *Neisseria gonorrhoeae* peuvent se compliquer d'une épididymite ou prostatite chez l'homme, d'une endocervicite, endométrite ou salpingite chez la femme.

L'évolution spontanée se fait vers la guérison en quelques semaines pour *Neisseria gonorrhoeae* ou vers une forme chronique avec poussées intermittentes pour *Chlamydia trachomatis*. Les complications sont rares mais peuvent conduire à une sténose urétrale.

D. Signes cliniques

L'incubation est de 3 à 10 jours pour *Chlamydia trachomatis*, et de 2 à 5 jours pour *Neisseria gonorrhoeae,* mais peut se prolonger jusqu'à 6 semaines. L'interrogatoire recherche des facteurs de risque : rapport non protégé entre 3 jours et 6 semaines avant le début des symptômes, partenaires multiples, antécédents d'IST.

Typiquement, il existe un ÉCOULEMENT URÉTRAL, purulent ou séreux, voire hémorragique, spontané en dehors des mictions, plutôt matinal, associé à des BRÛLURES MICTIONNELLES.

En l'absence d'écoulement, les symptômes sont : un prurit canalaire, des brûlures mictionnelles, une dysurie, une pollakiurie. Les signes généraux infectieux sont exceptionnels et doivent faire rechercher une infection parenchymateuse (prostatite, orchi-épididymite) ou une gonococcie généralisée. Il faut systématiquement rechercher une prostatite par le toucher rectal ou une orchi-épididymite associée par l'examen testiculaire. Les symptômes sont habituellement plus marqués dans les urétrites gonococciques, mais il peut exister un portage asymptomatique, surtout pour *Chlamydia trachomatis.* Des localisations rectales ou oropharyngées peuvent être associées et doivent être recherchées (surtout chez le patient homosexuel ou en cas de co-infection VIH).

E. Diagnostic étiologique

Le diagnostic étiologique repose sur les prélèvements pour examen microbiologique. Devant un écoulement urétral, celui-ci doit être prélevé avec un écouvillon, sans désinfection préalable et chez un patient qui n'a pas uriné depuis au moins deux heures. En l'absence d'écoulement, il faut réaliser un examen cytobactériologique des urines (ECBU) sur le 1er jet urinaire.

L'examen microbiologique comprend :

- un examen direct (pour rechercher *Neisseria gonorrhoeae* et *Trichomonas vaginalis*) ;
- une mise en culture (pour rechercher *Neisseria gonorrhoeae* et les autres bactéries) ;
- une PCR (pour rechercher *Chlamydia trachomatis* ou *Neisseria gonorrhoeae*).

F. Prise en charge thérapeutique

Les traitements probabilistes des urétrites non compliquées sont monodoses, permettant d'interrompre rapidement la contagiosité, de favoriser l'observance thérapeutique et de limiter la pression antibiotique, facteur de résistance. L'antibiothérapie probabiliste doit couvrir systématiquement *Chlamydia trachomatis* et *Neisseria gonorrhoeae* : ceftriaxone 500 mg 1 injection IV ou IM + azithromycine 1 g PO (1 prise) ou doxycycline 200 mg/j pendant 7 jours.

En cas de contre-indication aux β-lactamines, ceftriaxone est remplacée par spectinomycine 2 g 1 injection IM. En cas de refus ou d'impossibilité de traitement parentéral, ceftriaxone est remplacée par céfixime 500 mg PO (1 prise).

Dans tous les cas, il faut associer les mesures suivantes :

- abstinence sexuelle ou préservatifs jusqu'à la guérison ;
- dépistage et traitement des partenaires ;
- dépistage systématique des autres IST : VIH, VHB, syphilis.

G. Consultation de suivi

À J3, si les symptômes persistent, le patient doit être informé qu'il doit impérativement revenir en consultation pour adapter le traitement au résultat de l'antibiogramme si nécessaire.

À J7, systématiquement, pour vérifier la guérison clinique, effectuer un contrôle microbiologique de guérison et donner les résultats des sérologies.

IV. Orchi-épididymite aiguë

A. Définition

L'orchi-épididymite est une inflammation du testicule et de l'épididyme, le plus souvent d'origine infectieuse. Les orchi-épididymites regroupent les épididymites, les orchites et les vraies orchi-épididymites.

B. Germes pathogènes

Le plus souvent, elle est secondaire à une infection et la voie habituelle de dissémination est rétrograde déférentielle. *Chlamydia trachomatis* et/ou *Neisseria gonorrhoeae*, transmis par voie sexuelle, sont retrouvés typiquement chez l'homme jeune. Les entérobactéries, *Staphylococcus aureus* ou entérocoque, transmis par voie urinaire rétrograde, sont retrouvés typiquement chez l'homme plus âgé et sont favorisés par l'existence d'un obstacle sous-vésical (sténose urétrale, HBP) ou des manœuvres endo-urétrales (sondage urétral, urétro-cystoscopie). Plus rarement, il peut s'agir d'une localisation par voie hématogène du virus ourlien, de *Brucella* ou de *Mycobacterium tuberculosis*.

C. Épidémiologie

L'orchi-épididymite est secondaire à DEUX causes principales :

- une IST va progresser depuis l'urètre jusqu'au tractus épididymaire (orchi-épididymite secondaire);
- un reflux d'urines infectées pour cause de mauvaise vidange vers le canal déférent, favorisé par un obstacle sous vésical ou vésical.

Ainsi, il existe deux groupes à risque :

- le sujet masculin, actif sexuel et avec plusieurs partenaires;
- l'homme plus âgé avec troubles urinaires du bas appareil.

L'atteinte est bilatérale dans près de 10 % des cas.

D. Signes cliniques

Le diagnostic positif d'orchi-épididymite est clinique devant :

- une fièvre progressive ou brusque, d'intensité variable;
- des douleurs scrotales intenses irradiant le long du cordon, d'installation rapide mais non brutale;
- des signes inflammatoires locaux d'intensité variable, définissant un tableau de « grosse bourse aiguë douloureuse » : peau scrotale œdémateuse, tendue, luisante, chaude;
- un épididyme augmenté de volume;
- la présence d'un nodule induré et douloureux à la palpation de tout ou partie de l'épididyme (queue > tête).

En cas d'orchi-épididymite, l'épididyme et le testicule sont confondus en une masse volumineuse avec disparition du sillon épididymo-testiculaire (signe de Chevassu négatif). Une hydrocèle réactionnelle peut gêner l'examen clinique. L'infiltration du cordon spermatique ou funiculite est à rechercher également.

Classiquement, le soulèvement du testicule soulage la douleur (signe de Prehn positif) permettant de faire la distinction avec une torsion du cordon spermatique.

Il faut systématiquement rechercher une urétrite ou une prostatite associée au toucher rectal.

Le plus souvent, l'examen clinique permet d'éliminer les principaux diagnostics différentiels devant une « grosse bourse aiguë douloureuse » :

- torsion du cordon spermatique;
- torsion d'annexe testiculaire (hydatide);
- cancer du testicule se présentant sous une forme aiguë;
- traumatisme scrotal;
- hernie inguinale engouée ou étranglée.

Il existe toutefois quelques formes particulières :

1. L'épididymite tuberculeuse

Elle est le plus souvent bipolaire touchant la queue et la tête de l'épididyme qui est décrit en « cimier de casque ». Le tableau est le plus souvent chronique ou subaigu. La prise en charge est celle d'une tuberculose uro-génitale. Ce diagnostic doit aussi être évoqué en cas de traitement endo-vésical par BCG pour des tumeurs urotéliales de la vessie n'infiltrant pas le muscle.

2. L'orchite ourlienne

Les oreillons peuvent être à l'origine d'une orchite isolée. La résolution complète de l'épisode est la règle. Cependant, un risque de stérilité existe en cas d'atteinte simultanée des deux testicules.

3. L'orchite médicamenteuse

Lorsque le patient prend des doses d'amiodarone supérieure à 200 mg/J, il peut développer une orchite médicamenteuse. Lorsque l'on stoppe le médicament cette orchite disparaît.

E. Signes paracliniques

Aucun examen n'est indispensable car le diagnostic est clinique. Il existe le plus souvent un syndrome inflammatoire biologique. L'échographie-doppler du testicule peut aider lorsque l'examen clinique est non contributif ou lorsque l'on pense à une complication (abcès). Elle peut révéler :

- un œdème local et une distension de l'épididyme ;
- une hydrocèle ;
- une prolifération vasculaire ;
- un abcès.

F. Diagnostic étiologique

L'origine urinaire ou sexuellement transmise de l'infection est guidée par l'anamnèse en explorant notamment :

- l'âge ;
- la notion de contage ou d'écoulement urétral ;
- les antécédents urologiques : sténose urétrale, HBP ;
- les antécédents récents de chirurgie, endoscopie, sondage urétral.

Cependant, le diagnostic de certitude repose sur les examens microbiologiques :

- l'ECBU du premier et du second jet urinaire (examen direct, mise en culture et PCR à la recherche de *Chlamydia trachomatis* et *Neisseria gonorrhoeae*) ;
- les hémocultures : le plus souvent négatives.

G. Prise en charge thérapeutique

Le traitement antibiotique probabiliste doit être débuté dès les prélèvements bactériologiques effectués et sera secondairement adapté à l'antibiogramme. Le choix de l'antibiothérapie est guidé par le contexte. En cas de suspicion d'IST, plusieurs schémas sont possibles :

- ceftriaxone 500 mg en 1 injection IM suivie par :
  - soit doxycycline 200 mg/j pendant 10 jours,
  - soit azythromycine 1 g monodose ;
- ofloxacine 200 mg × 2/j pendant 10 jours.

Dans les autres formes, le choix antibiotique rejoint celui des prostatites : on utilisera volontiers des fluoroquinolones en première intention. Le cotrimoxazole est possible en relais en cas de souche sensible, pour une durée suffisamment longue, soit 14 jours pour une épididymite simple ou 4 à 6 semaines s'il existe une prostatite associée ou en cas de forme chronique.

L'hospitalisation doit être envisagée en cas de signes généraux sévères, surtout chez le sujet âgé, avec début de l'antibiothérapie IV.

Certaines mesures associées sont indispensables :

- suspensoir ou slip serré pour un effet antalgique rapide ;
- repos au lit les premiers jours ;

- anti-inflammatoires non stéroïdiens, en l'absence de risque de cellulite;
- abstinence sexuelle ou préservatifs jusqu'à la fin du traitement;
- dépistage des autres IST et de la partenaire en fonction du contexte.

Le recours à la chirurgie est rare, mais peut se voir en cas de nécessité de drainage d'un abcès, d'exérèse d'une zone de nécrose. Plus rarement, on réalisera une épididymectomie, voire une orchi-épididymectomie en cas de lésions chroniques mal contrôlées par le traitement médical.

L'évolution est le plus souvent favorable avec parfois la persistance d'un petit nodule séquellaire. Toutefois, si le diagnostic est tardif ou en cas de traitement insuffisant, l'évolution peut être compliquée par :

- un abcès épididymaire ou testiculaire : fièvre élevée, douleur vive, masse fluctuante, risque de fistule à la peau ou dans la cavité vaginale;
- une évolution chronique avec symptomatologie persistante;
- une ischémie testiculaire pouvant évoluer vers l'infarctus, la nécrose ou l'atrophie testiculaire;
- une infertilité séquellaire.

À distance de l'infection, il faut rechercher une cause favorisante, notamment chez le sujet âgé ou en cas de forme récidivante (HBP, sténose urétrale, uropathie malformative).

V. Prostatite aiguë

Sur ce sujet, cf. chap 7 : item infections urinaires.

Références

Recommandations du Comité d'infectiologie de l'association française d'urologie (CIAFU) : diagnostic et traitement des urétrites aiguës non compliquées de l'homme. Prog Urol 2010; 20 : 184–7, www.urofrance.org.

Mise au point de l'AFSSAPS. Traitement antibiotique probabiliste des urétrites et cervicites non compliquées. Actualisation octobre 2008.

Résumé

- Les infections génitales chez l'homme sont principalement d'origine SEXUELLE, dans le cadre d'une infection sexuellement transmise (IST), ou d'origine URINAIRE (infection par voie rétrograde).
- Elles peuvent atteindre, de manière isolée ou associée, l'urètre (URÉTRITE), l'épididyme et le testicule (ORCHI-ÉPIDIDYMITE) ou la prostate (PROSTATITE).
- Les germes le plus souvent retrouvés sont :
  - *Chlamydia trachomatis et Neisseria gonorrhoeae* pour les IST ;
  - *Escherichia coli, Staphylococcus aureus* ou entérocoques pour les infections d'origine urinaire.
- Le diagnostic est clinique et l'interrogatoire permet le plus souvent d'orienter l'étiologie vers une cause sexuelle ou urinaire.
- Les PRÉLÈVEMENTS BACTÉRIOLOGIQUES sont indispensables pour confirmer le diagnostic et adapter le traitement :
  - prélèvement de tout écoulement urétral avec un écouvillon ;
  - ECBU sur 1er et 2e jet urinaire ;
  - dans tous les cas : examen direct, mise en culture et PCR à la recherche de *Chlamydia trachomatis.*
- Le TRAITEMENT ANTIBIOTIQUE est PROBABILISTE secondairement adapté à l'antibiogramme :
  - en cas de suspicion d'IST : ceftriaxone 500 mg 1 injection IV ou IM + azithromycine 1 g PO (1 prise) ;
  - en cas de suspicion d'infection urinaire :
    - fluoroquinolone en 1re intention,
    - 14 jours pour une épididymite simple,
    - 4 à 6 semaines pour une prostatite.
- Dans tous les cas, ne pas oublier les MESURES ASSOCIÉES :
  - traitement antalgique ;
  - abstinence sexuelle ou préservatifs jusqu'à la fin du traitement ;
  - dépistage des autres IST et de la partenaire en fonction du contexte ;
  - consultation de suivi pour vérifier la guérison clinique et éventuellement microbiologique.

CHAPITRE
6

Item 173 *(Item 91)* – Infections nosocomiales

François Audenet, Franck Bruyère

Coordination et relecture : Morgan Rouprêt

Objectifs pédagogiques

- Reconnaître le caractère nosocomial d'une infection.
- Savoir appliquer et expliquer les mesures de prévention des infections nosocomiales.

I. Pour comprendre

Les infections nosocomiales représentent un problème majeur de santé publique et sont associées à une morbidité importante, une mortalité, un surcoût important et à l'émergence de bactéries multirésistantes posant des problèmes thérapeutiques. La prévention des infections nosocomiales constitue un objectif prioritaire en termes de santé publique. Il existe un aspect réglementaire avec de possibles implications médico-légales pouvant donner lieu à des indemnisations. Le taux de prévalence globale est de 5 %, et les infections urinaires représentent les infections nosocomiales les plus fréquentes (30 %), devant les pneumopathies (15 %), les infections du site opératoire (10 %), les infections de la peau et des tissus mous (10 %), les bactériémies primaires (6 %) et les infections sur cathéters centraux et périphériques (3 %).

II. Définitions

Par définition, il s'agit de toute infection survenant au cours ou à la suite d'une prise en charge (diagnostique, thérapeutique ou préventive) d'un patient. À la condition toutefois que cette infection n'était ni évolutive, ni en incubation au début de la prise en charge. La présence de signes cliniques significatifs est nécessaire au diagnostic. En cas de phénomène infectieux dont on a du mal à estimer la durée d'incubation, un délai de 2 jours est généralement requis entre le contact et l'apparition des signes infectieux.

Lorsque l'on est confronté à une infection du site opératoire, le diagnostic sera proposé en fonction de la durée précise entre la date de la chirurgie et la région du corps opérée :

- dans les 30 jours suivant le geste chirurgical sans pose de matériel étranger ;
- jusqu'à un an après l'intervention en cas de pose de prothèse.

III. Agents infectieux

Les bactéries sont les agents infectieux en cause dans plus de 90 % des cas. Il existe une plus grande disparité en comparaison avec les infections urinaires communautaires.

Les trois espèces les plus fréquemment isolées sont :

- *Staphylococcus aureus* ;
- *Escherichia coli* ;
- *Pseudomonas aeruginosa*.

Il existe un taux de résistance élevé des bactéries responsables : *Staphylococcus aureus* résistant à la méticilline (Méti-R), multirésistant (SARM), entérobactéries productrices de β-lactamases à spectre étendu (BLSE). Les levures ne sont pas très fréquentes (5 %) mais jouent un rôle croissant. Le plus souvent il s'agit de *Candida albicans* mais les autres espèces augmentent régulièrement, notamment *Aspergillus*.

2 à 5 % des agents infectieux sont des virus. Ce sont soit des virus transmis par le sang et les produits biologiques (VHC, VHB, VIH), soit des virus respiratoires ou digestifs en période épidémique.

On retrouve des parasites dans 1 % des cas seulement (gale, poux). Les agents à transmission non conventionnelle (prions) sont actuellement impossibles à évaluer.

IV. Reconnaître le caractère nosocomial d'une infection urinaire

A. Critères diagnostiques cliniques et bactériologiques

Il est important de savoir distinguer infection urinaire et colonisation bactérienne (anciennement bactériurie asymptomatique).

Le diagnostic d'infection urinaire nosocomiale nécessite l'association d'au moins un des signes suivants :

- fièvre >38°, brûlures mictionnelles ou douleurs sus-pubiennes, pollakiurie, urgenturies, en l'absence d'autre cause, infectieuse ou non. Le tableau peut être celui d'une cystite, d'une pyélonéphrite, d'une prostatite, voire d'une bactériémie secondaire ;
- **ECBU positif** (infection certaine si bactériurie $>10^3$ UFC/mL et leucocyturie $>10^4$/mL avec ou sans sonde chez les patients symptomatiques) ;
- **et l'acquisition au cours d'un soin** (même en dehors d'un établissement de soins).

La colonisation bactérienne, anciennement dénommée bactériurie asymptomatique, correspond à la présence d'un ou plusieurs micro-organismes dans les urines, sans manifestation clinique.

La bandelette urinaire **n'est pas fiable** en situation de sondage à demeure ou de vessie neurologique car il existe une leucocyturie très fréquente sur ces terrains, indépendamment de toute colonisation ou infection. De plus, les micro-organismes en cause sont souvent non-producteurs de nitrites, notamment : *Staphylococcus aureus, Pseudomonas aeruginosa, Candida*.

B. Physiopathologie

Le mécanisme est principalement la colonisation bactérienne par voie ascendante.

La colonisation urinaire est soit d'origine endogène par des bactéries d'origine digestive, colonisant le périnée, le méat puis l'urètre. Ce type de colonisation est favorisé par un matériel étranger comme la sonde vésicale. Elle peut être également d'origine exogène par le biais de bactéries inoculées lors de l'insertion d'une sonde ou d'une manœuvre endoscopique.

En présence d'une sonde vésicale, il existe donc quatre mécanismes de colonisation bactérienne :

- acquisition lors de la mise en place de la sonde ;
- acquisition par voie endoluminale en cas de rupture du système de drainage clos ou de faute d'asepsie ;
- acquisition par voie extraluminale ou péri-urétrale qui est la voie de contamination dominante. Les bactéries d'origine digestive colonisent le périnée puis migrent vers l'urètre et la vessie par capillarité dans le fin film muqueux contigu à la surface externe de la sonde. L'incidence journalière de colonisation varie selon les situations de 3 à 10 % par jour de sondage avec un risque cumulé de 100 % après 30 jours de sondage ;
- acquisition par voie lymphatique ou hématogène à partir d'une source endogène à distance : elle est très rarement en cause.

C. Facteurs de risque

1. Facteurs extrinsèques

Les sondes vésicales sont responsables de 60 à 80 % des infections urinaires nosocomiales. La durée du sondage est également un facteur déterminant. Plusieurs mécanismes sont impliqués : l'altération des moyens de défense vésicale par action mécanique sur l'endothélium, la perturbation du transit urinaire avec presque toujours un résidu minime, la production d'un biofilm qui soustrait les bactéries à l'action du système immunitaire et des antibiotiques.

Les autres facteurs de risque comprennent les interventions sur les voies urinaires (endoscopie, chirurgie urologique).

2. Facteurs intrinsèques

- Sexe : plus d'infections chez les femmes, mais une morbi-mortalité plus importante chez les hommes.
- Âge supérieur à 50 ans : le risque d'infection est multiplié par 2 après 65 ans, par 5 après 85 ans.
- Diabète : il peut influencer le volume de la miction et la nature des urines.
- Antibiothérapie préalable.
- Pathologie sous-jacente, notamment néoplasique.
- Diarrhée nosocomiale.

V. Mesures de prévention des infections urinaires nosocomiales

A. Limiter les indications de sondage urinaire et leur durée

La sonde vésicale doit être proposée aux personnes pour lesquelles il n'y a pas d'autre solution (sondage intermittent). L'indication doit être réévaluée régulièrement afin d'éviter autant que possible les indications de « confort ». À chaque fois que possible, il faut favoriser l'auto-sondage ou l'hétéro-sondage, notamment pour les vessies neurologiques, mesurer le résidu mictionnel par échographie ou par « Bladder scan » plutôt que par sondage aller-retour, préférer l'étui-pénien au sondage en cas d'incontinence urinaire.

B. Utiliser un système de drainage clos

Le système clos réduit d'environ 20 % le nombre d'infections nosocomiales.

Par système clos, on entend les éléments suivants : valve pour prendre des échantillons, valve anti-retour, robinet. On évite ainsi un flux rétrograde d'urine contaminée du sac de recueil des urines vers la vessie.

C. Autres mesures

Il faut respecter une technique aseptique lors du sondage et respecter les règles d'hygiène générales, notamment l'hygiène des mains.

Le choix de la sonde doit privilégier les sondes en silicone, moins irritantes que les sondes en latex.

La sonde vésicale requiert des soins locaux, utiles pour éviter les infections, avec une toilette locale à l'eau et au savon une à deux fois par jour pour nettoyer les sécrétions urétrales. Le changement de sonde n'est pas toujours requis. Le rythme du changement est adapté au cas par cas. On ne fait plus jamais de clampage pour rééduquer la vessie. Les poussées sur sonde ou les fuites autour de la sonde sont liées aux contractions désinhibées du détrusor liées à la présence d'un corps étranger dans la vessie, et ne doivent pas faire augmenter le calibre de la sonde ou regonfler le ballonnet. Le sac de recueil des urines doit être maintenu en position déclive. Il faut maintenir une diurèse quotidienne supérieure à 2 litres par jour pour prévenir les accidents infectieux et obstructifs.

VI. Modalités de surveillance d'un patient sondé

A. Quand réaliser un ECBU ?

Il n'est pas toujours utile. Il est indiqué devant l'apparition de troubles urinaires (majoration des poussées sur sonde, hématurie, urines malodorantes, aspect trouble), l'apparition d'une grosse bourse inflammatoire, une fièvre inexpliquée ou une hypothermie, un syndrome confusionnel.

B. Comment effectuer l'ECBU ?

Les urines pour l'ECBU doivent être prélevées en asepsie stricte sur le site dédié sans interrompre le système clos. Pour avoir un reflet de la bactériologie des urines, celles-ci doivent être prélevées un jour après le changement de la sonde.

VII. Conduite thérapeutique

A. Colonisation bactérienne

On ne sait pas si la morbidité est impactée par la colonisation bactérienne. Le traitement systématique de la colonisation n'a jamais démontré son efficacité sur le rythme des infections symptomatiques. Leur gravité essentielle tient au réservoir bactérien qu'elle constitue. Aujourd'hui, il ne faut pas traiter les colonisations bactériennes, à part quelques cas particuliers avant un geste endoscopique, une chirurgie urologique ou la mise en place de prothèse; en cas de neutropénie, immunodépression, grossesse; chez un patient porteur d'une prothèse articulaire, vasculaire ou cardiaque lors de manœuvres invasives, mais cela n'a pas été démontré.

B. Infection urinaire

La levée d'un obstacle et la lutte contre un résidu vésical sont deux éléments essentiels dans la prise en charge thérapeutique. Le choix raisonné de l'antibiothérapie repose sur la nature du germe et de sa sensibilité aux antibiotiques. En l'absence de signes de gravité ou d'un terrain particulier, l'antibiothérapie doit être différée et reposer sur les données de l'antibiogramme. En cas d'infection parenchymateuse sévère, le traitement probabiliste immédiat repose sur les données de l'examen direct et la connaissance de l'écologie locale. Le traitement doit être systématiquement réévalué dès l'obtention de l'antibiogramme.

La durée du traitement est fonction du site de l'infection :

- les infections sans atteinte parenchymateuse, avec ou sans sonde, doivent avoir un traitement court ≤ 7 jours;
- la pyélonéphrite ou l'orchi-épididymite relèvent d'un traitement de 7 à 10 jours;
- la prostatite aiguë doit être traitée au moins trois semaines.

Il faut assurer une diurèse quotidienne de 1,5 L, sans intérêt à obtenir une hyperdiurèse. La sonde urinaire doit être retirée ou changée lorsque le drainage est indispensable.

Référence

Conférence de consensus co-organisé par la Société de pathologie infectieuse de langue française (SPILF) et l'Association française d'urologie (AFU) : Infections nosocomiales de l'adulte – novembre 2002. Révision en cours 2012 : Infections urinaires associées aux soins (IAS) www.urofrance.org

Résumé

- Par définition, une infection nosocomiale correspond à toute infection survenant au cours ou à la suite d'une prise en charge (diagnostique, thérapeutique ou préventive) d'un patient, si elle n'était ni en cours, ni en incubation au début de la prise en charge.
- Les infections nosocomiales représentent un PROBLÈME MAJEUR DE SANTÉ PUBLIQUE et sont associées à une morbidité importante, une mortalité, un surcoût important et l'émergence de bactéries multirésistantes posant des problèmes thérapeutiques.
- Les infections urinaires sont la 1re CAUSE d'infection nosocomiale (30 à 40 %).
- Les souches bactériennes impliquées présentent une plus grande disparité par comparaison avec les infections communautaires, avec une fréquence élevée de souches résistantes aux antibiotiques. Il existe un rôle croissant des levures.
- Il faut distinguer COLONISATION BACTÉRIENNE (ECBU positif mais asymptomatique) et INFECTION URINAIRE (ECBU positif et symptômes cliniques).
- Le SONDAGE VÉSICAL est le principal facteur de risque extrinsèque : il représente 60 à 80 % des infections urinaires nosocomiales et est associé à une incidence de colonisation pouvant atteindre 10 % par jour de sondage.
- La PRÉVENTION des infections urinaires nosocomiales repose sur la limitation des indications et de la durée du sondage vésical, l'utilisation d'un système de drainage clos et le respect des règles d'hygiène générales, notamment l'hygiène des mains.
- Il n'y a aucune indication à dépister une colonisation urinaire sur sonde vésicale en l'absence de symptôme.
- En cas d'infection urinaire nosocomiale, la prise en charge repose sur :
  - la levée d'un obstacle et la lutte contre un résidu vésical ;
  - une antibiothérapie raisonnée, adaptée à l'antibiogramme ;
  - une durée de traitement adaptée au site de l'infection ;
  - une diurèse quotidienne de 1,5 L ;
  - le retrait de la sonde vésicale ou son changement si le drainage est indispensable.

CHAPITRE

7

Item 157 *(Item 93)* – Infections urinaires de l'enfant et de l'adulte. Leucocyturie

François Audenet, Franck Bruyère

Coordination et relecture : Morgan Rouprêt

Objectifs pédagogiques

- Diagnostiquer une infection urinaire chez le nourrisson, l'enfant et l'adulte.
- Argumenter l'attitude thérapeutique et planifier le suivi du patient.

I. Pour comprendre

Les infections urinaires communautaires représentent le 2e site d'infection bactérienne après l'arbre respiratoire. Elles regroupent des tableaux cliniques de symptomatologie et de gravité très variables, en fonction du terrain et du site atteint sur l'arbre urinaire. On distingue :

- les infections urinaires simples, non compliquées ;
- les infections urinaires compliquées par la présence d'au moins un facteur de complication :
  - anomalies organiques ou fonctionnelles de l'arbre urinaire,
  - terrain particulier :
    - physiologique : homme, enfant, femme enceinte,
    - pathologique : diabète, immunodépression, insuffisance rénale, sujet âgé polypathologique,

- les infections urinaires non parenchymateuses (cystite);
- les infections urinaires parenchymateuses (pyélonéphrite, prostatite).

Qu'elles soient simples ou compliquées, les infections urinaires parenchymateuses peuvent s'accompagner d'un sepsis grave (uro-sepsis).

II. Physiopathologie

L'arbre urinaire est physiologiquement stérile, en dehors de l'urètre distal qui est colonisé par la flore périnéale.

Les infections urinaires communautaires sont principalement des infections par voie ascendante, à partir de la flore urétrale.

Plus rarement, les pyélonéphrites peuvent être d'origine hématogène, dans le cadre d'une bactériémie (notamment à staphylocoque ou à *Candida*).

Les prostatites sont favorisées par l'existence d'un obstacle sous-urétral responsable d'une mauvaise vidange vésicale : hyperplasie bénigne de prostate (HBP), cancer de prostate ou sténose urétrale.

Elles peuvent également être d'origine vénérienne dans le cadre d'une infection génitale chez l'homme (*cf.* chap 10 : item infections sexuellement transmissibles) ou iatrogène après biopsies de prostate écho-guidées.

Sur le plan bactériologique *Escherichia coli* est au premier rang avec 60 à 80 % des germes identifiés, toutes formes cliniques confondues. Il est retrouvé dans 70 à 95 % des cystites simples et 85 à 90 % des pyélonéphrites aiguës.

Il existe une résistance croissante et préoccupante d'*E. coli* variable selon l'écologie locale : amoxicilline 40 à 50 %, cotrimoxazole 20 à 40 %, fluoroquinolone 10 %.

Les autres germes les plus fréquemment retrouvés sont entérocoque, staphylocoque et pseudomonas.

Le risque de résistance est majoré en cas d'antibiothérapie récente (moins de 6 mois), en particulier pour les fluoroquinolones.

III. Diagnostic d'une infection urinaire

A. Diagnostic clinique et topographique

Les signes fonctionnels urinaires témoignant de l'atteinte vésicale sont les brûlures mictionnelles, les pollakiuries et/ou la présence d'urines troubles ou hématuriques.

Le syndrome infectieux peut témoigner d'une atteinte parenchymateuse en présence d'une fièvre et de frissons, inconstants, évocateurs d'une bactériémie.

Les symptômes en faveur d'une pyélonéphrite aiguë sont : des douleurs de la fosse lombaire ou de l'angle costo-lombaire, unilatérales, irradiant vers le pubis et les organes génitaux externes, spontanées ou provoquées par la percussion, parfois associées à des signes digestifs (douleurs, vomissements, diarrhées).

Les symptômes en faveur d'une prostatite aiguë sont : l'existence de douleurs pelviennes, périnéales, urétrales ou rectales, intenses et indépendantes de la miction; la présence d'une dysurie et/ou d'une rétention aiguë d'urines; parfois associées à des douleurs lombaires; une prostate classiquement augmentée de volume, douloureuse au toucher rectal, de consistance typiquement « succulente ». Parfois la forme clinique de la prostatite est moins évocatrice : syndrome infectieux isolé, forme peu ou pas fébrile avec un toucher rectal normal.

Tout tableau de « cystite chez l'homme », même d'allure banale, doit être considéré comme une prostatite en dehors de certaines cystites typiques, notamment chez les patients neurologiques.

B. Diagnostic bactériologique

La bandelette urinaire (BU) :

- a une valeur d'orientation par la détection de leucocytes et de nitrites ;
- nécessite de respecter une méthodologie rigoureuse : urines fraîches, temps de lecture avant interprétation ;
- a une très bonne valeur prédicative négative chez la femme (absence de leucocytes et de nitrites).

Attention : certains germes sont dépourvus de nitrate réductase : cocci Gram + (staphylocoque, streptocoque, entérocoque), BGN aérobie (pseudomonas, acinetobacter).

L'examen cytobactériologique des urines (ECBU) doit être réalisé dans des conditions parfaites de recueil (toilette antiseptique), et l'analyse au laboratoire doit être idéalement immédiate (sinon conservation possible 12 heures à 4 °C). L'ECBU comprend un examen direct, une mise en culture et un antibiogramme le cas échéant.

Le seuil de leucocyturie significatif est > 10 éléments/mm^3 soit 10^4 éléments/mL. Le seuil de bactériurie significatif est $\geq 10^3$ UFC/mL pour les cystites à *E. coli*, autres entérobactéries ou *S. saprophyticus*, $\geq 10^5$ UFC/mL pour les cystites aiguës à autre germe, notamment entérocoque et $\geq 10^4$ UFC/mL pour les pyélonéphrites aiguës et les prostatites.

En cas de leucocyturie sans germe, il faut évoquer :

- une infection urinaire décapitée par une antibiothérapie préalable ;
- une urétrite ;
- une vaginite ;
- une cystite interstitielle ;
- une tuberculose urogénitale ;
- en période péri-menstruelle (hématurie associée).

Les hémocultures sont indispensables en cas de sepsis grave ou de pyélonéphrite aiguë compliquée.

C. Stratégie thérapeutique

Elle est conditionnée par l'histoire naturelle et les risques évolutifs de chaque situation. Le choix de l'antibiothérapie repose sur l'efficacité, la tolérance, mais aussi sur le risque écologique individuel et collectif.

IV. Cystite aiguë

A. Cystite aiguë non compliquée de la femme

Il s'agit d'une maladie fréquente avec un inconfort variable. Il faut s'assurer cliniquement de l'absence de facteurs de risque de complication ou de pyélonéphrite aiguë pauci-symptomatique (fébricule, lombalgie sourde). Un ECBU n'est pas nécessaire, une simple BU peut être réalisée mais sans obligation. Aucune imagerie n'est requise. L'évolution spontanément favorable est fréquente après simple cure de diurèse et le risque de pyélonéphrite aiguë ascendante est minime.

L'antibiothérapie de première intention et de choix sera : fosfomycine-trométamol (Monuril®) en dose unique, qui présente les avantages d'avoir une meilleure observance, d'avoir une résistance très rare et non croisée avec les autres antibiotiques et d'être une classe spécifique épargnant les autres.

L'antibiothérapie de seconde intention sera :

- soit fluororquinolone en dose unique (ciprofloxacine : Uniflox® 500 mg, ofloxcine : Monoflocet® 400 mg) ;

- soit fluoroquinolone 3 jours (loméfloxacine : Logiflox® 400 mg/j, norfloxacine : Noroxine® 800 mg) ;
- soit nitrofurantoïne 5 jours (Furadantine® 50 mg × 3/j) (toxicité hépatique et pulmonaire rare mais grave, à éviter donc sur le long cours).

Il n'y a pas de contrôle systématique à prévoir, sauf en cas d'échec, en sachant que les signes fonctionnels mettent deux à trois jours pour s'atténuer.

B. Cystite aiguë compliquée

Il s'agit des cystites sur des anomalies organiques ou fonctionnelles de l'arbre urinaire, ou bien chez l'homme. L'ECBU doit être systématique.

L'antibiothérapie sera d'emblée adaptée si le traitement peut être différé jusqu'au résultat de l'antibiogramme. Sinon, l'antibiothérapie sera probabiliste avec, en première intention, la nitrofurantoïne, et en seconde intention du céfixime ou une fluoroquinolone. Un schéma long, d'au moins 5 jours, à moduler selon le germe et l'existence de facteurs de risque de complication est requis. Il existe une fréquence élevée de récidive, à moins de pouvoir corriger les facteurs de complication sous-jacents.

C. Cystites récidivantes

La définition correspond à au moins 3 épisodes par an ou 2 épisodes dans le semestre ou 1 dans les 3 derniers mois. Il s'agit d'infections itératives par des bactéries souvent liées à des facteurs favorisants, notamment :

- relations sexuelles ;
- boisson insuffisante ;
- mictions rares ;
- constipation ;
- ménopause.

Toutefois, il n'existe qu'exceptionnellement des anomalies urologiques ou gynécologiques sous-jacentes. Le bilan est orienté au cas par cas et doit comporter au moins un ECBU.

L'antibiothérapie curative est la même que celle de la cystite aiguë non compliquée en veillant à ne pas utiliser toujours la même molécule. Il existe une possibilité de traitement auto-déclenché/médiqué selon les résultats de la BU, après sélection et éducation des patientes.

La prévention repose sur les mesures hygiéno-diététiques (diurèse ≥ 1,5 L/j, mictions non retenues, régulation du transit intestinal, sous-vêtement en coton, essuyage d'avant en arrière), la prise continue de produits à base de canneberge avec 36 mg de proanthocyanidines de type A. En cas d'épisodes très fréquents ou invalidants, une antibioprophylaxie continue d'au moins 6 mois peut être préconisée. Dans ces cas-là, il faut éviter les fluoroquinolones et les C3G afin de les épargner pour les traitements curatifs.

Les cystites postcoïtales correspondent à des cas particuliers. En première intention, certains conseils sont judicieux comme assurer une miction postcoïtale systématique et arrêter des spermicides. En cas d'échec, une antibioprophylaxie peut être prescrite soit avant, soit jusqu'à 2 heures après le rapport.

V. Pyélonéphrite aiguë

Il s'agit d'une infection potentiellement grave, de bon pronostic si le traitement est bien conduit, mais avec un risque de suppuration locale (abcès rénal, phlegmon péri-néphritique, pyonéphrose) ou de généralisation de l'infection (sepsis grave) d'autant plus élevé qu'il s'agit d'une forme compliquée. Le bilan clinique doit rechercher un facteur de risque de complication, une complication avérée ou un sepsis grave. Classiquement, l'homme immunocompétent n'est qu'exceptionnellement concerné par la pyélonéphrite. L'ECBU est systématique. Les autres examens complémentaires et l'antibiothérapie sont à adapter selon la forme clinique.

A. Pyélonéphrite aiguë non compliquée de l'adulte

La prise en charge peut se faire d'emblée à domicile ou initialement à l'hôpital en cas de forme sévère. Le bilan doit comprendre une échographie abdominale dans les 24 heures afin de rechercher une forme compliquée méconnue par la clinique :

- PNA obstructive avec dilatation des cavités pyélocalicielles ;
- abcès rénal ;
- phlegmon péri-rénal.

Cependant, une échographie normale n'élimine pas le diagnostic de pyélonéphrite aiguë car les signes positifs sont inconstants (pyélite, lésion corticale).

L'antibiothérapie est débutée de manière probabiliste, en choisissant des molécules bactéricides ayant de fortes concentrations urinaires, rénales et systémiques :

- C3G injectable : ceftriaxone (Rocéphine® 1 g/j IV, IM ou SC) ou céfotaxime (Claforan® 1 g × 3/j IV ou IM) ;
- ou fluoroquinolone (ciprofloxacine : Ciflox® 500 mg × 2/j, lévofloxacine : Tavanic® (à préférer aux infections à pneumocoques) 500 mg ×2/j, ofloxacine : Oflocet® 200 mg ×2/j) PO (voie IV uniquement si PO impossible), à éviter si prise de fluoroquinolone dans les 6 mois précédents ;
- en cas de sepsis sévère : ajout initial d'un aminoside (amikacyne, gentamycine, nétilmicine) pendant 1 à 3 jours (jusqu'à l'apyrexie) ;
- en cas d'allergie : aztréonam ou monothérapie d'aminoside ;
- puis relais par voie orale après obtention de l'antibiogramme.

La durée totale du traitement antibiotique en cas d'évolution favorable est de l'ordre de 10 à 14 jours et de 7 jours uniquement en cas de fluoroquinolone.

Les mesures associées peuvent être utiles avec un traitement symptomatique (antalgiques, antipyrétiques) et une surveillance clinique (apyrexie après 48 h d'antibiothérapie efficace).

L'ECBU de contrôle systématique n'est plus obligatoire mais il est conseillé, sauf en cas d'échec sous traitement ou de récidive où il est indispensable.

B. Pyélonéphrite aiguë compliquée

Une hospitalisation est nécessaire dès que le diagnostic a été établi. Il faut éliminer une pyélonéphrite aiguë obstructive qui nécessite une prise en charge chirurgicale en urgence. Le bilan morphologique doit comprendre une uro-TDM en urgence (TDM abdominale sans puis avec injection de produit de contraste, avec un temps tardif excrétoire).

L'exploration du parenchyme rénal est indispensable à la recherche :

- d'un foyer de néphrite : hypodensité triangulaire à base externe au temps sécrétoire, pathognomonique de la PNA ;
- d'un abcès rénal : collection infectieuse intraparencgymateuse ;
- d'un phlegmon péri-néphritique : infection contenue dans le fascia péri-rénal ;
- d'une pyonéphrose : fonte purulente du rein.

Il faut également rechercher des anomalies des voies excrétrices urinaires comme une dilatation des cavités pyélocalicielles en amont d'un obstacle (calcul, tumeur, compression extrinsèque).

En cas de contre-indication à l'uro-TDM (allergie au produit de contraste, insuffisance rénale), il faut au moins effectuer une échographie des voies urinaires.

Il est recommandé d'effectuer des hémocultures.

L'antibiothérapie initiale est souvent, en réalité, une bi-antibiothérapie, à maintenir jusqu'à l'apyrexie : C3G ou fluoroquinolone associé à un aminoside. La durée totale du traitement est à adapter à la situation, soit 10 à 14 jours pour les formes peu sévères mais en cas de signes de gravités elle est parfois supérieure à 21 jours.

La PNA obstructive est une véritable urgence médico-chirurgicale. Il existe une indication formelle à un drainage chirurgical des voies urinaires du haut appareil en urgence, soit par cathétérisme urétéral rétrograde (sonde urétérale) ou par néphrostomie percutanée échoguidée, en fonction des conditions anatomiques. Ce drainage chirurgical sera associé à une bi-antibiothérapie d'emblée. La cause de l'obstruction (lithiase) sera toujours traitée secondairement. L'ECBU de contrôle est systématique à J2–J3 du début du traitement puis 4 à 6 semaines après la fin du traitement.

VI. Prostatite

Il s'agit d'une infection potentiellement grave, de bon pronostic si le traitement est bien conduit, mais avec un risque de complications à type de sepsis grave, d'abcès prostatique ou de passage à la chronicité, notamment chez le diabétique et l'immunodéprimé.

L'antibiothérapie est difficile en raison de la mauvaise diffusion prostatique de nombreuses molécules (β-lactamines, aminosides), surtout dans les formes chroniques du fait de la fibrose. La stratégie diagnostique et thérapeutique varie selon la forme clinique.

A. Prostatite aiguë

Le diagnostic microbiologique repose sur l'ECBU et les hémocultures dans les formes sévères. Le massage prostatique est déconseillé plus du fait du caractère douloureux que du risque de dissémination à proprement parler. Le bilan est complété par une échographie vésicale par voie sus-pubienne à la recherche d'une rétention d'urines : mesure du résidu postmictionnel, recherche d'un globe vésical. L'échographie transrectale est déconseillée à la phase aiguë.

En cas d'évolution défavorable, il faut rechercher un abcès prostatique par une IRM ou à défaut par une échographie transrectale. Les principales complications de la prostatite aiguë sont :

- la rétention d'urines (parfois révélatrice) ;
- l'épididymite aiguë associée, par infection ascendante par voie déférentielle ;
- l'abcès prostatique à suspecter devant des signes infectieux persistant malgré 48 h d'antibiothérapie efficace et l'existence au TR d'une zone fluctuante très douloureuse ;
- le sepsis grave, voire le choc septique, mettant en jeu le pronostic vital
- et enfin le passage à la chronicité.

L'antibiothérapie est débutée de manière probabiliste, en choisissant :

- C3G injectable : ceftriaxone (Rocéphine® 1 g/j IV, IM ou SC) ou céfotaxime (Claforan® 1 g × 3/j IV ou IM) ;
- ou fluoroquinolone (ciprofloxacine : Ciflox® 500 mg × 2/j, lévofloxacine : Tavanic® (à préférer pour le pneumocoque) 500 mg × 2/j, ofloxacine : Oflocet® 200 mg × 2/j) PO (voie IV uniquement si PO impossible), à éviter si prise de fluoroquinolone dans les 6 mois précédents.

En cas de sepsis sévère, il est préférable d'ajouter initialement un aminoside (amikacyne, gentamycine, nétilmicine, tobramycine) pendant 1 à 3 jours (jusqu'à l'apyrexie), puis de proposer un relais par voie orale après obtention de l'antibiogramme en privilégiant les deux seules classes d'antibiotiques à bonne diffusion prostatique : fluoroquinolone et cotrimoxazole. La durée totale du traitement est mal codifiée mais dure classiquement 3 à 4 semaines. Elle peut se limiter à 14 jours dans les formes pauci-symptomatiques à germe très sensible, ou être étendue à 21 jours ou plus en cas d'abcès ou de traitement probabiliste inactif.

Certaines mesures associées sont recommandées comme le traitement symptomatique (antalgiques, antipyrétiques [pas d'AINS] et les α-bloquants en cas de dysurie.

La surveillance clinique est indispensable et s'assure d'un retour à l'apyrexie après 48 h d'antibiothérapie efficace. En cas de rétention d'urines, le drainage vésical sera classiquement assuré par un cathéter sus-pubien.

L'ECBU de contrôle est systématique sous traitement antibiotique en cas de persistance de la fièvre et 4 à 6 semaines après la fin du traitement, afin de dépister une éventuelle prostatite chronique, une rechute ou une récidive.

À distance de l'épisode, il faudra effectuer un bilan à la recherche d'un facteur favorisant :

- une échographie réno-vésico-prostatique avec mesure du volume prostatique et recherche d'un résidu postmictionnel;
- un dosage des PSA si le patient a plus de 50 ans, anomalies cliniques ou facteurs de risque (aucun intérêt du dosage des PSA à la phase aiguë car élévation transitoire inconstante).

En cas d'abcès prostatique, le traitement médical est le plus souvent suffisant. Dans le cas contraire, un drainage à l'aiguille (par voie transrectale ou transpérinéale) ou drainage chirurgical peut être réalisé.

Il faut savoir prendre en charge le cas particulier de la prostatite aiguë iatrogène après biopsies de prostate. Il s'agit d'une urgence médicale qui peut mettre en jeu le pronostic vital. Une hospitalisation initiale est recommandée avec la réalisation d'un ECBU et d'hémocultures. Une bi-antibiothérapie intraveineuse probabiliste est recommandée associant des C3G injectables et un aminoside (en raison de la sélection des germes par l'antibioprophylaxie par fluoroquinolone), adaptée dans un second temps aux données de l'antibiogramme.

B. Prostatite chronique

La symptomatologie est souvent peu bruyante et associe notamment :

- une pesanteur pelvienne;
- des brûlures mictionnelles, une pollakiurie, une dysurie, une nycturie;
- des douleurs éjaculatoires, une hémospermie;
- des irritations urétrales et des accès fébriles.

La prostate est inconstamment augmentée de volume, irrégulière ou douloureuse. Il faut évoquer ce diagnostic devant toute infection urinaire récidivante chez l'homme. L'ECBU après massage prostatique a un intérêt pour le diagnostic microbiologique (test des 4 verres selon Meares et Stamey). Les autres explorations vont rechercher un facteur favorisant et éliminer un diagnostic différentiel :

- échographie réno-vésico-prostatique avec mesure du volume prostatique et recherche d'un résidu postmictionnel;
- dosage des PSA si >50 ans, anomalies cliniques ou facteurs de risque (aucun intérêt du dosage des PSA à la phase aiguë car élévation transitoire inconstante);
- éventuellement urétrocystoscopie, selon le contexte, à la recherche d'une sténose urétrale.

Le traitement antibiotique doit être prolongé car les remaniements scléro-fibreux rendent l'éradication bactérienne difficile. Il faut privilégier les fluoroquinololes ou le cotrimoxazole si les germes sont sensibles, car ces antibiotiques ont une meilleure diffusion prostatique. La durée du traitement est mal codifiée, de 4 à 12 semaines selon la situation. Le traitement urologique d'un facteur favorisant doit toujours être envisagé.

VII. Infections urinaires chez la femme enceinte

Ce sont les infections bactériennes les plus fréquentes au cours de la grossesse du fait de facteurs favorisants :

- modifications physico-chimiques de l'urine ;
- action myorelaxante sur le sphincter de la progestérone ;
- compression vésicale par l'utérus gravide.

A. Bactériurie asymptomatique

Par définition, il s'agit d'une patiente asymptomatique avec deux ECBU positifs avec la même bactérie (bactériurie $\geq 10^5$ UFC/mL). Le dépistage est recommandé pendant la grossesse, tous les mois à partir du 4e mois, par une BU suivie d'un ECBU en cas de positivité.

En l'absence de traitement, la persistance de la bactériurie tout au long de la grossesse majore le risque de PNA (20 à 40 %) et le risque de complications fœtales (accouchement prématuré, infection néonatale).

L'antibiothérapie est systématique, après obtention de l'antibiogramme, en privilégiant :

- amoxicilline ;
- céfixime ;
- cotrimoxazole (à éviter par prudence au 1er trimestre) ;
- nitrofurantoïne (à éviter au 9e mois) ;
- pivmécillinam.

La durée du traitement est de 5 jours (7 jours pour nitrofurantoïne). Un ECBU de surveillance 8 à 10 jours après l'arrêt du traitement est nécessaire, suivi d'un ECBU mensuel.

B. Cystite aiguë gravidique

Le diagnostic repose sur les symptômes et la réalisation d'un ECBU. Le traitement antibiotique probabiliste doit être débuté sans attendre les résultats de l'antibiogramme (risque materno-fœtal) en utilisant céfixime ou nitrofurantoïne (sauf au 9e mois). L'antibiothérapie de relais sera adaptée à l'antibiogramme comme pour la bactériurie asymptomatique (choix et durée). Un ECBU de surveillance 8 à 10 jours après l'arrêt du traitement est nécessaire, suivi d'un ECBU mensuel.

C. Pyélonéphrite aiguë gravidique

L'hospitalisation initiale est recommandée. Le bilan en urgence comprend un ECBU, une échographie des voies urinaires et un bilan du retentissement materno-fœtal.

L'antibiothérapie probabiliste doit être débutée en urgence, idéalement par une C3G parentérale (ceftriaxone ou céfotaxime). En cas de forme sévère (PNA obstructive, sepsis sévère) ou en cas de sepsis, il faut ajouter initialement un aminoside (amikacyne, gentamycine, nétilmicine, tobramycine) pendant 1 à 3 jours. En cas d'allergie on peut s'orienter vers des molécules comme l'aztréonam ou une monothérapie d'aminoside. L'antibiothérapie de relais sera adaptée à l'antibiogramme pour une durée totale d'au moins 14 jours. Un ECBU de contrôle est recommandé 48 heures après le début de l'antibiothérapie et est nécessaire dans les 8 à 10 jours après l'arrêt du traitement, suivi d'un ECBU mensuel. Une surveillance clinique maternelle et fœtale est indispensable.

VIII. Infections urinaires chez le sujet âgé

A. Bactériurie asymptomatique

Elle est fréquente, favorisée par :

- le diabète;
- l'alitement;
- l'incontinence;
- le sondage à demeure;
- la carence hormonale chez la femme;
- l'hyperplasie bénigne de prostate chez l'homme.

Il est bien établi qu'il n'existe pas de bénéfice au traitement. L'efficacité du traitement est seulement transitoire sur la bactériurie et n'a pas d'efficacité sur la morbi-mortalité. Le traitement risque de sélectionner des germes résistants dans le réservoir digestif.

B. Infections urinaires

Le tableau clinique est souvent atténué chez le sujet âgé par un syndrome de glissement, une fièvre nue, une incontinence récente. Il n'y a pas d'indication à une antibiothérapie courte. La posologie doit être adaptée à la clairance de la créatinine (MDRD ou formule de Cockcroft-Gault).

IX. Infections urinaires chez le nourrisson et l'enfant

A. Fréquence d'une uropathie sous-jacente

Il faut les rechercher dès le premier épisode et notamment un reflux vésico-urétéral, un syndrome de la jonction pyélo-urétérale ou un méga-uretère. Une échographie de l'arbre urinaire est indispensable ainsi qu'une cystographie rétrograde à distance sur des urines stériles.

B. Tableaux cliniques variables

1. Cystites aiguës

Elles se manifestent surtout chez les filles de plus de 3 ans par des dysuries, des brûlures mictionnelles, des pleurs en urinant, une pollakiurie, une urgenturie, des douleurs hypogastriques, des fuites urinaires ou une hématurie macroscopique. Il est possible que la jeune fille présente une fièvre modérée, mais sans douleurs lombaires ni de syndrome inflammatoire biologique.

2. Pyélonéphrites aiguës

Elles sont possibles à tous les âges. Chez le nouveau-né et le nourrisson, attention au tableau clinique souvent trompeur (fièvre nue, troubles digestifs, altération de l'état général), d'où la nécessité d'examens systématiques dans ce contexte (BU et ECBU). Chez le grand enfant, le tableau est plus classique, plus proche de celui de l'adulte.

C. Nécessité d'identifier les facteurs de risque et de sévérité

Les facteurs de risque d'évolution préoccupante sont : un âge inférieur 3 mois, l'existence d'une uropathie sous-jacente et une immunodépression.

Les facteurs de risque de sévérité constituée sont : un sepsis marqué (fièvre mal tolérée, altération de l'état général, troubles hémodynamiques) et une déshydratation concomitante.

D. Particularités de la prise en charge

S'agissant de la cystite aiguë, l'ECBU sera systématique et l'antibiothérapie brève (3 à 5 jours) par cotrimoxazole ou céfixime (pas de fluoroquinolone). Chez l'adolescente prépubère, on proposera un traitement identique à la femme adulte.

S'agissant de la pyélonéphrite aiguë, l'hospitalisation sera discutée au cas par cas (âge <3 mois, critères de gravité). On réalisera systématiquement un ECBU. Une antibiothérapie probabiliste initiale par C3G (ceftriaxone ou céfotaxime) associée à un aminoside dans les formes sévères (âge <3 mois, uropathie, sepsis sévère, immunodépression) sera préconisée. Une antibiothérapie de relais sera poursuivie, adaptée à l'antibiogramme pour une durée totale de 10 à 14 jours, en privilégiant :

- cotrimoxazole ou céfixime ou amoxicilline si entérocoque ;
- voire ciprofloxacine en cas d'allergie aux autres familles et âge >8 ans.

Une surveillance clinique rapprochée et un ECBU de contrôle après 48–72 heures doivent être faits lorsque l'évolution est inhabituelle ou en cas de résistance à l'antibiothérapie probabiliste initiale.

Références

Diagnostic et antibiothérapie des infections urinaires bactériennes communautaires chez l'adulte. Recommandations de bonne pratique AFSSAPS juin 2008 : ces recommandations ont été suspendues suite à l'interdiction d'utiliser la furadantine au long cours (risque de fibroses hépatique et pulmonaire).

Recommandations du Comité d'infectiologie de l'Association française d'urologie généralités. Prog Urol 2008 ; 18(Suppl. 1) : 4–8.

Recommandations du Comité d'infectiologie de l'Association française d'urologie Cystites aiguës. Prog Urol 2008 ; 18(Suppl. 1) : 9–13.

Recommandations du Comité d'infectiologie de l'Association française d'urologie Pyélonéphrites aiguës. Prog Urol 2008 ; 18(Suppl. 1) : 14–8.

Recommandations du Comité d'infectiologie de l'Association française d'urologie Prostatites aiguës. Prog Urol 2008 ; 18(Suppl. 1) : 19–23. Disponibles sur www.urofrance.org.

Résumé

- Les infections urinaires regroupent des tableaux cliniques de symptomatologie et de gravité très variables, en fonction du terrain et du site atteint sur l'arbre urinaire.
- On distingue les infections urinaires simples/compliquées et les infections parenchymateuses/non parenchymateuses.
- Sur le plan bactériologique *Escherichia coli* est au premier rang avec 60 à 80 % des germes identifiés, toutes formes cliniques confondues.

Cystite aiguë :

- le diagnostic repose sur l'existence de signes fonctionnels urinaires associés à une bandelette urinaire positive;
- le traitement des formes simples repose en 1re intention sur une antibiothérapie monodose;
- les formes compliquées nécessitent la réalisation d'un ECBU, et le traitement est prolongé 5 jours.

Pyélonéphrite aiguë :

- elle associe fièvre, douleurs lombaires et SFU;
- le diagnostic repose sur l'ECBU et doit être complété par une échographie rénale pour éliminer une dilatation des cavités pyélocalicielles;
- l'antibiothérapie probabiliste comporte en 1re intention une C3G injectable ou une fluoroquinolone, éventuellement associée à un aminoside en cas de forme sévère;
- le traitement est secondairement adapté à l'antibiogramme pour une durée totale de 10 à 14 jours (7 jours pour les fluoroquinolones);
- en cas de pyélonéphrite aiguë compliquée, il faut réaliser en urgence une uro-TDM et débuter une bi-antibiothérapie probabiliste. La PNA obstructive est une urgence médico-chirurgicale imposant un drainage chirurgical des urines.

Prostatite aiguë :

- toute infection urinaire fébrile chez l'homme est une prostatite jusqu'à preuve du contraire;
- la forme classique de la prostatite aiguë associe fièvre, douleurs pelviennes, signes fonctionnels urinaires et dysurie;
- le bilan comprend un ECBU et une échographie vésicale par voie sus-pubienne;
- l'antibiothérapie probabiliste comporte en 1re intention une C3G injectable ou une fluoroquinolone, éventuellement associée à un aminoside en cas de forme sévère;
- le traitement est secondairement adapté à l'antibiogramme pour une durée totale de 14 à 28 jours;
- à distance, il faut rechercher les facteurs favorisants (pathologie prostatique, sténose urétrale);
- en cas de traitement insuffisant, il existe un risque de passage à la chronicité.

CHAPITRE

8

Item 197 *(Item 127)* – Transplantation d'organes

Aspects épidémiologiques et immunologiques; principes de traitement de surveillance; complications et pronostics; aspects éthiques et légaux

Nicolas de Saint-Aubert, Claire Billault

Coordination et relecture : Morgan Rouprêt

Objectifs pédagogiques

- Expliquer les aspects épidémiologiques et les résultats des transplantations d'organe et l'organisation administrative.
- Expliquer les principes de choix dans la sélection du couple donneur-receveur et les modalités de don d'organe.
- Argumenter les principes thérapeutiques et les modalités de surveillance d'un sujet transplanté.
- Argumenter les aspects médico-légaux et éthiques liés aux transplantations d'organes.

I. Pour comprendre

Transplantation : prélèvement d'un organe d'un donneur et implantation à un receveur avec rétablissement de la continuité vasculaire. Elle peut être :

- orthotopique lorsque l'implantation est en même position anatomique (ex : cœur);
- hétérotopique dans le cas inverse (ex : rein).

Urologie

Greffe : prélèvement et implantation de tissus, sans anastomose vasculaire (ex : cornée, cellules pancréatiques, moelle osseuse). On parle :

- d'autogreffe chez le même individu ;
- greffe syngénique si le donneur et le receveur sont génétiquement identiques (jumeaux homozygotes) ;
- d'allogreffe lorsque le donneur et le receveur sont génétiquement différents mais de la même espèce ;
- de xénogreffe lorsqu'ils appartiennent à des espèces différentes.

II. Épidémiologie

Le paysage de la transplantation d'organes, et en particulier de la transplantation rénale, s'est radicalement modifié depuis les années 2000 :

- augmentation importante du nombre de patients en liste d'attente ;
- augmentation insuffisante du nombre de prélèvements d'organe ;
- modification de la démographie des donneurs et des receveurs ;
- diversification des sources d'organes.

A. Donneurs d'organes

En 2010, il y a eu 3 049 donneurs potentiels recensés par l'Agence de la biomédecine, et 1 476 donneurs effectivement prélevés. Par comparaison, en 2000, les chiffres étaient de 2 016 et 1 016 respectivement, et de 2 802 et 1 371 en 2005.

57 % des décès étaient d'origine vasculaire, et 25 % d'origine traumatique contre 48,8 % et 39 % en 2000, et 56 % et 28,6 % en 2005.

La part des donneurs âgés de plus de 50 ans augmente de façon croissante, surtout au profit des donneurs les plus âgés, au-delà de 65 ans (augmentation de 412 % en 10 ans).

Le programme de don d'organe à partir de donneurs décédés après arrêt cardiaque a débuté pour le rein en 2006, et a été étendu au foie en 2010. Actuellement, 15 centres sont habilités pour cette activité en France.

Le pourcentage de greffes de rein à partir de donneurs vivants a augmenté de 7,7 % en 2005 à 9,8 % en 2010. Cette activité a en revanche fortement diminué en greffe hépatique.

B. Receveurs

Il existe une forte inadéquation entre le nombre de patients inscrits sur liste d'attente et le nombre de patients greffés chaque année. Au 1er janvier 2010, il y avait 7 616 patients en attente de greffe rénale en France. Au cours de cette même année, 2 892 patients ont été greffés et 4 043 nouveaux patients ont été inscrits. Le nombre de greffes réalisées est clairement insuffisant pour pallier au nombre de nouveaux inscrits, et cette situation s'aggrave chaque année. Une tendance similaire existe en transplantation hépatique. La situation est différente en greffe d'organes thoraciques (cœur, poumons) où les effectifs sont globalement stables avec une meilleure adéquation du nombre de greffes et de greffons disponibles.

III. Rappels d'immunologie

On peut schématiser en trois phases les mécanismes de reconnaissance immune au cours de la transplantation :

- reconnaissance de l'organe comme un élément étranger;
- activation des lymphocytes spécifiques des antigènes présentés par le greffon;
- phase de rejet proprement dite.

Les antigènes présentés par le greffon et reconnus par le système immunitaire appartiennent au système HLA en classe I (HLA-A, HLA-B, HLA-C) et en classe II (HLA-DP, HLA-DQ, HLA-DR). En pratique clinique, donneurs et receveurs sont identifiés sur les molécules de HLA-A, HLA-B, HLA-DR et HLA-DQ.

Il existe deux voies de présentation des antigènes au système immunitaire :

- la voie de présentation directe : les lymphocytes T du receveur réagissent avec les molécules HLA étrangères des cellules présentatrices d'antigène (CPA) du receveur, apportées avec le greffon;
- la voie de présentation indirecte : les lymphocytes T du receveur réagissent à des peptides antigéniques obtenus à partir des cellules du donneur (c'est-à-dire du greffon) et présentées par les CPA du receveur, portant ses propres molécules HLA. Ce mécanisme est similaire à celui observé lors d'infections bactériennes.

Dans les épisodes de rejet aigu, la voie de présentation directe semble être prépondérante; en revanche, la voie indirecte semble plus importante dans le développement du rejet chronique.

La réponse alloimmune est exacerbée lors de la transplantation en elle-même par des phénomènes appelés ischémie-reperfusion (la séquence d'événements entre le prélèvement d'organe, la préservation à froid de l'organe, et la reperfusion brutale lors de la transplantation et du déclampage), qui génère énormément d'inflammation au niveau du greffon. Cette inflammation est à l'origine de la production de cytokines entraînant un recrutement de CPA, en particulier des macrophages, au niveau de l'organe. Le greffon est donc introduit dans un organisme « en état de guerre », prêt à le rejeter fortement. La minimisation des lésions d'ischémie-reperfusion par amélioration des conditions de préservation des organes est donc essentielle pour moduler l'intensité de la réponse immune initiale au greffon.

L'activation des lymphocytes T et le déclenchement de la réponse immune passent par plusieurs étapes, qui sont chacune cible de différentes drogues immunosuppressives :

- la reconnaissance du complexe antigène-molécule HLA sur la CPA par le récepteur T des lymphocytes;
- la costimulation du lymphocyte T par reconnaissance de molécules non antigéniques à la surface de la CPA;
- la cascade de signalisation intracytoplasmique, entre autres par la voie de la calcineurine;
- la production et la libération de cytokines permettant l'activation des lymphocytes T;
- la mise en route du cycle cellulaire et de la multiplication des lymphocytes T sous l'effet de l'activation.

Les lymphocytes T ne sont pas les seuls éléments à jouer un rôle dans le rejet. Les lymphocytes B sont responsables de la composante humorale du rejet, intervenant en début de transplantation sous forme de rejet hyperaigu. Celui-ci est devenu rare avec la réalisation systématique de CROSS-MATCH LYMPHOCYTAIRE avant la transplantation. Ce test consiste à exposer des cellules du receveur (généralement obtenues sur des échantillons de rate et de ganglions) en présence de sérum du receveur (prélèvements « historiques » conservés en banque ou prélèvement du jour de la transplantation) afin de détecter l'existence d'anticorps lymphocytotoxiques chez le receveur. Des techniques hypersensibles existent également permettant d'identifier le type d'anticorps (c'est-à-dire les antigènes HLA visés par ceux-ci) avant la transplantation. Une composante de rejet humoral peut exister lors des épisodes de rejet aigu cellulaire, identifié sur les biopsies rénales sous forme de dépôts de C4d.

IV. Préparation à la greffe

A. Receveurs

Le BILAN PREGREFFE chez le receveur a 3 objectifs principaux :

- s'assurer de la FAISABILITÉ de la greffe, sur le plan chirurgical et anesthésiologique ;
- s'assurer de l'ABSENCE DE FOYER INFECTIEUX latent susceptible de s'exacerber sous traitement immunosuppresseur ;
- s'assurer de l'ABSENCE DE TUMEUR OCCULTE susceptible de s'exacerber sous traitement immunosuppresseur.

L'objectif des premières consultations, parfois même avant l'inscription officielle sur la liste d'attente, est de faire un récapitulatif des antécédents du patient et d'explorer les différents points sus-cités. Ce bilan devra être réactualisé une fois par an pendant toute la durée d'attente, et le dossier tenu à jour afin d'éviter la découverte lors d'un appel pour greffe d'une contre-indication secondaire à un nouvel événement médical.

Le BILAN PRÉTRANSPLANTATION doit comporter :

- une anamnèse néphrologique : étiologie de l'insuffisance rénale chronique (IRC), date de début de l'IRC, date de mise en dialyse et modalités de celle-ci, antécédent de ponction biopsie rénale et ses résultats. L'étiologie de l'IRC est particulièrement importante pour estimer les risques de récidive de certaines maladies sur le greffon ou d'éventuelles particularités chirurgicales ;
- un bilan cardiaque et pulmonaire complet : afin d'estimer d'une part le risque anesthésique, et d'autre part de rechercher l'éventuelle indication à une greffe combinée cœur-rein. Sur le plan pulmonaire, il faut rechercher les antécédents de tuberculose, par l'interrogatoire et la réalisation d'un Quantiféron®, et les antécédents de tabagisme pour estimer le risque de tumeurs bronchiques, pulmonaires, ORL ou urothéliales. Toute anomalie du bilan doit entraîner une consultation en milieu spécialisé afin de poursuivre les investigations ;
- un bilan de l'appareil digestif : fibroscopie digestive haute et Hemoccult II® à partir de 40 ans, coloscopie en cas d'antécédents personnels ou familiaux de tumeur colorectale, échographie abdominale, bilan hépatique complet et sérologie des hépatites. Ces examens ont une fois de plus pour but de s'assurer de l'absence de tumeur ou de pathologie infectieuse susceptible de s'aggraver après la greffe ; en cas de lésions hépatiques chroniques, une évaluation plus poussée est nécessaire et peut amener à une indication de double greffe foie-rein ;
- un bilan urologique : afin de dépister des lésions tumorales de la prostate, du rein ou de la voie excrétrice, ou des malformations de l'appareil urinaire devant faire modifier la stratégie de greffe. On réalise un examen clinique complet, une TDM abdomino-pelvienne, injectée si le patient est déjà dialysé, ou sinon complétée d'une échographie réno-vésicale, un dosage du PSA chez les hommes de plus de 50 ans.

  L'urétrocystographie rétrograde et permictionelle (UCRM), la cystoscopie et la cytologie urinaire ne sont pas systématiques mais demandées en fonction des données de l'interrogatoire. Parmi les données de l'examen clinique et du scanner on évalue la taille des reins chez les patients porteurs d'une polykystose hépatorénale, afin de déterminer si une néphrectomie prégreffe est nécessaire (pôle inférieur du rein descendant au-delà de la bifurcation aortique du côté prévu pour la greffe, ou rein polykystique symptomatique);

- un bilan vasculaire : il s'agit à la fois de rechercher des lésions nécessitant un traitement préalable, telles une sténose carotidienne serrée ou une importante artériopathie oblitérante des membres inférieurs (AOMI), et de prévoir d'éventuelles difficultés techniques lors de la transplantation. Pour cela, on demande une TDM abdomino-pelvienne injectée, ou, si le patient n'est pas encore dialysé, une TDM abdomino-pelvienne sans injection complétée d'un Doppler artériel et veineux de l'aorte et de ses branches jusqu'aux membres inférieurs. On recherchera à l'interrogatoire, outre des signes cliniques d'AOMI, des antécédents de pose de cathéter au niveau fémoral qui sont susceptibles d'entraîner des thromboses d'aval rendant les veines iliaques inutilisables pour la transplantation. Afin de dépister cela, l'étude du réseau veineux et non seulement artériel est indispensable. Les clichés non injectés du scanner permettent d'évaluer le degré de calcification des vaisseaux, d'estimer les difficultés de clampage et de suture lors du geste et de choisir le côté le plus approprié à la transplantation.

  En cas de lésions artérielles importantes, un geste de chirurgie vasculaire (pontage principalement) est à envisager avant la transplantation afin de faciliter celle-ci et d'éviter d'éventuelles complications sur les membres inférieurs.

  En cas d'hémodialyse, on vérifiera également le type et l'état de la voie d'abord (fistule artérioveineuse [FAV], cathéter tunnélisé);
- un bilan des autres appareils : un suivi gynécologique avec mammographie de moins de 2 ans et frottis cervico-vaginal annuel est nécessaire chez les candidates à la transplantation, et un bilan stomatologique à la recherche de foyers infectieux cachés doit être réalisé annuellement. Des consultations en ophtalmologie, en ORL et en dermatologie, principalement à la recherche de lésions tumorales, seront demandées en cas de facteurs de risques retrouvés à l'interrogatoire;
- un bilan biologique : celui-ci comporte un bilan hématologique de base (taux d'hémoglobine, numération plaquettaire), une électrophorèse des protides, un bilan lipidique, un bilan hépatique, un bilan calcique, un bilan glycémique, la recherche d'hémoglobinopathie en fonction de l'origine ethnique. Sur le plan infectieux, les sérologies virales doivent être contrôlées tous les ans : hépatites B et C, VIH, HHV8, HTLV, EBV, CMV, HSV, VZV. On vérifie aussi les sérologies contre la toxoplasmose et la syphilis;
- un bilan immunologique : détermination du groupe sanguin et du typage HLA, recherche de circonstances favorisant l'immunisation anti-HLA (greffes antérieures, transfusions, grossesses), recherche et identification d'anticorps anti-HLA. Ce dernier examen doit être réalisé tous les 3 mois, en particulier chez les patients hyperimmunisés afin que ceux-ci puissent bénéficier de priorités à l'échelon national dans l'attribution des greffons.

B. Dépistage des tumeurs occultes

Celui-ci est très important car la découverte de tumeur dans le bilan prétransplantation est rare (environ 2,9 % des candidats à la transplantation), mais l'évolution d'une tumeur méconnue sous immunosuppression peut être très grave. Les patients atteints d'IRC sont à risque accru de développer des tumeurs des reins natifs (sur maladie multikystique acquise), des tumeurs prostatiques, des tumeurs utérines et des hépatocarcinomes. Les tumeurs urothéliales sont également rencontrées, principalement dans certaines néphropathies (néphropathie aux analgésiques, néphropathie aux herbes chinoises, néphropathie des Balkans). Le risque de développement de tumeurs cutanées est par ailleurs augmenté après la greffe.

Les principales tumeurs recherchées dans le bilan prégreffe sont donc :

- les lésions mammaires;
- les lésions colorectales;
- les lésions prostatiques;

- les lésions pulmonaires ;
- les lésions rénales et la maladie multikystique acquise (MMA) ;
- les lésions cervico-vaginales ;
- les tumeurs cutanées ;
- les hépatocarcinomes ;
- les tumeurs urothéliales.

Il est bien entendu tout aussi important de dépister les lésions précancéreuses aux mêmes sites, afin de permettre un traitement précoce.

La stratégie de dépistage est basée en premier lieu sur un examen clinique complet lors du bilan prégreffe et de ses réactualisations annuelles, sur un bilan biologique comprenant l'électrophorèse des protides, l'Hemoccult II® (au-delà de 40 ans), le dosage du PSA (au-delà de 50 ans sauf facteurs de risques particuliers), le dosage du CA125 chez les patientes à haut risque de tumeur ovarienne, et sur un bilan radiologique comprenant une radiographie du thorax, une échographie abdominale comprenant les reins natifs, une TDM abdomino-pelvienne si possible injectée, et un scanner thoracique non injecté faible dose chez les patients ayant un tabagisme actif ou ancien supérieur à 20 paquets-année.

Les consultations en gynécologie, stomatologie et ORL font aussi partie de ce bilan. Les autres examens sont orientés par l'anamnèse et les facteurs de risques familiaux ou environnementaux.

En cas de découverte de tumeur, le projet de greffe est rarement définitivement abandonné mais doit être repoussé – en fonction du type et de l'extension de la tumeur –, de quelques mois (carcinome tubulo-papillaire de découverte fortuite sur MMA) à plusieurs années.

C. Donneurs décédés

1. Types de donneurs

Les prélèvements d'organes peuvent être réalisés chez deux types de donneurs :

- donneurs décédés de mort encéphalique (DDME) : ce sont les donneurs d'organes « classiques » chez qui peuvent être prélevés les reins, le cœur, les poumons, le foie, le pancréas, l'intestin grêle. Les conditions de déclaration de décès et d'éligibilité au don d'organe sont détaillées plus loin ;
- donneurs décédés après arrêt cardiaque (DDAC) : seuls les reins et le foie sont à l'heure actuelle prélevés chez ce type de donneur. Le protocole de greffe à partir de DDAC a débuté en France en 2006, initialement en transplantation rénale puis en transplantation hépatique depuis 2009. Compte tenu de la survenue d'une ischémie chaude, et donc du risque de non-fonction primaire du greffon ou de reprise retardée de fonction plus importants qu'avec les DDME, la sélection des donneurs et les conditions de prélèvement, en particulier en termes de délai, sont régis par des directives strictes. Pour être éligible à une greffe à partir d'un DDAC, un receveur doit être âgé de moins de 65 ans, ne pas présenter d'immunisation anti-HLA et avoir signé un consentement préalable. L'inscription sur cette liste particulière est parallèle à l'inscription sur la liste d'attente classique, et en cas d'échec de transplantation, le patient est réinscrit sans perdre son ancienneté.

2. Bilan

Le bilan réalisé chez les donneurs d'organes après mort encéphalique ou arrêt cardiaque est forcément limité par les délais courts imposés avant le prélèvement d'organe. Ce bilan a deux objectifs :

- évaluer la fonction des organes afin de déterminer lesquels sont proposables au don, et permettre aux équipes d'accepter ou de refuser un greffon pour un receveur donné en fonction des données médicales ;

- dépister les pathologies infectieuses ou tumorales susceptibles d'être transmises aux receveurs lors de la transplantation.

Le bilan des donneurs, établi sous l'égide des COORDINATEURS et coordinatrices de prélèvement d'organe, est accessible au niveau national sur la plateforme Cristal de l'Agence de la biomédecine (*cf.* le site http://www.agence-biomedecine.fr/Cristal). Ces bilans sont anonymes et comprennent :

- l'âge, le sexe, les mensurations et l'index de masse corporelle (BMI) du donneur ;
- les circonstances de décès : date et heure de l'événement causal, nature de celui-ci, évolution, date et heure du décès ;
- les sérologies VIH, VHB, VHC, HTLV, EBV, CMV, syphilis ;
- les antécédents généraux et mode de vie du donneur ;
- un bilan infectieux (hémocultures, antibiothérapie pré-prélèvement) ;
- un bilan hémodynamique : stabilité des chiffres tensionnels, utilisation de drogues vasopressives et leurs doses ;
- un bilan des différents organes proposables. Celui-ci associe bilan biologique (ionogramme, bilan hépatique, gaz du sang, etc.) et un bilan morphologique : il peut, à l'étage abdominal, ne comporter qu'une échographie, mais un scanner est beaucoup plus informatif, tant pour la recherche de lésions occultes que pour l'évaluation des organes et des vaisseaux.

D. Donneurs vivants

Le bilan du patient candidat à un don de rein suit 3 grands axes.

- Premièrement, s'assurer de la compatibilité du donneur potentiel avec le receveur :
  - détermination du groupe sanguin ;
  - typage HLA ;
  - cross-match entre donneur et receveur potentiels.
- Deuxièmement, s'assurer de la faisabilité de la transplantation sur le plan rénal, et ne pas faire courir de risque d'IRC au donneur. Le bilan rénal comprend :
  - dosage de la créatininémie, clairance calculée (Cockroft/MDRD) et mesurée ;
  - recherche de protéinurie ;
  - morphologie rénale : TDM abdomino-pelviennes injectée par un radiologue entraîné, pour connaître les mensurations, l'aspect du rein et de l'uretère, le type de vascularisation (nombre d'artères et localisation) ;
  - la fonctionnalité du rein : scintigraphie rénale DTPA/MAG3 pour mesure isotopique du débit de filtration glomérulaire.
- Troisièmement, s'assurer de l'absence de pathologies susceptibles de s'aggraver après le don, de problèmes infectieux ou néoplasiques :
  - bilan biologique général : hémogramme, bilan lipidique, bilan glycémique ;
  - bilan cardiaque : ECG, échographie ;
  - bilan pulmonaire ;
  - échographie abdominale, bilan hépatique, fibroscopie digestive haute, Hemoccult II® après 40 ans ;
  - sérologies virales ;
  - bilan gynécologique, ORL, ophtalmologique, stomatologique.

Les examens en rapport avec le don sont intégralement pris en charge par la sécurité sociale. Les donneurs d'organes sont sélectionnés afin de minimiser autant que possible le risque qu'ils encourent du fait du don.

V. Transplantation rénale

A. Principes d'attribution des greffons

L'attribution des greffons rénaux aux patients sur la liste d'attente se fait selon différentes modalités, selon l'origine du greffon :

- il s'agit d'un rein dit « local », c'est-à-dire prélevé sur le lieu où aura lieu la greffe ou du moins par la même équipe : il est alors possible de choisir son receveur, en fonction des impératifs locaux, même si l'Agence de biomédecine (ABM) fournit *via* la plateforme Cristal une aide au choix en présentant en premier les 5 patients de la liste locale qu'elle juge les plus adaptés ;
- il s'agit d'un rein venant d'une autre équipe : le greffon est alors proposé à chaque équipe pour un unique receveur, déterminé en fonction des compatibilités de groupe sanguin, d'éventuelles priorités au niveau national (greffes pédiatriques, greffes combinées rein + organe vital, greffe rein-pancréas, patients hyperimmunisés, patients immunisés full-match, patients ayant une dérogation accordée par un collège d'experts), puis en fonction de l'ordre sur la liste d'attente déterminé par le « score rein ». Celui-ci prend en compte la compatibilité tissulaire, la différence d'âge entre donneur et receveur, la durée d'attente du receveur sur liste, le FAG. Le rein est d'abord proposé au niveau régional (interrégions définies par l'ABM) puis, s'il est refusé par les équipes régionales, au niveau national.

Les greffons sont attribués à des receveurs de groupe sanguin identique, hormis pour les patients hyperimmunisés ou ayant obtenu une dérogation pour pouvoir être transplantés avec un greffon de groupe compatible mais non identique.

Les dérogations sont attribuées aux patients ayant une très grande difficulté d'accès à la greffe (groupes sanguins à durée d'attente longue, immunisation importante mais ne permettant pas l'accès au programme de priorité nationale dit « HAP »). La difficulté d'accès à la greffe est estimée par 2 paramètres accessibles sur la plateforme Cristal : le FAG et le taux de greffons incompatibles. Le FAG correspond, pour chaque patient dans son interrégion et son groupe ABO, au nombre de donneurs qui auraient pu lui être proposés avec au maximum 3 incompatibilités HLA, en tenant compte de l'immunisation et des antigènes HLA interdits chez le receveur. Le calcul du FAG et du taux de greffons incompatible se base sur les donneurs recensés au cours des cinq dernières années.

B. Technique de greffe rénale

La transplantation rénale est une opération aujourd'hui bien codifiée, dont la technique est largement standardisée. En cas de première transplantation rénale, celle-ci est réalisée au niveau de la fosse iliaque, le plus souvent à droite compte tenu de la meilleure accessibilité des vaisseaux. Les anastomoses artérielle et veineuse sont réalisées sur les vaisseaux iliaques externes, et la réimplantation urétérale se fait dans la majorité des cas directement au niveau de la vessie avec la réalisation d'un montage antireflux.

Avant la transplantation proprement dite, le greffon doit être préparé afin de faciliter les anastomoses (dissection des tissus péri-artériels, péri-veineux et péri-urétéraux), et dégraisser afin de s'assurer de l'absence de tumeur qui serait passée inaperçue lors du bilan du donneur. La préparation urétérale doit être minutieuse afin de préserver au mieux la vascularisation. En cas de préparation d'un rein droit, il est nécessaire de rallonger la veine rénale droite, qui est très courte, en réalisant une plastie avec un segment de veine cave prélevé en bloc avec le rein.

Lors de la phase de préparation du greffon, puis pendant la greffe jusqu'au déclampage final, il est primordial de conserver le greffon le plus possible à 4 °C. En effet, le non-respect de la « chaîne du froid » est à l'origine de lésions pouvant entraîner un retard de reprise de fonction du greffon, qui influe à long terme sur la survie de celui-ci. Ces différentes étapes, ainsi que le prélèvement et la préservation du greffon doivent bien entendu être réalisées dans les meilleures conditions d'asepsie afin d'éviter la transmission de micro-organismes au receveur. Le risque majeur est celui de développement d'ANÉVRISMES MYCOTIQUES en cas d'infection bactérienne ou fongique du site d'implantation du greffon, pouvant se rompre sans signe avant-coureur et entraîner le décès du receveur.

C. Complications chirurgicales précoces

Les principales complications chirurgicales précoces pouvant compromettre la fonction du greffon sont la thrombose artérielle, la thrombose veineuse, l'hématome de loge et les fistules urinaires.

- LES THROMBOSES VASCULAIRES sont à suspecter en cas d'absence de reprise de diurèse du greffon, ou d'effondrement brutale de celle-ci. Elles peuvent être secondaires à des fautes techniques lors de la transplantation, ou plus tardivement à un rejet du greffon. Le patient présente des douleurs du greffon, associées souvent en cas de thrombose veineuse à une hématurie de type « vieux sang ». Le diagnostic en est fait par l'échographie-Doppler réalisé en urgence, et elles imposent la reprise chirurgicale en urgence (sauf thrombose d'une petite branche artérielle alors que l'artère principale du greffon est toujours perméable). Le pronostic en est sombre.
- LES FISTULES URINAIRES sont souvent de diagnostic différé par rapport à l'intervention initiale. Hormis les erreurs techniques de suture vésicale ou urétérale, la cause principale en est la nécrose d'un uretère mal vascularisé, en particulier en cas d'artère rénale polaire inférieure méconnue, sectionnée ou thrombosée. Le diagnostic en est souvent fait par dosage de la créatininémie dans les redons, qui révèle la présence d'urine dans ceux-ci, et par l'imagerie (uro-TDM) mettant en évidence un urinôme et le lieu de la fuite urinaire. En cas de fuite d'origine vésicale, il est possible de tenter un traitement médical par mise en aspiration douce de la sonde vésicale afin d'améliorer le drainage et d'assécher la fistule en attendant la cicatrisation. En cas de fuite par nécrose ou plaie urétérale, ou en cas d'échec d'un traitement médical, la réintervention est nécessaire. En cas de d'origine urétérale, on procède généralement à une re-dérivation des urines en abandonnant le montage initial et en réalisant une anastomose entre l'uretère du greffon et l'uretère natif homolatéral du patient.
- LES LYMPHOCELES sont secondaires à la dissection des vaisseaux iliaques et à une lymphostase insuffisante à ce niveau. Elles se développent généralement en quelques semaines, et leur présentation varie. En cas de lymphocèle de petit volume non compressive, celle-ci peut être simplement surveillée jusqu'à stabilisation puis résorption. La principale complication en cas de lymphocèle de grande abondance est la compression urétérale, entraînant une insuffisance rénale et nécessitant d'une part le drainage du rein en urgence (par voie rétrograde, ou plus souvent par néphrostomie antégrade compte tenu des difficultés fréquentes à réaliser un traitement endoscopique), et d'autre part le traitement de la lymphocèle. Il s'agit dans la vaste majorité des cas d'une marsupialisation de celle-ci par voie cœlioscopique dans la cavité péritonéale, permettant la réabsorption de la lymphe par le péritoine.
- LES HÉMORRAGIES POSTOPÉRATOIRES sont rares, mais potentiellement graves. Au-delà du cas des artérites infectieuses (anévrismes mycotiques dont la rupture brutale, généralement sans signe avant-coureur, est gravissime), on peut observer des hémorragies secondaires à la reperméabilisation de petits vaisseaux négligés lors de la préparation du greffon, ou le développement d'hématomes de la loge de transplantation par saignements diffus chez des patients présentant des troubles de l'hémostase. Les patients insuffisants rénaux chroniques présentent des thrombopathies les rendant très sensibles aux traitements anticoagulants, au-delà des problèmes de surdosage rapide liés à une fonction rénale altérée. En conséquence, il ne faut pas faire d'anticoagulation préventive postopératoire systématique

après la transplantation rénale, et les patients ayant une indication à la mise en route d'un traitement anticoagulant (antécédents de maladie thrombotique, artères multiples du greffon) doivent être traités par héparine sodique à la seringue électrique puis héparine calcique (pas d'héparine de bas poids moléculaire) à dose préventive. S'il est possible de transplanter un patient sous aspirine, le traitement par clopidogrel, qui par définition ne peut pas être arrêté plusieurs jours avant une opération en urgence non programmée, constitue une contre-indication à la transplantation rénale et doit être arrêté avant l'inscription sur liste ou la levée d'une contre-indication temporaire.

VI. Après la transplantation

A. Traitement immunosuppresseur

Le traitement immunosuppresseur associe plusieurs molécules agissant à différents stades du processus d'alloreconnaissance, afin de minimiser les risques de rejet. Il n'y a pas de consensus concernant les associations de molécules, ni le calendrier de modification des doses. Néanmoins, les schémas classiques associent en début de greffe des corticostéroïdes, un inhibiteur de la calcineurine et un antimétabolite tel que le mycophénolate mofetil.

À ceci s'ajoute dans les premiers jours après la transplantation un traitement d'induction dont l'intensité est fonction du risque immunologique du patient : immunisation préalable, transplantation antérieure, existence d'anticorps dirigés contre le donneur (*Donor Specific Antibodies*, DSA) au moment de la greffe. Un certain nombre d'équipes réalisent un sevrage précoce en corticostéroïdes afin d'éviter les effets secondaires à long terme de ceux-ci.

1. Corticostéroïdes

Les patients reçoivent de la prednisone (Cortancyl®, par voie orale) ou de la méthylprednisolone (par voie intraveineuse), avec une dose initiale de 20 à 25 mg par jour de prednisone. La forme intraveineuse est utilisée lorsque la voie orale est impossible, à une dose double (soit 40 mg de méthylprednisolone pour un patient recevant 20 mg de prednisone). L'hémisuccinate d'hydrocortisone n'a pas d'action immunosuppressive et ne doit donc pas être utilisé à la place de la méthylprednisolone; il est en revanche associé en cas de geste opératoire pour éviter une insuffisance surrénalienne.

Quel que soit le schéma de diminution voire de suppression des corticoïdes, ceux-ci ne doivent pas être arrêtés brutalement.

Ils agissent au niveau de la présentation des antigènes aux cellules T (signal 1), puis au niveau de la transduction des informations au noyau cellulaire.

2. Inhibiteurs de la calcineurine

Il existe deux molécules dans cette classe : la ciclosporine A (Neoral®) et le tacrolimus (Advagraf®, Prograf®). Le tacrolimus est le plus utilisé en première intention en transplantation rénale, la ciclosporine lui étant substituée dans certains cas. Il existe de nombreuses interactions médicamenteuses et alimentaires *via* le métabolisme du cytochrome P450 nécessitant des adaptations de dose, voire contre-indiquant certaines associations médicamenteuses. À fortes doses, les inhibiteurs de la calcineurine sont néphroltoxiques, ce qui explique par exemple certaines indications de transplantation rénale chez des patients transplantés cardiaques avec une exposition longue à la ciclosporine. Il est donc aussi nécessaire de surveiller les taux résiduels afin de s'assurer que le patient se trouve dans la zone thérapeutique : les objectifs varient avec l'ancienneté de greffe (un patient récemment transplanté doit avoir des niveaux d'immunosuppression, et donc d'imprégnation en inhibiteur de la calcineurine plus élevés).

Ils agissent au niveau de la transmission des informations au noyau cellulaire.

Les effets secondaires les plus fréquents sont :

- le diabète (effet secondaire aggravé par la prise de corticoïdes);
- la néphrotoxicité;
- l'hyperlipidémie;
- l'hyperuricémie;
- les tremblements;
- les perturbations modérées du bilan hépatique;
- les effets secondaires cosmétiques : hypertrichose, hyperplasie gingivale, alopécie…

3. Antimétabolites

Les deux molécules les plus employées sont le mycophénolate mofetil (Cellcept®) et l'azathioprine (Immurel®). Ce sont des inhibiteurs de la synthèse des bases puriques, ils agissent donc en bloquant la prolifération cellulaire. Le mycophénolate mofetil a une plus grande spécificité pour les lymphocytes que l'azathioprine, et est le plus fréquemment employé; l'azathioprine peut lui être substitué en cas d'effets secondaires persistants malgré les diminutions de dose ou les changements de galénique, ou en cas d'infection virale non contrôlée.

Les principaux effets secondaires du mycophénolate mofetil sont digestifs (diarrhées imposant parfois l'arrêt du traitement). Les principaux effets secondaires de l'azathioprine sont hématologiques (leucopénie et thrombocytopénie).

4. Inhibiteurs de mTOR

Les deux molécules de cette classe (inhibiteurs de la tyrosine kinase) sont le sirolimus (Rapamus®) et l'éverolimus (Certican®). Ces molécules peuvent être utilisées à la place des inhibiteurs de la calcineurine avec deux avantages principaux :

- elles ne sont pas néphrotoxiques;
- elles ont une certaine activité suppressive de tumeur et sont donc proposées en relais chez des patients transplantés ayant présenté un cancer post-transplantation.

Elles agissent également au niveau de la transmission d'information au noyau cellulaire mais par un mécanisme différent de celui des inhibiteurs de la calcineurine.

Ces molécules ont un effet anti-angiogénique entraînant des retards de cicatrisation et des lymphocèles; elles ne doivent donc pas être introduites à proximité d'une intervention chirurgicale. Leur introduction ne se fera que 6 semaines après, les inhibiteurs de calcineurine étant employés entre-temps.

Les effets secondaires sont non négligeables, entraînant jusqu'à 30 % d'arrêt de traitement du fait de la gêne qu'ils occasionnent. Les plus fréquents sont :

- les pneumopathies interstitielles : il s'agit d'un effet secondaire rare mais grave, imposant l'arrêt du traitement et interdisant sa reprise;
- les perturbations du bilan lipidique;
- la survenue d'aphtes buccaux.

5. Anticorps poly- et monoclonaux

Ceux-ci peuvent être utilisés en traitement d'induction de la greffe, ou dans le traitement des épisodes de rejet aigu. Les différentes préparations utilisables sont :

- le basiliximab (Simulect®) : il s'agit d'un anticorps monoclonal anti-CD25 humanisé, utilisé dans le traitement d'induction. Il est indiqué chez les patients à risque immunologique faible;
- l'ATG (immunoglobuline antilymphocyte T) est composée d'anticorps polyclonaux obtenus en immunisant des lapins à l'aide de cellules T activées humaines. Elle est utilisée

en traitement d'induction chez les patients ne présentant pas un risque immunologique élevé, ou en traitement du rejet aigu ;

- la thymoglobuline est composée d'anticorps polyclonaux obtenus en immunisant des lapins à l'aide de thymocytes. Elle est utilisée en traitement d'induction chez les patients à risque immunologique élevé ou en traitement du rejet aigu.

  Les anticorps polyclonaux peuvent induire des réactions à type d'arthralgies, de fièvre et/ou frissons, voire de maladie sérique ;
- les immunoglobulines intraveineuses (IVIG) : celles-ci sont obtenues à partir de plasmas humains combinés. Elles sont utilisées depuis longtemps dans le traitement des déficits immunitaires, et sont de mode d'action complexe. Elles sont principalement utilisées en association avec un des traitements d'induction en cas de DSA préexistants, ou en association avec les échanges plasmatiques en cas de rejet aigu et d'apparition de DSA.

B. Suivi post-greffe

Le rythme de suivi est variable en fonction du délai écoulé depuis la greffe. Lors des trois premiers mois, il est courant de réaliser deux bilans biologiques (NFS, numération plaquettaire, ionogramme sanguin et urinaire, glycémie, ECBU) par semaine, associés à une ou deux consultations médicales. Le rythme est ensuite progressivement allégé, jusqu'à arriver à terme à un bilan par mois et une consultation tous les trois mois en moyenne. L'organisation exacte des consultations dépend des équipes. La transplantation rénale rentre dans le cadre des affections de longue durée (ALD n° 28). Les recommandations publiées par l'HAS en novembre 2007 concernant le suivi des patients transplantés rénaux après 3 mois rappellent que :

- le suivi du transplanté rénal est un SUIVI PARTAGE, organisé par le centre de transplantation. Un échange des informations entre les différents intervenants est indispensable ;
- le médecin traitant doit CONTACTER LE CENTRE DE TRANSPLANTATION en cas de :
  - fièvre non expliquée ou non résolutive en 48–72 h,
  - tension ou douleur du transplant,
  - hématurie macroscopique,
  - oligurie ou anurie,
  - élévation de la créatininémie de plus de 20 % par rapport à sa valeur la plus basse après transplantation,
  - anémie, leucopénie, thrombopénie significatives,
  - augmentation significative de la protéinurie,
  - tout événement justifiant une modification majeure du traitement immunosuppresseur,
  - reprise d'une expuration extra-rénale ou proposition de réinscription sur liste d'attente,
  - inclusion du patient dans un essai thérapeutique,
  - patient non observant,
  - indication d'une ponction-biopsie rénale,
  - hospitalisation, quelle qu'en soit la cause,
  - grossesse ou projet de grossesse,
  - diabète,
  - toute pathologie sévère, notamment cancéreuse,
  - décès du patient ;
- une CONSULTATION ANNUELLE au minimum doit avoir lieu systématiquement dans le centre de transplantation.

Le rythme des consultations après le troisième mois est de :

- tous les 15 jours de 4 à 6 mois postgreffe ;
- tous les mois de 7 à 12 mois postgreffe ;
- tous les mois à tous les 4 mois au-delà d'un an postgreffe.

Les EXAMENS A RÉALISER SYSTÉMATIQUEMENT lors de ces consultations sont :

- un examen clinique ;
- un ionogramme sanguin ;
- un bilan hépatique ;
- une créatininémie avec estimation du débit de filtration glomérulaire ;
- une protéinurie des 24 h ;
- une bandelette urinaire, un ECBU en cas de positivité de celle-ci ;
- une évaluation des effets indésirables des immunosuppresseurs, de l'observance thérapeutique ;
- un suivi pharmacologique des immunosuppresseurs à index thérapeutique étroit (inhibiteurs de calcineurine ou de mTOR) ;
- la prise de la tension artérielle ;
- une glycémie à jeun ;
- la pesée, avec évaluation de l'index de masse corporelle ;
- un hémogramme ;
- une calcémie et une phosphatémie.

Le bilan lipidique est à réaliser tous les 6 mois. Les autres éléments de suivi sont fonction de l'orientation clinique et biologique.

C. Bilan annuel

En plus des examens réalisés au cours du suivi normal, celui-ci reprend les grands principes de l'évaluation prégreffe et comporte :

- une recherche des anticorps anti-HLA classe I et classe II ;
- un suivi cardiologique : ECG et échographie cardiaque ;
- un dosage de l'uricémie ;
- un examen dermatologique à la recherche de cancers cutanés, de maladie de Kaposi, d'infections à papillomavirus ;
- une échographie des reins natifs (pour dépister une tumeur rénale) ;
- un suivi osseux (ostéopénie et ostéoporose) : examen clinique, dosage de la 25-OH D3, ostéodensitométrie à 6 mois de greffe puis tous les 2 ans en cas de normalité, annuelle en cas d'anomalie ou de corticothérapie à forte dose ;
- la réalisation d'un dosage des anticorps anti-HBs avec rappel ou revaccination si le taux est < 10 mUI/mL ;
- le dépistage d'une infection à BK virus.

VII. Infections en transplantation

Le développement des différents types d'infection chez le patient transplanté rénal suit un calendrier assez stéréotypé au cours des six premiers mois :

- dans le premier mois postopératoire, il s'agit principalement d'infections bactériennes liées à l'intervention ou aux soins postopératoires (infection du site opératoire, infection sur cathéter, infection urinaire sur sonde, etc.). Une réactivation hépatitique B ou herpétique est aussi possible ;
- entre le premier et le 6e mois post-transplantation, on observe la réactivation d'infections latentes chez le receveur : réactivation CMV, EBV, BKV, VZV, VHC ;

- les six premiers mois postgreffe sont aussi la période la plus à risque de développer des infections opportunistes : infections fungiques, pneumocystose, infections mycobactériennes, aspergillose, toxoplasmose, nocardiose, listériose ;
- les infections digestives à cryptocoque sont souvent plus tardives, apparaissant à partir du 3e mois post-transplantation.

Au-delà de ce délai, les patients peuvent être séparés en 3 catégories :

- ceux ayant un bon résultat de greffe, avec une immunosuppression réduite par rapport à la première année ;
- ceux ayant un résultat médiocre, du fait d'épisodes de rejet, nécessitant un niveau plus élevé d'immunosuppressions ;
- ceux porteurs d'infections virales chroniques de type CMV ou EBV, qui retentissent sur leur statut immunitaire et demandent souvent une adaptation du traitement immunosuppresseur.

Les patients du premier groupe développent principalement des infections de type communautaire. Cependant, il ne faut jamais oublier que ces infections sont potentiellement plus graves que chez le patient immunocompétent, et que leur symptomatologie peut être abâtardie du fait du traitement immunosuppresseur. C'est entre autre le cas des poussées de sigmoïdites, qui peuvent évoluer vers des péritonites stercorales gravissimes avec un tableau clinique pauvre. Les patients des deux autres groupes sont à risque de développer des infections opportunistes, même à un délai éloigné de la transplantation.

Chez le transplanté, 80 % des infections sont d'origine bactérienne, et les infections urinaires sont les plus fréquentes chez le transplanté rénal. Les infections pulmonaires, bien que moins fréquentes, sont la première cause de mortalité chez le transplanté rénal. En cas de sepsis, une antibiothérapie probabiliste à large spectre, orientée par l'examen clinique, doit être employée puis adaptée en fonction des résultats des prélèvements à visée bactériologique.

Les infections fungiques sont plus rares en transplantation rénale que dans les autres transplantations d'organes solides mais restent une cause de mortalité élevée.

L'infection à cytomégalovirus (CMV) est fréquente et peut correspondre soit à une réactivation d'une infection latente, soit à une primo-infection. Elle peut être symptomatique ou non, invasive (atteinte d'organes tels que le poumon, le foie, le tube digestif) ou réalisant un simple syndrome grippal. Le traitement de première intention est le ganciclovir par voie intraveineuse pour les formes graves, avec un relais oral possible par valganciclovir (qui peut être utilisé en première intention pour les formes modérées). Un traitement prophylactique est indiqué chez les receveurs CMV-négatifs recevant un greffon de donneur CMV-positif.

L'infection à BK-virus est responsable d'atteintes rénales latentes, susceptibles de se réactiver en cas d'immunosuppression et d'entraîner des néphrites tubulo-interstitielles ou des sténoses urétérales. Le traitement repose principalement sur l'allégement de l'immunosuppression, ce qui augmente le risque de rejet et d'altération de la fonction rénale.

L'infection à Epstein-Barr Virus (EBV) est associée avec un risque de survenue de maladies lymphoprolifératives (PTLD, *Post-Transplantation Lymphoproliferative Disease*).

VIII. Aspects éthiques et légaux

A. Organisation des transplantations

Elle est entièrement régie par l'AGENCE DE BIOMÉDECINE depuis la loi de bioéthique de 2004.

C'est elle qui assure les attributions de greffons aux patients inscrits sur liste d'attente. Dans ce cadre, elle est organisée en interrégions/services de régulation et d'appui placés chacun sous l'autorité d'un chef de service. C'est sur la base de ces interrégions que s'organise le prélèvement et que s'appliquent les règles de répartition des greffons :

- d'une part en zones interrégionales de prélèvement et de répartition des greffons (ZIPR) qui sont au nombre de 7 ;
- et d'autre part en services de régulation et d'appui de l'Agence de la biomédecine[8] (SRA), au nombre de 4, qui constituent les niveaux d'organisation déconcentrés de l'Agence, ainsi qu'un pôle national de répartition des greffons.

B. Donneurs décédés

1. État de mort encéphalique (article R. 1232-1 à 4)

Si la personne présente un arrêt cardiaque et respiratoire persistant, le constat de la mort ne peut être établi que si les TROIS CRITÈRES CLINIQUES suivants sont simultanément présents :

1° Absence totale de conscience et d'activité motrice spontanée ;

2° Abolition de tous les réflexes du tronc cérébral ;

3° Absence totale de ventilation spontanée.

L'absence de ventilation spontanée est vérifiée par une ÉPREUVE D'HYPERCAPNIE.

Il est recouru pour attester du caractère irréversible de la destruction encéphalique :

- soit à DEUX ÉLECTROENCÉPHALOGRAMMES NULS ET AREACTIFS effectués à un intervalle minimal de quatre heures, réalisés avec amplification maximale sur une durée d'enregistrement de 30 minutes et dont le résultat est immédiatement consigné par le médecin qui en fait l'interprétation ;
- soit à une ANGIOGRAPHIE OBJECTIVANT L'ARRÊT DE LA CIRCULATION ENCÉPHALIQUE et dont le résultat est immédiatement consigné par le radiologue qui en fait l'interprétation.

Le procès-verbal de constat de la mort indique les résultats des constatations cliniques concordantes de DEUX MÉDECINS. Il mentionne, en outre, le résultat des examens 1° ou 2°, ainsi que la date et l'heure de ce constat. Ce procès-verbal est signé par les deux médecins susmentionnés.

Les médecins qui établissent le constat de la mort, d'une part, et ceux qui effectuent le prélèvement ou la greffe, d'autre part, doivent faire partie d'UNITÉS FONCTIONNELLES OU DE SERVICES DISTINCTS.

2. Consentement (article R. 1232-5 à 14)

En France, le consentement est PRÉSUMÉ, ce qui signifie qu'en l'absence de refus exprimé de son vivant le prélèvement est en théorie possible.

Néanmoins :

- la consultation du registre national des refus est légalement indispensable ;
- une discussion avec la famille est systématique ;
- son accord est indispensable même en cas d'accord de son vivant.

C. Donneurs vivants

Le Code de la santé publique fixe précisément les conditions du don d'organes du vivant (articles L. 1231-1 et L. 1231-3 du Code de la santé publique issus de la loi de bioéthique n° 2011-814 du 7 juillet 2011).

8 http://www.agence-biomedecine.fr

Peuvent pratiquer le don :

- le père ou la mère du receveur;
- son conjoint;
- son frère ou sa sœur;
- son fils ou sa fille;
- un grand-parent;
- son oncle ou sa tante;
- son cousin germain ou sa cousine germaine;
- le conjoint de son père ou de sa mère;
- toute personne pouvant justifier d'au moins deux ans de vie commune avec le malade;
- depuis 2011 : toute personne pouvant apporter la preuve d'un lien affectif étroit et stable depuis au moins deux ans avec le receveur.

Le candidat au don doit être majeur (sans limite d'âge) et ne pas faire l'objet de mesure de protection légale.

LE DON DOIT ÊTRE GRATUIT ET LIBREMENT CONSENTI. Quel que soit le lien entre donneur et receveur, toute forme de pression psychologique ou financière est inacceptable et interdite par la loi.

Depuis 2011, la loi française autorise le DON CROISÉ. Quand les groupes sanguins ou HLA sont incompatibles, il sera désormais possible d'envisager que le receveur (receveur 1) bénéficie du don d'une autre personne (donneur 2) également en situation d'incompatibilité avec son receveur (receveur 2), ce dernier bénéficiant du don du premier donneur (donneur 1). Les deux opérations chirurgicales sont alors engagées simultanément, en respectant l'anonymat entre greffé et donneur. Cette possibilité est appelée à se développer très progressivement dans notre pays.

1. La décision définitive

Le candidat au don doit exprimer son consentement devant le président du TRIBUNAL DE GRANDE INSTANCE. Celui-ci s'assure que le CONSENTEMENT EST LIBRE ET ÉCLAIRÉ et que le don est conforme aux conditions de la loi. Le donneur peut revenir sur sa décision à tout moment et par tout moyen.

La candidature du donneur est également examinée par un COMITÉ DONNEUR VIVANT POUR LE DON DE REIN. Les comités donneurs vivants ont été créés pour renforcer la protection des donneurs d'un point de vue éthique. Ils n'ont pas à justifier leur décision d'autoriser ou de ne pas autoriser le prélèvement.

Pour le don de rein, ce comité comprend trois médecins, un psychologue et une personne qualifiée en sciences humaines et sociales. Il vérifie la bonne compréhension de l'information reçue sur les risques et les conséquences éventuelles du prélèvement, sans pour autant remettre en cause le fondement de la décision médicale. Il s'assure également que le donneur vivant est libre de sa décision.

Résumé

Préparation du receveur :

- bilan prétransplantation exhaustif, recherche des contre-indications formelles ou non : anesthésiques, opératoires, infectieuses, tumorales ;
- état nutritionnel et général ;
- contrôle de l'HTA et des paramètres biologiques (anémie, anomalies du bilan phosphocalcique).

Bilan du donneur et receveur indispensable à la transplantation :

- groupage ABO et rhésus ;
- typage HLA classe I (A et B), classe II (DR et DQ) ;
- sérologies VIH, VHB, VHC, HTLV, EBV, CMV, syphilis.

Attribution :

- agence de biomédecine ;
- facteurs immunologiques, géographiques, caractère urgent ou non, délais d'attente, âge ;
- respect de la comptabilité ABO ;
- cross-match lymphocytaire (positif = contre-indication formelle à la transplantation).

Complications :

- postopératoires (précoces) ;
- rejet (aigu ou chronique) ;
- infectieuses liées aux immunosuppresseurs : BACTÉRIENNES+++, virales, fongiques, parasitaires ;
- tumorales liées aux immunosuppresseurs : cutanées, hématologiques, rénales…

Surveillance et suivi :

- multidisciplinaire, partagé et coordonné par le centre de transplantation ;
- rapproché et systématique ;
- clinique, biologique, morphologique et fonctionnel ;
- pour toute hospitalisation en urgence, prévenir le centre de transplantation et réaliser le bilan minimal suivant :
  - ionogramme sang et urine, calcul de la clairance,
  - BU, ECBU, protéinurie,
  - hémogramme, calcémie phosphorémie, bilan hépatique,
  - concentration sanguine des immunosuppresseurs.

Donneur décédé :
- consentement présumé;
- opposition de son vivant = pas de greffe;
- accord de la famille dans tous les cas.

Donneur vivant :
- consentement éclairé;
- exprimé au tribunal de grande instance;
- donneur mineur = responsabilité parentale;
- information sur les conséquences physiques psychiques et sociales.

Annexes

Annexe 8.1 – Calendrier de suivi d'un transplanté rénal

Extrait du : « Suivi ambulatoire de l'adulte transplanté rénal au-delà de 3 mois après transplantation » (HAS, Service des recommandations professionnelles, novembre 2007) (fig. 8.1).

HAS
HAUTE AUTORITÉ DE SANTÉ

Suivi ambulatoire de l'adulte transplanté rénal au-delà de 3 mois après transplantation

Novembre 2007

Calendrier de suivi de l'adulte transplanté rénal au-delà de 3 mois après transplantation

(Les examens surlignés sont pratiqués lors de chaque consultation du suivi systématique)

Suivi	4e au 6e mois	7e au 12e mois	Au-delà de 1 an
Examen clinique/Anamnèse	1 x / 2 semaines	1 x / mois	1 x / 1 à 4 mois
Ionogramme sanguin : Na, K, Cl, HCO_3^-, protides	1 x / 2 semaines	1 x / mois	1 x / 1 à 4 mois
Bilan hépatique : ALAT, ASAT, gamma-GT	1 x / 2 semaines	1 x / mois	1 x / 1 à 4 mois
Surveillance de la fonction rénale et du transplant			
- Créatinémie et estimation du débit de filtration glomérulaire	1 x / 2 semaines	1 x / mois	1 x / 1 à 4 mois
- Protéinurie des 24 h ou rapport protéinurie/créatininurie	1 x / 2 semaines	1 x / mois	1 x / 1 à 4 mois
- Bandelette urinaire, et ECBU si bandelette positive	1 x / 2 semaines	1 x / mois	1 x / 1 à 4 mois
- Ponction-biopsie rénale	En cas d'altération inexpliquée de la fonction rénale, ou d'apparition ou d'aggravation d'une protéinurie		
Suivi immunologique			
- Recherche d'anticorps anti-HLA (classes I et II)	1 x / an et en cas de rejet, de diminution de l'immunosuppression ou d'événement immunisant		
Surveillance des immunosuppresseurs			
- Effets indésirables des immunosuppresseurs	1 x / 2 semaines	1 x / mois	1 x / 1 à 4 mois
- Suivi pharmacologique :			
- Immunosuppresseurs à index thérapeutique étroit (ciclosporine, tacrolimus, sirolimus, évérolimus) : concentrations sanguines	1 x / 2 semaines	1 x / mois	1 x / 1 à 4 mois
- Pour tout immunosuppresseur : concentrations sanguines ou plasmatiques	En cas d'adaptation posologique ou de risque d'interaction médicamenteuse		
- Observance thérapeutique	1 x / 2 semaines	1 x / mois	1 x / 1 à 4 mois
Prévention du risque cardio-vasculaire			
- Pression artérielle	1 x / 2 semaines	1 x / mois	1 x / 1 à 4 mois
- Anomalies glucidiques : glycémie (à jeun)	1 x / 2 semaines	1 x / mois	1 x / 1 à 4 mois
- Anomalies lipidiques : bilan lipidique		Tous les 6 mois	
- Obésité : indice de masse corporelle (IMC)	1 x / 2 semaines	1 x / mois	1 x / 1 à 4 mois
- Suivi cardiologique (ECG, échocardiographie)	1 x / an		
- *Homocystéinémie*	*Dosage non recommandé*		
- Fistule artério-veineuse : surveillance de la fonction ventriculaire par échocardiographie	1 x / an en cas de fistule artério-veineuse à débit élevé		
Suivi de la polyglobulie ou de l'anémie			
- Hémogramme	1 x / 2 semaines	1 x / mois	1 x / 1 à 4 mois
Autres suivis biologiques			
- Uricémie	1 x / an		
- Magnésémie	En cas de symptômes cliniques ou signes biologiques évocateurs		
Suivi carcinologique			
- Lymphomes :			
- Chez les patients à risque : signes cliniques	Au moins 1 x / 3 mois		1 x / an
- Chez les patients EBV séronégatifs receveurs d'un transplant EBV séropositif : réplication virale par PCR	Au moins 1 x / 3 mois ou en cas de signes cliniques		En cas de signes cliniques
- Cancers cutanés : examen cutanéo-muqueux complet			
- Chez tous les patients	Avant transplantation, sinon dans les 6 mois après	1 x / an	
- En cas d'antécédent de carcinome spinocellulaire ou de kératoacanthome	1 x / 3 mois		
- En présence d'autres lésions prémalignes ou malignes	1 x / 3 à 6 mois		
- Biopsie de lésion verruqueuse cutanée ou muqueuse	En cas de lésion à caractère inflammatoire		
- Cancers urologiques :			
- Tumeur rénale ou urothéliale : échographie du haut et bas appareil urinaire, tomodensitométrie, cystoscopie si examens précédents négatifs	En cas d'hématurie macroscopique isolée		
- Tumeur rénale : échographie des reins natifs	1 x / an		
- Cancers des autres organes solides (prostate, côlon, sein, col de l'utérus)	Mêmes règles que pour la population générale		
Suivi osseux			
- Ostéopénie et ostéoporose :			
- Mesure de la taille	1 x / an		
- Interrogatoire : recherche des facteurs de risque de fracture	1 x / an		
- Calcémie et phosphatémie	1 x / 2 semaines	1 x / mois	1 x / 1 à 4 mois
- Dosage sérique de vitamine 25(OH)D3 et parathormone	À 3 mois	À 12 mois	1 x / an
- Examen densitométrique osseux	Avant la transplantation et 6 mois après ; si ce dernier est normal, l'examen densitométrique est répété tous les 2 ans, sinon, ou en cas de corticothérapie à fortes doses, il est répété tous les ans.		
- Ostéonécrose : IRM du bassin	Au moindre doute clinique		

Fig. 8.1. Calendrier de suivi du transplanté rénal au-delà de 3 mois après transplantation – novembre 2007.
L'éditeur remercie la Haute Autorité de Santé de l'avoir autorisé à reproduire ce texte. Il est également consultable sur le site www.has-sante.fr, rubrique *Toutes nos publications*.

Suivi	4e au 6e mois	7e au 12e mois	Au-delà de 1 an
Suivi infectieux			
- Infection et maladie à cytomégalovirus (CMV) :			
- Réplication virale	En cas de signes cliniques et biologiques (fièvre, atteinte d'organe, leucopénie, cytolyse hépatique, hypoxie, zona ou herpès extensif)		
- Statut sérologique du patient et réplication virale	En fonction des habitudes et selon les modalités définies par le centre de transplantation		
- *Infection à parvovirus B19*	*Pas de sérodiagnostic systématique*		
- Infection à papillomavirus : examen cutanéo-muqueux	1 x / an		
- Infection à HHV8 : examen cutanéo-muqueux à la recherche d'une maladie de Kaposi chez les patients transplantés HHV8 séropositifs	1 x / an		
- Infections à virus *Herpes simplex* (HSV) et virus varicelle-zona (VZV) : traitement et prophylaxie *idem* population générale, sauf :			
- En cas de lésion extensive ou de localisation méningée d'une infection HSV ou VZV	Traitement parentéral par aciclovir en urgence		
- Pour les patients transplantés séronégatifs pour le VZV et potentiellement à risque d'un contage	Prophylaxie par valaciclovir *per os* (hors AMM)		
- Pneumocystose : prophylaxie	Prophylaxie par cotrimoxazole, ou en cas d'intolérance, par aérosols de pentamidine, pendant au moins 6 mois		
- Toxoplasmose	Diagnostic à évoquer devant une fièvre inexpliquée ou des symptômes neurologiques centraux chez les patients séronégatifs pour le toxoplasme		
- Infection à BK virus (BKV) : recherche dans le sang ; si test positif : à confirmer dans les 4 semaines et/ou suivi d'un test quantitatif dans le sang	- Dépistage systématique pendant les deux premières années post-transplantation (modalités précises non définies) - En cas de lésions évocatrices sur biopsie rénale		
- Hépatite B (VHB) :			
- Dosage plasmatique des anticorps anti-HBs	1 x / 12 mois (rappel ou revaccination si Ac-anti-HBs < 10 mUI/ml)		
- Recherche des marqueurs de cirrhose ou de carcinome hépatocellulaire	En cas d'hépatite chronique liée au VHB		
- Hépatite C (VHC) : recherche d'une évolution vers une cirrhose ou un cancer, ainsi que des signes d'atteinte rénale et systémique liée au VHC	1 x / 12 mois		
- Infection par le VIH :			
- Recherche d'infection ano-génitale à papillomavirus	1 x / 6 mois		
- Tuberculose :			
- Radiographie du thorax			
- Test tuberculinique cutané ou intradermoréaction à la tuberculine (IDR)	Post-transplantation si non fait avant la transplantation : - test positif si lésion > 5 mm entre 48 et 72 h après - si test négatif, refaire 2 semaines après		
- Bilan hépatique	En cas de prophylaxie par isoniazide (traitement de 6 ou 9 mois) : au moins 1 x / 2 semaines pendant les 2 premiers mois, puis 1 x / mois		
- Infections à pneumocoque	Vaccination antipneumococcique tous les 3 ans		
- Vaccinations	- Vaccins vivants atténués (polio oral, BCG, varicelle) contre-indiqués - Vaccins inactivés autorisés		
Suivi urologique et chirurgical			
- Bandelette urinaire, et ECBU si bandelette positive	1 x / 2 semaines	1 x / mois	1 x / 1 à 4 mois
- Recherche d'un obstacle de la voie urinaire ou d'une tumeur du transplant : échographie du transplant	1 x / an		
- Recherche d'une sténose de l'artère rénale ou d'une obstruction de la voie urinaire : échographie Doppler du transplant	En cas de dégradation de la fonction rénale ou d'apparition d'une hypertension artérielle		
- Recherche d'un reflux vésico-urétéral	En présence de pyélonéphrites aiguës récidivantes		
Suivi de la fonction sexuelle			
- Évaluation et prise en charge adaptées	À la demande du patient		
Contraception et grossesse			
- Contraception :			
- Contraception progestative	La plus souvent proposée		
- Contraception œstroprogestative	Peut être utilisée (mais rechercher systématiquement les facteurs de risque thromboembolique artériel et veineux)		
- Dispositifs intra-utérins	Généralement contre-indiqués		
- Grossesse : information et prise en charge adaptée	Suivi obstétrical effectué en collaboration avec le médecin en charge du suivi de la transplantation		
Suivi de la qualité de vie	Éducation thérapeutique avec suivi multidisciplinaire		

Fig. 8.1. Suite.

Annexe 8.2 – Extraits du Code de la santé publique relatifs aux prélèvements et dons d'organes

Textes réglementaires du Code de la santé publique relatifs aux prélèvements et dons d'organes disponibles sur http://www.juridique-biomedecine.fr.

Section 1 : Constat de la mort préalable au prélèvement et conditions de réalisation des prélèvements

Article R. 1232-1

Si la personne présente un arrêt cardiaque et respiratoire persistant, le constat de la mort ne peut être établi que si les trois critères cliniques suivants sont simultanément présents :

1° Absence totale de conscience et d'activité motrice spontanée;

2° Abolition de tous les réflexes du tronc cérébral;

3° Absence totale de ventilation spontanée.

Article R. 1232-2

Si la personne, dont le décès est constaté cliniquement, est assistée par ventilation mécanique et conserve une fonction hémodynamique, l'absence de ventilation spontanée est vérifiée par une épreuve d'hypercapnie.

De plus, en complément des trois critères cliniques mentionnés à l'article R. 1232-1, il est recouru pour attester du caractère irréversible de la destruction encéphalique :

1° Soit à deux électroencéphalogrammes nuls et aréactifs effectués à un intervalle minimal de quatre heures, réalisés avec amplification maximale sur une durée d'enregistrement de trente minutes et dont le résultat est immédiatement consigné par le médecin qui en fait l'interprétation;

2° Soit à une angiographie objectivant l'arrêt de la circulation encéphalique et dont le résultat est immédiatement consigné par le radiologue qui en fait l'interprétation.

Article R. 1232-3

Le procès-verbal du constat de la mort, mentionné à l'article L. 1232-1, est établi sur un document dont le modèle est fixé par arrêté du ministre chargé de la santé.

Lorsque le constat de la mort est établi pour une personne présentant un arrêt cardiaque et respiratoire persistant, le procès-verbal indique les résultats des constatations cliniques ainsi que la date et l'heure de ce constat. Ce procès-verbal est établi et signé par un médecin répondant à la condition mentionnée à l'article L. 1232-4.

Lorsque le constat de la mort est établi pour une personne assistée par ventilation mécanique et conservant une fonction hémodynamique, le procès-verbal de constat de la mort indique les résultats des constatations cliniques concordantes de deux médecins répondant à la condition mentionnée à l'article L. 1232-4. Il mentionne, en outre, le résultat des examens définis au 1° ou au 2° de l'article R. 1232-2, ainsi que la date et l'heure de ce constat. Ce procès-verbal est signé par les deux médecins susmentionnés.

Le procès-verbal du constat de la mort est signé concomitamment au certificat de décès prévu par arrêté du ministre chargé de la santé.

Article R. 1232-4

Le ou les médecins signataires du procès-verbal du constat de la mort en conservent un exemplaire. Un exemplaire est remis au directeur de l'établissement de santé dans lequel le constat de la mort a été établi. L'original est conservé dans le dossier médical de la personne décédée.

Article R. 1232-4-1

Les prélèvements d'organes sur une personne décédée ne peuvent être effectués que si celle-ci est assistée par ventilation mécanique et conserve une fonction hémodynamique.

Toutefois, les prélèvements des organes figurant sur une liste fixée par arrêté du ministre chargé de la santé, pris sur proposition de l'agence de la biomédecine, peuvent être pratiqués sur une personne décédée présentant un arrêt cardiaque et respiratoire persistant.

Article R. 1232-4-2

Les prélèvements mentionnés au deuxième alinéa de l'article R. 1232-4-1 sont réalisés dans le respect de protocoles édictés par l'agence de la biomédecine. Ces protocoles déterminent notamment les situations dans lesquelles ces prélèvements peuvent être effectués ainsi que les conditions de leur réalisation.

Article R. 1232-4-3

Il est mis fin aux mesures médicales prises avant le prélèvement pour assurer la conservation des organes d'une personne dont la mort a été dûment constatée s'il apparaît, au vu du témoignage des proches de cette personne recueilli en application de l'article L. 1232-1, qu'elle avait manifesté de son vivant une opposition au don d'organes.

Section 2 : Registre national automatisé des refus de prélèvement

Article R. 1232-5

Le fonctionnement et la gestion du registre national automatisé institué par l'article L. 1232-1 sont assurés par l'Agence de la biomédecine dans les conditions fixées par la présente section.

Article R. 1232-6

Toute personne majeure ou mineure âgée de treize ans au moins peut s'inscrire sur le registre afin de faire connaître qu'elle refuse qu'un prélèvement d'organes soit opéré sur son corps après son décès soit à des fins thérapeutiques, soit pour rechercher les causes du décès, soit à d'autres fins scientifiques, soit dans plusieurs de ces trois cas.

Le refus prévu à l'alinéa précédent ne peut faire obstacle aux expertises, constatations et examens techniques ou scientifiques éventuellement diligentés dans le cadre d'une enquête judiciaire ou d'une mesure d'instruction.

Article R. 1232-7

La demande d'inscription sur le registre est adressée par voie postale à l'Établissement français des greffes : elle est datée, signée, accompagnée de la photocopie de tout document susceptible de justifier de l'identité de son auteur, notamment de la carte nationale d'identité en cours de validité, du passeport même périmé, du permis de conduire ou d'un titre de séjour.

Article R. 1232-8

Une attestation d'inscription sur le registre est envoyée à l'auteur de la demande dès l'enregistrement de son inscription, sauf s'il a expressément mentionné qu'il ne souhaitait pas recevoir d'attestation.

Article R. 1232-9

Le refus de prélèvement peut à tout moment être révoqué par l'intéressé, selon les mêmes modalités que celles qui sont fixées pour la demande d'inscription par l'article R. 1232-7. Une attestation de radiation du registre est adressée à l'intéressé, sauf s'il a expressément mentionné qu'il ne souhaitait pas recevoir d'attestation.

Article R. 1232-10

Sans préjudice des dispositions de l'article L. 1232-2 concernant les mineurs et les majeurs faisant l'objet d'une mesure de protection légale, aucun prélèvement d'organes à des fins thérapeutiques, ou aux fins de recherche des causes du décès, ou à d'autres fins scientifiques, ne peut être opéré sur une personne décédée âgée de plus de treize ans sans interrogation obligatoire et préalable du registre sur l'existence éventuelle d'un refus de prélèvement formulé par la personne décédée.

Article R. 1232-11

La demande d'interrogation du registre fait l'objet d'un document écrit, daté et signé par le directeur de l'établissement de santé dans lequel le prélèvement est envisagé ou, à défaut, par un autre responsable de l'établissement expressément habilité à cet effet par le directeur.

Ce document comporte la copie du procès-verbal du constat de la mort prévu par l'article R. 1232-3.

Article R. 1232-12

La réponse à la demande d'interrogation du registre est faite par un document écrit, daté et signé par un responsable de l'Établissement français des greffes expressément habilité à cet effet par le directeur général de cet établissement.

Article R. 1232-13

Le directeur général de l'Établissement français des greffes prend toutes les mesures nécessaires pour garantir la sécurité et la confidentialité de l'ensemble des informations nominatives contenues dans le registre, conformément aux dispositions de la loi n° 78-17 du 6 janvier 1978 relative à l'informatique, aux fichiers et aux libertés.

En outre, il diffuse une information sur l'existence du registre et les modalités d'inscription sur celui-ci ; il met à la disposition du public un imprimé destiné à faciliter cette inscription.

Article R. 1232-14

Le directeur général de l'Établissement français des greffes, après avis du conseil d'administration, transmet au ministre chargé de la santé un rapport annuel sur l'activité et le fonctionnement du registre national automatisé des refus de prélèvement.

Article L. 1232-1

Le prélèvement d'organes sur une personne dont la mort a été dûment constatée ne peut être effectué qu'à des fins thérapeutiques ou scientifiques.

Ce prélèvement peut être pratiqué dès lors que la personne n'a pas fait connaître, de son vivant, son refus d'un tel prélèvement. Ce refus peut être exprimé par tout moyen, notamment par l'inscription sur un registre national automatisé prévu à cet effet. Il est révocable à tout moment.

Si le médecin n'a pas directement connaissance de la volonté du défunt, il doit s'efforcer de recueillir auprès des proches l'opposition au don d'organes éventuellement exprimée de son vivant par le défunt, par tout moyen, et il les informe de la finalité des prélèvements envisagés.

Les proches sont informés de leur droit à connaître les prélèvements effectués.

L'Agence de la biomédecine est avisée, préalablement à sa réalisation, de tout prélèvement à fins thérapeutiques ou à fins scientifiques.

Article L. 1232-2

Si la personne décédée était un mineur ou un majeur sous tutelle, le prélèvement à l'une ou plusieurs des fins mentionnées à l'article L. 1232-1 ne peut avoir lieu qu'à la condition que chacun des titulaires de l'autorité parentale ou le tuteur y consente par écrit.

Toutefois, en cas d'impossibilité de consulter l'un des titulaires de l'autorité parentale, le prélèvement peut avoir lieu à condition que l'autre titulaire y consente par écrit.

Article L. 1232-3

Les prélèvements à des fins scientifiques ne peuvent être pratiqués que dans le cadre de protocoles transmis, préalablement à leur mise en œuvre, à l'Agence de la biomédecine. Le ministre chargé de la recherche peut suspendre ou interdire la mise en œuvre de tels protocoles, lorsque la nécessité du prélèvement ou la pertinence de la recherche n'est pas établie.

Article L. 1232-4

Les médecins qui établissent le constat de la mort, d'une part, et ceux qui effectuent le prélèvement ou la greffe, d'autre part, doivent faire partie d'unités fonctionnelles ou de services distincts.

Article L. 1232-5

Les médecins ayant procédé à un prélèvement ou à une autopsie médicale sur une personne décédée sont tenus de s'assurer de la meilleure restauration possible du corps.

CHAPITRE

9

Item 307 *(Item 156)* – Cancer de la prostate

Pierre-Olivier Bosset, Alexandre de La Taille

Coordination et relecture : Morgan Rouprêt

Objectifs pédagogiques

- Diagnostiquer une tumeur de la prostate.
- Argumenter l'attitude thérapeutique et planifier le suivi du patient.
- L'étudiant doit connaître les stratégies de prévention, de dépistage, de diagnostic et de traitement du cancer de la prostate, afin de participer à la décision thérapeutique multidisciplinaire et à la prise en charge du malade à tous les stades de sa maladie.

Rappels des items ECN :

- 138 : Cancer : épidémiologie, cancérogénèse, développement tumoral, classification
- 139 : Facteurs de risque, prévention et dépistage des cancers
- 140 : Diagnostic des cancers : signes d'appel et investigations paracliniques ; stadification ; pronostic
- 141 : Traitement des cancers : chirurgie, radiothérapie, chimiothérapie, hormonothérapie. La décision thérapeutique multidisciplinaire et l'information du malade
- 156 : Tumeurs de la prostate

I. Pour comprendre

Le cancer de la prostate est le cancer le plus fréquent chez l'homme de plus de 50 ans, il est exceptionnel avant 40 ans.

Il s'agit de la 2e cause de décès par cancer chez l'homme (9 000 décès par an en France) après le cancer du poumon.

Le nombre de décès par cancer de la prostate représente 10 % des décès par cancer.

L'incidence du cancer de la prostate est en augmentation en raison du dépistage. On estime qu'environ **1 Français sur 8 se voit révéler un cancer de prostate au cours de sa vie**.

Il s'agit donc d'un véritable enjeu de santé publique. L'histoire naturelle de la maladie est le plus souvent lente, et l'enjeu est de distinguer les formes indolentes des formes agressives.

II. Introduction

A. Épidémiologie

En France, le cancer de la prostate est le cancer le plus fréquent de l'homme de plus de 50 ans (près de 70 000 nouveaux cas par an) et représente la seconde cause de décès par cancer chez l'homme (9 000 décès par an). La mortalité est en baisse constante depuis 1990 : elle est passée de 17,8/100 000 en 1990 (taux standardisé monde) à 10,8/100 000 en 2011, soit une baisse de 26 % sur toute la période.

Son incidence sur les séries autopsiques est de plus de 70 % chez les hommes âgés de plus de 90 ans.

B. Facteurs de risques

Il existe 2 groupes à risque :

- les patients AFRO-ANTILLAIS ;
- les patients ayant un ANTÉCÉDENT FAMILIAL DE CANCER DE LA PROSTATE en particulier en cas d'au moins 2 parents collatéraux ou de la survenue de cancer chez un parent âgé de moins de 55 ans. Lorsque 3 membres d'une fratrie sont atteints, le risque relatif est de 11.

C. Enjeux dans le cancer de la prostate/problématique du dépistage

Il existe un débat en cours sur l'intérêt du dépistage dans un cancer de la prostate. Il est clairement établi qu'un dépistage de masse n'est pas nécessaire pour le cancer de la prostate, mais la question d'un dépistage individuel reste d'actualité. Les épidémiologistes ainsi que les autorités sanitaires françaises sont contre un dépistage de masse et contre l'utilisation large du PSA, alors que l'Association française d'urologie tout comme l'Association européenne d'urologie souligne l'intérêt d'un dépistage individuel pour les hommes jeunes ayant une espérance de vie de plus de 10 ans. Ainsi, il peut être proposé après discussion avec le patient, la réalisation du PSA et du toucher rectal à partir de 45 ans pour les patients à risque et à partir de 50 ans pour les autres.

L'étude ERSPC sur le dépistage systématique du cancer par toucher rectal et PSA *versus* non-dépistage conclut en faveur du dépistage pour la réduction de la mortalité par cancer de la prostate et par réduction des formes métastatiques diagnostiquées. Comme le démontre la fig. 9.1, le bénéfice d'un dépistage s'exprime clairement au-delà de 10 ans de suivi.

Recommandations Association française d'urologie (2011)

- Pas de dépistage systématique du cancer de la prostate.
- Dépistage individuel après information objective pour ne pas laisser méconnaître et laisser évoluer un éventuel cancer agressif de la prostate.
- Le dépistage repose sur le toucher rectal et sur le dosage du PSA.
- Le dépistage pourrait être recommandé à partir de 45 ans chez les hommes à haut risque de développer un cancer de la prostate : origine afro-antillaise ou antécédent familial (au moins deux cas collatéraux ou de survenue avant 55 ans).
- Le dépistage peut sinon être recommandé chez les hommes âgés de 50 ans à 74 ans, si l'espérance de vie est > 10 ans.
- Le dépistage n'est pas recommandé chez les hommes dont l'espérance de vie est estimée inférieure à 10 ans en raison d'un âge avancé ou de comorbidités sévères.
- Si le PSA est > 4 ng/mL, une consultation urologique est recommandée pour avis, en vue de l'indication d'une biopsie prostatique échoguidée (12 prélèvements).

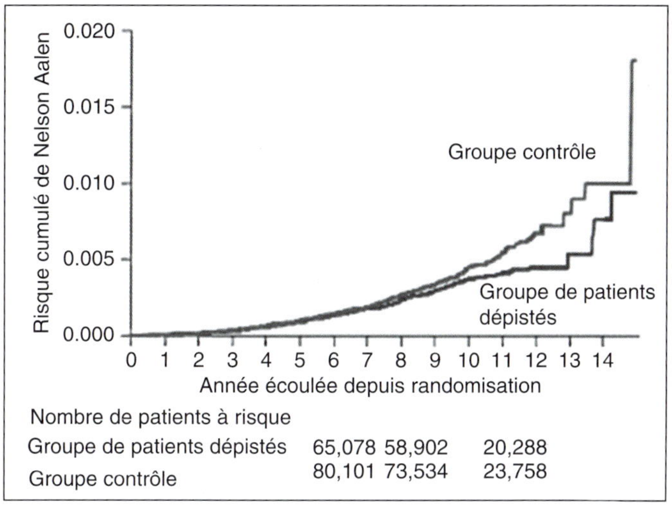

Fig. 9.1.

Courbes de survie des hommes inclus dans un programme de dépistage européen (homme dépisté « screening group » randomisé contre non-dépisté « control group ») montrant un avantage au-delà de 10 ans de suivi (Schroder New Engl J Med 2012).

III. Diagnostic

Le plus souvent, le diagnostic du cancer de prostate se fait alors que le patient est ASYMPTOMATIQUE.

A. Diagnostic clinique

1. Les signes fonctionnels

La présence de certains symptômes peut faire évoquer un cancer de prostate localement avancé ou métastatique :

- des troubles urinaires irritatifs ou obstructifs, signe d'un envahissement trigonal par le cancer de prostate ;
- une hémospermie, une hématurie ;
- une altération de l'état général ;
- des douleurs osseuses, révélatrices de métastases osseuses ;
- des signes neurologiques (paresthésie, déficit musculaire des jambes, un syndrome de la queue-de-cheval) faisant évoquer une compression médullaire par des métastases rachidiennes.

2. Le toucher rectal

Le toucher rectal doit être systématiquement réalisé même si le PSA est normal. Il permet de suspecter un cancer de la prostate de la zone périphérique. Il peut donc être normal. L'aspect de la glande est apprécié.

Il doit être recherché :

- un nodule dur, irrégulier, non douloureux (pas forcément en relation avec un cancer) ;
- un envahissement de la capsule, des vésicules séminales ou des organes de voisinage.

Toute anomalie perçue au toucher rectal pose l'indication de la réalisation de biopsies de prostate.

3. L'examen clinique

L'examen clinique s'attachera à rechercher d'autres signes évocateurs du cancer de prostate ou d'une complication :

- palpation des fosses lombaires (contact lombaire ?) ;
- œdème d'un des membres inférieurs ;
- examen neurologique.

B. Diagnostic biologique

1. Dosage du PSA total sérique (Prostate Specific Antigen)

Le PSA est une protéine de la famille des kallikréines jouant un rôle dans la liquéfaction du sperme. Dans certaines circonstances, son passage sérique est possible. Cette protéine est spécifique de la prostate mais pas du cancer de la prostate puisque d'autres pathologies comme l'hyperplasie bénigne de la prostate, l'inflammation ou l'infection vont modifier le taux sérique. La valeur normale du taux sérique du PSA est INFÉRIEURE à 4 ng/mL pour l'ensemble de la population tout âge confondu. Dans la mesure où le PSA est lié au volume de la prostate et donc de l'âge il convient d'adapter le taux : < 3 ng/mL pour les hommes de 50 à 60 ans, < 4 ng/mL de 60 à 70 ans et de 5 ng/mL au-delà de 70 ans.

Une valeur du PSA supérieure à la normale doit faire discuter la réalisation de biopsies prostatiques échoguidées.

2. Rapport PSA libre/PSA total

Le PSA peut dans le sang soit rester libre soit se fixer à des macromolécules. Il est possible de doser les différentes fractions. Dans le cancer de prostate, la fraction de PSA libre est moins élevée que dans l'hyperplasie de prostate. Il a été établi qu'un rapport PSA libre sur PSA total supérieur à 20 % est plus en faveur d'une hyperplasie bénigne de la prostate, alors qu'un RAPPORT DE MOINS DE 10 % est en faveur d'un cancer ou d'une prostatite.

La réalisation de ce test est en seconde intention chez des patients ayant un PSA supérieur à la normale et chez qui une première série de biopsies a déjà été réalisée.

3. Autres marqueurs : proPSA, PCA3

La recherche fondamentale en clinique apporte régulièrement des pistes pour de nouveaux marqueurs du cancer de la prostate afin d'améliorer les sensibilités et spécificités du taux de PSA.

Le PCA3 est un gène non codant surexprimé par le cancer de la prostate. Il est possible de doser les ARNm du PCA3 et du PSA dans les urines après massage prostatique. Le rapport ARNm PCA3/PSA urinaire > 35 pourrait être en faveur du cancer de la prostate. Cela reste un examen coûteux en pratique courante. Le dosage a été reconnu par la FDA comme pouvant aider le praticien à guider son indication de biopsies de la prostate. Actuellement disponible en France, son remboursement n'est pas encore d'actualité.

Un autre test évaluant des fractions du PSA dans le sang, dont le proPSA, pourrait aussi être disponible à l'avenir afin de mieux indiquer les biopsies prostatiques.

C. Les biopsies de prostate

1. Indication

Les biopsies sont le seul examen permettant d'affirmer en cas de positivité le cancer de la prostate (fig. 9.2). Elles sont donc indiquées en cas de suspicion de cancer sur le toucher rectal ou en cas de progression ou d'élévation du taux de PSA.

Elles permettent de FAIRE LE DIAGNOSTIC DE CANCER mais aussi de préciser son agressivité par plusieurs paramètres :

- le score de Gleason (degré de différenciation du cancer) ;
- le nombre de biopsies positives sur la totalité des biopsies réalisées ;
- la longueur d'envahissement du cancer sur les biopsies ;
- l'infiltration ou l'envahissement de la capsule et des espaces péri-prostatiques.

2. Modalité de réalisation

Les biopsies sont réalisées par échoguidage, par voie TRANSRECTALE, sous anesthésie locale (ou rarement générale), sous ANTIBIOPROPHYLAXIE et après lavement rectal.

Le nombre moyen de biopsies est de 12 prélèvements.

3. Complications

Le patient doit être informé des risques liés à la réalisation de biopsies :

- rétention d'urine ;
- douleurs périnéales ;
- malaise vagal, hypotension ;
- prostatite aiguë (2 % des biopsies), septicémie, décès par choc septique ;
- complications hémorragiques (urétrorragie, rectorragie, hémospermie, hématurie) en particulier chez les patients sous anticoagulant ou sous antiagrégant plaquettaire.

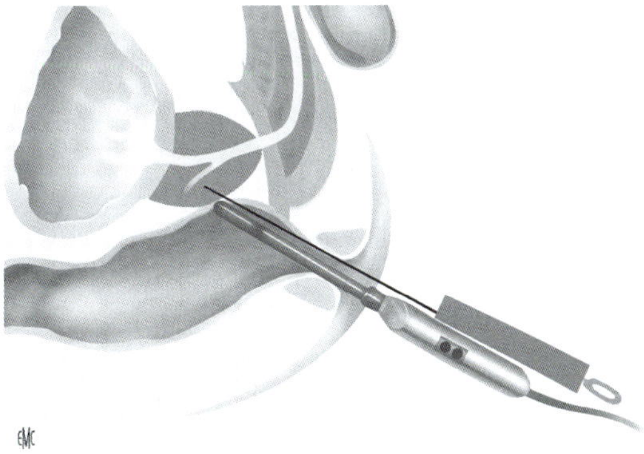

Fig. 9.2. Biopsies échoguidées par voie transrectale.

Source : B. Djavan. Biopsie prostatique : techniques et indications. EMC - Techniques chirurgicales - Urologie 2010 : 1–16 [Article 41-265]. Copyright © 2010 Elsevier Masson SAS. Tous droits réservés.

Important

Le cancer de la prostate est un diagnostic ANATOMOPATHOLOGIQUE : les biopsies de prostate sont donc indispensables au diagnostic.

D. Place de l'imagerie dans le diagnostic

1. Échographie endorectale

L'échographie de la prostate n'a pas sa place dans le bilan diagnostique du cancer de prostate. Sa seule utilisation dans le cancer de la prostate est le guidage des biopsies.

2. IRM et IRM multiparamétrique

L'IRM s'impose comme l'examen pour le diagnostic et le pronostic du cancer de la prostate par l'amélioration de sa définition et l'utilisation d'injection de gadolinium. De plus en plus, l'interprétation inclut différentes séquences dont la séquence T2, la diffusion, la restriction ou l'hypervascularisation prenant le nom d'IRM multiparamétrique.

Actuellement, elle est recommandée selon l'AFU dans les cancers de prostate de RISQUE INTERMÉDIAIRE ET ÉLEVÉ pour évaluer le siège des tumeurs, l'infiltration ou le franchissement de la capsule et l'envahissement des vésicules séminales.

Enfin, l'IRM peut mettre en évidence des adénopathies suspectes pelviennes ou des lésions osseuses des os du pelvis.

3. Scanner abdomino-pelvien

Le scanner abdomino-pelvien fait partie des examens recommandés dans le bilan d'extension du cancer de la prostate. Il peut mettre en évidence des adénopathies pelviennes et rétropéritonéales ou des lésions osseuses OSTEOCONDENSANTES. Il peut aussi mettre en évidence d'autres pathologies tumorales.

4. Scintigraphie osseuse

La scintigraphie reste l'examen de référence pour la recherche de métastases osseuses par la présence de foyers d'hyperfixation. Sa limite reste sa faible spécificité.

Elle doit être réalisée dans le cadre du cancer de prostate de RISQUE INTERMÉDIAIRE ET HAUT RISQUE D'Amico.

5. PET-Scan à la choline

En cours de développement, cette technique semble être un examen prometteur notamment dans la détection précoce de récidive de cancer de prostate sous la forme de métastases ganglionnaires ou viscérales. Elle reste inférieure à la scintigraphie osseuse pour le diagnostic ou le suivi des métastases osseuses. La technique est d'autant plus sensible et spécifique que le taux de PSA est supérieur à 2 ng/mL en cas de progression biologique après un traitement local. Le PET-Scan n'est pas recommandé actuellement.

IV. Classification TNM – grade histopronostique

A. Histologie du cancer de prostate : score de Gleason

Dans 90 % des cas, l'histologie du cancer de prostate est un ADÉNOCARCINOME. Celui-ci se développe préférentiellement dans la PARTIE PÉRIPHÉRIQUE de la prostate par opposition à la zone de transition où se développe l'hyperplasie bénigne.

Le carcinome neuroendocrine est très rare, et la forme de sarcome prostatique est exceptionnelle.

LE SCORE DE GLEASON est un score histopronostique caractérisant le DEGRÉ DE DIFFÉRENCIATION de la tumeur, et un FACTEUR PRONOSTIQUE essentiel dans la prise en charge du cancer de prostate. Il coexiste en fait au sein de la glande prostatique plusieurs foyers tumoraux d'évolution différente et à des stades de différenciations pouvant être différents (fig. 9.3, 9.4, 9.5 cahier quadri). Le score de Gleason est obtenu en additionnant les 2 grades histologiques allant de 1 à 5, des cancers les plus représentés.

- **Score de 6 :** cancer de la prostate bien différencié et de bon pronostic (exceptionnellement il est rapporté un score de 5. Les scores inférieurs ont été abandonnés).
- **Score de 7 :** cancer de la prostate moyennement différencié pouvant se reclasser en 2 formes les 3+4 et les 4+3 ayant une agressivité différente.
- **Score de 8 à 10 :** cancer de la prostate peu différencié, de mauvais pronostic.

Ce score est donc basé sur l'aspect des glandes au sein de la tumeur.

B. Classification TNM de 2009

1. Classification clinique (fig. 9.6)

- T : Tumeur primitive
- T0 : Absence de tumeur
- T1 : Tumeur non palpable ou non visible en imagerie
  - T1a <5 % du tissu réséqué* et score de Gleason 6
  - T1b >5 % du tissu réséqué*[9] et/ou score de Gleason 7
  - T1c : découverte par élévation du PSA et réalisation de biopsies
- T2 : Tumeur limitée à la prostate (apex et capsule compris)
  - T2a : Atteinte de la moitié d'un lobe ou moins
  - T2b : Atteinte de plus de la moitié d'un lobe sans atteinte de l'autre lobe
  - T2c : Atteinte des deux lobes
- T3 : Extension au-delà de la capsule
  - T3a : Extension extra-capsulaire
  - T3b : Extension aux vésicules séminales
- T4 : Extension aux organes adjacents (sphincter urétral, rectum, paroi pelvienne) ou tumeur fixée
- N : Ganglions régionaux
- NX : ganglions régionaux non évalués
- N0 : Absence de métastase ganglionnaire
- N1 : Atteinte ganglionnaire(s) régionale(s)
- N1mi : Métastase ganglionnaire <0,2 cm

9 Ces deux stades concernent les hommes qui ont bénéficié d'une résection de la prostate par les voies naturelles.

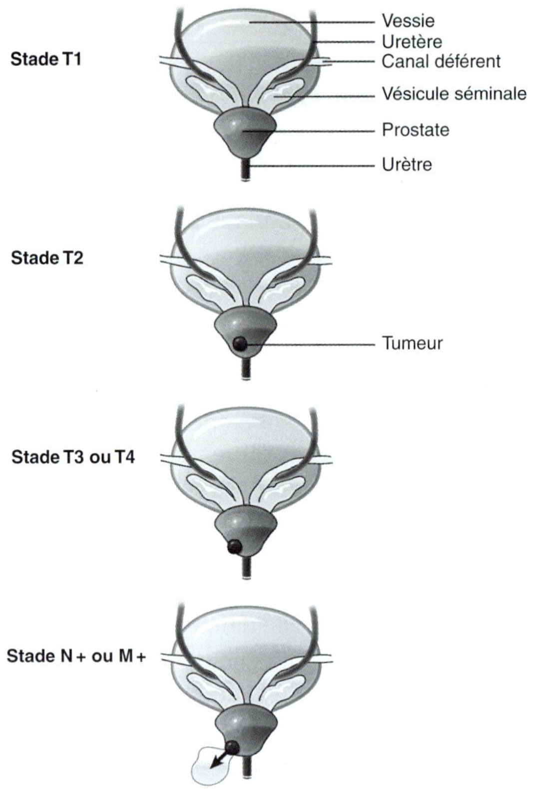

Fig. 9.6. **Stade clinique.**
Stage = stade, bladder = vessie, ductus deferens = canal déférent, seminal vesicle = vésicule séminale, urethra = urètre

- M : Métastases à distance
- M0 : Absence de métastases à distance
- M1 : Métastases à distance
  - M1a : Ganglions non régionaux
  - M1b : Os
  - M1c : Autres sites

2. Classification anatomopathologique (pTNM)

- pT0 : Absence de tumeur identifiée après prostatectomie
- pT2 : Tumeur limitée à la prostate (apex et capsule compris)
  - pT2a : Atteinte de la moitié d'un lobe ou moins
  - pT2b : Atteinte de plus de la moitié d'un lobe sans atteinte de l'autre lobe
  - pT2c : Atteinte des deux lobes
- pT3 : Extension au-delà de la capsule
  - T3a : Extension extra-capsulaire uni- ou bilatérale incluant le col vésical
  - T3b : Extension aux vésicules séminales (uni- ou bilatérale)
- T4 : Extension aux organes adjacents (sphincter urétral externe, rectum, muscles releveurs de l'anus, paroi pelvienne)

3. R : reliquat tumoral postopératoire

L'absence ou la présence d'un reliquat tumoral après prostatectomie totale (marges chirurgicales) est décrite dans la classification UICC (Union internationale contre le cancer) à l'aide du symbole R. Les marges après prostatectomie sont codées comme suit :

- Rx : non évalué
- R0 : Absence de reliquat tumoral macroscopique ou microscopique
- R1 : Reliquat microscopique (focal ou étendu à préciser). Il est alors précisé sur le compte rendu anatomopathologique la longueur de la marge, ce qui est un critère pronostique reconnu
- R2 : reliquat macroscopique

C. Classification de D'Amico

Afin de mieux guider la prise en charge, D'Amico a proposé de classer les cancers en trois groupes en fonction de leur risque de progression :

Classification de D'Amico

- RISQUE FAIBLE : PSA < 10 ng/mL **ET** score de Gleason ≤ 6 **ET** stade clinique T1c ou T2a.
- RISQUE INTERMÉDIAIRE : PSA compris entre 10 et 20 ng/mL ou score de Gleason de 7 ou stade T2b.
- RISQUE ÉLEVÉ : PSA > 20 ng/mL ou score de Gleason ≥ 8 ou stade clinique T2c.

V. Traitements

La décision d'un traitement ou d'une prise en charge du cancer de la prostate passe obligatoirement par une discussion au cours des réunions de concertation pluridisciplinaire réunissant urologues, oncologues, radiothérapeutes, radiologues, anatomopathologistes et onco-gériatres.

A. Options thérapeutiques

1. Surveillance active

Le principe est basé sur le fait que beaucoup de cancers de la prostate de score de Gleason 6 ou de faible risque de progression selon D'Amico ne vont pas progresser ou évoluer lentement sans avoir un impact sur la survie du patient. L'indication de la surveillance active est donc un cancer de prostate cliniquement localisé et à faible risque de progression pour des patients dont l'espérance de vie est supérieure à 10 ans.

Bien que les définitions ne soient pas consensuelles dans la littérature, il semble que les meilleurs candidats à cette approche soient :

Surveillance active pour :

- les patients du groupe à **faible risque** D'Amico (PSA < 10 ng/mL ET Gleason ≤ 6 ET cT2a).
- 1 à 2 carottes biopsiques positives sur au moins 10 prélèvements.
- longueur tumorale < 3 mm au total sur le prélèvement.

Il s'agit d'une surveillance ACTIVE nécessitant un suivi par PSA tous les 6 mois et des re-biopsies régulières. Le critère d'arrêt de la surveillance est un temps rapide de doublement du PSA ou l'apparition de cancer de grade de Gleason 4 ou 5 sur les biopsies répétées. Il peut être souhaité par le patient à tout moment, ce qui représente 20 % d'arrêt, dans la première année, de la surveillance active.

2. Prostatectomie totale

Ce traitement curatif doit être proposé aux patients ayant un cancer de la prostate localisé ou localement avancé dans le cadre d'une prise en charge multimodale chez les patients dont l'espérance de vie est de plus de 10 ans et classiquement âgés de moins de 75 ans.

Elle comporte :

- l'exérèse complète de la prostate et des vésicules séminales;
- l'anastomose vésico-urétrale.

Elle peut s'associer d'un curage ilio-obturateur bilatéral, voire d'un curage extensif du pelvis pour les cancers de prostate localisés à risque intermédiaire ou à haut risque.

Il existe plusieurs voies d'abord chirurgicales : voie ouverte rétropubienne, périnéale, laparoscopique ou laparoscopique assistée par robot (fig. 9.7). Aucune voie d'abord n'a fait preuve d'une supériorité par rapport à une autre en termes de contrôle carcinologique.

Les effets secondaires de la chirurgie sont :

- INCONTINENCE URINAIRE : fréquente après l'intervention chirurgicale, elle régresse dans les semaines ou les mois qui suivent;
- DYSFONCTION ÉRECTILE : la récupération de l'érection après intervention chirurgicale dépend de la qualité des érections avant l'intervention, de la motivation du patient et de la conservation des bandelettes neuro-vasculaires;
- INFERTILITÉ et anéjaculation : elles sont constantes après cette intervention chirurgicale;
- STÉNOSE DE L'ANASTOMOSE VESICO-URETRALE : rare, rapportée dans la littérature à 1 %.

Il convient d'ajouter les risques liés à l'anesthésie, de saignement, de transfusion, d'infection et de lésions des organes avoisinants (exceptionnelles).

Recommandation AFU

Le curage ganglionnaire étendu doit être effectué en cas de risque intermédiaire ou élevé si le choix du traitement est la prostatectomie totale.

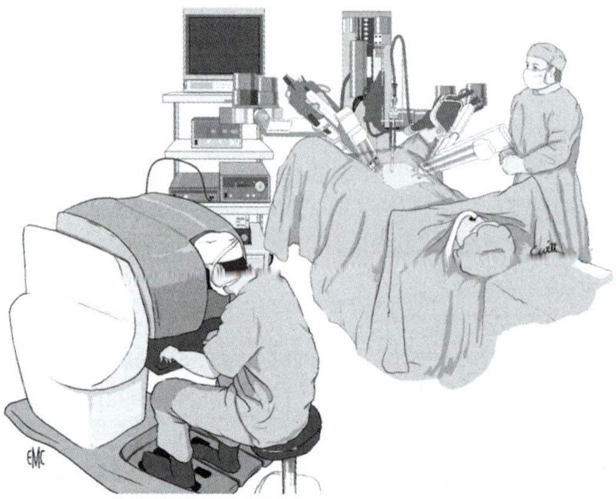

Fig. 9.7. Intervention par chirurgie robot assisté.

Source : E. Xylinas, L. Salomon, C. Abbou, A. de la Taille. Prostatectomie radicale extrapéritonéale coelioscopique robot-assistée : technique chirurgicale, résultats oncologiques et fonctionnels. EMC - Techniques chirurgicales - Urologie 2009 :1–10 [Article 41-302].

3. Radiothérapie externe

La radiothérapie consiste en l'irradiation guidée par l'image de la loge prostatique par une dose de 76–78 Gy. Il s'agit aussi d'un traitement curateur. Elle est aujourd'hui utilisée selon une technique CONFORMATIONNELLE TRIDIMENSIONNELLE, et a pour but de diminuer les effets secondaires liés à l'irradiation des organes adjacents.

Les patients peuvent cependant se plaindre de :

- cystite radique ;
- rectite radique ;
- sténose urétrale ;
- dysfonction érectile ;
- tumeur radio-induite avec un risque relatif de 1,5 pour le cancer du rectum ou de la vessie.

Les contre-indications regroupent les ANTÉCÉDENTS D'IRRADIATION PELVIENNE ANTÉRIEURE ou de MALADIE INFLAMMATOIRE RECTALE.

La radiothérapie peut être associée une hormonothérapie de courte durée de 6 mois pour les cancers à risque intermédiaire ou de longue durée de 3 ans pour les cancers à haut risque de progression.

4. Curiethérapie

La curiethérapie interstitielle de prostate consiste en la mise en place de radioéléments par voie transpérinéale sous contrôle échographique, par endorectale et sous anesthésie générale (fig. 9.8). Le plus souvent, il s'agit de l'implantation de grains d'iode I_{125}.

L'indication à ce jour de la curiethérapie est essentiellement pour les patients atteints d'un cancer de prostate localisé et de faible risque D'Amico ayant une espérance de vie de plus de 10 ans.

Elle n'est pas indiquée pour les patients dont le volume de prostate est volumineux (>50 mL), ou ayant un lobe médian, ou ayant un antécédent de résection endoscopique de prostate, ou ayant des troubles urinaires du bas appareil.

Les risques sont les mêmes que ceux de l'irradiation externe.

5. Ultrasons focalisés (ou HIFU) et cryothérapie

Ce traitement a pour finalité de détruire par ultrasons focalisés le tissu prostatique réalisé sous anesthésie générale et associé à une résection prostatique (fig. 9.9).

L'indication idéale est le traitement des cancers récidivants localement après radiothérapie.

Les risques sont les risques liés à l'anesthésie, de transfusion, d'infection, de sténose, de fistule urétro-rectale ou prostato-rectale, d'incontinence et de troubles de l'érection.

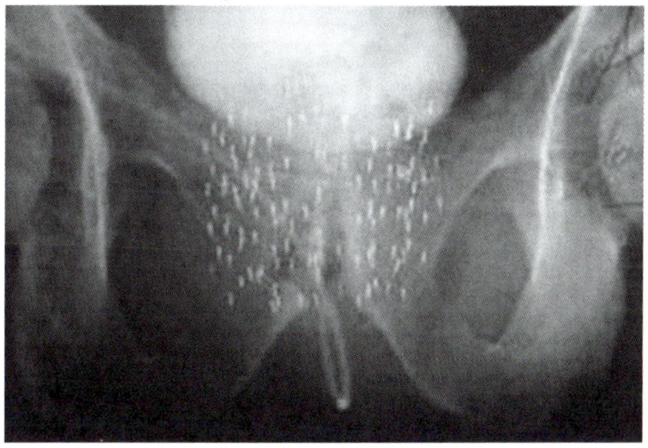

Fig. 9.8. **Aspect postcuriethérapie.**

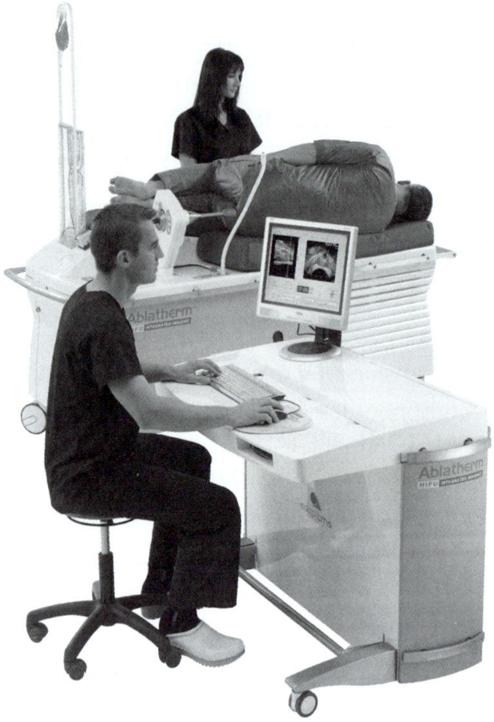

Fig. 9.9. Installation de l'HIFU.

La cryothérapie a pour seule indication la récidive locale après radiothérapie. Peu de centres en France l'utilisent. Les risques propres sont les sténoses, l'incontinence, les troubles de l'érection et la récidive.

6. Suppression androgénique

La découverte de l'hormonosensibilité est due à Charles Huggins ayant reçu le prix Nobel pour ces travaux. La glande prostatique et le cancer de la prostate sont liés à la présence de testostérone, et l'absence de cette dernière entraîne une apoptose massive des cellules. Dans le cas des cellules tumorales, un contingent est capable de survivre et de se développer en l'absence d'androgènes et va être responsable de l'évolution péjorative.

Le blocage androgénique a pour but la suppression de l'effet des androgènes par suppression de leur production, associée ou non à un blocage des récepteurs périphériques aux androgènes. Son efficacité vaut pendant la période transitoire pouvant aller de quelques mois à plusieurs années. En moyenne chez le patient métastatique, l'efficacité est de 3 ans. Elle est donc PALLIATIVE.

La suppression androgénique par agoniste ou antagoniste de la LHRH a pour but d'obtenir un taux de castration avec une TESTOSTÉRONÉMIE INFÉRIEURE à 0,5 ng/mL.

La suppression androgénique peut être :

- CHIRURGICALE par la réalisation d'une pulpectomie bilatérale. Elle est alors définitive ;
- ou MÉDICALE (hormonothérapie).

L'hormonothérapie médicale utilise les approches suivantes :

- les AGONISTES DE LA LHRH : ces traitements ont pour but de saturer la voie de la LHRH aboutissant progressivement à l'arrêt de production de la testostérone. Il existe un effet rebond à l'induction du traitement entraînant une élévation brutale de la testostéronémie avant son effondrement : cet effet est dit « flare up » nécessitant une co-prescription d'un anti-androgène pendant au moins 1 mois. Les molécules sont la triptoréline (Décapeptyl®), acétate de leuproréline (Eligard®), leuproréline (Enantone®) ;
- les ANTAGONISTES DE LA LHRH : ces traitements bloquent directement la voie de la LHRH aboutissant à l'effondrement de la testostéronémie aussi rapidement qu'une castration chirurgicale (dégarelix [Firmagon®]) ;

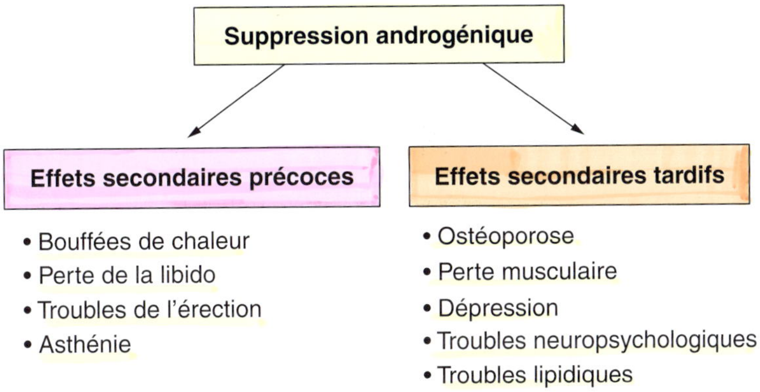

Fig. 9.10. Résumé des effets secondaires de l'hormonothérapie.

- les ANTIANDROGENES STÉROÏDIENS OU NON STÉROÏDIENS : leur objectif est de bloquer le récepteur des androgènes directement et parfois associé à une inhibition centrale pour les anti-androgènes stéroïdiens. Ex :
  - anti-androgènes stéroïdiens : acétate de cyprotérone (Androcur®),
  - anti-androgènes non stéroïdiens : bicatulamide (Casodex®), nicutamide (Anandron®).

Les traitements sont prescrits en continu ou de façon intermittente.

Les effets secondaires sont nombreux, majoritairement liés à la baisse de la testostérone (fig. 9.10) :

- sexuel : chute de la libido, dysfonction érectile ;
- bouffées de chaleur ;
- gynécomastie ;
- généraux : ostéoporose, majoration du diabète, du taux de cholestérol ou de l'hypertension artérielle, prise de poids ou obésité, cardiopathie et/ou maladie dégénérative neurologique (syndrome métabolique) ;
- plus spécifique en fonction des traitements : cytolyse hépatique, fibrose pulmonaire.

Classiquement, une monothérapie par agoniste ou antagoniste est prescrite en première ligne mais elle associe en cas d'agoniste un anti-androgène chez les patients métastatiques pour prévenir de l'effet « FLARE UP » 10 jours avant et 1 mois après. En cas de cancers métastatiques à haut risque, un blocage androgénique complet (agoniste+anti-androgène ou antagoniste seul) est nécessaire.

Cette hormonosensibilité ne dure cependant qu'un temps. On parle alors de cancer de prostate EN PHASE DE RÉSISTANCE À LA CASTRATION.

Il se définit selon plusieurs critères selon les recommandations de l'AFU :

- testostéronémie à des taux de castration (< 50 ng/dL ou 1,7 nmol/L) ;
- 3 augmentations de PSA à 2 semaines d'intervalle et une PSA > 2 ng/mL ;
- retrait de l'anti-androgène depuis > 4–6 semaines ;
- une progression clinique (apparition de douleur osseuse) ou radiologique (en scintigraphie osseuse ou scanner abdomino-pelvien).

7. Œstrogènes/estramustine

La prescription d'un autre traitement hormonal chez les patients en phase de résistance à la castration et peu symptomatique peut constituer une nouvelle étape dans l'escalade thérapeutique du cancer de prostate.

Le diéthylbestrol (DES) Distilbène® à la dose de 3 mg/jour a montré une bonne réponse objective du PSA avec une baisse de 40 % de celui-ci et de 20 % des symptômes cliniques. Son usage est limité devant un risque faible, mais non négligeable, thrombo-embolique.

De la même manière, on peut utiliser de l'estramustine (Estracyt®) à raison de 2 gel. × 2/jour ayant les mêmes réponses thérapeutiques.

8. Nouvelles hormonothérapies

De nouveaux traitements antihormonaux sont en cours d'évaluation, redéfinissant ainsi le concept de cancer de prostate résistant à la castration. La molécule la plus avancée est l'acétate d'abiratérone, inhibiteur de la synthèse des androgènes, notamment en inhibant le complexe CYP-17 au sein de la surrénale. L'acétate d'abiratérone (Zytiga®) a obtenu l'AMM en postchimiothérapie (et bientôt en pré-chimiothérapie également), après avoir prouvé dans une phase 3, un gain en survie globale.

D'autres molécules sont en cours de validation :

- l'ortéronel, ayant un effet abiratérone-like ;
- MDV3100, dont l'action diffère par son ciblage sur les récepteurs androgéniques directement.

Les modalités d'action des traitements hormonaux du cancer de la prostate sont résumées dans la fig. 9.11.

9. Chimiothérapie

La chimiothérapie a une place reconnue dans le CANCER DE PROSTATE MÉTASTATIQUE RÉSISTANT À LA CASTRATION ET SYMPTOMATIQUE.

Le plus difficile est de trouver le bon moment pour initier le traitement. Actuellement, un patient porteur de métastases hépatiques ou très symptomatiques (douleur) semble être le bon moment pour employer ce traitement.

La molécule de 1re intention est le docétaxel (Taxotère®) associé à de la prednisone, molécule appartenant à la famille des inhibiteurs des microtubules.

En 2e ligne et pour les malades ayant eu une bonne réponse première au docétaxel, le cabazitaxel (Jevtana®) est une nouvelle chimiothérapie en cours d'obtention d'AMM. Il s'agit d'une taxane semi-synthétique ayant montré récemment une amélioration de la survie globale.

10. Biphosphonates/irradiation métabolique

Les biphosphonates (acide zolédronique, Zometa®) inhibent la résorption osseuse liée à l'activité ostéoclastique. Sa place est démontrée dans le cancer de prostate résistant à la castration

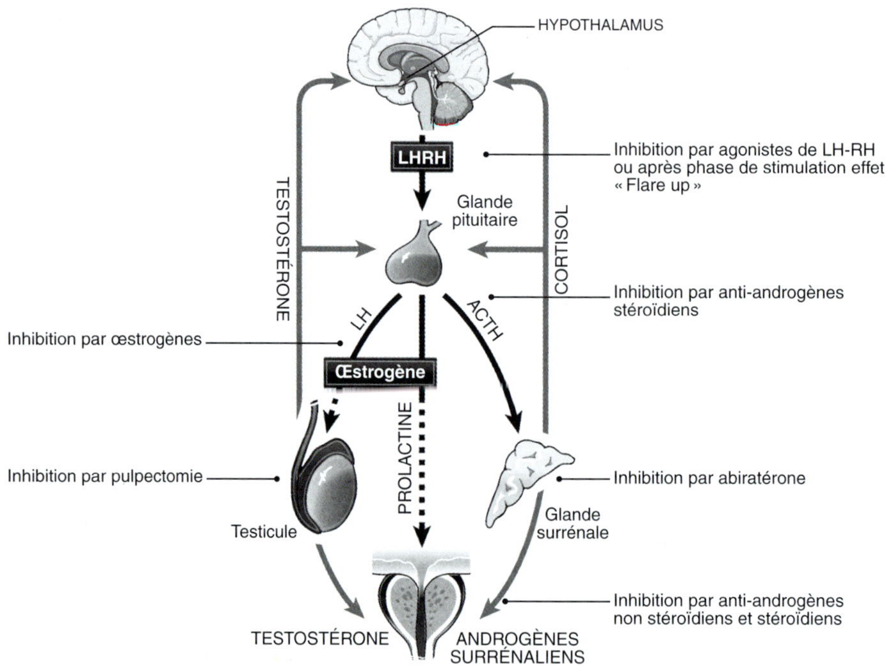

Fig. 9.11. Action des différents traitements antihormonaux.

et a un effet clinique sur l'événement osseux (fracture osseuse, douleur osseuse, hypercalcémie, compression médullaire).

Avant l'utilisation de ce traitement, une panoramique dentaire est nécessaire (risque de nécrose mandibulaire de 5 %).

Il est probable que dans les mois à venir l'alpharadine (chlorure de radium 223) remplace l'acide zolédronique par une efficacité supérieure sur la réduction de la progression des métastases osseuses, sur la réduction des événements osseux types fractures ou tassement, et sur l'augmentation de la survie globale.

11. Chirurgie de l'obstacle sous-vésical et de l'obstruction rénale

Dans les situations palliatives et devant des signes d'obstruction urinaire, il peut se discuter une chirurgie *a minima* de désobstruction de la voie urinaire.

Deux situations sont donc possibles :

- soit le volume de la prostate cancéreuse obstrue la filière urétrale (il s'agit alors d'un obstacle sous-vésical) : le traitement est le forage prostatique ;
- soit le cancer de prostate envahit le trigone vésical et obstrue 1 (ou 2) orifice(s) urétéral(aux) entraînant une dilatation pyélocalicielle : on peut alors proposer la pose de néphrostomie selon les conséquences de l'obstacle (insuffisance rénale avec troubles métaboliques, douleur).

12. Soins palliatifs et soins de support

L'un des objectifs principaux dans la prise en charge du cancer de prostate est le CONFORT avec une bonne QUALITÉ DE VIE du patient.

L'objectif du clinicien est le traitement de tout nouveau symptôme pouvant entraver le quotidien du patient.

La prise en charge se fait de manière PLURIDISCIPLINAIRE et les décisions sont souvent prises en réunion de concertation pluridisciplinaire (RCP), notamment avec l'aide active des équipes de soins palliatifs, du médecin référent et des médecins algologues.

À ce titre, la prise en charge de la douleur peut faire employer :

- des antalgiques de paliers 1, 2 ou 3, selon les recommandations de l'HAS ;
- de la radiothérapie antalgique sur les métastases osseuses douloureuses.

Le schéma ci-après reprend les différents mécanismes d'action des traitements hormonaux (fig. 9.11).

B. Stratégie thérapeutique

Le choix thérapeutique dépend du stade, de la différenciation, des troubles mictionnels éventuels, des facteurs de comorbidités, des signes cliniques présents au diagnostic et de l'espérance de vie du patient. Il est donc essentiel d'avoir au moment de la RCP tous les éléments pour pouvoir discuter du dossier.

1. Cancer de prostate localisé

Le traitement curatif tient compte des comorbidités du patient et de son espérance de vie. Il n'est donc envisagé que chez les patients ayant une espérance de vie >10 ans. Dans le bilan d'extension, l'IRM prostatique est optionnelle, mais souvent réalisée ; par contre la scintigraphie osseuse et le scanner thoraco-abdomino-pelvien n'ont pas leur place. Il est légitime de proposer une surveillance simple chez les patients dont l'espérance de vie est de moins 10 ans (tableau 9.1).

Tableau 9.1. Tumeurs de risque faible : T1-T2a ET PSA < 10 ng/mL ET score de Gleason ≤ 6.
Selon les recommandations Comité de cancérologie de l'AFU.

Traitements standards validés	Prise en charge à discuter avec le patient	En cours d'évaluation
Prostatectomie radicale	Surveillance active	Ablatherm
Radiothérapie externe à la dose 76–78 Gy		Protocole de photothérapie (Tookad)
Curiethérapie		

2. Cancer localement avancé

Le raisonnement est le même dans ce sous-groupe de patients ; le traitement curatif ne vaut que pour les hommes de moins de 75 ans et ayant une espérance de vie de plus de 10 ans. Le bilan d'extension doit comporter obligatoirement l'IRM prostatique, le scanner thoraco-abdomino-pelvien et la scintigraphie osseuse. Il peut notamment faire changer l'attitude thérapeutique selon la découverte de sites métastatiques ou même d'un franchissement capsulaire avec atteinte des vésicules séminales (tableaux 9.2, 9.3).

3. Cancer de la prostate métastatique

La suppression androgénique par castration chirurgicale ou par hormonothérapie (agoniste ou antagoniste LHRH) est le traitement de première ligne, quel que soit le nombre de sites métastatiques (ganglionnaire ou viscéral). Elle s'associe toujours, dans le cadre de cette prise en charge palliative, au traitement des symptômes du patient (douleur osseuse, anémie, dysurie…).

Au moment de la progression biologique, après une première ligne d'hormonothérapie (phase de résistance à la castration), il convient :

- de réaliser un blocage complet si cela n'a pas été fait avec l'adjonction d'un anti-androgène ;
- d'arrêter l'anti-androgène si le blocage était complet afin de tester le SYNDROME DE « RETRAIT DES ANDROGÈNES » qui est lié à une mutation du récepteur des androgènes devant stimuler et non bloquer par l'anti-androgène. La réponse thérapeutique par une baisse du PSA s'observe dans 30 % des cas pour une durée de 3 à 6 mois environ.

Tableau 9.2. Tumeurs de risque intermédiaire : T2b ou PSA entre 10 et 20 ng/mL ou score de Gleason = 7.
Selon les recommandations Comité de cancérologie de l'AFU.

Traitements standards validés	En option
Prostatectomie radicale avec curage ganglionnaire étendu	
Radiothérapie externe à la dose > 76–78 Gy	Curiethérapie associée à la radiothérapie
Radiothérapie externe avec une hormonothérapie courte de 6 mois (protocole Bolla) Traitement multimodal association chirurgie radiothérapie et hormonothérapie	

Tableau 9.3. Tumeurs à haut risque : > T2c ou PSA > 20 ng/mL ou score de Gleason > 8
Selon les recommandations Comité de cancérologie de l'AFU.

Traitements standards validés	En option
Hormono-radiothérapie	Hormonothérapie seule
Prostatectomie radicale avec curage ganglionnaire étendu chez le sujet jeune	

Tableau 9.4. Traitements : grands principes des traitements hormonaux.

Cancer de prostate M+	1re intention	Réélévation PSA	Si échec : réélévation du PSA	Si échec : réélévation PSA+patient non symptomatique	Si échec et patient symptomatique	Si progression postchimiothérapie
Traitement	BAC	Arrêt de l'antiandrogène = SYNDROME DE RETRAIT DES ANDROGÈNES	Hormonothérapie de 2nd génération : œstrogène, estracyt	Essai clinique d'hormonothérapie Prochainement abiratérone Chimiothérapie à discuter en cas de patient jeune	Chimiothérapie par Docétaxel	Abiratérone Cabazitaxel Radiothérapie métabolique Prochainement MDV 3100

Après cette seconde ligne d'hormonothérapie, et si le PSA progresse et/ou les signes cliniques, le cancer est appelé « RÉSISTANT A LA CASTRATION ».

Dans cette phase, il peut être proposé soit d'autres lignes de manipulations hormonales avec le diéthylbestrol ou prochainement les nouvelles hormonothérapies type acétate d'abiratérone ou MDV3100 (protocole d'hormonothérapie en cours d'évaluation), soit une chimiothérapie à base de docétaxel (Taxotère®) en particulier pour les patients symptomatiques (tableau 9.4).

Si le cancer progresse après chimiothérapie, il s'agit d'un cancer résistant à la castration et à la chimiothérapie. L'indication actuelle est l'association de l'acétate d'abiratérone et de la prednisone ou d'une nouvelle ligne de chimiothérapie (cabazitaxel, Jevtana®). Il peut être aussi proposé la reprise de la chimiothérapie par docetaxel – surtout si la réponse initiale à ce traitement était favorable –, ou l'utilisation de la mitoxantrone-prednisone.

VI. Surveillance

Il s'agit d'une surveillance A VIE. L'objectif est de détecter une éventuelle récidive mais aussi d'évaluer les séquelles des traitements pour mieux les prendre en charge.

Ce suivi est :

- clinique : signes d'extension locale ou générale ;
- biologique : dosage du PSA qui doit être inférieur à 0,2 ng/mL après chirurgie, ou inférieur au PSA nadir (PSA le plus bas observé après radiothérapie) + 2 ng/mL après curiethérapie ou radiothérapie, ou avoir un taux le plus bas possible et stable sous les autres modalités thérapeutiques.

Si le patient est sous traitement antihormonal, la testostéronémie doit être < à 0,5 ng/mL.

Le suivi est initialement rapproché tous les 6 mois pendant 5 ans, puis tous les ans. Cette fréquence est à adapter en fonction du stade et de la gravité de la maladie.

Références

Recommandations de l'Association française d'urologie (AFU)-CCAFU 2010–2013 (http://www.urofrance.org/fileadmin/medias/afu/communiques/2012-03-15_cancer-prostate.pdf. http://www.urofrance.org/outils-etrecommandations/recommandations/recommandations-afu/classees-par-annee.html).

Site d'information sur le cancer de prostate pour les patients (www.anamacap.fr).

Site de l'InCa (www.e-cancer.fr).

Résumé

- Le cancer de la prostate est le plus fréquent chez l'homme de plus de 50 ans.
- Deux terrains sont prédisposés : le patient afro-antillais et le patient avec antécédent familial de cancer de la prostate.
- Aucun dépistage de masse n'est recommandé mais plutôt un dépistage individuel dans les populations à risque (dès 45 ans) et les patients qui le souhaitent (à partir de 50 ans), ayant une espérance de vie d'au moins 10 ans.
- Le plus souvent, le patient est asymptomatique. Le diagnostic se fait par le TOUCHER RECTAL et le dosage biologique du PSA > 4 ng/mL avec un rapport PSAl/PSAt < 10 %.
- Les biopsies de la prostate posent le diagnostic de certitude et ÉVALUENT l'agressivité de la tumeur. Elles sont réalisées : par voie endorectale, échoguidée, faites sous antibioprophylaxie. Il faut en faire au moins 12. Il faut prévenir le patient des complications possibles : infectieuses, hémorragiques.
- L'échographie vésico-prostatique n'a pas d'utilité pour le diagnostic (sa seule utilité est par voie endorectale lors des biopsies).
- La classification de D'Amico permet de classer les tumeurs en fonction de leur agressivité potentielle au moment du diagnostic :
  - RISQUE FAIBLE : PSA < 10 ng/ml **ET** score de Gleason ≤ 6 **ET** stade clinique T1c ou T2a ;
  - RISQUE INTERMÉDIAIRE : PSA compris entre 10 et 20 ng/mL ou score de Gleason de 7 ou stade T2b ;
  - RISQUE ÉLEVÉ : PSA > 20 ng/mL ou score de Gleason ≥ 8 ou stade clinique T2c.
- Le bilan d'extension dépend des critères cliniques de D'Amico :
  - CaP BAS RISQUE : pas d'examen complémentaire, IRM pelvienne optionnelle et souvent réalisée ;
  - CaP RISQUE INTERMÉDIAIRE ET HAUT RISQUE : IRM pelvienne, scanner abdomino-pelvien et scintigraphie osseuse.
- Dans plus de 90 % des cas, il s'agit d'un ADÉNOCARCINOME de prostate. Score de Gleason est un score histopronostique, allant de 6 (cancer bien différencié) à 10 (cancer indifférencié) : c'est un FACTEUR PRONOSTIQUE.

Stratégie thérapeutique :

- CANCER DE LA PROSTATE LOCALISE : surveillance active ou traitement curateur (par chirurgie ou radiothérapie) ;
- CANCER DE LA PROSTATE LOCALEMENT AVANCE : traitement curateur par chirurgie chez le sujet jeune ou hormono-radiothérapie ;

- CANCER DE LA PROSTATE MÉTASTATIQUE : hormonothérapie;
- CANCER DE LA PROSTATE EN PHASE DE RÉSISTANCE À LA CASTRATION : manipulation hormonale si peu symptomatique (syndrome de retrait des androgéniques, Distilbène®, nouvelles hormonothérapies) ou chimiothérapie si symptomatiques (douleurs osseuses...);
- et ne pas oublier : prise en charge à 100 %, soins de confort (traitement de la douleur, des troubles urinaires...).

UNE surveillance D'AU MOINS 10 ANS BASÉE SUR LA clinique (TR) et LA biologie (taux de PSA, testostéronémie) EST PRÉCONISÉE.

CHAPITRE

10

Item 308 (*Item 158*) – Cancer du rein

Jean-Philippe Couapel, Karim Bensalah

Coordination et relecture : Morgan Rouprêt

Objectifs pédagogiques

- Connaître les stratégies de prévention, de dépistage, de diagnostic et de traitement des tumeurs du rein.
- Participer à la décision thérapeutique multidisciplinaire et à la prise en charge du malade à tous les stades de sa maladie.
- Rappels des items ECN :
  - 138 : Cancer : épidémiologie, cancérogénèse, développement tumoral, classification
  - 139 : Facteurs de risque, prévention et dépistage des cancers
  - 140 : Diagnostic des cancers : signes d'appel et investigations paracliniques ; stadification ; pronostic
  - 141 : Traitement des cancers : chirurgie, radiothérapie, chimiothérapie, hormonothérapie. La décision thérapeutique multidisciplinaire et l'information du malade
  - 158 : Tumeurs du rein

I. Pour Comprendre

La découverte d'une tumeur du rein doit toujours faire évoquer en premier lieu l'existence d'un carcinome à cellules rénales. Les tumeurs bénignes sont beaucoup plus rares et constituent un diagnostic d'élimination à évoquer secondairement.

Le cancer du rein se caractérise par une évolution lente et longtemps non infiltrante.

C'est une tumeur qui se manifeste rarement cliniquement et qui est le plus souvent de découverte fortuite.

Le cancer du rein peut être multifocal (5 % des cas) et/ou bilatéral (2–3 % des cas).

Son traitement de référence demeure la chirurgie.

II. Épidémiologie

A. Quelques chiffres

En France, le cancer du rein est le 9e cancer de l'adulte.

C'est le 3e cancer urologique en termes d'incidence (après les cancers de la prostate et de la vessie), mais c'est le plus meurtrier.

L'incidence du cancer du rein augmente constamment depuis 30 ans.

Il touche plus l'homme que la femme (sex-ratio 1,5).

Son pic d'incidence se situe entre 60 et 70 ans.

B. Les facteurs de risque

Le principal facteur de risque de cancer du rein est l'insuffisance rénale chronique (petits reins atrophiques et kystiques) qui multiplie par 7 le risque de tumeur papillaire (voir « III. Anatomopathologie »).

Il y a trois autres facteurs de risque dont l'importance est plus limitée : le tabagisme, l'obésité et l'hypertension artérielle.

Certaines maladies héréditaires familiales prédisposent aux tumeurs rénales :

- la plus connue est la maladie de von Hippel-Lindau qui s'accompagne de carcinomes à cellules claires multiples, précoces et récidivants qui font toute la gravité de la maladie ;
- d'autres sont plus rares : carcinome papillaire héréditaire, syndrome de Birt-Hogg-Dubé.

III. Anatomopathologie

La plupart des tumeurs rénales sont malignes. Cependant, les tumeurs bénignes sont fréquentes notamment pour les lésions < 4 cm où elles représentent 20 à 30 % des cas (tableau 10.1).

A. Tumeurs malignes

1. Carcinome à cellules rénales

Il représente 90 % des tumeurs rénales malignes et comprend 4 types histologiques principaux :

- carcinome à cellules claires (75 %) : tumeur hétérogène, classiquement jaune chamois et constituée de cellules optiquement vides car riches en lipides et en glycogène ;
- carcinome tubulo-papillaire (10–15 %) : il en existe deux sous-types (I et II). Le sous-type II serait de moins bon pronostic que le sous-type I ;

Tableau 10.1. Types histologiques les plus fréquents.

Tumeurs malignes	Carcinome à cellules rénales	90 %	**Cellules claires**	75 %
			Tubulo-papillaire	10–15 %
			Chromophobe	< 5 %
			Carcinome de Bellini	1 %
	Autres	10 %		
Tumeurs bénignes	Oncocytome	5 %		
	Angiomyolipome			

- carcinome chromophobe (< 5 %) : type histologique rare mais de bon pronostic ;
- carcinome de Bellini ou carcinome des tubes collecteurs (1 %).

2. Autres types histologiques

Ils sont nombreux (une quarantaine) et rares. Il s'agit des tumeurs métanéphriques, néphroblastiques, mésenchymateuses, neuroendocriniennes…

3. Le grade de Fuhrman

C'est un facteur pronostic majeur du cancer du rein. En fonction de la morphologie nucléaire (aspect du noyau, taille des nucléoles), on distingue les tumeurs de bas grade (Fuhrman 1 et 2) et de haut grade dont le pronostic est plus péjoratif (Fuhrman 3 et 4).

B. Tumeurs bénignes

Il s'agit principalement de l'oncocytome et de l'angiomyolipome.

- L'**oncocytome** ou adénome oncocytaire : c'est une tumeur bénigne d'origine épithéliale représentant 5 % des tumeurs rénales. On peut parfois le confondre avec le carcinome chromophobe.
- L'**angiomyolipome** : tumeur mésenchymateuse constituée en proportion variable de tissus adipeux, de fibres musculaires lisses et de vaisseaux sanguins. Il touche surtout la femme. On peut en faire le diagnostic sur les clichés de scanner non injecté (densité négative qui signe la présence de graisse intratumorale). Son principal risque évolutif est le saignement (hémorragie dans le rétropéritoine ou dans la voie excrétrice) lorsque son diamètre dépasse 4 cm. Les patients atteints de sclérose tubéreuse de Bourneville ont fréquemment de volumineux angiomyolipomes bilatéraux.

C. Lésions kystiques

Les lésions kystiques du rein sont classées selon des critères d'imagerie (scanner) d'après la classification de Bosniak (tableau 10.2).

Les kystes de type I et II sont considérés comme bénins et ne nécessitent pas de surveillance.

Les kystes de type III et IV sont à haut risque de malignité (45 % pour les types III et 95 % dans les types IV), et il est recommandé d'en faire l'exérèse chirurgicale.

IV. Diagnostic

A. Présentation clinique

1. Formes asymptomatiques

La grande majorité des tumeurs du rein (65 %) est diagnostiquée de façon fortuite (on parle de tumeurs incidentales) le plus souvent du fait d'examens d'imagerie abdominale (échographie, scanner) faits pour l'exploration de symptômes non urologiques.

Ces tumeurs incidentales sont en général de petite taille et localisées au rein (fig. 10.1).

Tableau 10.2. Classification de Bosniak.

Type I : kyste simple	Densité hydrique Homogène Limites régulières sans paroi visible Pas de rehaussement après injection de PDC*
Type II : kyste atypique	Cloisons fines Fines calcifications pariétales Kystes hyperdenses Pas de rehaussement après injection de PDC*
Type IIF	Cloisons nombreuses et fines Paroi légèrement épaissie Calcifications pariétales et cloisons régulières Kyste hyperdense
Type III : kyste suspect	Cloisons nombreuses et épaisses Paroi épaisse Limites irrégulières Calcifications épaisses et irrégulières Contenu dense Rehaussement de la paroi ou des cloisons après injection de PDC*
Type IV : cancer à forme kystique	Paroi épaisse et irrégulière Végétations ou nodule mural Rehaussement de la paroi ou des végétations après injection de PDC*

* PDC : produit de contraste

Source : CC AFU REIN [Recommendations Onco-Urology 2010 : Kidney cancer]. Patard JJ, Baumert H, Corréas JM, Escudier B, Lang H, Long JA, Neuzillet Y, Paparel P, Poissonnier L, Rioux-Leclercq N, Soulié M ; Oncology Committee of the French Association of Urology (CCAFU). Prog Urol. 2010 Nov ; 20 Suppl 4 : S319–39

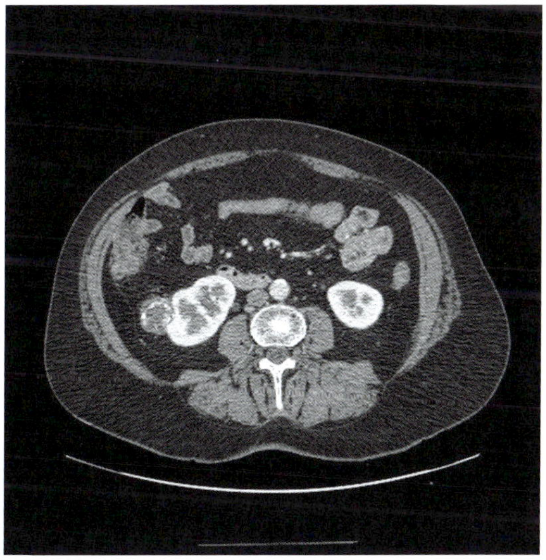

Fig. 10.1. Petite tumeur rénale droite.

2. Formes symptomatiques

Symptômes locaux : c'est la triade classique :

- hématurie macroscopique ;
- lombalgie ;
- masse du flanc pour les tumeurs volumineuses (fig. 10.2).

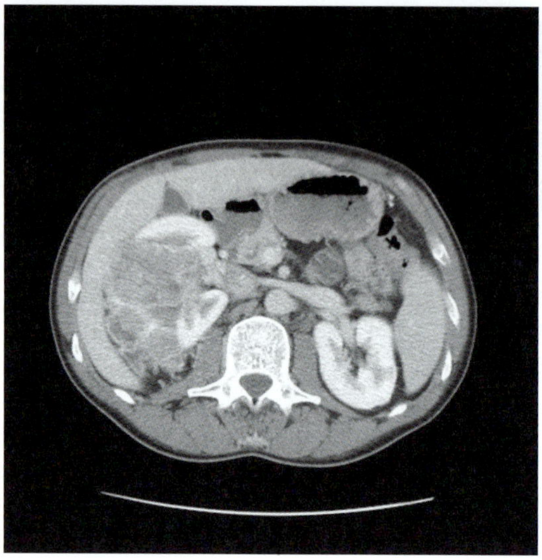

Fig. 10.2. **Volumineuse tumeur rénale droite.**

Signes généraux :

- fièvre et altération de l'état général ;
- symptômes liés à d'éventuelles métastases osseuses (douleurs essentiellement).

3. Examen clinique

Il n'y a aucun signe spécifique du cancer du rein.

Il peut y avoir une pâleur en présence d'une anémie.

Classiquement, l'apparition récente d'une varicocèle, notamment du côté droit, doit faire suspecter un thrombus tumoral dans la veine rénale ou dans la veine cave.

B. Examens complémentaires

1. Examens d'imagerie

a. Échographie abdominale

C'est un examen de dépistage qui est peu précis pour analyser une tumeur du rein.

Classiquement les tumeurs du rein sont hyperéchogènes.

Elle est utile pour le suivi des patients après traitement.

b. Scanner abdominal

Il doit être fait en l'absence d'insuffisance rénale.

C'est l'examen de référence pour l'évaluation des tumeurs rénales :

- il doit comprendre trois temps (uroscanner) : sans injection, temps vasculaire (30 secondes après injection) et temps excrétoire tardif ;
- il fait le diagnostic de tumeur : lésion irrégulière, hétérogène, avec d'éventuelles plages de nécrose centrales, qui se rehausse après injection de produit de contraste ;
- il apprécie l'extension locorégionale : taille de la tumeur, atteinte de la graisse péri-rénale, envahissement de la surrénale ;
- il recherche un envahissement veineux : thrombus dans la veine rénale (fig. 10.3) ou dans la veine cave (qui peut remonter jusqu'à l'oreillette gauche) (fig. 10.4) ; le cancer du rein est une des rares tumeurs solides capable d'envahir le système veineux ;

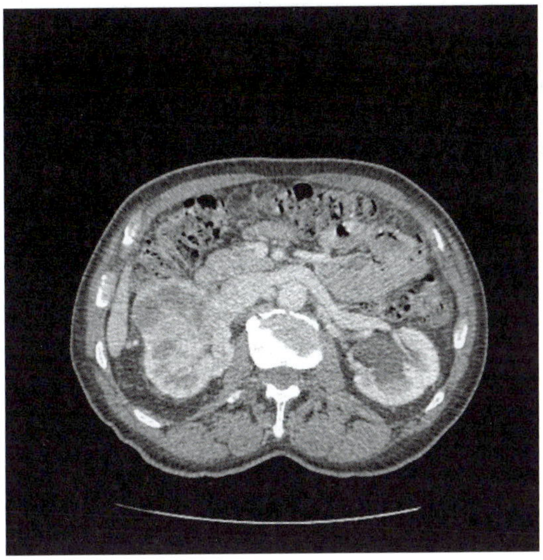

Fig. 10.3. **Tumeur rénale droite avec thrombus de la veine rénale.**

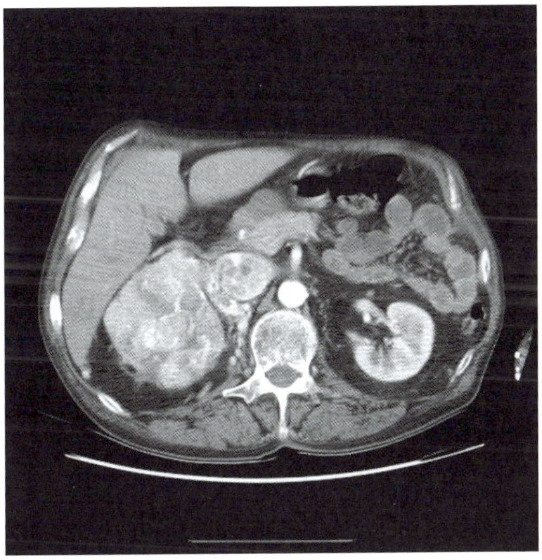

Fig. 10.4. **Tumeur rénale droite avec thrombus de la veine cave inférieure.**

- il fait le bilan d'extension : adénopathies lombo-aortiques (fig. 10.5), métastases hépatiques ;
- il apprécie le rein controlatéral : tumeur controlatérale dans 5 % des cas (fig. 10.6), trophicité.

Le scanner thoracique est systématiquement réalisé à la recherche de métastases pulmonaires.

c. IRM

Elle n'est pas systématique.

Elle peut être demandée dans les cas suivants :

- pour mieux évaluer le niveau supérieur d'un thrombus de la veine cave (mais les scanners sont de plus en plus performants) ;
- pour mieux analyser une petite tumeur du rein (< 4 cm) ;
- en cas d'insuffisance rénale.

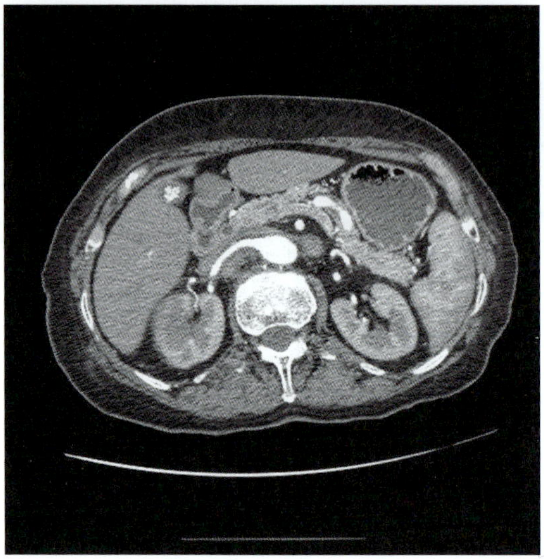

Fig. 10.5. Tumeur rénale droite avec adénopathies au niveau du pédicule rénal.

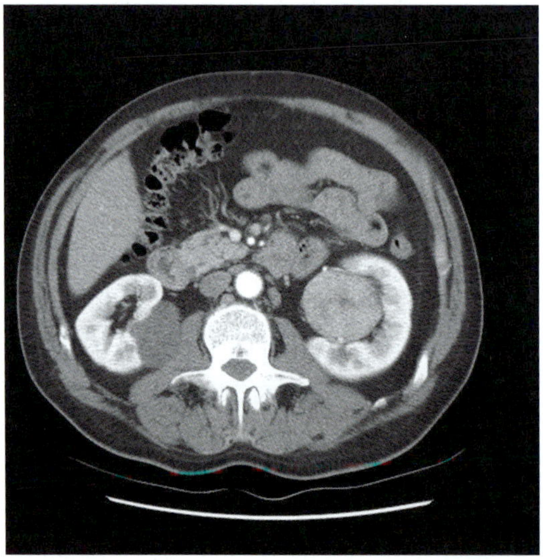

Fig. 10.6. Tumeurs rénales bilatérales.

2. Examens biologiques

- Évaluation précise de la fonction rénale : créatininémie avec calcul de la clairance de la créatinine (MDRD). Les patients qui ont une tumeur du rein ont souvent une fonction rénale altérée et les traitements des tumeurs du rein peuvent retentir sur la fonction rénale.
- NFS : le cancer du rein s'accompagne parfois d'une anémie ou au contraire d'une polyglobulie (qui est alors considérée comme un syndrome paranéoplasique).
- En cas de maladie métastatique : plaquettes, calcémie et dosage des LDH (qui sont dans ce contexte des facteurs pronostiques).

3. Place de la biopsie tumorale

La biopsie d'une tumeur du rein peut être faite sous anesthésie locale avec un guidage échographique ou scannographique.

Son intérêt est discuté car il y a environ 10 % de faux négatifs.

Globalement, elle peut être faite dans les cas suivants :

- en cas de doute diagnostique : lorsque la tumeur sur le scanner n'a pas un aspect typique de carcinome (diagnostic différentiel avec un lymphome ou un sarcome) ;
- petite tumeur localisée chez un patient âgé et/ou avec de nombreuses comorbidités ;
- chez un patient avec des antécédents de tumeur extra-rénale (pour écarter une métastase rénale du cancer primitif) ;
- chez les patients qui ont une tumeur du rein métastatique pour avoir une preuve histologique avant de débuter un traitement anti-angiogénique.

V. Classification TNM

La classification actuellement recommandée est la classification TNM 2009 (tableau 10.3).

Tableau 10.3. Classification TNM 2009 des carcinomes rénaux.

T – Tumeur primitive
• Tx La tumeur primitive ne peut être évaluée
• T0 Aucune preuve de tumeur primitive
• T1 Tumeur limitée au rein ≤ 7 cm de grand axe
T1a Tumeur limitée au rein ≤ 4 cm de grand axe
T1b Tumeur limitée au rein > 4 cm mais ≤ 7 cm de grand axe
• T2 Tumeur limitée au rein > 7 cm de grand axe
T2a Tumeur limitée au rein > 7 cm mais ≤ 10 cm de grand axe
T2b Tumeur limitée au rein > 10 cm de grand axe
• T3 Tumeur intéressant les veines principales ou envahissant la graisse péri-rénale ou du sinus rénal mais sans atteinte du fascia de Gérota
T3a Tumeur envahissant la veine rénale ou ses branches de division segmentaires, la graisse du sinus rénal ou péri-rénale mais n'atteignant pas la surrénale et ne dépassant pas le fascia de Gérota
T3b Tumeur envahissant la veine cave sous forme d'un thrombus sous-diaphragmatique
T3c Tumeur envahissant la paroi de la veine cave inférieure ou thrombus s'étendant au-dessus du diaphragme
• T4 Tumeur s'étendant au-delà du fascia de Gérota, incluant l'envahissement de contiguïté de la surrénale homolatérale
N – Envahissement des ganglions régionaux
• Nx les adénopathies ne peuvent être évaluées
• N0 Pas de métastase ganglionnaire
• N1 Métastase ganglionnaire unique
• N2 Plus de 1 métastase ganglionnaire
M – Métastase à distance
• Mx les métastases à distance ne peuvent être évaluées
• M0 Métastase ganglionnaire unique
• M1 Métastase à distance

Source : CLASSIFICATION TNM, http://www.uicc.org/

VI. Facteurs pronostiques et histoire naturelle

A. Trois facteurs pronostiques reconnus pour le cancer du rein

- Le stade tumoral.
- Le grade de Fuhrman.
- L'altération de l'état général.

D'autres facteurs cliniques (présence de symptômes), biologiques (anémie, hypercalcémie, thrombopénie, augmentation des LDH), histologiques (composante sarcomatoïde, nécrose tumorale, invasion microvasculaire) sont mis en avant par certaines études et sont repris dans des systèmes pronostiques prédictifs (nomogrammes) mais ne sont pas utilisés dans la pratique de tous les jours.

B. Histoire naturelle

La majorité des cancers du rein sont localisés au moment du diagnostic, mais 30 % d'entre eux deviendront métastatiques au cours du suivi. Les petites tumeurs (< 4 cm) ont un très bon pronostic (95 % de survie spécifique à 5 ans). Les tumeurs métastatiques ont un pronostic très péjoratif (5–10 % de survie spécifique à 5 ans).

VII. Prise en charge thérapeutique

Toute décision thérapeutique doit être discutée en réunion de concertation pluridisciplinaire (RCP).

A. Moyens thérapeutiques

1. La chirurgie

C'est le traitement de référence des cancers du rein.

Selon la taille, le stade et la localisation de la tumeur, on peut proposer :

- une chirurgie rénale conservatrice (néphrectomie partielle) : elle consiste à retirer uniquement la tumeur en épargnant le maximum de parenchyme rénal sain, de façon à préserver la fonction rénale ;
- une néphrectomie élargie : on retire en bloc le rein tumoral, la graisse péri-rénale et éventuellement la surrénale.

Toutes ces chirurgies peuvent se faire par voie ouverte ou par laparoscopie avec éventuelle assistance robotique.

En cas de thrombus cave, celui-ci est retiré (cavotomie pour thrombectomie) en même temps que la tumeur rénale. Pour cela, il faut contrôler la veine cave en aval du thrombus ce qui peut nécessiter un abord thoracique et une circulation extracorporelle quand le thrombus est intracardiaque.

2. Traitements ablatifs

Le principe est de détruire la tumeur avec une énergie thermique.

Il y a deux techniques principales :

- la radiofréquence : on insère dans la tumeur par voie percutanée et sous contrôle scannographique une sonde de radiofréquence qui génère une zone d'hyperthermie ;
- la cryothérapie : on met en place dans la tumeur par voie percutanée ou laparoscopique une sonde qui génère par l'intermédiaire d'un gaz réfrigérant une boule de glace qui détruit la tumeur.

Il est nécessaire d'avoir fait une **biopsie** auparavant pour confirmer que la tumeur est maligne.

Ce sont des traitements qui sont réservés aux petites tumeurs (< 4 cm) chez des patients âgés avec des comorbidités importantes, chez qui la chirurgie est contre-indiquée.

Ce sont des techniques moins invasives que la chirurgie.

3. Surveillance active

On peut, chez des patients âgés, choisir de surveiller régulièrement une petite tumeur du rein (< 4 cm) car la plupart d'entre elles évoluent lentement (3 mm/an). La surveillance se fait par échographie ou scanner tous les six mois.

4. Traitement anti-angiogénique (ou thérapies ciblées)

C'est le traitement des patients avec un cancer du rein métastatique.

Le principe est de bloquer de façon ciblée les médiateurs ou récepteurs de l'angiogenèse. Plusieurs molécules sont disponibles :

- anticorps monoclonal dirigé contre le VEGF : bevacizumab (Avastin®) ;
- inhibiteurs des récepteurs du VEGF : sunitibib, pazopanib ;
- inhibiteurs de la voie mTOR : temsirolimus.

Ces traitements augmentent la survie sans progression et la survie globale pour certains d'entre eux.

Leur administration séquentielle permet d'obtenir des réponses prolongées.

Ils ont de nombreux effets indésirables (asthénie, diarrhée, syndrome main-pied, rashs, hypertension) et coûtent très cher.

B. Indications

1. Tumeurs localisées au rein = T1-2, NX-N0, M0

Le traitement est chirurgical : néphrectomie partielle si techniquement possible, néphrectomie élargie sinon.

En cas de risque chirurgical élevé (âge > 70 ans, comorbidités, altération de la fonction rénale, espérance de vie limitée), et chez les patients avec une petite tumeur, on peut proposer la surveillance active ou la thermoablation.

2. Tumeurs du rein localement avancées = T3-4, N0, M0

Le traitement recommandé est la NTE éventuellement associée à un geste complémentaire (surrénalectomie, curage ganglionnaire, thrombectomie cave).

L'intérêt des traitements anti-angiogéniques en néoadjuvant ou adjuvant est en cours d'évaluation.

3. Tumeurs du rein métastatiques = M+

Traitement médical recommandé par les anti-angiogéniques.

La chirurgie des métastases peut être proposée chez certains patients.

La place de la néphrectomie chez les patients porteurs d'un cancer du rein métastatique est débattue et en cours d'évaluation.

VIII. Surveillance

La surveillance a deux objectifs :

- dépister une récidive locale ou métastatique ;
- surveiller la fonction rénale.

Il n'existe pas de véritable consensus sur les modalités de suivi après traitement des cancers du rein.

Modalités de surveillance : examen clinique, échographie rénale, TDM thoraco-abdomino-pelvienne, créatininémie.

Références

Recommandations de l'Association française d'urologie (AFU)-CCAFU 2010–2013 (http://www.urofrance.org/fileadmin/medias/afu/communiques/2012-03-15_cancer-prostate.pdf. http://www.urofrance.org/outils-et recommandations/recommandations/recommandations-afu/classees-par-annee.html).

Site de l'InCa (www.e-cancer.fr).

Résumé

Épidémiologie :

- 3e cancer urologique mais le plus meurtrier ;
- facteurs de risque :
  - insuffisance rénale chronique,
  - tabac/obésité/HTA/maladies héréditaires familiales.

Anatomopathologie :

- tumeurs malignes : carcinome à cellules rénales (cellules claires/papillaire/chromophobe) ;
- tumeurs bénignes : oncocytome et angiomyolipome ;
- lésions kystiques : simple, atypique, suspect ou cancer à forme kystique (classification de Bosniak).

Diagnostic :

- clinique : asymptomatique de découverte fortuite le plus souvent, sinon triade hématurie/lombalgie/masse du flanc ;
- examens complémentaires : scanner abdominal+++/fonction rénale/biopsie tumorale dans certaines situations.

Classification TNM 2009

Facteurs pronostiques : stade tumoral/grade de Furhman/altération de l'état général.

Histoire naturelle : 30 % d'évolution métastatique pour les tumeurs localisées.

Prise en charge thérapeutique : après réunion de concertation multidisciplinaire :

- tumeurs localisées au rein (T1-2) : néphrectomie partielle si techniquement possible, sinon néphrectomie élargie. Traitements ablatifs ou surveillance active si haut risque chirurgical et petite tumeur ;
- tumeurs du rein localement avancées (T3-4) : néphrectomie totale élargie ;
- tumeurs du rein métastatiques : traitement médical par anti-angiogéniques.

Surveillance : récidive et fonction rénale par examen clinique, imagerie et créatininémie.

CHAPITRE 11

Item 310 (*Item 160*) – Tumeurs du testicule

Marie Audouin, Alain Houlgatte

Coordination et relecture : Morgan Rouprêt

Objectifs pédagogiques

- Connaître les stratégies de prévention, de dépistage, de diagnostic et de traitement des tumeurs du testicule.
- Participer à la décision thérapeutique multidisciplinaire et à la prise en charge du malade à tous les stades de sa maladie.
- Rappels des items ECN :
  - 138 : Cancer : épidémiologie, cancérogénèse, développement tumoral, classification
  - 139 : Facteurs de risque, prévention et dépistage des cancers
  - 140 : Diagnostic des cancers : signes d'appel et investigations paracliniques ; stadification ; pronostic
  - 141 : Traitement des cancers : chirurgie, radiothérapie, chimiothérapie, hormonothérapie. La décision thérapeutique multidisciplinaire et l'information du malade
  - 160 : Tumeurs du testicule

I. Pour comprendre

Le cancer du testicule est rare puisqu'il concerne 1 % seulement des cancers de l'homme.

Il s'agit toutefois d'un cancer plus fréquent chez l'homme jeune, entre 20 et 35 ans. Il existe en réalité deux pics d'incidence de cette maladie : les premières années de la vie (petit pic) et **entre 25 et 35 ans (pic maximum)**.

Plus de 50 % des cas de ce cancer sont diagnostiqués à un stade limité au testicule et ont donc une bonne possibilité de guérir facilement.

II. Épidémiologie

Le cancer du testicule est une tumeur rare (1 à 2 % des cancers chez l'homme tout âge confondu). L'incidence annuelle en France est d'environ 2 320 cas et 90 décès liés au cancer. Cette incidence est en augmentation depuis les années 90 mais la mortalité a diminué de 40 %. Il s'agit essentiellement d'un cancer de l'homme jeune avec un pic de fréquence se situant entre 15 et 34 ans, survenant en général à un âge plus précoce pour les tumeurs germinales non séminomateuses par rapport aux séminomes. TOUTE TUMEUR TESTICULAIRE EST UN CANCER JUSQU'A PREUVE DU CONTRAIRE.

III. Histoire naturelle

Ce sont des cancers qui métastasent essentiellement par voie lymphatique mais également hématogène. Les sites de prédilection des métastases ganglionnaires sont lombo-aortiques dont la topographie dépend du testicule tumoral (latéro-aortique gauche, pré-aortique, inter-aortico-cave, précave et latérocave droit), iliaque homolatéral puis à un stade plus avancé sus-diaphragmatiques, médiastinaux et sus-claviculaires gauches. L'extension métastatique par voie hématogène concerne en premier lieu le poumon, secondairement le foie, plus rarement le cerveau et l'os.

IV. Facteurs de risque

- Antécédent de cancer testiculaire controlatéral.
- La présence d'un syndrome de dysgénésie gonadique associant plus ou moins :
  - un antécédent de cryptorchidie (homo- ou controlatérale). Présente dans presque 10 % des cas, elle multiplie le risque de cancer par 4,7. Un abaissement testiculaire chirurgical, s'il ne permet pas de réduire le risque de cancer, a l'avantage de faciliter la palpation testiculaire ;
  - une atrophie testiculaire ;
  - un hypospade ;
  - des troubles de la fertilité.
- D'autres facteurs favorisants sont discutés comme un antécédent familial de tumeur testiculaire ainsi que certains facteurs d'environnement tels que la prise d'œstrogène par la mère pendant la grossesse, l'exposition à certaines substances de l'industrie chimique, ou présentes dans l'environnement (insecticides, herbicides).

V. Anatomopathologie

Le testicule normal est formé de tubes séminifères, contenus dans des lobules (environ 300) et séparés entre eux par des cloisons provenant de l'albuginée et de tubes collecteurs s'organisant en rete testis, cônes efférents puis en épididymes. Les tubes séminifères contiennent deux types de cellules : les cellules germinales et les cellules de Sertoli (cellules de soutien des cellules germinales). Ils produisent les spermatozoïdes. Les cellules de Leydig qui produisent les androgènes sont présentes dans le stroma.

On distingue deux groupes de tumeurs primitives testiculaires : les tumeurs germinales (TG) : 90 % à 95 % des cas et les tumeurs non germinales : 5 % à 10 % des cas (tableau 11.1).

Tableau 11.1. Classification des tumeurs testiculaires.

Tumeurs primitives	
Tumeurs germinales (90 % à 95 %)	**Tumeurs non germinales** (5 % à 10 %)
Séminomes	Stroma gonadique spécialisé : – Tumeurs à cellules de Leydig – Tumeurs à cellules de Sertoli Gonadoblastome Adénocarcinome du rete-testis
Tumeurs non séminomateuses – Carcinome embryonnaire – Choriocarcinome – Tératome – Tumeur du sac vitellin	
Tumeurs secondaires	
Lymphomes Leucémie aiguë lymphoblastique Métastases : prostate, poumon, mélanome, rein…	

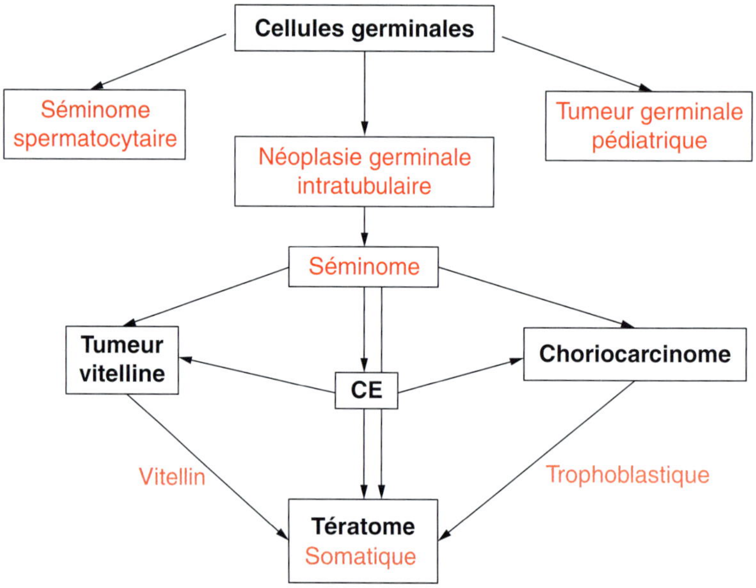

Fig. 11.1. Schéma de l'histogenèse des tumeurs germinales testiculaires.
D'après Srigley, 1988.

La néoplasie germinale intratubulaire (NGIT) correspond à un état tumoral pré-invasif avec un risque d'évolution vers un cancer testiculaire estimé à 50 % dans les 5 ans suivant son diagnostic. Elle représente le précurseur de l'ensemble des tumeurs germinales développées après la puberté évoluant initialement vers le séminome *in situ* puis vers l'ensemble des tumeurs germinales (fig. 11.1). La NGIT est retrouvée dans 90 % des cas au niveau du parenchyme testiculaire adjacent à la tumeur sur les pièces d'orchidectomie. Sa recherche est indispensable en cas d'orchidectomie partielle. L'incidence de la NGIT dans le testicule controlatéral est évaluée à environ 9 % des cas justifiant la réalisation de biopsies controlatérales chez les patients à risque de tumeur bilatérale testiculaire, à savoir ceux présentant un syndrome de dysgénésie gonadique (antécédent de cryptorchidie, hypotrophie testiculaire, troubles de la fertilité, microlithiases de grade 3).

Les tumeurs germinales séminomateuses pures (TGS) représentent environ 60 % des TG. Une entité rare, le séminome spermatocytaire, peut être rencontré chez le sujet plus âgé, vers la soixantaine.

Les tumeurs germinales non séminomateuses (TGNS) associent à des pourcentages variables les différentes composantes tumorales : carcinome embryonnaire, tératome, tumeur du sac vitellin et choriocarcinome. Une composante séminomateuse peut également persister au sein de ces TGNS.

Les tumeurs non germinales comprennent les tumeurs du stroma gonadique (tumeurs à cellules de Leydig, bénignes dans 90 % des cas et les tumeurs à cellules de Sertoli), les gonadoblastomes et d'autres tumeurs plus rares telles que les adénocarcinomes du rete testis.

Certains cancers peuvent également s'exprimer dans le testicule comme les lymphomes et les leucémies aiguës lymphoblastiques, ou plus rarement, métastaser au testicule (prostate, poumon, mélanome, rein…).

VI. Diagnostic

A. Circonstances de découverte

- Signes locaux :
  - volume du testicule augmenté mais palpation non douloureuse et phénomène solitaire (fréquemment découverte lors d'une auto-palpation) : nodule dur, pierreux, voire augmentation globale de volume de la glande testiculaire ;
  - pesanteur testiculaire, testicule douloureux ;
  - douleur hypogastrique ;
  - parfois, tableau aigu simulant une torsion du cordon spermatique, une orchi-épididymite aiguë, voire lié à une hémorragie ou à une nécrose intratumorale.
- Signes généraux :
  - gynécomastie (unilatérale évoquer une tumeur à cellules de Leydig) ;
  - métastases : adénopathies sus-claviculaires, masse abdominale palpable correspondant à une adénopathie rétropéritonéale évoluée ;
  - altération de l'état général

B. Examen physique

- Examen testiculaire BILATÉRAL ET COMPARATIF : masse intrascrotale dure avec conservation du sillon épididymo-testiculaire (signe de Chevassu), hydrocèle réactionnelle fréquente.
- Recherche d'une masse abdominale, hépatomégalie.
- Palpation des aires ganglionnaires sus-claviculaires.

C. Imagerie

L'échographie-Doppler testiculaire :

- précise le siège, la taille et l'aspect de la lésion intraparenchymateuse ;
- nodule hypoéchogène ou hétérogène non spécifique d'un type tumoral ;
- tumeur en général hypervascularisée ;
- permet également de vérifier le parenchyme testiculaire controlatéral (tumeur infraclinique, microlithiases de grade 3 chez un infertile).

VII. Stadification de la maladie

Elle repose sur le bilan d'extension qui peut être réalisé après l'orchidectomie. Il permet de définir le statut ganglionnaire et métastatique du patient dont dépendra le stade TNM de la maladie (tableau 11.2).

Tableau 11.2. Classification TNM du cancer du testicule.
(UICC, 2009, 7th edition)

pT Tumeur primitive	
pTx	Tumeur primitive non évaluable.
pT0	Absence de tumeur primitive.
pTis	Néoplasie germinale intratubulaire (carcinome in situ).
pT1	Tumeur limitée au testicule et à l'épididyme sans invasion vasculo-lymphatique. Atteinte possible de l'albuginée mais pas de la vaginale.
pT2	Tumeur limitée au testicule et à l'épididyme avec invasion vasculo-lymphatique ou tumeur atteignant la vaginale.
pT3	Tumeur étendue au cordon spermatique avec ou sans invasion vasculo-lymphatique.
pT4	Tumeur étendue au scrotum avec ou sans invasion vasculo-lymphatique.
N Extension régionale ganglionnaire clinique et radiologique	
Nx	Ganglions régionaux non évaluables.
N0	Pas d'extension ganglionnaire régionale rétropéritonéale.
N1	Extension ganglionnaire comportant une ou plusieurs adénopathies < 2 cm de plus grand axe.
N2	Extension ganglionnaire comportant une ou plusieurs adénopathies de 2 à 5 cm de plus grand axe.
N3	Extension ganglionnaire comportant une adénopathie > 5 cm de plus grand axe.
pN Extension régionale ganglionnaire pathologique	
pNx	Ganglions régionaux non évaluables.
pN0	Pas d'extension ganglionnaire régionale rétropéritonéale.
pN1	Extension ganglionnaire comportant une ou plusieurs adénopathies < 2 cm de plus grand axe.
pN2	Extension ganglionnaire comportant une ou plusieurs adénopathies de 2 à 5 cm de plus grand axe.
pN3	Extension ganglionnaire comportant une adénopathie > 5 cm de plus grand axe.
M Extension métastatique à distance	
Mx	Extension à distance non évaluable.
M0	Absence de métastase à distance.
M1	Métastase à distance.
M1a	Ganglions autres que rétropéritonéaux ou pulmonaires.
M1b	Autres sites métastatiques.

(Suite)

Tableau 11.2. Suite.

S Marqueurs sériques au nadir après orchidectomie			
Sx	Marqueurs non disponibles ou non réalisés.		
S0	Valeurs normales des marqueurs sériques.		
LDH (U/L)		hCG (mUI/mL)	αFP (ng/mL)
S1	< 1,5 N	et < 5 000	et < 1 000
S2	1,5 à 10 N	ou 5 000 à 50 000	ou 1 000 à 10 000
S3	> 10 N	ou > 5 000	ou > 10 000

Recommandations en onco-urologie 2010 : Tumeurs germinales du testicule. Durand X, Rigaud J, Avances C, Camparo P, Culine S, Iborra F et al. ; Membres du CCAFU. Prog Urol ; 2010 Nov ; 20 Suppl 4 : S297–309.

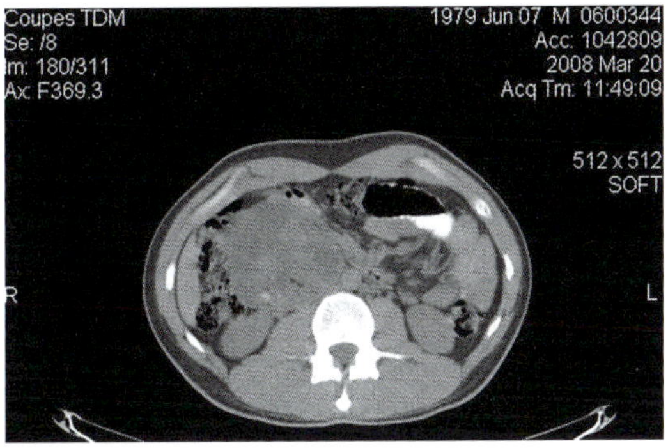

Fig. 11.2. **Adénopathie rétropéritonéale N3.**

A. La tomodensitométrie thoraco-abdomino-pelvienne.

Systématiquement recommandée pour le bilan initial et le suivi des TG :

- sans et avec injection de produit de contraste iodé ;
- au niveau abdomino-pelvien : il se caractérise par sa sensibilité de 80 % pour l'analyse des adénopathies rétropéritonéales. L'évaluation de leur taille selon le plus grand diamètre transversal permet la stadification initiale de cette extension ganglionnaire de N1 à N3 (fig. 11.2) ;
- au niveau thoracique : il s'agit de l'examen le plus sensible pour la détection des métastases pulmonaires et des adénopathies médiastinales.

B. Imagerie par résonance magnétique

- Performance semblable au scanner pour l'évaluation ganglionnaire.
- Recommandée en cas d'allergie aux produits de contraste iodés, intérêt en cas d'extension tumorale à la veine cave.

C. Radiographie thoracique standard

Elle est considérée comme suffisante pour le suivi pulmonaire et médiastinale après traitement des TGS.

D. Échographie hépatique

Elle est indiquée en cas d'extension métastatique douteuse au scanner, s'avérant dans certains cas plus précise.

E. Scintigraphie osseuse et TDM rachidienne

Son indication dépend du contexte clinique (signes évocateurs de métastases osseuses).

F. TDM ou IRM encéphalique

Elle est indiquée dans les TGNS métastatiques avec extension métastatique viscérale, dans les formes de mauvais pronostic ou en cas de symptômes neurologiques.

G. Tomographie par émission de positons (TEP-TDM)

Cette imagerie moléculaire dynamique n'a pas fait la preuve de son intérêt dans le bilan des TGNS, mais s'avère en revanche déterminante dans le bilan et le suivi des séminomes métastatiques (fig. 11.3 cahier quadri).

VIII. Les marqueurs biologiques

Les marqueurs sériques tumoraux sont indispensables pour la classification de la maladie et son suivi.

- L'α-fœto-protéine (αFP) est produite par la composante de carcinome embryonnaire ainsi que par le contingent vitellin. Sa demi-vie est comprise entre 5 et 7 jours.
- L'hCG totale (gonadotrophine chorionique humaine) est produite par le contingent syncitio-trophoblastique. Elle est caractéristique des choriocarcinomes et des tumeurs mixtes. Sa demi-vie est de 2 à 3 jours. Il n'y a pas lieu de doser la sous-unité β de l'hCG. Elle peut être modérément élevée lors de pathologies hépatiques bénignes (cirrhose, hépatite) ou malignes (carcinome hépatocellulaire).

  Environ 51 % des TG présentent une élévation d'un de ces deux marqueurs. Dans les TGNS, l'αFP et l'hCG sont élevées respectivement dans 50 % à 70 % des cas et dans 40 % à 60 % des cas. L'hCG est élevée dans approximativement 30 % des TGS.
- La lactate déshydrogénase (LDH) est fréquemment augmentée au cours des cancers du testicule, notamment dans 80 % des TGS, mais n'est pas spécifique. Son élévation est corrélée au volume tumoral et au degré de nécrose tumorale. Les LDH ont une valeur pronostique dans les formes métastatiques.

La phosphatase alcaline placentaire (PLAP) n'est plus utilisée en pratique courante du fait d'un manque de sensibilité et de spécificité.

A. Marqueurs sériques pré-opératoires

Le dosage de ces trois marqueurs est systématiquement recommandé avant et après l'orchidectomie.

B. Marqueurs sériques post-opératoires

Leur dosage après l'orchidectomie permet de prendre en compte leur décroissance en fonction de leur demi-vie respective en présence d'un bilan d'extension normal. Un défaut de décroissance selon la demi-vie amène à considérer ces patients comme métastatiques.

La stadification des formes métastatiques selon la classification de l'IGCCCG (*International Germ Cell Cancer Collaborative Group*) prend en compte LE TAUX DE CES MARQUEURS APRÈS L'ORCHIDECTOMIE. Les dosages doivent être poursuivis jusqu'à normalisation complète constituant un critère de réponse à la chimiothérapie.

Les recommandations de l'Association française d'urologie sont résumées dans le tableau 11.3.

IX. Les microcalcifications testiculaires

Elles correspondent à la présence de concrétions calciques dans la lumière des tubes séminifères. Le diagnostic repose sur l'échographie qui permet de mettre en évidence des zones hyperéchogènes (au minimum 5), sans cône d'ombre postérieur, au sein du parenchyme testiculaire, dont la taille est inférieure à 2 mm. Elles sont classées en 3 stades selon leur nombre (fig. 11.4).

Leur prévalence est évaluée à 5 % dans la population générale. Leur association au cancer testiculaire reste controversée, cependant, l'association microcalcifications de stade 3 et/ou leur bilatéralité, troubles de la fertilité et NGIT sur l'analyse de biopsies, confirme le lien existant entre ces différentes entités chez les patients à haut risque de cancer du testicule.

Bien qu'il n'existe pas de recommandations officielles sur leur prise en charge, la présence dans le testicule controlatéral de microcalcifications de grade 3 chez un patient porteur d'une tumeur testiculaire justifie la réalisation de biopsies testiculaires. De manière plus générale, la présence de microcalcifications de grade 3 chez un patient présentant un syndrome de dysgénésie gonadique justifie une surveillance clinique et échographique périodique.

X. Diagnostics différentiels

A. Pathologies tumorales bénignes du testicule

- Kyste épidermoïde : tumeur bénigne, souvent asymptomatique. À l'échographie, se caractérise le plus souvent par un aspect typique « en pelures d'oignons » réalisant des anneaux concentriques. Une orchidectomie partielle est préconisée devant cet aspect évocateur.
- Leydigome ou tumeur cellules de Leydig : tumeur bénigne, souvent découverte sur des signes d'hypogonadisme ou de gynécomastie chez l'homme jeune. L'orchidectomie partielle est actuellement proposée le plus classiquement lorsque le diagnostic est fortement suspecté.

B. Pathologies non tumorales du testicule

1. Les autres grosses bourses

- Hydrocèle de l'adulte : augmentation indolore du volume scrotal, parfois gênante, transilluminable. Souvent primitive, l'hydrocèle peut également être réactionnelle à une pathologie testiculaire infectieuse, traumatique ou tumorale.
- Orchi-épididymite aiguë, subaiguë ou chronique, abcès scrotal : grosse bourse inflammatoire, tendue, chaude, douloureuse.
- Traumatisme des organes génitaux externes : grosse bourse bleue, douloureuse, liée à l'hématome scrotal.

Tableau 11.3. Recommandations diagnostiques, de stadification et thérapeutiques du CCAFU 2011.

Recommandations AFU 2011		
Diagnostic positif		
Clinique – Palpation bilatérale et comparative des 2 testicules.	Écho-Doppler scrotal – Extension locale – Testicule controlatéral	
Stadification		
Marqueurs sériques – Préopératoires – Postopératoires	TDM abdomino-pelvienne – Ganglions rétropéritonéaux	TDM thoracique – Ganglions médiastinaux et supra-claviculaires – Métastases pulmonaires
Orchidectomie		
Voie inguinale, ligature première du cordon. Histologie : diagnostic, extension locale et pronostic. 1er temps du traitement sauf si présence de métastases menaçant le pronostic vital (chimiothérapie première). Orchidectomie partielle dans certains cas particuliers.		
Séminome (après orchidectomie)		
Stade I – Surveillance – Radiothérapie adjuvante (para-aortique et iliaque homolatérale) 20–24 Gy – Chimiothérapie adjuvante (1 cycle AUC7)	Stade IIA et IIB – Radiothérapie adjuvante (para-aortique et iliaque homolatérale) 30–36 Gy – Chimiothérapie adjuvante (3 BEP ou 4 EP)	Stade IIC et III – Chimiothérapie adjuvante (3 à 4 BEP) en fonction du groupe pronostic IGCCCG
TGNS (après orchidectomie)		
Stade I – Surveillance – Chimiothérapie adjuvante (2 BEP) – Lymphadenectomie rétropéritonéale (LDNRP) de stadification	Stade IIA et IIB – Chimiothérapie adjuvante (3 à 4 BEP) – LDNRP ± chimiothérapie adjuvante (2 BEP)	Stade IIC et III – Chimiothérapie adjuvante (3 à 4 BEP) en fonction du groupe pronostic IGCCCG
Masses résiduelles		
Réévaluation à 4 semaines après la fin de la chimiothérapie (marqueurs tumoraux et TDM thoraco-abdomino-pelvienne)		
Séminome – TEP-TDM 18FDG entre 3 et 6 mois postchimiothérapie (régression retardée) – LDNRP si masse > 3 cm – Surveillance si masse < 3 cm	TGNS – LDNRP bilatérale étendue si masse > 1 cm avec marqueurs normaux	
Suivi		
Séminome stade I – Clinique et marqueurs : /4 mois pdt 2 ans, puis /6 mois pdt 3 ans, puis /an. – Rx tho : /6 mois pdt 2 ans. – TDM AP : /an pdt 2 ans.	TGNS stade I – Clinique et marqueurs : /3 mois pdt 2 ans, puis /6 mois pdt 3 ans, puis /an. – Rx tho : /6 mois pdt 2 ans. – TDM AP : /an pdt 2 ans.	Séminome et TGNS stade II et III – Clinique et marqueurs : /3 mois pdt 2 ans, puis /6 mois pdt 3 ans, puis /an. – Rx tho : /3 mois pdt 2 ans, puis /6 mois pdt 3 ans, puis /an. – TDM AP : /6 mois pdt 2 ans puis /an.
Cryoconservation sperme CECOS		

Source : Recommandations en onco-urologie 2010 : Tumeurs germinales du testicule. Durand X, Rigaud J, Avances C, Camparo P, Culine S, Iborra F et al. ; Membres du CCAFU. Prog Urol ; 2010 Nov ; 20 Suppl 4 : S297–309.

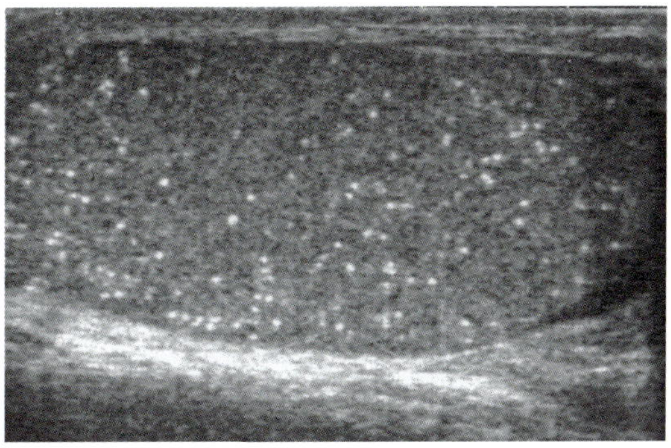

Fig. 11.4. **Microlithiases de grade 3.**

2. Les autres pathologies scrotales

- Torsion du cordon spermatique : tableau initial de douleur brutale testiculaire, sans signes inflammatoires locaux. Le testicule est rétracté à l'anneau inguinal, non mobile.
- Kyste et tumeur de l'épididyme : tableau chronique plus ou moins douloureux. La palpation testiculaire et l'échographie font le diagnostic.
- Varicocèle : dilatation de la veine spermatique, indolore ou gênante, positionnelle, palpation testiculaire normale.

C. Pathologies non testiculaires

- La hernie inguino-scrotale : impulsive à la toux, réductible.

XI. Prise en charge thérapeutique

A. L'orchidectomie

Elle constitue la première étape de la prise en charge de ces patients (fig. 11.5 cahier quadri). Elle nécessite la réalisation préalable d'une conservation de sperme au CECOS (Centre d'étude et de conservation des ovocytes et du sperme). Deux prélèvements sont souhaitables dont un au moins devra être réalisé avant la chirurgie. Le refus du patient sera notifié. La nécessité de débuter en urgence une chimiothérapie pour certaines formes métastatiques de mauvais pronostic conduira à différer cette chirurgie.

Elle se fera par un abord inguinal permettant un clampage premier du cordon avant extériorisation de la glande. Elle permet une analyse histologique dont dépendra l'attitude thérapeutique ultérieure.

Une orchidectomie partielle peut être proposée dans certains cas : tumeurs testiculaires bilatérales synchrones ou métachrones, tumeur testiculaire sur testicule unique.

B. La stratégie thérapeutique en fonction du stade

1. Tumeur germinale de stade I

a. Tumeur germinale non séminomateuse

Les patients ayant un bilan d'extension négatif mais dont les marqueurs tumoraux ne se sont pas normalisés après orchidectomie selon leur demi-vie sont considérés comme métastatiques et feront l'objet d'une chimiothérapie comprenant 3 cycles de BEP.

Dans les autres cas, trois attitudes sont possibles, du curage ganglionnaire de stadification à la chimiothérapie en passant par la surveillance.

Le choix entre ces trois options repose sur une attitude consensuelle validée en RCP (réunion de concertation pluridisciplinaire) tenant compte de la présence éventuelle de facteurs histologiques de risque de rechute.

Le curage de stadification

Il peut être proposé aux patients refusant les deux autres options ou présentant une contre-indication à la chimiothérapie. Il s'agit d'un curage ganglionnaire lombo-aortique intéressant l'aire habituelle de drainage du testicule tumoral.

La surveillance

Elle sera proposée aux patients ayant un faible risque de rechute. Le facteur de risque actuellement retenu correspond à la présence d'emboles vasculaires. Le carcinome embryonnaire pur peut également être pris en compte.

La chimiothérapie

Elle sera proposée aux patients ayant un risque élevé de rechute sous forme de deux cures de BEP (bléomycine, étoposide, cisplatine).

b. Séminome

L'attitude sera également fonction du risque de rechute, 15 à 20 % des patients ayant une maladie métastatique infraclinique au moment du bilan d'extension. Trois options sont proposables, le choix sera effectué par un patient bien informé sur la base des recommandations des sociétés savantes discutées en RCP.

La surveillance

Réalisée selon un protocole bien codifié, elle sera proposée aux patients à faible risque de rechute (absence d'envahissement du rete testis, taille de la tumeur inférieure à 4 cm). Une radiothérapie sera proposée en cas de rechute diagnostiquée précocement, une chimiothérapie pour les rechutes plus évoluées. Le taux de survie spécifique est estimé à 97–100 %.

La chimiothérapie adjuvante

Les études prospectives du *Medical Research Council* (MRC) ont montré la non-infériorité d'un cycle de carboplatine AUC7 sur la radiothérapie chez les patients à haut risque de rechute (présence d'un ou deux critères de Warde : tumeur de plus de 4 cm, envahissement du rete testis).

La radiothérapie adjuvante

Le séminome est particulièrement radiosensible, mais la toxicité à long terme bien qu'évaluée à 2 % en a largement limité les indications. Les études prospectives du MRC conduisent actuellement à limiter la dose d'irradiation à 20 Gy et le champ d'irradiation à la région para-aortique.

2. Tumeurs germinales métastatiques

a. Tumeurs germinales non séminomateuses

La chimiothérapie repose actuellement sur un protocole standardisé associant trois drogues : bléomycine, étoposide et cisplatine (BEP).

Le nombre de cures dépendra de la catégorie à risque telle que définie sur la base des critères UIGCC (voir tableau 11.4).

Trois cures de BEP seront proposées aux patients de bon pronostic. Pour ceux de pronostic intermédiaire et de mauvais pronostic, quatre cycles sont préconisés. En cas de décroissance anormale des marqueurs à l'issue de l'un ou des deux premiers cycles, une intensification est proposée pour les patients de mauvais pronostic.

Tableau 11.4. Classification de l'American Joint Committee on Cancer.
Classification AJCC en stades des tumeurs germinales testiculaires réactualisée en 2009

Stade	T	N	M	S
Stade 0	pTis	N0	M0	S0, Sx
Stade I	pT1-4	N0	M0	Sx
IA	PT1	N0	M0	S0
IB	pT2-4	N0	M0	S0
IS	pT1-4	N0	M0	S1-3
Stade II	pT1-4	N1-3	M0	Sx
IIA	pT1-4	N1	M0	S0-1
IIB	pT1-4	N2	M0	S0-1
IIC	pT1-4	N3	M0	S0-1
Stade III	pT1-4	N0-3	M1	Sx
IIIA	pT1-4	N0-3	M1a	S0-1
IIIB	pT1-4	N1-3	M0	S2
	pT1-4	N0-3	M1a	S2
IIIC	pT1-4	N1-3	M0	S3
	pT1-4	N0-3	M1a	S3
	pT1-4	N0-3	M1b	S0-3

Source : Recommandations en onco-urologie 2010 : Tumeurs germinales du testicule. Durand X, Rigaud J, Avances C, Camparo P, Culine S, Iborra F et al. ; Membres du CCAFU. Prog Urol ; 2010 Nov ; 20 Suppl 4 : S297–309.

Pour les rechutes ou les patients chimio-réfractaires, la chimiothérapie de 2e ligne comprend le plus souvent 4 cycles de vinblastine, ifosfamide, cisplatine (VeIP).

Un bilan de réévaluation est réalisé à l'issue de cette chimiothérapie. Il repose sur le scanner thoraco-abdomino-pelvien qui permettra d'évaluer la régression en taille des différentes masses tumorales métastatiques. Le dosage des marqueurs est également nécessaire afin de s'assurer de leur normalisation après chimiothérapie.

La chirurgie des masses résiduelles est indispensable en raison de la persistance de tissu actif dans 10 % des cas ou de tératome dans 40 % des cas. Il n'existe pas de facteurs prédictifs de la nature histologique, notamment sur les données de l'imagerie. Il s'agira d'un curage bilatéral complet chez les patients présentant initialement un stade N3, un curage unilatéral peut être proposé pour certaines masses résiduelles de faible volume (fig. 11.6 cahier quadri). Le risque de complication vasculaire lié à cette chirurgie nécessite une prise en charge par des centres experts.

Une chimiothérapie de 2e ligne pourra s'avérer nécessaire en cas de chirurgie incomplète ou lorsqu'il existe plus de 10 % de tissu actif dans la masse résiduelle.

Les rechutes tardives, survenant au-delà de deux ans, feront l'objet le plus souvent d'une chirurgie de sauvetage réalisée dans des centres experts.

b. Séminome

Pour les stades N1, N2 (adénopathies inférieures à 5 cm de diamètre), la radiothérapie reste le traitement standard. À la dose de 20 Gy est associé un « boost » sur la zone tumorale correspondant à une dose totale de 30 Gy pour les N1, 36 Gy pour les N2. La chimiothérapie est proposée comme alternative avec un contrôle similaire pour les stades N2. Elle repose sur la réalisation de 4 cycles d'étoposide et cisplatine (EP).

Pour les stades N3, la chimiothérapie comprendra 3 cycles de BEP.

La chirurgie des masses résiduelles après chimiothérapie est actuellement limitée aux masses de plus de 3 cm de diamètre pour lesquelles la TEP-TDM de réévaluation au 18 FdG montre la persistance d'une fixation.

Références

Projection de l'incidence et de la mortalité par cancer en France en 2011. Rapport technique Juin 2011. InVS/Francim/HCL/INCa. http://www.invs.sante.fr/surveillance/cancers.

Durand X, Rigaud J, Avances C, Camparo P, Culine S, Iborra F, Membres du CCAFU, et al. Recommandations en onco-urologie 2010 : Tumeurs germinales du testicule. Prog Urol 2010 Nov ; 20(Suppl. 4) : S297–309.

Bigot P, Durand X. Les microcalcifications testiculaires, conduite à tenir. Prog Urol 2011 Mar ; 21(Suppl. 2) : S46–9.

Devouassoux-Shisheboran M. Tumeurs germinales : données récentes sur leur développement. Bulletin Académie Internationale de Pathologie Dec 2009 ; 50 : 18–22.

Srigley JR, Mackay B, Toth P, Ayala A. The ultrastructure and histogenesis of male germ neoplasia with emphasis on seminoma with early carcinomatous features. Ultrastruct Pathol 1988 Jan-Feb ; 12(1) : 67–86.

Résumé

- Toute tumeur testiculaire est un cancer jusqu'à preuve du contraire : exploration chirurgicale indispensable au moindre doute.
- 2 types majeurs de tumeur : TGNS et séminomes.
- Orchidectomie diagnostique et thérapeutique : preuve histologique et première étape du traitement.
- Cryoconservation du sperme au CECOS et accord écrit du patient.
- Bilan d'extension préopératoire ou postopératoire : scanner thoraco-abdomino-pelvien.
- Traitement complémentaire selon les résultats du bilan d'extension et de l'histologie : chimiothérapie pour les TGNS et radiothérapie et/ou chimiothérapie pour les séminomes.
- Surveillance À VIE, rapprochée les 2 premières années, clinique et paraclinique (marqueurs tumoraux et scanner thoraco-abdomino-pelvien).

CHAPITRE

12

Item 311 *(Item 160 bis)* – Tumeurs de la vessie

Alexandra Masson-Lecomte, Yann Neuzillet

Coordination et relecture : Morgan Rouprêt

Objectifs pédagogiques

- Connaître les signes cliniques devant faire rechercher une tumeur de vessie.
- Savoir orienter et ordonner les examens complémentaires conduisant au diagnostic de tumeur de vessie.
- Connaître les grands principes du traitement et du suivi d'un patient porteur d'une tumeur vésicale.

I. Pour comprendre

Le cancer de la vessie est le 7e cancer en fréquence en France et le deuxième cancer urologique après le cancer de la prostate. L'âge moyen au diagnostic est de 70 ans.

Le cancer de la vessie a la particularité de se présenter dans 80 % des cas au stade de tumeur de vessie non infiltrante du muscle – TVNIM (anciennement « superficielle »). Seul l'épithélium de revêtement (Ta, fig. 12.1A cahier quadri) ou le chorion (T1, fig. 12.1B cahier quadri) sont envahis.

Dans 20 % des cas, les tumeurs de vessie se présentent d'emblée au stade de tumeur de vessie avec infiltration musculaire – TVIM (infiltrante) (T2 ou plus, fig. 12.1C cahier quadri).

La prise en charge des tumeurs de vessie n'infiltrant pas le muscle est très différente de celle des tumeurs de vessie infiltrant le muscle. La survie des patients présentant une TVIM est < 50 % à 5 ans, alors que celle des TVNIM est de plus de 80 %. Les principaux risques d'une TVNIM sont la RÉCIDIVE, qui survient dans environ 50 % ces cas, et la PROGRESSION vers une TVIM, dans près de 15 % des cas. Le suivi est donc indispensable. Pour les TVIM, le principal risque est l'ÉVOLUTION MÉTASTATIQUE, responsable dans l'essentiel des cas du décès du patient.

II. Physiopathologie

A. L'urothélium

L'urothélium ou épithélium transitionnel est l'épithélium de revêtement de l'arbre urinaire. Il recouvre TOUT L'APPAREIL URINAIRE (haut et bas), des cavités excrétrices rénales au méat urétral. La maladie de l'urothélium peut donc toucher de manière synchrone ou métachrone calices, bassinet, uretères, vessie et urètre. La vessie est touchée préférentiellement en raison de la surface importante de l'urothélium et du temps de contact prolongé avec les carcinogènes urinaires.

B. Les carcinogènes

- Tabac : l'intoxication tabagique multiplie par 3 le risque de tumeur de la vessie.
- Carcinogènes industriels : LA DÉCOUVERTE D'UN CANCER DE VESSIE DOIT SYSTÉMATIQUEMENT FAIRE RECHERCHER UNE EXPOSITION PROFESSIONNELLE.

Les principales substances cancérigènes sont :

- goudrons de houille, huiles de houille, brais de houille et suie de combustion du charbon (tableau 15 ter du régime général) ;
- amines aromatiques et N-nitroso-dibutylamine (tableau 16 bis du régime général).

Sont principalement concernés les métiers de la teinture, du caoutchouc, du goudron et de la métallurgie.

- Bilharziose urinaire.
- Irradiation pelvienne.
- Exposition à certaines chimiothérapies (cyclophosphamide).

III. Circonstances de découverte

A. Signes cliniques locaux (communs aux tumeurs superficielles et invasives)

L'hématurie macroscopique est présente dans la très grande majorité des cas (80 %).

TOUTE HÉMATURIE MACROSCOPIQUE DOIT FAIRE RECHERCHER UNE TUMEUR DE VESSIE.

Par ailleurs des signes irritatifs vésicaux, moins fréquents (20 %), doivent également faire évoquer le diagnostic. Il faut notamment évoquer une TV en présence d'une pollakiurie, d'impériosités, de brûlures mictionnelles. Après avoir éliminé une infection urinaire (ECBU), ces signes doivent faire rechercher une tumeur vésicale.

B. Signes cliniques évocateurs d'extension locorégionale ou à distance

Ces signes sont liés en réalité à l'extension d'une tumeur de vessie invasive avec : des douleurs pelviennes, des douleurs lombaires (en rapport avec une obstruction du méat urétéral par la tumeur, responsable d'une distension des cavités rénales), une altération de l'état général et des signes évocateurs de métastases à distance (douleurs osseuses++).

IV. Bilan initial

A. Interrogatoire

1. Recherche de facteurs de risque

Toute suspicion de tumeur vésicale doit faire rechercher des facteurs de risque à l'interrogatoire. L'anamnèse doit notamment explorer une exposition à des carcinogènes connus : tabac, exposition professionnelle, origine africaine pouvant faire suspecter un antécédent de bilharziose, irradiation pelvienne…

Enfin, il est important de noter : la date de début des symptômes, l'existence ou non d'un facteur déclenchant, la présence de signes irritatifs (PENSER À ÉLIMINER UNE INFECTION URINAIRE), la recherche de signes d'une anémie chronique (asthénie, essoufflement), une altération de l'état général (asthénie, anorexie, amaigrissement), et d'autres signes évocateurs d'extension locorégionale et à distance.

Il faut également rechercher un antécédent de tumeur de la voie excrétrice urinaire supérieure (uretère, cavités pyélocalicielles).

B. Examen physique

Il est peu contributif en cas de TVNIM. Dans la majorité des cas, les patients ne présentent qu'une hématurie isolée ou associée à des signes irritatifs. En cas de TVIM peuvent apparaître des signes d'extension locorégionale ou à distance, À RECHERCHER SYSTÉMATIQUEMENT PAR UN EXAMEN CLINIQUE GÉNÉRAL ET UROLOGIQUE COMPLET.

Les touchers pelviens sont faits systématiquement à la recherche d'un blindage pelvien.

La palpation abdominale et lombaire est indispensable (recherche d'une masse hypogastrique palpable correspondant à une tumeur volumineuse, de douleurs lombaires en rapport avec une obstruction urétérale).

La recherche de signes cliniques d'anémie est nécessaire (pâleur conjonctivale, polypnée…).

C. Examens complémentaires à visée diagnostique

Le bilan diagnostique initial comprend 3 examens : ÉCHOGRAPHIE DE L'APPAREIL URINAIRE, CYTOLOGIE URINAIRE et CYSTOSCOPIE.

1. Échographie de l'appareil urinaire par voie sus-pubienne

Elle doit être réalisée à VESSIE PLEINE. L'échographie peut méconnaître de petites lésions. Sa normalité ne dispense donc pas d'autres investigations.

2. Cytologie urinaire

La recherche de cellules tumorales dans les urines recueillies après la miction est essentielle à la prise en charge des tumeurs de la vessie. Il s'agit d'un examen anatomopathologique puisqu'il correspond à un examen au microscope de la morphologie des cellules. Sa normalité n'exclut pas le diagnostic de tumeur de vessie. Sa positivité traduit la présence d'une tumeur n'importe où dans la voie excrétrice urinaire.

3. Cystoscopie et RTUV en cas de tumeur visualisée

a. L'endoscopie vésicale sous anesthésie locale

Il s'agit de l'examen DE RÉFÉRENCE, réalisé en consultation sous condition d'un ECBU STÉRILE.

L'endoscopie de la vessie (par cystoscopie rigide ou fibroscopie souple idéalement) permet de visualiser et de décrire les lésions : nombre, taille, topographie, aspect de la tumeur et de la muqueuse vésicale avoisinante. Il faut décrire précisément ces lésions par le biais d'une cartographie vésicale (schéma détaillé). Seule une fibroscopie normale permet d'exclure le diagnostic de tumeurs de vessie.

Attention, lorsque le patient est adressé avec une échographie évoquant fortement une tumeur vésicale, l'étape de la fibroscopie vésicale diagnostique avant la résection endoscopique est OPTIONNELLE.

b. La résection transurétrale de tumeur de vessie (RTUV)

En cas de tumeur visualisée à la fibroscopie ou à l'échographie, une cystoscopie sous anesthésie générale ou locorégionale est programmée au bloc au opératoire afin de réaliser une résection de la tumeur.

La résection doit être macroscopiquement complète (autant que faire se peut), et suffisamment profonde pour analyser le muscle vésical (le détrusor).

Les anticoagulants doivent impérativement être arrêtés avant l'intervention, l'ECBU doit être stérile.

La résection est à la fois un geste DIAGNOSTIQUE (afin d'obtenir un examen ANATOMOPATHOLOGIQUE de la tumeur) et THÉRAPEUTIQUE lorsque la tumeur n'infiltre pas le muscle.

D. Résection endoscopique de la tumeur de vessie avec examen anatomopathologique des copeaux de résection

- Indispensable au DIAGNOSTIC HISTOLOGIQUE des lésions observées à la cystoscopie.
- Détermine si l'on se trouve dans le cadre d'une tumeur superficielle (TVNIM) ou invasive (TVIM), et conditionne la suite de la prise en charge.

1. Type histologique

Dans 90 % des cas, les tumeurs de vessie sont des CARCINOMES UROTHÉLIAUX (anciennement appelés carcinomes à cellules transitionnelles), c'est-à-dire des tumeurs développées à partir de l'urothélium vésical qui est l'épithélium de revêtement des voies excrétrices urinaires (haut et bas appareil). Ces tumeurs peuvent envahir le muscle ou l'épargner.

Les autres cancers (10 %) sont principalement des carcinomes épidermoïdes (6 %), rarement des adénocarcinomes, des carcinomes neuroendocrines ou des sarcomes.

2. Stade tumoral T

Bien que l'aspect macroscopique de la tumeur de vessie permette souvent d'orienter vers une TVNIM ou une TVIM, seul l'examen anatomopathologique confirme le diagnostic et précise le stade de la tumeur (Ta, T1 ou T2).

En cas de TVIM, la résection ne permet pas de préciser s'il s'agit d'un stade T2, T3 ou T4. Seule la pièce opératoire de cystectomie permettra une stadification définitive de la tumeur.

3. Grade tumoral

Il correspond au degré de différentiation de la TV et permet de prédire son agressivité (intérêt PRONOSTIQUE).

Les tumeurs sont classées en tumeur de bas grade (bon pronostic) et de haut grade (mauvais pronostic) (anciennement grade 1, grade 2 et grade 3).

Le grade tumoral est précisé pour toutes les tumeurs, TVNIM ou TVIM (tableau 12.1).

E. Examens complémentaires du bilan d'extension

1. En cas de TVNIM

Aucun bilan d'extension n'est nécessaire pour la tumeur de vessie elle-même.

Cependant un UROSCANNER doit être réalisé afin de rechercher une LOCALISATION TUMORALE CONCOMITANTE SUR LE HAUT APPAREIL URINAIRE. Cet examen est d'autant plus recommandé que la tumeur initiale est volumineuse et de haut grade.

2. En cas de TVIM

En cas de tumeur envahissant le muscle, un SCANNER THORACO-ABDOMINO-PELVIEN AVEC INJECTION DE PRODUIT DE CONTRASTE ET RÉALISATION D'UN TEMPS TARDIF URINAIRE doit être réalisé et permet :

Tableau 12.1. Classification TNM 2009 des carcinomes urothéliaux de la vessie (UICC).

T (Tumeur) Tx : tumeur primitive ne pouvant être classée ; T0 : pas de tumeur primitive décelable ; Ta : tumeur papillaire non invasive ; Tis : carcinome *in situ* : « tumeur plane » ; T1 : tumeur envahissant le chorion ; T2 : tumeur envahissant la musculeuse ; – T2a : tumeur envahissant le muscle superficiel (moitié interne), – T2b : tumeur envahissant le muscle profond (moitié externe) ; T3 : tumeur envahissant le tissu péri-vésical ; – T3a : envahissement microscopique, – T3b : envahissement macroscopique (masse extra-vésicale) ; T4 : envahissement d'un organe péri-vésical ou de la paroi ; – T4a : prostate, utérus ou vagin, – T4b : paroi pelvienne ou paroi abdominale.
N (Adénopathies régionales) Nx : ganglions non évaluables ; N0 : pas de métastase ganglionnaire. Atteinte des ganglions hypogastriques, obturateurs, iliaques externes ou pré-sacrés : – N1 : un seul ganglion atteint ; – N2 : plusieurs ganglions atteints. Atteinte des ganglions de l'iliaque commune : – N3 : un ou plusieurs ganglions.
M (Métastases à distance) – M0 : Pas de métastase à distance ; – M1 : Présence de métastases à distance.

Recommandations en onco-urologie 2010 : Tumeurs urothéliales. C. Pfister, M. Rouprêt, H. Wallerand, J.-L. Davin, H. Quintens, L. Guy, N. Houede, S. Bernardini, S. Larré, C. Mazerolles, C. Roy, D. Amsellem, F. Saint, J. Irani, M. Soulié. Prog Urol, 2010, 20, S255–S274, suppl. 4.

- l'évaluation d'un éventuel retentissement sur le haut appareil urinaire (obstruction urétérale par la tumeur. ATTENTION À LA CRÉATININÉMIE);
- la recherche d'une tumeur concomitante du haut appareil;
- l'évaluation de l'extension locorégionale et à distance de la tumeur : apprécie l'envahissement de la graisse péri-vésicale et des organes de voisinage, permet la recherche d'adénopathies métastatiques ou de métastases.

Aucun autre examen complémentaire n'est recommandé en pratique courante. Cependant, une SCINTIGRAPHIE OSSEUSE peut être demandée en fonction des résultats du scanner thoraco-abdomino-pelvien et de l'examen clinique du patient (douleurs évocatrices de métastases osseuses).

Le bilan d'extension comprend une TDM thoraco-abdomino-pelvienne éventuellement associée à une SCINTIGRAPHIE OSSEUSE.

V. Traitement

A. Traitement des tumeurs de vessie non infiltrant le muscle (TVNIM)

Le traitement de référence des tumeurs superficielle est la RTUV, éventuellement ASSOCIÉE AUX INSTILLATIONS ENDOVÉSICALES EN FONCTION DU RISQUE DE RÉCIDIVE.

1. RTUV

Au-delà de son intérêt diagnostique, la RTUV EST LE PREMIER TEMPS DU TRAITEMENT DES TUMEURS NON INFILTRANTES.

C'est pour cette raison qu'elle doit être complète et ramener du détrusor sur la pièce anatomopathologique.

2. Instillations endovésicales

Le but des instillations est de PRÉVENIR la RÉCIDIVE d'une tumeur de vessie n'infiltrant pas le muscle, et la PROGRESSION vers une tumeur invasive.

Toutes les tumeurs ne justifient pas de réaliser des instillations endovésicales. Les instillations ne sont indiquées qu'en cas de fort risque de récidive et de progression vers une tumeur invasive.

Les principaux facteurs de risque de RÉCIDIVE des tumeurs de vessie n'infiltrant pas le muscle sont :

- les tumeurs multifocales;
- les tumeurs > 3 cm de diamètre;
- les antécédents de TV et le délai entre les récidives.

Les principaux facteurs de risque de PROGRESSION vers une tumeur invasive du muscle sont :

- le stade T1;
- le haut grade;
- la présence de carcinome *in situ* associé.

Deux types d'instillations peuvent être utilisés : soit la chimiothérapie intravésicale par mitomycine C (Amétycine®), soit l'immunothérapie par le bacille de Calmette et Guérin (BCG) (Immucyst®). Il faut toutefois noter que la mitomycine ne fonctionne pas sur des lésions de type carcinome *in situ*.

B. Traitement des tumeurs de vessie infiltrant le muscle (TVIM)

Certaines règles de bon sens sont communes à tous types de tumeur, et notamment :

- un ARRÊT DE L'EXPOSITION AUX CARCINOGÈNES ;
- une discussion du dossier en réunion de concertation pluridisciplinaire (RCP) pour décider de la prise en charge ;
- la mise en place d'un dispositif d'annonce (4 temps : temps médical, temps d'accompagnement soignant, temps de soutien, temps d'articulation avec la médecine de ville) ;
- la remise au patient d'un programme personnalisé de soins ;
- la mise en place de soins de support si nécessaire.

1. Tumeur infiltrant le muscle non métastatique

Le traitement de référence est CHIRURGICAL.

Il s'agit de réaliser une CYSTOPROSTATECTOMIE TOTALE pour les hommes.

Il s'agit d'effectuer une PELVECTOMIE ANTÉRIEURE pour les femmes (exérèse en bloc de la vessie, de l'utérus et de la paroi antérieure du vagin).

Un curage ganglionnaire ilio-obturateur bilatéral est systématiquement associé au geste d'exérèse.

La dérivation urinaire peut être cutanée *via* la réalisation d'une stomie urinaire (urétérostomie iléale transcutanée de type Bricker) ou interne *via* la réalisation d'une néo-vessie à partir d'un segment digestif (entérocystoplastie).

En cas de refus de la chirurgie ou en cas d'existence de comorbidités contre-indiquant une intervention chirurgicale, une RADIOCHIMIOTHÉRAPIE CONCOMITANTE peut être proposée, mais elle ne garantit pas les mêmes résultats carcinologiques que la chirurgie d'exérèse.

Une CHIMIOTHÉRAPIE NÉO-ADJUVANTE OU ADJUVANTE peut être proposée en fonction du bilan d'extension et des caractéristiques histologiques de la tumeur.

2. Tumeur infiltrant le muscle métastatique

Le traitement de référence est une CHIMIOTHÉRAPIE À BASE DE CISPLATINE.

Sauf cas exceptionnel, il n'y a pas de place pour un traitement chirurgical.

VI. Suivi

A. Tumeurs de vessie n'infiltrant pas le muscle TVNIM

Objectif : DÉPISTER LES RÉCIDIVES ET PRÉVENIR LA PROGRESSION.

Le rythme des examens de suivi dépend du risque de récidive et de progression de la maladie.

Le suivi comporte des contrôles endoscopiques réguliers (cystoscopie) associés à des cytologies urinaires.

Une uro-TDM doit être réalisée tous les deux ans pour SURVEILLER LE HAUT APPAREIL URINAIRE (risque de survenue d'une tumeur de la voie excrétrice supérieure).

B. Tumeurs invasives

1. Suivi oncologique

Objectif : DÉPISTER ET TRAITER PRÉCOCEMENT UNE RÉCIDIVE LOCALE OU MÉTASTATIQUE.

L'examen clinique repose notamment sur la palpation abdominale et les touchers pelviens à la recherche d'une masse.

Le bilan d'extension comporte une TDM thoraco-abdomino-pelvienne à la recherche de l'apparition d'adénopathies ou de métastases.

2. Suivi fonctionnel

Objectif : apprécier le bon fonctionnement de l'appareil urinaire

Il est établi à partir de l'évaluation objective de la diurèse, du dosage de la créatininémie et de la réalisation d'un uroscanner.

Références

Pfister C, Rouprêt M, Wallerand H, Davin J-L, Quintens H, Guy L, et al. Recommandations du Comité de cancérologie de l'Association française d'urologie (AFU) : Recommandations en onco-urologie 2010 : Tumeurs urothéliales. *Prog Urol* 2010 ; 20(Suppl. 4) : S255–74.

Recommandation de la Haute Autorité de santé (HAS) - Institut national du cancer. Guide - Affection de longue durée. *Cancer de la vessie* Mai 2010.

Résumé

Épidémiologie :

- 7e cause de cancer en France ;
- facteur de risque majeur : le tabac ;
- facteur de risque professionnel : les hydrocarbures aromatiques polycycliques ;
- lésions multifocales d'emblée parfois.

L'urothélium tapisse toutes les voies excrétrices urinaires et les carcinomes urothéliaux sont en majorité au niveau de la vessie (90 %) mais également au niveau des voies excrétrices supérieures (10 % ; uretère, bassinet).

Diagnostic :

- Clinique :

- hématurie macroscopique ; impériosités mictionnelles,
- touchers pelviens qui permettent un bilan d'extension clinique locorégional ;

- Paraclinique :

- cystoscopie à but diagnostic, pour mettre en évidence la tumeur,
- cytologie urinaire,
- uro-TDM pour explorer la voie excrétrice supérieure.

Anatomopathologie :

- le stade et le grade sont des facteurs pronostics majeurs ;
- on distingue les cancers superficiels (pTa, pT1 et pTis) **TVNIM**, et les cancers infiltrants (supérieurs ou égaux à pT2) **TVIM**.

Bilan d'extension :

- touchers pelviens et palpation des aires ganglionnaires ;
- tomodensitométrie thoraco-abdomino-pelvienne sans et avec injection de produit de contraste ;
- scintigraphie osseuse couplée à une éventuelle IRM rachidienne en cas de suspicion de métastase osseuse.

Traitement : grands principes : (fig. 12.2)

- cancers non infiltrants (**TVNIM**) : résection transurétrale de vessie qui peut être associée à une immunothérapie par BCG ou à une chimiothérapie endovésicale par mytomycine C ;
- cancers infiltrants **(TVIM)** : cystoprostatectomie chez l'homme, pelvectomie antérieure chez la femme. Toujours associées à un curage ilio-obturateur étendu bilatéral.

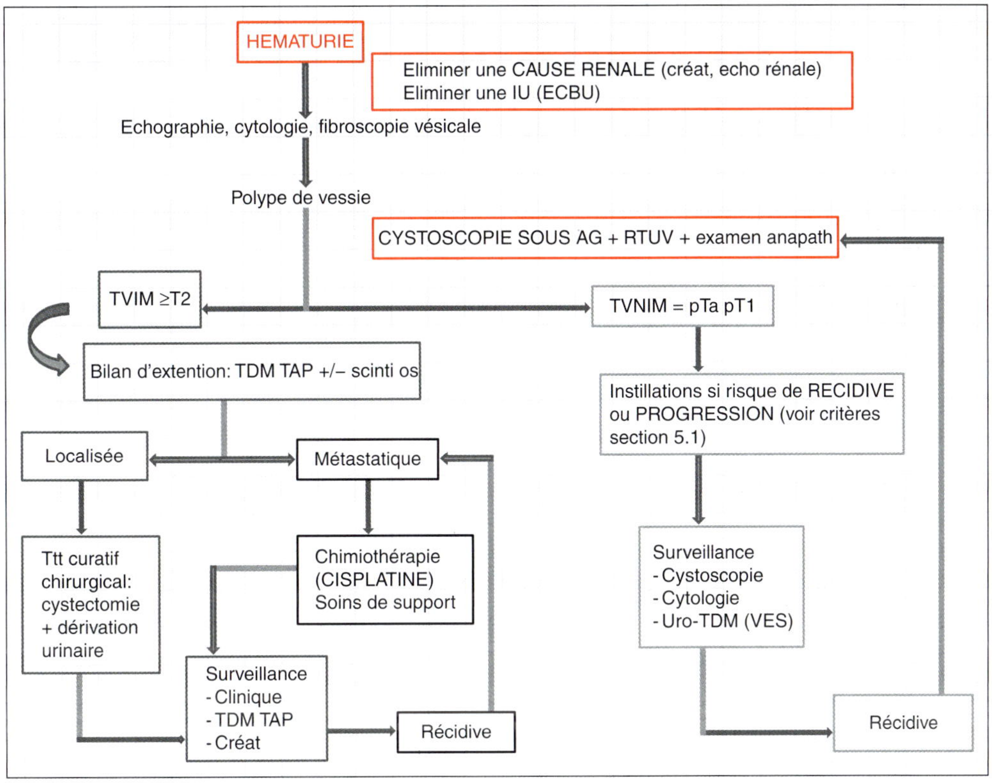

Fig. 12.2. Organigramme concernant la prise en charge des tumeurs de la vessie.

CHAPITRE 13

Item 342 *(Item 216)* – Rétention aiguë d'urine

Jean-Étienne Terrier, Alain Ruffion

Coordination et relecture : Morgan Rouprêt

Objectifs pédagogiques

- Diagnostiquer une rétention aiguë d'urine.
- Identifier les situations d'urgence et planifier leur prise en charge.

I. Pour comprendre

La rétention vésicale complète ou rétention aiguë d'urine correspond à l'impossibilité totale d'uriner malgré la réplétion vésicale.

Elle traduit le plus souvent la présence d'un obstacle sous la vessie empêchant l'évacuation des urines.

Le diagnostic est généralement facile sur la constatation clinique du globe vésical. Le drainage vésical s'impose en urgence. Il s'agit d'une pathologie essentiellement masculine.

Pour uriner normalement (l'action d'uriner s'appelle la miction), il faut trois choses :

- un réservoir (la vessie) capable de se remplir facilement (la souplesse du réservoir vésical s'appelle la « compliance ») et de se contracter efficacement (le muscle vésical s'appelle le détrusor) ;
- une filière urétrale : col vésical, prostate, sphincter strié, urètre qui doit permettre la continence (absence de fuites) et s'ouvrir librement au moment de la miction ;
- un système nerveux qui contrôle à la fois les phases de remplissage de la vessie et les phases de miction, en permettant notamment que la vessie se contracte après que le sphincter urinaire se soit parfaitement relâché (synergie vésico-sphinctérienne).

La rétention aiguë d'urine peut donc résulter d'un obstacle sous-vésical (le plus souvent) ou d'une altération de la commande neurologique, et enfin plus rarement d'un défaut de contraction vésicale.

II. Diagnostic

A. Interrogatoire

1. Antécédents urologiques

Il faut rechercher à l'anamnèse des éléments susceptibles de déclencher une rétention aiguë d'urines, c'est-à-dire : des épisodes antérieurs de rétention, une hypertrophie bénigne de la prostate (HBP) connue, un cancer de la prostate, une sténose urétrale hypothétique (traumatisme, urétrite, sondages pour une autre intervention), une résection endo-urétrale de la prostate antérieure, une notion de prostatite ou d'infection urinaire basse, et enfin un antécédent personnel de tumeur de vessie.

2. Signes associés

Les circonstances d'apparition de la rétention sont importantes :

- dysurie, signes fonctionnels urinaires, brûlures mictionnelles ;
- hyperthermie, frissons ;
- hématurie.

3. Antécédents neurologiques

Il faut également rechercher des antécédents neurologiques susceptibles de déclencher une rétention dans le cadre de l'évolution de la maladie, notamment chez les patients blessés médullaires, atteints de sclérose en plaques ou de spina bifida, dans la maladie de Parkinson et en cas de neuropathie diabétique.

4. Traitement en cours

Certains traitements pharmacologiques peuvent induire une rétention aiguë d'urines. D'autres peuvent en gêner le traitement, notamment les antiagrégants plaquettaires ou les AVK et l'héparine qui contre-indiquent la mise en place d'un cathéter sus-pubien.

B. Examen physique

Le patient se présente aux urgences souvent dans un état algique, anxieux et agité, avec une envie d'uriner permanente assez caractéristique.

Lors de la palpation abdominale, on retrouve un GLOBE VÉSICAL avec une vessie tendue, une voussure à convexité supérieure, une matité à la percussion sus-pubienne qui s'avère douloureuse dans la plupart des cas (la palpation augmente l'envie d'uriner).

Le TOUCHER RECTAL (TR)⚠ est indispensable car il contribue à l'estimation du volume prostatique. Il peut déceler une pathologie urologique : une prostatite (douleur élective), une HBP (augmentation symétrique de volume de la prostate, ferme sans être franchement indurée), ou un cancer de la prostate (augmentation de volume asymétrique et « pierreuse »). Il peut aussi diagnostiquer des causes de rétention non urologique comme le fécalome, et identifier dans le même temps des pathologies associées de l'ampoule rectale (hémorroïdes, tumeur du rectum).

L'examen des organes génitaux externes recherchera notamment un phimosis serré, une sténose méat urétral ou une orchi-épididymite parfois associée à une prostatite.

1. Cas particulier

Chez certains patients, la rétention peut s'avérer indolore. Notamment chez le diabétique qui a une hypoesthésie vésicale due à une neuropathie végétative, ou chez le traumatisé du rachis victime d'une anesthésie.

Chez la personne âgée, la désorientation temporo-spatiale, l'agitation et la présence d'un fécalome associé peuvent parfois éloigner le clinicien du bon diagnostic de rétention.

2. Diagnostic différentiel

Il est important de savoir distinguer la rétention de l'anurie (absence de sécrétion d'urine par les reins). En cas d'anurie, il n'y aura pas de globe vésical, pas d'envie d'uriner, et, le plus souvent, pas de douleur pelvienne associée.

C. Examens complémentaires

1. Aux urgences

a. Avant drainage

AUCUN EXAMEN COMPLÉMENTAIRE n'est requis EN URGENCE. La présence de la douleur impose un drainage rapide des urines.

En cas d'indication à un drainage par cathéter sus-pubien, il faut discuter l'utilité d'un bilan d'hémostase.

Il faut demander une échographie vésicale en cas de doute clinique, notamment chez les patients obèses, les personnes âgées confuses et dans le cadre de pathologies neurologiques.

b. Après drainage

Une fois les urines drainées, la réalisation d'un ECBU est SYSTÉMATIQUE⚠.

Le bilan biologique doit également explorer la créatinémie et le ionogramme sanguin. Une échographie du haut appareil urinaire à la recherche d'une dilatation urétéro-pyélocalicielle, et de signes de pyélonéphrites peut également être contributive. Il ne faut JAMAIS en revanche demander DE DOSAGE DU PSA DANS CE CONTEXTE (FAUSSE ÉLÉVATION).

2. Bilan étiologique

L'échographie vésico-prostatique par voie sus-pubienne doit préciser un certain nombre d'éléments :

- l'existence d'un résidu postmictionnel ;
- le retentissement vésical, diverticule, épaississement pariétal, lithiase vésicale ;
- tumeurs vésicales (en cas d'hématurie) ;
- lobe médian prostatique ;
- volume prostatique (échographie endo-rectale).

La débitmétrie peut éventuellement compléter le bilan, à distance de l'épisode de rétention.

Une urétrocystoscopie (fibroscopie urétro-vésicale) est un examen obligatoire en cas d'hématurie macroscopique associée, elle permet aussi d'explorer la filière urétrale, à la recherche d'une sténose.

D'autres examens sont plus rarement demandés comme l'urétrocystographie rétrograde et mictionnelle (investigation d'une sténose urétrale) ou un bilan urodynamique en cas de pathologie neurologique sous-jacente.

III. Prise en charge

La rétention aiguë d'urines est une véritable URGENCE THÉRAPEUTIQUE.

Il faut impérativement assurer une DRAINAGE VÉSICAL rapidement.

Quelle que soit la modalité de drainage choisie, il faudra systématiquement s'enquérir du volume contenu dans la vessie au moment de la rétention (meilleur pronostic si inférieur à 600 cc), surveiller la diurèse horaire, prévenir le syndrome de levée d'obstacle et l'hémorragie *a vacuo*.

A. Sondage urinaire à demeure (SAD)

La sonde vésicale doit être posée dans des strictes conditions d'ASEPSIE et de STÉRILITÉ.

Il faut :

- veiller à maintenir un système clos avec interdiction de déconnecter la sonde vésicale du système de drainage (poche collectrice);
- penser à utiliser des sondes à doubles courants lorsqu'une irrigation est nécessaire (hématurie);
- instaurer un drainage vésical déclive en permanence pour éviter toute stase urinaire.

Il ne faut pas oublier de prélever de manière rigoureusement aseptique les urines pour un examen cytobactériologique.

Il est préférable d'éviter les sondes de petits calibres en première intention et utiliser plutôt une sonde de Charrière 18–20.

Au moment de la pose, ne pas utiliser de sérum physiologique pour gonfler le ballonnet, le chlorure de sodium peut cristalliser et empêcher par la suite le dégonflage ultérieur du ballonnet. Enfin il faut être attentif à RECALLOTER le malade en fin de geste pour éviter tout risque de paraphimosis.

Décret n° 93-345 du 15 mars 1993 relatif aux actes professionnels et à l'exercice de la profession d'infirmier

Article 4 – L'infirmier est habilité à accomplir sur prescription médicale, qui, sauf urgence, doit être écrite, qualitative et quantitative, datée et signée.

Pose d'une sonde vésicale sous réserve des dispositions prévues de l'article 6.

Article 6 – L'infirmier participe, en présence d'un médecin, au premier sondage vésical chez l'homme en cas de rétention.

Les contre-indications du sondage vésical sont la sténose urétrale, un traumatisme de l'urètre, notamment en cas de polytraumatisme (fracture du bassin) et la prostatite aiguë (contre-indication relative).

B. Cathétérisme sus-pubien

Le cathéter sus-pubien constitue une excellente méthode de drainage des urines, dont les avantages sont les suivants :

- pas de risque de fausses routes urétrales;
- épreuve de clampage possible pour juger de la reprise mictionnelle;
- moins de complications locales au long cours, bon système de drainage à moyen terme.

Avant de mettre un cathéter sus-pubien, il faut S'ASSURER DE L'EXISTENCE formelle d'UN GLOBE VÉSICAL (risque de perforation d'une anse intestinale). On utilisera volontiers un cathéter sus-pubien en cas d'échec ou de contre-indication au sondage vésical. Il s'agit d'un acte médical, avec un rôle infirmier de collaboration. Il faut évidemment prévenir le patient, lui expliquer le principe du soin, son utilité, et le rassurer.

La pose du cathéter sus-pubien se fait également dans de strictes conditions d'ASEPSIE et de STÉRILITÉ. La désinfection de la zone de ponction est nécessaire et la pose elle-même se fait en plusieurs temps : repérage du point de ponction situé à l'intersection de deux lignes : ligne médiane de l'abdomen, ligne horizontale deux travers de doigts au-dessus de la symphise pubienne. Ensuite, sous anesthésie locale (lidocaïne 1 %), on effectue une incision cutanée, puis on introduit le trocart dans le globe vésical, ensuite on met en place le cathéter sus-pubien dans la vessie par la lumière du trocart. Enfin, l'ablation du trocart et la fixation du cathéter sus-pubien à la peau sont les dernières étapes de la mise en place.

Il existe des contre-indications absolues à la mise en place du cathéter sus-pubien : l'ABSENCE DE GLOBE VÉSICAL⚠, un pontage vasculaire extra-anatomique en région sus-pubienne (fémoro-fémorale croisé).

Il existe également des contre-indications relatives (nécessitant dans tous les cas de prendre l'avis d'un urologue) : troubles de l'hémostase, patients sous anticoagulants, présence de cicatrices de laparotomie, et antécédents de tumeurs de vessie.

IV. Étiologies

A. Hypertrophie bénigne de la prostate

L'incidence annuelle de la rétention aiguë d'urine dans les populations de patients présentant une hypertrophie bénigne de la prostate (HBP) symptomatique a été évaluée entre 0,4 et 6 %.

L'âge et la sévérité des symptômes (Score IPSS >7) apparaissent comme des facteurs augmentant le risque de rétention aiguë d'urine. L'ablation de la sonde pourra être tentée après 48 heures de traitement par alpha-bloquant (si le patient n'était pas déjà traité). En l'absence de facteur de risque lors de l'épisode de rétention, le risque de récidiver est aux alentours de 50 %. Une intervention chirurgicale sera discutée d'emblée ou en cas d'échec de désondage.

B. Prostatite

Elle est favorisée par l'HBP. Le traitement antibiotique doit être adapté à l'ECBU pendant au moins 21 jours. L'utilisation d'alpha-bloquants peut être proposée pour permettre la résolution de l'épisode de rétention.

C. Cancer de la prostate

Le cancer de la prostate ne donne des rétentions qu'en cas de pathologie localement avancée (T3-T4). Une intervention pour désobstruer par voie endoscopique la prostate est alors le plus souvent proposée (résection palliative de la prostate).

D. Neurologiques

Centrales :

- sclérose en plaques ;
- compression médullaire ;
- maladie de Parkinson.
- AVC.

Périphériques : diabète.

E. Causes médicamenteuses

1. Anticholinergiques

De nombreuses spécialités pharmaceutiques ont des effets anticholinergiques directs ou secondaires et peuvent occasionner des rétentions aiguës d'urines :

- collyre mydriatique : atropine (Atropine®), cyclopentolate (Skiacol®), topicamide (Mydriaticum®)…
- anticholinergiques utilisés en urologie pour traiter l'instabilité vésicale : oxybutinine (Ditropan®, Driptane®, toltérodine Détrusitol®, trospium Céris®) ;
- neuroleptiques en particulier les phénothiazines : Haldol®, Clopixol®, Largactil®…
- antidépresseurs tricycliques imipraminiques (première génération) ;
- certains antiparkinsoniens : bipéridène (Akineton®), trihexephénidyle (Artane®), tropatépine (Lepticur®) ;
- antalgiques d'usage courant : néfopam (Acupan®), tiemonium (Viscéralgine®) ;
- bronchodilatateurs bêtamimétiques à action secondaire anticholinergique : Atrovent®, Tergistat® ou associé à un anticholinergique : Bronchodual®, Combivent® ;
- antihistaminiques utilisés comme antitussifs (Hexpneumine®, Toplexil®, Rhinathiol®…), comme sédatifs (hydroxyzine : Atarax®, Théralène®), comme antiallergiques (Polaramine®, Allergefon®) ou encore dans la prévention du mal des transports (Drammamine®, Mercalm® Nautamine®, Scopoderm®).

2. Morphiniques

Au décours des rachianesthésies et des anesthésies péridurales (le plus souvent), on peut observer des rétentions aiguës d'urines. La rétention est également possible lors d'utilisation de fortes doses de morphinique par voie orale sous-cutanée ou intraveineuse (analgésie, ou toxicomanie).

3. Autres traitements (moins fréquents)

- Les sympathomimétiques : phénylpropanolamine, pseudo-éphédrine, phenyléphrine, éphédrine.
- Les bêta 2-mimétiques : salbutamol, terbutaline.
- Les inhibiteurs calciques.

F. Sténose de l'urètre

- Post-traumatique.
- Post-infectieuse.

G. Caillotage vésical

En cas de caillotage, cela nécessite la pose d'une sonde vésicale à double courant pour réaliser un lavage vésical continu jusqu'à éclaircissement des urines. Une prise en charge chirurgicale en urgence est parfois nécessaire pour enlever les caillots à l'aide d'un endoscope.

H. Autres

- Prolapsus génital chez la femme.
- Fécalome.
- Phimosis serré.

V. Complications

A. Insuffisance rénale aiguë

L'obstruction sous-vésicale entraînant une stase vésicale peut entraîner un retentissement sur le haut appareil par l'augmentation de la pression intravésicale. Le retentissement peut se manifester par la dilatation bilatérale des voies excrétrices supérieures, par une augmentation de la créatininémie ou par l'association des deux (la fréquence de l'augmentation de la créatininémie chez des patients porteurs d'HBP symptomatique et candidats à un traitement chirurgical a été estimée entre 7 % et 18 %). L'insuffisance rénale régresse très rapidement après drainage vésical. La dilatation des cavités pyélocalicielles peut persister pendant quelques semaines.

B. Syndrome de levée d'obstacle (SLO)

La physiopathologie du SLO est double : il procède d'une tubulopathie fonctionnelle rendant le rein incapable transitoirement de concentrer l'urine, phénomène auquel se surajoute le rôle osmotique de l'urée.

Le dépistage du SLO repose de façon simple sur la surveillance horaire de reprise de la diurèse après la levée de l'obstacle. Le diagnostic se doit d'être précoce car la polyurie osmotique qui apparaît est parfois majeure avec un volume supérieur à un litre par heure, engageant le pronostic vital du patient.

La réhydratation intraveineuse est un préalable indispensable en compensant les entrées aux sorties ⚠.

C. Hématurie *a vacuo*

En cas de vidange vésicale trop rapide, il peut survenir une hématurie macroscopique, appelée hématurie *a vacuo*. Cette hématurie est favorisée en cas de troubles de l'hémostase ou de traitements anticoagulants.

Il est conseillé de réaliser une vidange vésicale progressive et de clamper la sonde quelques minutes tous les 500 mL.

D. Vessie claquée

La distension détrusorienne aboutit à un « claquage musculaire », la vessie perd ses capacités contractiles.

Altérations de la paroi vésicale pouvant aboutir au développement de diverticules vésicaux.

Résumé

Diagnostic :

- CLINIQUE ;
- impossibilité complète d'uriner ;
- douleur abdominale sus-pubienne intense, globe vésical.

Signe associé :

- hyperthermie, frissons ;
- hématurie.

Toucher rectal (TR)⚠ :

- volume prostatique, HBP ;
- consistance de la prostate, cancer ;
- douleur élective, prostatite ;
- rechercher un fécalome.

Cas particulier :

- personnes âgées : désorientation temporo-spatiale, agitation, fécalome associé⚠.

Examens complémentaires :

- AUCUN EXAMEN COMPLÉMENTAIRE EN URGENCE avant le drainage ;
- ECBU après drainage⚠ ;
- créatinémie, ionogramme sanguin ;
- échographie du haut appareil à la recherche d'une dilatation urétéro-pyélo-calicielle, recherche également des signes de pyélonéphrites ;
- JAMAIS DE DOSAGE DE PSA EN URGENCE.

Prise en charge : (fig. 13.1)

- sondage urinaire en première intention ;
- KTSP en cas de sténose de l'urètre ou de traumatisme, en l'absence de contre-indication ;
- noter précisément le volume contenu dans la vessie (bon pronostic si inférieur à 900 cc) ;
- surveiller la diurèse horaire ;
- prévenir le syndrome de levée d'obstacle, réhydratation pour compenser les pertes⚠ ;
- débuter chez l'homme un traitement par alpha-bloquant.

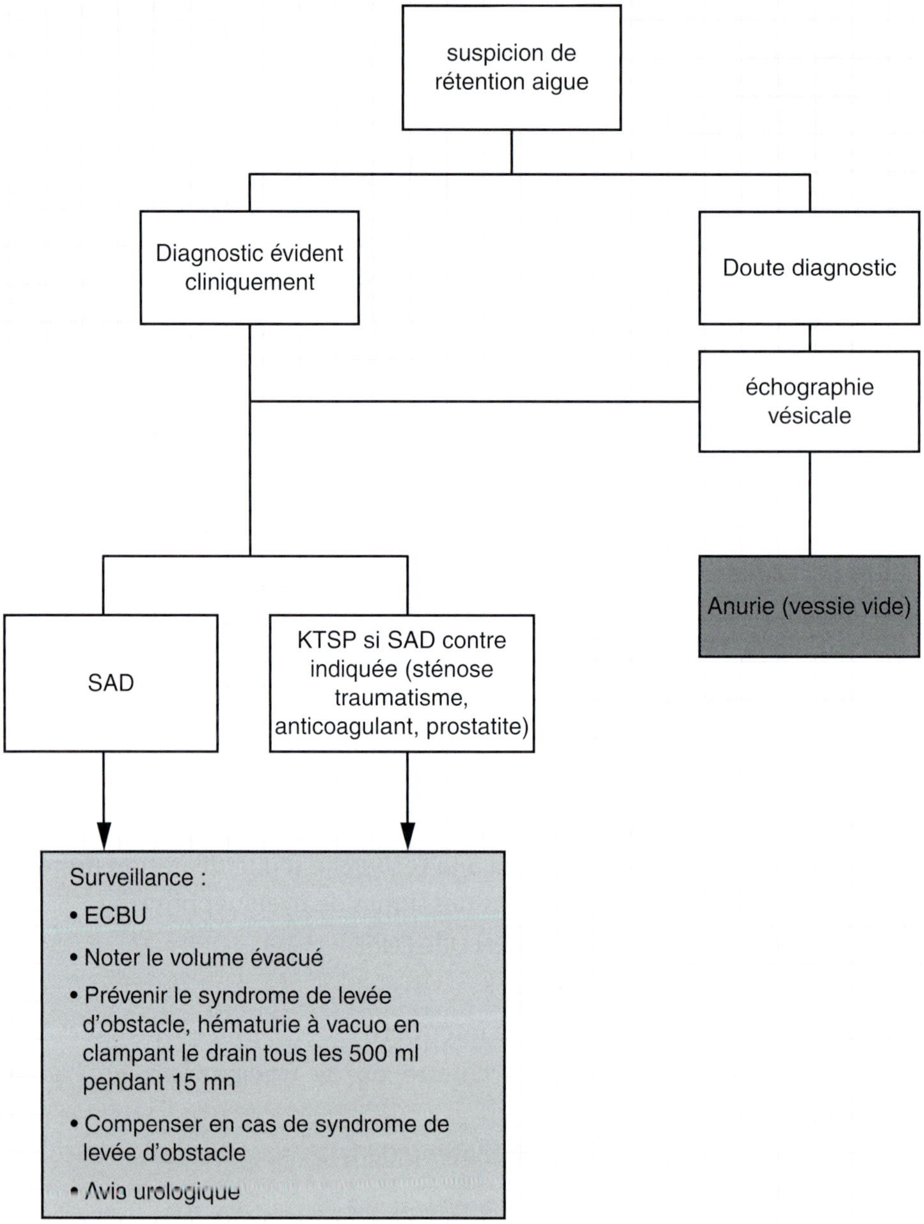

Fig. 13.1. Algorithme simplifié de prise en charge d'une RAU.

Étiologies :

- hypertrophie bénigne de la prostate ;
- prostatite ;
- cancer de la prostate ;
- vessie neurologique ;
- iatrogénies médicamenteuses ;
- sténose de l'urètre ;
- caillotage vésical ;
- prolapsus génital chez la femme ;
- fécalome ;
- phimosis serré.

Complications :

- insuffisance rénale aiguë ;
- syndrome de levée d'obstacle, réhydratation intraveineuse en compensant les entrées aux sorties ⚠ ;
- vessie claquée.

CHAPITRE

14

Item 123 *(Item 247)* – Hypertrophie bénigne de la prostate

Thomas Seisen, Evanguelos Xylinas

Coordination et relecture : Morgan Rouprêt

Objectifs pédagogiques

- Diagnostiquer une hypertrophie bénigne de la prostate.
- Argumenter l'attitude thérapeutique et planifier le suivi du patient.
- Connaître les signes cliniques devant faire évoquer une hypertrophie bénigne de la prostate.
- Savoir orienter et ordonner les examens complémentaires conduisant au diagnostic d'hypertrophie bénigne de la prostate.
- Connaître les principes du traitement et du suivi d'un patient porteur d'une hypertrophie bénigne de la prostate.

I. Pour comprendre

L'hypertrophie bénigne de la prostate (HBP) constitue un obstacle sous-vésical à l'écoulement des urines (signes obstructifs) et un agent irritant la paroi vésicale (signes irritatifs).

L'HBP est une affection bénigne occasionnant des signes fonctionnels urinaires altérant la qualité de vie et pouvant être à l'origine de complications potentiellement graves. Elle correspond à une hyperplasie des glandes de la prostate péri-urétrale (zone de transition de la prostate).

La symptomatologie peut être stable ou s'aggraver plus ou moins rapidement.

Absence de parallélisme anatomo-clinique entre la présence d'une HBP histologique (et notamment le volume de cet adénome) et la symptomatologie due à l'HBP.

II. Physiopathologie

L'HBP est une affection :

- bénigne ;
- très fréquente ;
- liée au vieillissement.

L'HBP correspond à une hyperplasie de la ZONE DE TRANSITION de la prostate entourant l'urètre sous vésical (fig. 14.1 cahier quadri). L'adénome prostatique se développe classiquement à partir des lobes droit et gauche de la prostate mais peut parfois affecter un troisième lobe dit « lobe médian » situé à la face postérieure du col vésical. L'adénome est donc responsable d'un obstacle chronique à la vidange vésicale avec un risque de retentissement sur :

- le bas appareil urinaire : vessie de lutte ;
- le haut appareil urinaire : insuffisance rénale chronique obstructive.

La VESSIE DE LUTTE est caractérisée par une HYPERTROPHIE DÉTRUSORIENNE puis l'apparition de trabéculations et de DIVERTICULES VÉSICAUX. Au stade ultime, lorsque la vessie est distendue et non fonctionnelle, elle est responsable d'une rétention chronique avec MICTION PAR REGORGEMENT. Une INSUFFISANCE RÉNALE CHRONIQUE OBSTRUCTIVE liée au reflux et à la dilatation bilatérale des cavités pyélocalicielles peut alors apparaître.

Cependant, il n'existe PAS DE PARALLÉLISME ANATOMO-CLINIQUE : les symptômes urinaires et le retentissement de l'HBP ne sont pas proportionnels au volume de l'adénome prostatique.

L'évolution d'un adénome prostatique ne se fait pas systématiquement vers l'apparition de complications. L'HBP peut être latente et responsable uniquement d'une gêne fonctionnelle. L'HBP ne dégénère jamais en cancer de la prostate mais ces deux pathologies sont favorisées par le vieillissement, et surviennent sur le même terrain. Le cancer de la prostate, développé à partir de la ZONE PÉRIPHÉRIQUE de la prostate, est donc systématiquement dépisté lors du diagnostic d'une HBP.

III. Facteurs de risque d'HBP

L'HBP est MULTIFACTORIELLE. Les deux principaux facteurs de risque de l'HBP sont l'âge et le statut hormonal du patient.

Certains facteurs de progression de l'HBP ont été identifiés, et notamment l'âge, le taux de PSA sérique et le volume de la prostate.

IV. Critères diagnostiques cliniques de l'HBP

A. Symptômes du bas appareil urinaire (SBAU)

L'HBP est à l'origine de SBAU. Il s'agit de SIGNES FONCTIONNELS URINAIRES qui peuvent être :

- OBSTRUCTIFS : retard au démarrage, dysurie, jet faible, gouttes retardataires ;
- IRRITATIFS : pollakiurie, urgenturie, impériosité, brûlures mictionnelles.
- ou bien SBAU de la phase mictionnelle, de la phase de remplissage et de la phase post-mictionnelle.

La sévérité et le retentissement des signes fonctionnels urinaires de l'HBP sont évalués par le score IPSS (*International Prostate Symptom Score*). Les SBAU sont souvent responsables d'une ALTÉRATION DE LA QUALITÉ DE VIE.

L'association de SBAU avec une DYSFONCTION SEXUELLE est fréquente. Par conséquent, l'évaluation de la fonction sexuelle, notamment par un questionnaire, est recommandée dans le bilan initial de l'HBP.

B. Toucher rectal (TR)

Le toucher rectal est systématiquement réalisé (fig. 14.2 cahier quadri). Il permet de diagnostiquer l'HBP et de dépister un éventuel cancer de la prostate associé au sein de la même glande.

En cas d'HBP, le toucher rectal va identifier certaines particularités de la prostate : la glande est augmentée de volume (>20 grammes), elle est souple, indolore, lisse, régulière et s'accompagne d'une disparition du sillon médian.

Un toucher rectal évocateur d'un cancer de la prostate est une indication à réaliser des BIOPSIES PROSTATIQUES avec EXAMEN ANATOMOPATHOLOGIQUE quel que soit le taux de PSA ⚠.

Recommandations EAU 2012

Le diagnostic clinique de l'HBP repose sur :

- l'interrogatoire : dépistage et évolution des SBAU, score IPSS, dépistage d'une dysfonction sexuelle associée;
- l'examen physique : TR.

V. Complications aiguës

A. Rétention aiguë d'urine (RAU)

Il existe un GLOBE VÉSICAL AIGU douloureux, d'apparition brutale, caractérisé par une envie impérieuse d'uriner.

Le traitement est le DRAINAGE VÉSICAL des urines en urgence par la mise en place d'une sonde vésicale ou d'un cathéter SUS-PUBIEN.

B. Infections

L'HBP favorise la survenue d'infections urogénitales telles que la prostatite et l'orchi-épididymite.

C. Hématurie

Il s'agit habituellement d'une HÉMATURIE macroscopique INITIALE. L'HBP ne peut être rendue responsable d'une hématurie qu'après avoir éliminé les autres étiologies d'hématurie (tumeur du rein ou de la vessie, calculs urinaires, infections…).

D. Insuffisance rénale aiguë obstructive

En présence d'une insuffisance rénale aiguë, il faut éliminer une rétention aiguë d'urine favorisée par l'HBP.

VI. Complications chroniques

A. Rétention vésicale chronique

Il existe un GLOBE VÉSICAL CHRONIQUE **qui est le plus souvent** indolore, sans besoin d'uriner, exprimé par le patient, responsable de MICTIONS ou d'INCONTINENCE URINAIRE PAR REGORGEMENT (« trop plein d'urine »).

B. Lithiase vésicale de stase

La stase chronique des urines dans la vessie peut entraîner la constitution de calculs vésicaux responsables d'épisodes d'hématurie ou d'infections urinaires à répétition. L'ASP et l'échographie retrouvent des images calciques intravésicales de taille variable (fig. 14.3A et 14.3B cahier quadri).

C. Insuffisance rénale chronique obstructive

La dilatation bilatérale des cavités pyélocalicielles est chronique et indolore. L'urétérohydronéphrose est responsable d'un amincissement du parenchyme rénal et d'une insuffisance rénale chronique obstructive.

Les complications aiguës et chroniques sont résumées dans le tableau 14.1.

VII. Diagnostic différentiel

Les SBAU sont aspécifiques et peuvent être également présents au cours de nombreuses pathologies urologiques :

- vessie neurologique ;
- sténose de l'urètre favorisée par les antécédents d'urétrite et les traumatismes de l'urètre (AVP ± fracture du bassin, sondage traumatique) ;
- maladie du col vésical ;
- infections comme la prostatite chronique ;
- calculs urinaires ;
- tumeurs de vessie caractérisées par la présence d'une hématurie.

Devant toute hématurie, il faut ÉLIMINER UNE TUMEUR DE VESSIE par la réalisation d'une FIBROSCOPIE VÉSICALE ⚠.

VIII. Examens complémentaires

A. Taux de PSA

Le dosage du taux de PSA permet de DÉPISTER UN CANCER DE LA PROSTATE associé à l'HBP. Malgré l'augmentation du PSA avec le volume prostatique, un taux de PSA >4 ng/mL est une indication à réaliser des BIOPSIES PROSTATIQUES avec EXAMEN ANATOMOPATHOLOGIQUE ⚠.

Le PSA est un marqueur spécifique de la glande de la prostate mais certainement pas du cancer de la prostate. Les facteurs favorisant l'augmentation du taux de PSA sont multiples : le cancer de la prostate, l'HBP, l'infection (prostatite), les biopsies prostatiques, l'éjaculation, l'âge, la race, le TR.

Tableau 14.1. Complications aiguës et chroniques de l'HBP.

	Complications aiguës	Complications chroniques
Bas appareil urinaire	Rétention aiguë d'urine Hématurie Infection	Rétention vésicale chronique Lithiase vésicale de stase
Haut appareil urinaire	Insuffisance rénale aiguë obstructive	Insuffisance rénale chronique obstructive

B. Créatinine

Le dosage de la créatinine permet d'évaluer le haut appareil urinaire et de dépister une INSUFFISANCE RÉNALE CHRONIQUE.

C. ECBU

L'ECBU permet d'éliminer une INFECTION URINAIRE responsable de signes fonctionnels urinaires identiques à ceux de l'HBP.

D. Débitmétrie

La débitmétrie permet d'objectiver et quantifier la dysurie. Pour pouvoir l'interpréter, le volume uriné doit être supérieur à 150 mL. Les paramètres étudiés au cours de la débitmétrie sont : le volume uriné, le débit maximal, le débit moyen, et le temps mictionnel.

Une courbe normale présente une forme en cloche avec un débit maximal entre 20 et 30 mL/s alors qu'une courbe aplatie est caractéristique de l'obstruction liée à l'HBP (fig. 14.4). La dysurie est importante pour un débit maximal inférieur à 10 mL/s.

E. Échographie réno-vésico-prostatique

L'échographie rénale évalue le retentissement sur le haut appareil urinaire. Elle recherche une DILATATION BILATÉRALE DES CAVITÉS PYÉLOCALICIELLES, un AMINCISSEMENT DU PARENCHYME RÉNAL et une DÉ-DIFFÉRENCIATION CORTICO-MÉDULLAIRE.

L'échographie vésicale évalue le retentissement sur le bas appareil urinaire. Elle recherche une HYPERTROPHIE DÉTRUSORIENNE, des DIVERTICULES VÉSICAUX (fig. 14.5), une LITHIASE VÉSICALE et un RÉSIDU POSTMICTIONNEL significatif.

L'échographie prostatique est réalisée par VOIE TRANSRECTALE. Elle permet d'évaluer le VOLUME PROSTATIQUE et de rechercher un lobe médian.

F. Autres examens complémentaires

D'autres examens complémentaires peuvent être réalisés dans certaines indications particulières. Une fibroscopie vésicale est systématiquement réalisée en consultation si le patient présente des antécédents d'HÉMATURIE afin d'éliminer une TUMEUR VÉSICALE ⚠. Un BILAN URODYNAMIQUE est indiqué en cas de doute diagnostique.

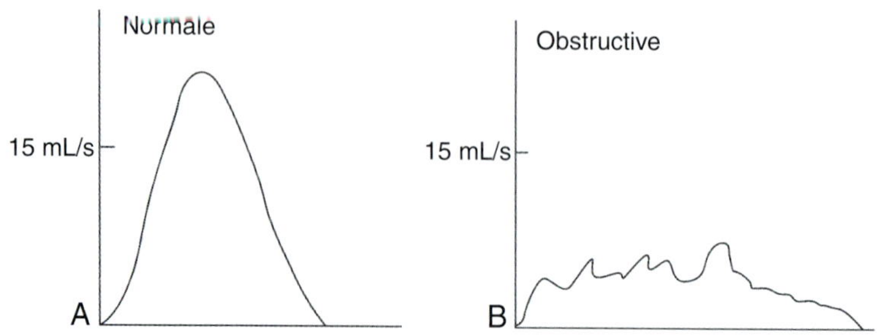

Fig. 14.4. Courbe de débitmétrie normale (A) et pathologique (B).

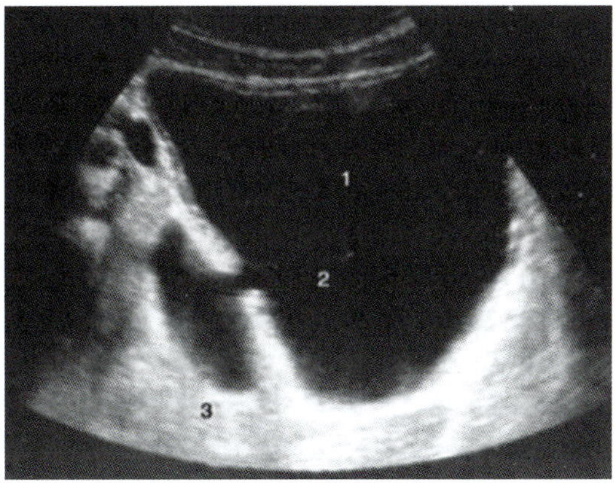

Fig. 14.5. Échographie vésicale avec diverticule vésical.
1.Vessie; 2.Collet; 3.Diverticule.

Recommandations EAU 2012

Les examens complémentaires de première intention à demander pour le bilan d'une HBP sont :

- PSA;
- créatinine;
- ECBU;
- débitmétrie;
- échographie réno-vésico-prostatique.

IX. Traitement

Les différentes alternatives thérapeutiques dépendent de l'importance des symptômes urinaires, de l'apparition de complications, et de la préférence du patient. Ce dernier doit être informé des différentes options thérapeutiques et des avantages et inconvénients de chacune d'elles.

A. Abstention/surveillance

Les indications de l'abstention/surveillance sont :

Recommandations EAU 2012

- HBP NON COMPLIQUÉE et
- SBAU MINIMES/MODÉRÉS SANS ALTÉRATION DE LA QUALITÉ DE VIE.

Le patient doit être ÉDUQUÉ, INFORMÉ et RASSURÉ sur le risque d'évolution de l'HBP. Certaines RÈGLES HYGIÉNO-DIÉTÉTIQUES peuvent être instaurées, notamment : la réduction des apports hydriques après 18 heures, la diminution de la consommation de caféine et d'alcool, le traitement d'une constipation associée et enfin l'arrêt des traitements favorisant la dysurie (anticholinergiques, neuroleptiques...).

B. Traitement médical

Les indications du traitement médical sont :

Recommandations EAU 2012

- HBP NON COMPLIQUÉE et SBAU MODÉRÉS/SÉVÈRES AVEC ALTÉRATION DE LA QUALITÉ DE VIE.

Le patient est candidat à un TRAITEMENT SYMPTOMATIQUE de l'HBP. L'objectif principal est d'améliorer la qualité de vie des patients. Il existe 3 classes thérapeutiques (tableau 14.2).

Les α-bloquants doivent être prescrits avec précaution chez les patients âgés, coronariens, et en cas de traitement antihypertenseur associé.

Les inhibiteurs de la 5α-réductase doivent être prescrits préférentiellement chez les patients présentant une prostate > 40 g. Le dépistage du cancer de la prostate chez les patients traités par inhibiteurs de la 5α-réductase nécessite de MULTIPLIER PAR 2 LE TAUX DE PSA.

En cas d'inefficacité d'un médicament seul, il est possible d'associer un α-bloquant et un inhibiteur de la 5α-réductase et d'instaurer ainsi une BITHÉRAPIE. **Cependant, les effets secondaires des différentes classes thérapeutiques se cumulent les uns aux autres**.

C. Traitement chirurgical

Les indications du traitement chirurgical sont :

Recommandations EAU 2012

- HBP COMPLIQUÉE (RAU, calcul ou diverticule vésical, IRC obstructive...) ou
- SBAU MODÉRÉS/SÉVÈRES RÉSISTANT AU TRAITEMENT MÉDICAL ou
- PRÉFÉRENCE DU PATIENT.

Il s'agit du seul TRAITEMENT CURATIF de l'HBP. L'objectif principal est d'améliorer la qualité de vie des patients en réalisant l'exérèse de l'adénome. Un cancer de la prostate peut donc toujours se développer à partir de la zone périphérique laissée en place. Il existe 3 interventions (tableau 14.3, fig. 14.6A, fig. 14.6B, fig. 14.6C).

Tableau 14.2. Classes thérapeutiques du traitement médical de l'HBP.

	α-bloquants	**Inhibiteurs de la 5α-réductase**	**Phytothérapie**	**IPDE5**
Action pharmacologique	Diminution du tonus de l'urètre postérieur APRÈS 48 H DE TRAITEMENT	Diminution du volume prostatique APRÈS 6 MOIS DE TRAITEMENT	Mal connu	Mal connu
Effets secondaires	– HYPOTENSION ORTHOSTATIQUE – Céphalées, vertiges – Troubles de l'accommodation – Éjaculation rétrograde	– Diminution de 50 % du aux de PSA – Troubles de l'érection – Diminution de la libido – Gynécomastie	Aucun	Aucun Non remboursé
Exemples	– Alfusozine (Xatral®) – Tamsulosine (Josir®, Omix®) – Silodosine (Urorec®)	– Finastéride (Chibroproscar®) – Dutastéride (Avodart®)	– Serenoa Repens (Permixon®) – Pygeum Africanum (Tadenan®)	CIALIS®5 Prise quotidienne Tadalafil

Tableau 14.3. Interventions chirurgicales concernant l'HBP.

	Incision cervico-prostatique (ICP)	Résection transurétrale de prostate (RTUP)	Adénomectomie voie haute (AVH)
Indication	Prostate < 30 g	Prostate < 80 g	Prostate > 80 g
Voie d'abord	Endoscopie	Endoscopie	Laparotomie
Technique	Incision du col vésical et de l'adénome prostatique (fig. 14.6A)	Résection en copeaux de l'adénome prostatique (fig. 14.6B)	Énucléation de l'adénome prostatique (fig. 14.6C)
Complications aiguës	– Hématurie, RAU – Infection urinaire	– Hématurie, RAU – Infection urinaire – TURP syndrome (hyponatrémie)	– Hématurie, RAU – Infection urinaire – Hématome, abcès de paroi
Complications chroniques	– Éjaculation rétrograde – Sténose du col vésical/urètre	– Éjaculation rétrograde – Sténose du col vésical/urètre	– Éjaculation rétrograde – Sténose du col vésical/urètre

NB : Autre alternative : la photovaporisation (PVP) de l'adénome à l'aide d'un laser Greenlight® en cours d'évaluation (pas de TURP syndrome et faisable sans anticoagulants).

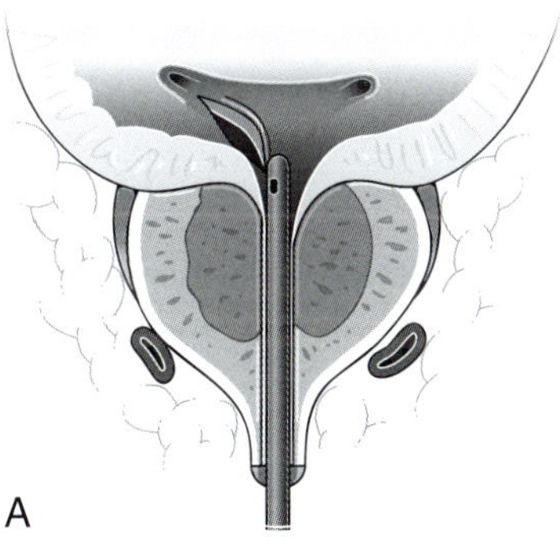

A

Fig. 14.6A. ICP.

Incision du col vésical et de l'adénome en partant de l'orifice urétéral droit.

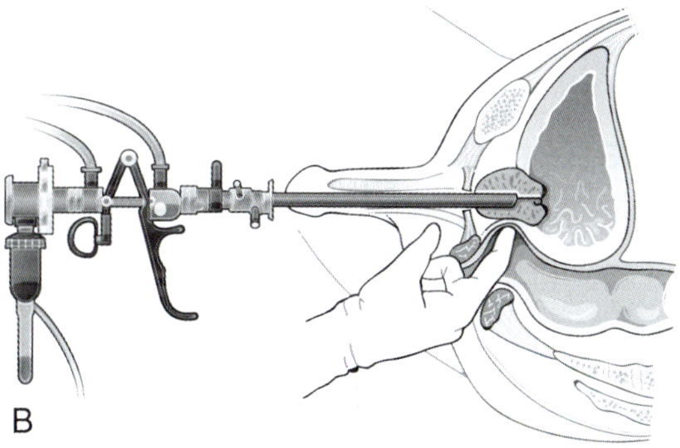

B

Fig. 14.6B. RTUP.

1.Lumière ; 2.Courant électrique ; 3.Irrigation ; 4.Gaine.

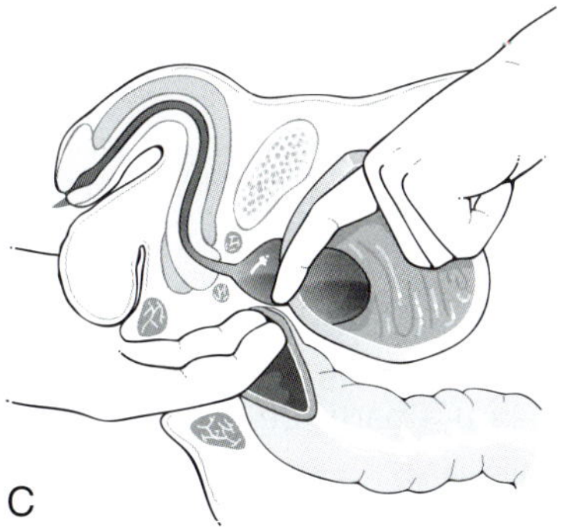

C

Fig. 14.6C. AVH.

1.Vessie ; 2.Adénome ; 3.Rectum.

Une intervention chirurgicale pour HBP nécessite un ECBU NEGATIF. Après résection ou énucléation, l'adénome prostatique doit être envoyé en ANATOMOPATHOLOGIE à la recherche d'un CANCER DE LA PROSTATE ⚠.

Le TURP SYNDROME ou syndrome de réabsorption du liquide d'irrigation est une complication per opératoire rare de la RTUP en rapport avec un important passage de liquide d'irrigation sucré et hypotonique (glycocolle) dans la circulation générale. Ce syndrome débute au bloc opératoire et associe chez un patient sous rachianesthésie des TROUBLES VISUELS (mouches volantes), des CÉPHALÉES, une HYPOTENSION, une BRADYCARDIE et des DOULEURS THORACIQUES. Ces signes sont en rapport avec une SURCHARGE VOLÉMIQUE et une HYPONATRÉMIE DE DILUTION. Les facteurs de risques sont le saignement per opératoire abondant et une **durée opératoire** supérieure à 60 minutes.

Le traitement du TURP syndrome dépend de la natrémie :

- hyponatrémie modérée (> 120 mmol/L) : RESTRICTION HYDRIQUE associée un DIURÉTIQUE ;
- hyponatrémie sévère (< 120 mmol/L) : SÉRUM PHYSIOLOGIQUE HYPERTONIQUE en perfusion lente (risque de myélinolyse centropontine).

La principale complication chronique du traitement chirurgical de l'HBP est l'ÉJACULATION RÉTROGRADE. Le risque varie en fonction de l'intervention : AVH>RTUP>ICP. Contrairement à la prostatectomie totale indiquée pour le traitement d'un cancer de prostate, les risques de DYSFONCTION ÉRECTILE et d'INCONTINENCE URINAIRE sont faibles.

En alternative aux traitements chirurgicaux de référence, de nouvelles techniques endoscopiques comme la photovaporisation LASER, la THERMOTHÉRAPIE ou la RADIOFRÉQUENCE peuvent également être utilisées.

D. Traitement palliatif

En cas d'échec du traitement médical, les patients présentant une contre-indication opératoire peuvent être traités soit par la pose d'une SONDE VÉSICALE À DEMEURE, soit par une ENDOPROTHÈSE URÉTRALE.

L'arbre décisionnel de la prise en charge chirurgicale de l'HBP est présenté dans la fig. 14.7.

X. Surveillance

Le suivi d'un patient présentant une HBP se fait à l'aide de :

Recommandations EAU 2012

- L'interrogatoire avec SCORE IPSS.
- La DÉBITMÉTRIE.
- La MESURE DU RÉSIDU POSTMICTIONNEL.

Le dépistage du cancer de la prostate par le TR et un PSA ANNUEL est recommandé chez les patients de 50 à 75 ans ou à partir de 45 ans en cas de facteurs de risque (origine afro-antillaise, antécédents familiaux).

Le rythme de la surveillance dépend du traitement instauré (tableau 14.4).

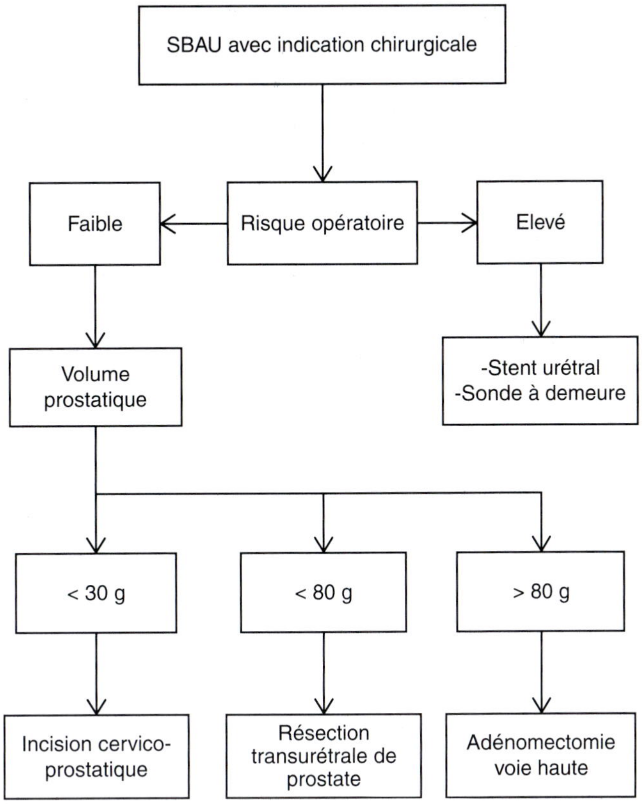

Fig. 14.7. **Arbre décisionnel de la prise en charge chirurgicale de l'HBP.**

Tableau 14.4. **Rythme de surveillance de l'HBP en fonction du traitement (EAU 2012).**

	Abstention/ surveillance	Traitement médical α-bloquants	Traitement médical inhibiteurs de la 5α-réductase	Traitement chirurgical
Rythme	À 6 mois puis annuel	À 6 semaines, 6 mois puis annuel	À 12 semaines, 6 mois puis annuel	À 6 semaines, 3 mois puis annuel

Source : Recommandations de l'European Association of Urology (EAU) 2012. http://www.uroweb.org/guidelines/eau-clinical-guidelines/

Après l'introduction des α-bloquants ou des inhibiteurs de la 5α-réductase, les patients doivent être revus précocement pour évaluer l'efficacité du traitement médical.

Après traitement chirurgical, les patients sont revus à 6 semaines pour vérifier l'absence de complications et être INFORMÉS DES RÉSULTATS ANATOMOPATHOLOGIQUES. L'efficacité du traitement ne peut être évaluée qu'à partir de 3 mois.

Références

Recommandations AFU. 2013. www.urofrance.org

Recommandations de l'European Association of Urology (EAU) 2012.

A. Descazeaud and al., Bilan initial, suivi et traitement des troubles mictionnels en rapport avec hyperplasie bénigne de prostate : recommandation du CTMH de l'AFU. Prog Urol 2012 ; 22, 977–988.

Résumé

L'hypertrophie bénigne de la prostate (HBP) est une pathologie fréquente favorisée par le VIEILLISSEMENT et liée au développement d'un adénome prostatique responsable d'un obstacle chronique à la vidange vésicale. L'évolution de l'HBP peut entraîner un retentissement sur :

- le bas appareil urinaire : vessie de lutte ;
- le haut appareil urinaire : insuffisance rénale chronique obstructive.

Le diagnostic clinique repose sur l'interrogatoire et la recherche des SYMPTÔMES URINAIRES DU BAS APPAREIL (SBAU) qui sont des SIGNES FONCTIONNELS URINAIRES :

- OBSTRUCTIFS : retard au démarrage, dysurie, jet faible, gouttes retardataires ;
- IRRITATIFS : pollakiurie, urgenturie, impériosité, brûlures mictionnelles.

Le TOUCHER RECTAL (TR) retrouve une prostate volumineuse (> 20 g), ferme, indolore, lisse, régulière, avec disparition du sillon médian. Il permet également de DÉPISTER UN CANCER DE LA PROSTATE. Un TR évocateur d'un cancer de la prostate est une indication à réaliser des BIOPSIES PROSTATIQUES avec EXAMEN ANATOMOPATHOLOGIQUE quel que soit le PSA.

Les complications aiguës sont la RÉTENTION AIGUË D'URINE, les INFECTIONS UROGÉNITALES, l'HÉMATURIE et l'INSUFFISANCE RÉNALE AIGUË OBSTRUCTIVE.

Les complications chroniques sont la RÉTENTION VÉSICALE CHRONIQUE, la LITHIASE VÉSICALE et l'INSUFFISANCE RÉNALE CHRONIQUE OBSTRUCTIVE.

Les examens complémentaires de première intention à demander pour le bilan d'une HBP sont : PSA, CRÉATININE, ECBU, DÉBITMÉTRIE, ÉCHOGRAPHIE RÉNO-VÉSICO-PROSTATIQUE. Malgré l'augmentation du PSA avec le volume prostatique, un taux de PSA >4 ng/mL est une indication à réaliser des BIOPSIES PROSTATIQUES avec EXAMEN ANATOMOPATHOLOGIQUE.

Les indications des 3 traitements de l'HBP sont résumées dans le tableau 14.5.

Le traitement médical de l'HBP comprend les classes thérapeutiques suivantes : α-BLOQUANTS, IPDE5, INHIBITEURS DE LA 5α-RÉDUCTASE et PHYTOTHÉRAPIE.

Tableau 14.5. Indications des différentes alternatives thérapeutiques de l'HBP.

	Abstention/surveillance	Traitement médical	Traitement chirurgical
Indications	– HBP non compliquée et – SBAU minimes/modérés sans altération de la qualité de vie	– HBP non compliquée et – SBAU modérés/sévères avec altération de la qualité de vie	– HBP compliquée ou – SBAU modérés/sévères résistant au traitement médical ou – Préférence du patient

Les α-bloquants sont efficaces après 48 H de traitement et sont responsables d'HYPOTENSION ORTHOSTATIQUE, alors que les inhibiteurs de la 5α-réductase sont efficaces après 6 MOIS de traitement et DIVISENT PAR 2 LE TAUX DE PSA.

Le traitement chirurgical comprend 3 interventions : l'INCISION CERVICO-PROSTATIQUE (ICP), la RÉSECTION TRANSURÉTRALE DE PROSTATE (RTUP) et l'ADÉNOMECTOMIE VOIE HAUTE (AVH). Après RTUP ou AVH, l'adénome prostatique doit être envoyé en ANATOMOPATHOLOGIE à la recherche d'un CANCER DE LA PROSTATE ⚠. La principale complication chronique est l'ÉJACULATION RÉTROGRADE.

Le suivi d'un patient présentant une HBP se fait sur le SCORE IPSS, la DÉBITMÉTRIE et la mesure du RÉSIDU POSTMICTIONNEL annuel. Le dépistage du cancer de la prostate par le TR et un PSA ANNUEL est recommandé chez les patients de 50 À 75 ANS ou à partir de 45 ans en cas de facteurs de risque (origine afro-antillaise, antécédents familiaux).

CHAPITRE

15

Item 343 *(Item 252)* – Insuffisance rénale aiguë – anurie

Marie-Aimée Perrouin-Verbe, Véronique Phé

Coordination et relecture : Morgan Rouprêt

Objectifs pédagogiques

- Diagnostiquer une insuffisance rénale aiguë et une anurie.
- Identifier les situations d'urgence et planifier leur prise en charge.

I. Pour comprendre

L'insuffisance rénale aiguë (IRA) est une diminution du débit de filtration glomérulaire d'apparition rapide entraînant une urémie et des troubles hydro-électrolytiques mettant en jeu **le pronostic vital à court terme**. L'IRA est liée à une altération brusque des capacités d'excrétion du rein entraînant une rétention azotée et de nombreux troubles hydro-électrolytiques. Elle peut être anurique ou à diurèse conservée (diurèse > 500 mL/24 h). Les signes révélateurs d'IRA sont d'apparition plus tardive : nausées, vomissements, céphalées, diarrhées et troubles visuels.

II. Diagnostic

L'insuffisance rénale aiguë (IRA) est une diminution du débit de filtration glomérulaire d'apparition rapide entraînant une urémie et des troubles hydro-électrolytiques mettant en jeu **le pronostic vital à court terme**.

A. Préciser le caractère aigu

Contrairement à l'insuffisance rénale chronique (IRC), l'IRA se caractérise par une élévation de la créatininémie récente, avec notion de fonction rénale normale auparavant, des reins de taille normale, l'absence d'anémie et l'absence d'hypocalcémie.

L'IRA est une élévation **significative** et **récente** (< 1 mois) de la créatininémie.

Il faut toujours faire préciser si cette IRA est à **diurèse conservée** (>500 mL/24 h) ou **oligo-anurique** (100–500 mL/24 h) ou **anurique** (< 100 mL/24 h).

Les valeurs « normales » de la créatininémie sont situées :
- entre 60 et 107 µmol/L chez la femme ;
- entre 80 et 115 µmol/L chez l'homme.

Il est important de déterminer la clairance à la créatinine (Cl-Cr), soit estimée par la formule MDRD, soit mesurée sur le recueil des urines des 24 h (Cl-Cr = créatininurie [U] × volume des urines des 24 h [V]/créatininémie [P]).

- IR si Cl-Cr < 80/60 mL/min
- IR franche si < 30 mL/min
- IR sévère si < 15 mL/min

La mortalité des IRA est de 15 %.

B. Éliminer une situation d'urgence

- Des signes d'hyperkaliémie doivent être recherchés à l'ECG.
- Surcharge hydrosodée : œdème aigu pulmonaire, œdème des membres inférieurs, hyponatrémie.
- Syndrome urémique : nausées, vomissements, anorexie, confusion, astérixis, réflexes ostéo-tendineux vifs, épilepsie (éliminer un accident vasculaire cérébral/syndrome hémolytique et urémique/hyponatrémie).
- Acidose métabolique (majore l'hyperkaliémie) : gaz du sang.
- Hypocalcémie secondaire à une hyperphosphorémie.
- Hématologiques : anémie (rapide par hémolyse, hémodilution, chute de l'érythropoïétine et chute de la durée de vie des hématies), thrombopathies.
- Infections : immunodépression.
- Digestifs : ulcère de stress, gastrite. Risque de saignement majoré par la thrombopathie.
- Surdosage en médicaments par augmentation de leur fraction libre++.

Les indications à la dialyse en urgence sont : l'hyperkaliémie, l'œdème aigu pulmonaire et/ou hyperhydratation avec hyponatrémie (troubles conscience) et l'acidose métabolique (voir « VI. Prise en charge de l'IRA »).

C. Rechercher une étiologie

Une cause fonctionnelle est impliquée dans l'IRA dans 25 % des cas et sera détectée par le biais du ionogramme urinaire.

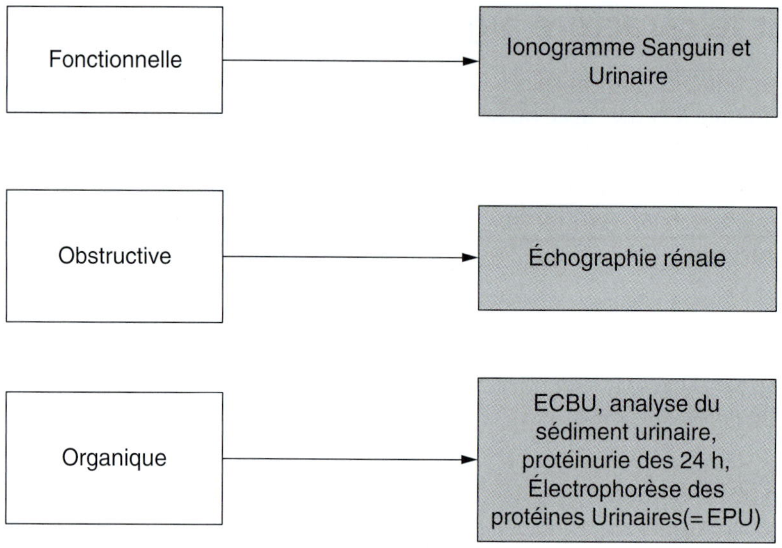

Fig. 15.1. Examens complémentaires à réaliser devant une insuffisance rénale aiguë.

Une cause obstructive doit être évoquée systématiquement en première intention. Elle est à l'origine de l'IRA dans 10 % des cas, et une échographie systématique de l'arbre urinaire permet de la détecter.

Une cause organique est enfin responsable de l'IRA dans 65 % des cas environ. Certains examens permettent d'orienter vers une origine néphrologique : un ECBU, une protéinurie des 24 h, une électrophorèse des protéines urinaires (fig. 15.1).

III. Insuffisance rénale aiguë fonctionnelle

A. Étiologies

Voir fig. 15.2.

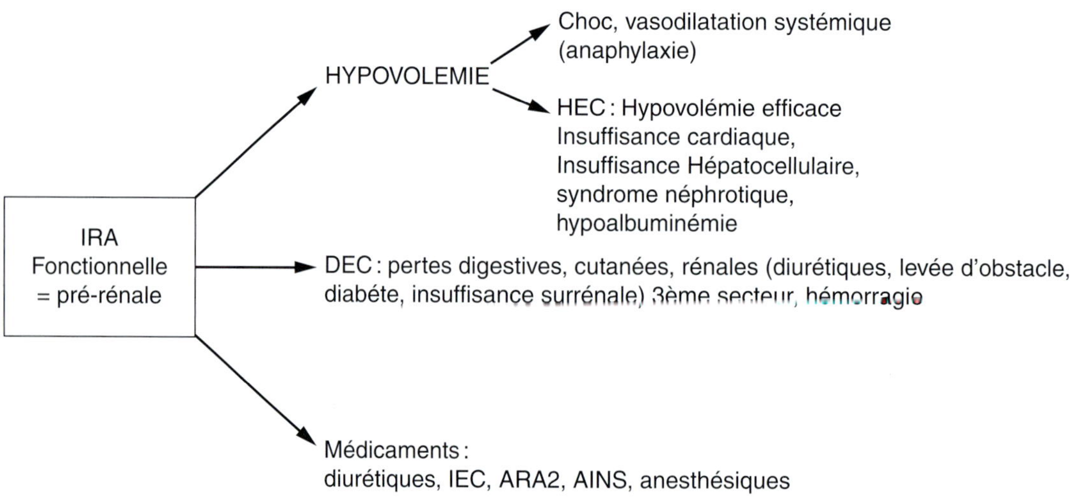

Fig. 15.2. Étiologies IRA fonctionnelle.

DEC : déshydratation extra cellulaire

HEC : hyperhydratation extra cellulaire

B. Diagnostic

Lors de l'examen clinique, il existe des signes de déshydratation extracellulaire tels qu'une tachycardie, une hypotension artérielle ou un pli cutané. Il faut également rechercher un état de choc et une oligurie.

Biologie : voir fig. 15.3.

Le diagnostic est confirmé par un **ionogramme sanguin et urinaire** (tableau 15.1).

Une élévation de l'urée plus importante que la créatinine est en faveur d'une IRA fonctionnelle.

Ces critères sont moins fiables en cas de prise de diurétiques ou d'insuffisance rénale chronique.

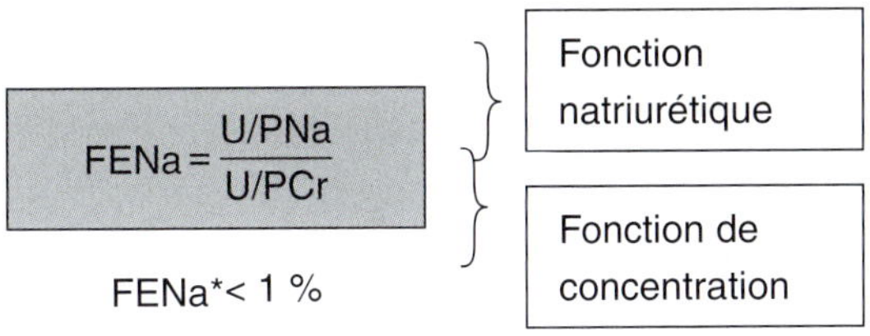

Fig. 15.3. Formule pour établir la fraction d'excrétion du sodium.
*FENa : fraction d'excrétion du sodium

Tableau 15.1. Distinction entre une IRA fonctionelle et organique.

	IRA fonctionnelle	IRA organique
Natriurèse	< 20 mmol/L	> 20 mmol/L
Una/Uk	< 1	> 1
Ucréat/Pcréat	> 40	< 40
Uurée/Purée	> 10	< 10
Purée/Pcréat	> 100	50

IV. Insuffisance rénale aiguë obstructive

A. Étiologies

Il faut évoquer un obstacle sous-vésical dont :

- hypertrophie bénigne de prostate (HBP);
- prostatite;
- cancer de la prostate;
- sténose de l'urètre;
- maladie du col vésical;
- phimosis serré;
- valves de l'urètre postérieur;
- vessie neurologique;

- prise d'anticholinergiques ;
- tumeur pelvienne vésicale, utérine ou rectale.

Il faut également évoquer un obstacle intravésical et notamment un caillotage, une tumeur ou un calcul.

Enfin un obstacle urétéral bilatéral ou unilatéral sur rein unique, intraluminal (calcul, nécrose papillaire aiguë), pariétal (tumeur urothéliale, tuberculose urogénitale, sténose radique, endométriose) ou extra-pariétal est plus rare (fibrose rétropéritonéale, tumeur pelvienne localement avancée, adénopathies lombo-aortiques compressives).

B. Diagnostic

Il est important de rechercher à l'anamnèse des antécédents urologiques, notamment une HBP, ainsi que des signes fonctionnels urinaires évocateurs (hématurie, douleurs lombaires, pollakiurie et brûlures mictionnelles [prostatite/HBP], fièvre [prostatite]).

L'examen clinique sera particulièrement vigilant sur l'existence d'un globe vésical. Les touchers pelviens sont indispensables notamment à la recherche de : une HBP, une prostatite, un blindage pelvien, et d'une sensibilité des fosses lombaires.

Examens radiologiques :

- l'échographie des voies urinaires recherche une dilatation des cavités pyélocalicielles.
  N.B : l'échographie peut être normale :
  - en cas d'obstacle d'installation brutale ou récente,
  - si le patient est déshydraté oligo-anurique,
  - ou en présence d'une fibrose rétropéritonéale ;
- l'ASP ou TDM peuvent aider au diagnostic mais ne sont pas recommandés en première intention ;
- l'UIV ou l'uro-TDM sont contre-indiquées car l'injection de produit de contraste iodé est à proscrire dans ce contexte.

V. Insuffisance rénale aiguë organique

FENa > 3 % ; NaU > 20 mmol/L.

A. Étiologies

Quatre grands cadres nosologiques existent (fig. 15.4).

B. Diagnostic

Pour le diagnostic, la réalisation d'un ECBU et d'une analyse du sédiment urinaire sont indispensables.

La suspicion d'une IRA organique doit faire réaliser une protéinurie des 24 h et une électrophorèse des protéines urinaires (tableau 15.2).

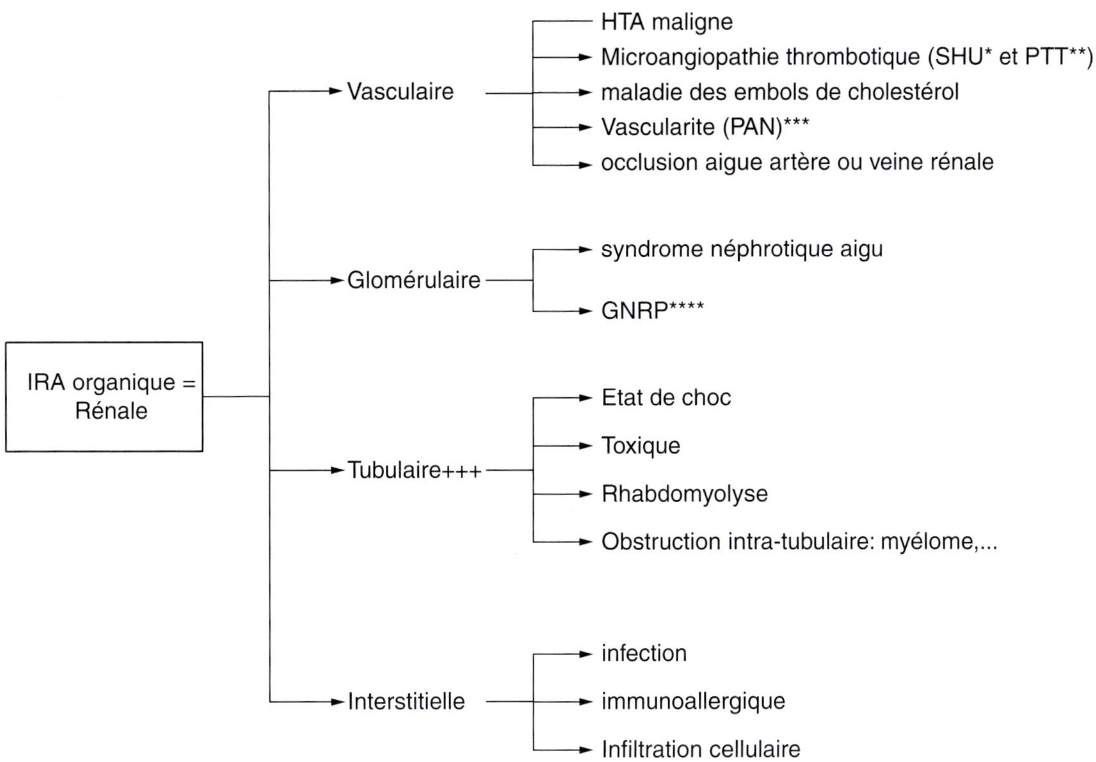

Fig. 15.4. Étiologies IRA organique.
*SHU : syndrome hémolytique et urémique
**PTT : purpura thrombotique thrombopénique
***PAN : périartérite noueuse
****GNRP : glomérulonéphrite rapidement progressive

Tableau 15.2. Diagnostic étiologique des insuffisances rénales organiques.

Type d'IRA	Diagnostic positif	Étiologies
Nécrose tubulaire aiguë (NTA)	– Cause la plus fréquente d'IRA organique, contexte évocateur – Protéinurie : ∅ – Hématurie : ∅ – Leucocyturie : ∅	– Ischémie tubulaire : état de choc et toutes les causes d'IR fonctionnelles – Toxique : iode++, aminosides, cisplatine – Rhabdomyolyse : élévation des CPK, BU++ (fausse hématurie), ECBU : myoglobinurie – Obstruction intratubulaire : myélome, médicaments formant des cristaux (aciclovir, méthotrexate, ciclosporine, sulfamides, indinavir…), syndrome de lyse tumorale (cristaux uratiques et phospho-calciques)
Néphropathies glomérulaires aiguës	– Souvent œdèmes des membres inférieurs et HTA associés (sauf GNRP) – Protéinurie : > 1,5 g/24 h, sélective (80 % albumine) – Hématurie micro- ou macroscopique avec cylindres hématiques ou globules rouges déformés en contraste de phase – Leucocyturie : ∅	– Glomérulonéphrite aiguë (GNA) postinfectieuse (syndrome néphritique aigu) : poststreptococcique ou infection bactérienne – Glomérulonéphrites rapidement progressives (GNRP) : vascularite à ANCA (maladie de Wegener ou Churg Strauss), syndrome de Goodpasture (Ac antimembrane basale), lupus, purpura rhumatoïde

NTIA (= nécrose tubulo-interstitielle aiguë)	– Protéinurie tubulaire : < 1,5 g/24 h avec α et β-globulines – Hématurie macroscopique possible si contexte allergique – Leucocyturie aseptique – Hyperéosinophilie possible sur NFS si allergique/éosinophilurie – Acidose tubulaire	– Cause infectieuse : germe urinaire, leptospirose, légionellose – Allergie médicamenteuse ; pénicillines, AINS (association avec syndrome néphrotique), furosémide, sulfamides – Infiltration cellulaire : hémopathies (lymphome, myélome) et sarcoïdose
Néphropathies vasculaires aiguës	– HTA fréquente, souvent ancienne et négligée, Insuffisance cardiaque gauche, fond d'œil stade IV, encéphalopathie hypertensive – Facteur de risque cardio-vasculaire	– HTA maligne
	– début brutal, fièvre et diarrhée – anémie hémolytique avec schizocytes – thrombopénie de consommation	– Micro-angiopathies thrombotiques (syndrome hémolytique urémique/purpura thrombopénique thrombopathique)
	– 3 à 6 semaines après une injection d'iode* ou geste endovasculaire – HTA sévère – Livedo, nécrose orteils – Sd inflammatoire, hyperéosinophilie, hypocomplémentémie – Hématurie micro	– Emboles des cristaux de cholestérol
	– Signes systémiques	– Vascularite (Périartérite noueuse)
	HTA, facteurs de risque cardio-vasculaire	– Thrombose veine ou artère rénale

* permet de différencier de NTA

Indications de la ponction biopsie rénale (PBR)

- Nécrose tubulaire aiguë (NTA) écartée et d'autres causes d'IRA sont évoquées : vasculaire, glomérulaire ou interstitielle.
- En cas de NTA persistante au-delà de 4–5 semaines.
- NTA sans cause évidente.
- Suspicion de NTIA médicamenteuse devant être écartée car le médicament est indispensable.
- Protéinurie et hématurie abondantes.
- Oligo-anurie persistante plus de 3 semaines.

La PBR nécessite des **précautions particulières** et notamment un bon contrôle de l'hypertension artérielle, une absence de trouble de l'hémostase, un repérage échographique des reins et idéalement un opérateur entraîné.

VI. Complications évolutives et pronostic

A. Mortalité

La mortalité au cours de l'IRA en réanimation ou nécessitant la prise en charge en dialyse est en moyenne de **50 % toutes causes confondues**.

Elle est liée à la **maladie causale** (choc septique ou hémorragique, convulsions, insuffisance respiratoire, grand traumatisme, pancréatite), **au terrain et aux comorbidités** du patient (âge, coronaropathie, insuffisance respiratoire, diabète, cancers), **aux complications secondaires de la réanimation** et en particulier aux infections nosocomiales.

B. Principales complications

- Infections nosocomiales.
- Hémorragies digestives (ulcère de stress).
- Complications cardio-vasculaires : phlébite, embolie pulmonaire, infarctus du myocarde, accident vasculaire cérébral, sont favorisés par les complications de décubitus, les variations tensionnelles, l'hypoxémie.

Complications métaboliques propres à l'IRA :

- acidose métabolique et hyperkaliémie ;
- surcharge hydrosodée/OAP ;
- risque de dénutrition car souvent hypercatabolisme azoté.

C. Facteurs pronostiques

Les facteurs du pronostic rénal sont la fonction rénale antérieure et le type d'IRA. Les NTA guérissent sans séquelles, contrairement aux autres atteintes.

Les facteurs du pronostic vital sont l'intensité du choc septique initial, le nombre de défaillances viscérales associées à l'IRA, les complications métaboliques et le terrain sous-jacent.

VII. Prise en charge de l'insuffisance rénale aiguë

A. Traitement symptomatique (quelle que soit la cause de l'IRA)

Une hospitalisation en milieu spécialisé est requise. Il faut arrêter les médicaments néphrotoxiques et non indispensables, notamment ceux à élimination rénale dont les posologies doivent être adaptées. Il est nécessaire de mesurer les pics sériques et résiduels des médicaments néphrotoxiques. Il faut savoir éliminer et traiter une situation d'urgence (fig. 15.5) :

- OAP, surcharge hydrosodée : diurétiques de l'anse ± dérivés nitrés si OAP ;
- hyperkaliémie ;
- correction d'une HTA, acidose métabolique.

Les apports caloriques et azotés doivent être suffisants à savoir 40 kcal/kg/j et 1 g de protéines/kg/j (ou 0,2 à 0,3 g/kg/j d'azote) car l'IRA génère un hypercatabolisme. Enfin, il faut assurer la prévention de l'ulcère de stress par la prescription d'un inhibiteur de la pompe à protons.

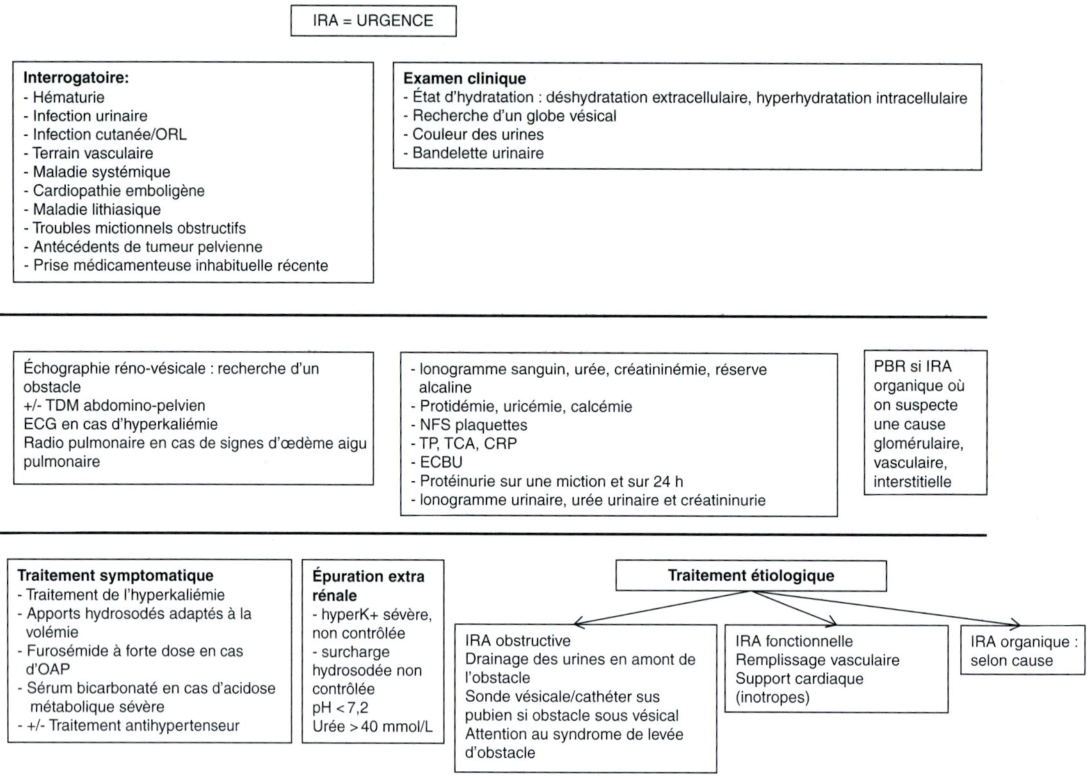

Fig. 15.5. Algorithme pour la prise en charge de l'IRA.

Indications de l'épuration extra-rénale en urgence

- Surcharge hydrosodée résistante aux diurétiques et/ou hyperhydratation avec hyponatrémie (troubles conscience).
- Hyperkaliémie >7,5 mmol/L ou signes ECG; en association au traitement médicamenteux débuté en urgence.
- Acidose avec pH <7,2.
- Urée >40 mmol/L et créatininémie >1 000 µmol/L.
- Syndrome urémique : signes neurologiques, vomissements, syndrome hémorragique.

B. Traitement étiologique : fondamental pour l'IRA obstructive et fonctionnelle

1. *IRA obstructive*

En cas d'obstacle, le drainage en urgence est essentiel car il existe un risque d'infection des urines sus-jacentes ainsi qu'un risque d'hyperkaliémie et d'acidose.

En cas de globe vésical, la pose d'une sonde vésicale ou d'un cathéter sus-pubien avec vidange progressive du globe pour éviter l'hémorragie *a vacuo* est nécessaire.

En cas d'atteinte du haut appareil urinaire, il faut envisager la pose d'une sonde endo-urétérale de type double J, d'une sonde urétérale ou d'une néphrostomie par ponction directe en transcutané des cavités rénales.

Il faut réaliser un **ECBU** sur les urines prélevées, car elles peuvent être faussement stériles en dessous de l'obstacle, alors que les urines au-dessus sont infectées.

Il faut savoir reconnaître et prendre en charge un **syndrome de levée d'obstacle**, secondaire à l'incapacité transitoire des reins à concentrer les urines et caractérisé par une polyurie osmotique, une hypokaliémie et une déshydratation extracellulaire.

Il est utile de compenser les pertes par une hyperhydratation intraveineuse.

2. IRA fonctionnelle

En cas d'IRA fonctionnelle, il faut évidemment arrêter toute substance pharmacologique potentiellement néphrotoxique comme les AINS, les diurétiques, les IEC et les sartans.

Il faut veiller à normaliser la volémie et à relancer la diurèse, en assurant un remplissage vasculaire par NaCl ou par macromolécules. Il peut s'agir d'un bon test diagnostique mais qui peut s'avérer dangereux en cas d'insuffisance cardiaque préexistante.

En l'absence de traitement, une véritable IRA organique par nécrose tubulaire aiguë peut s'installer.

3. IRA organique

Les causes d'IRA organique sont :

- **la nécrose tubulaire aiguë**. Il faut arrêt les médicaments néphrotoxiques, normaliser la volémie, relancer la diurèse (diurétiques : furosémide). En l'absence de récupération à 4 semaines, il faudra organiser une ponction biopsie rénale (PBR) ;
- **l'IRA glomérulaires**. Dans ces cas, il faut demander une PBR en urgence avec immunofluorescence dans la journée. La recherche de foyer infectieux (GNA) ou d'une histoire infectieuse (VIH) est indispensable. Il faut effectuer une recherche d'ANCA, de FAN, d'anticorps antimembrane basale, un dosage du complément, IgA, une sérologie de l'hépatite C ;
- **la néphrite tubulo-intestitielle aiguë**. Il faut également exiger une PBR et traiter la maladie causale. La NTIA d'origine médicamenteuse est la cause la plus fréquente. Elle peut être associée à des signes d'hypersensibilité de type IV (rash cutané, urticaire, arthralgies). Dans plus de 50 % des cas, il existe une hépatite immuno-allergique associée. La prise en charge consiste évidemment en l'arrêt du médicament (contre-indiqué à vie), et en l'administration d'une corticothérapie de courte durée ;
- **les néphropathies vasculaires aiguës**. Dans ces cas, le traitement correspond uniquement à celui de la maladie causale.

VIII. Prévention de l'insuffisance rénale aiguë

Compte tenu de la gravité de l'IRA, la prévention est extrêmement importante.

A. Prévention de la NTA chez les sujets à risque

La prévention de la NTA s'impose dans les cas suivants : infection grave, état de choc, suites de chirurgie lourde notamment cardiaque ou aortique avec clampage de l'aorte sus-rénale.

La prévention est d'autant plus indispensable chez les sujets âgés, diabétiques, athéromateux, et tous ceux ayant déjà une insuffisance rénale préalable.

Le traitement préventif repose sur le maintien d'une volémie efficace et de la diurèse.

Les apports hydrosodés seront adaptés en fonction de la courbe de poids, de l'apparition d'œdèmes et du bilan des entrées et des sorties (diurèse et natriurèse, pertes digestives…).

Les solutés de remplissage utilisés sont principalement les cristalloïdes et les colloïdes. Si le patient demeure oligurique alors que la volémie est satisfaisante, l'utilisation de diurétiques de l'anse permet parfois de restaurer une diurèse efficace.

B. Prévention de la tubulopathie à l'iode

Les sujets à risque sont les patients diabétiques, insuffisants rénaux, insuffisants cardiaques, ou ceux ayant un myélome.

Lorsque l'administration de produits de contraste iodés (PCI) est absolument nécessaire, il faudra veiller à arrêter au préalable les AINS et les diurétiques, à arrêter les médicaments néphrotoxiques, assurer une hydratation correcte soit *per os* (eau de Vichy), soit de recourir si nécessaire à une perfusion de soluté salé isotonique à 9 g/L (1 mL/kg/h pendant les 12 heures précédant l'examen et les 12 heures suivantes), à utiliser des PCI de faible osmolarité ou iso-osmolaires, et à limiter le volume de PCI administrés.

La N-acétyl cystéine *per os* le jour précédent et le jour de l'injection d'iode est utilisée par certaines équipes mais n'a pas fait la preuve formelle de son efficacité.

C. Prévention de la néphrotoxicité médicamenteuse (aminosides, cisplatine, amphotéricine B)

La posologie journalière des aminosides doit être adaptée à la fonction rénale. En cas de prescription prolongée (plus de 48 h), la dose journalière doit être adaptée aux taux résiduels. La déshydratation et la prise de diurétiques aggravent le risque de néphrotoxicité. Les mêmes précautions d'hydratation, éventuellement associée à une diurèse forcée (avec un apport de soluté salé iso- ou hypotonique), doivent être prises pour tous les médicaments néphrotoxiques (amphotéricine B, cisplatine).

D. Prévention des IRA fonctionnelles médicamenteuses

Les IEC et les antagonistes des récepteurs de l'angiotensine II doivent être prescrits avec prudence chez le sujet âgé et chez les patients à risque vasculaire. Leur prescription est toujours précédée de la recherche d'un souffle abdominal et au moindre doute d'une sténose des artères rénales (écho-Doppler) qui contre-indiquerait ces traitements.

Les AINS sont contre-indiqués au cours de l'insuffisance rénale chronique.

E. Prévention du syndrome de lyse

Au cours des rhabdomyolyses ou des lyses tumorales importantes (spontanées ou après chimiothérapie des leucémies aiguës, des lymphomes, des cancers anaplasiques à petites cellules), la NTA doit être prévenue par une hydratation massive avec diurèse forcée.

L'alcalinisation des urines est recommandée au cours des rhabdomyolyses. Elle sera évitée au cours des syndromes de lyse tumorale car cela augmente le risque de précipitation de cristaux de phosphate de calcium. L'injection précoce d'uricase IV (Fasturtec®) permet d'éviter l'hyperuricémie des syndromes de lyse tumorale.

Références

Ouvrage national du Collège universitaire des enseignants de néphrologie. 2010.

Lien web : http://cuen.fr/umvf/spip.php?rubrique99.

Résumé

Diagnostic positif :

- préciser le caractère **aigu** de l'élévation de la créatininémie ;
- préciser si la **diurèse** est conservée ;
- déterminer la **clairance** à la créatinine (estimée ou mesurée sur les urines des 24 h+++).

Diagnostic étiologique :

- rechercher une cause **obstructive** avant tout : échographie vésico-rénale+++ ;
- rechercher une cause **fonctionnelle** : ionogramme sanguin et urinaire ;
- rechercher une cause **organique** selon la clinique : ECBU, analyse du sédiment urinaire, protéinurie des 24 h, électrophorèse des protéines urinaires.

Prise en charge :

- **hospitalisation** en milieu spécialisé ;
- arrêt des **médicaments néphrotoxiques** ou adaptation des doses si nécessaire ;
- **éliminer une situation d'urgence** :
  - OAP, surcharge hydrosodée,
  - hyperkaliémie,
  - acidose métabolique, HTA ;
- épuration extra-rénale selon critères ;
- **éliminer une cause obstructive** (échographie vésico-rénale+++) ;
- prise en charge **symptomatique** ;
- prise en charge **étiologique** :
  - IRA obstructive (post-rénale) : dérivation des urines en urgence++ (sonde vésicale ou cathéter sus-pubien, montée de sonde JJ ou néphrostomie per cutanée selon nature de l'obstacle). Attention au syndrome de levée d'obstacle,
  - IRA fonctionnelle (pré-rénale) : remplissage, ± amines pour rétablir une volémie efficace,
  - IRA organique (rénale) : traitement de la cause si possible.

Indications de l'épuration extra-rénale en urgence :

- surcharge hydrosodée résistante aux diurétiques ;
- hyperkaliémie >7,5 mmol/L ; en association au traitement médicamenteux débuté en urgence ;
- acidose avec pH <7,2 ;
- urée >40 mmol/L et créatininémie >1 000 µmol/L ;

- syndrome urémique : signes neurologiques, vomissements, syndrome hémorragique.

Prévention :

- identifier les terrains à risque;
- arrêt des médicaments néphrotoxiques ou adaptations des doses;
- en cas d'injection de produit de contraste iodé : hyperhydratation ± N-acétyl-cystéine.

Annexes

Annexe 15.1 : Médicaments et IRA

Médicaments et IRA pré-rénale (= fonctionnelle)

- Inhibiteurs de l'enzyme de conversion.
- Antagonistes des récepteurs de l'angiotensine II.
- Anti-inflammatoires non-stéroïdiens.

Médicaments et nécrose tubulaire aiguë

- Aminosides.
- Amphotéricine B.
- Nombreuses chimiothérapies anticancéreuses.
- Produits de contraste iodés.

Médicaments et néphrite interstitielle aiguë

- Pénicillines.
- Céphalosporines.
- Rifampicine.
- Sulfamides.
- AINS…

Médicaments et IRA obstructive (médicament pro-lithogènes)

- Acyclovir.
- Sulfadiazine.
- Méthotrexate.
- Indinavir.

Annexe 15.2 : Myélome multiple et IRA

L'IRA survenant au cours du myélome peut être d'origine multiple. C'est pourquoi l'ensemble des types d'IRA doit être envisagé avant de poser un diagnostic (tableau 15.3).

Tableau 15.3. Principales causes d'IRA en fonction de la cause.

Obstructive	Lithiase calcique
Fonctionnelle	Déshydratation (hypercalcémie) Vasoconstriction
Glomérulaire	Maladie de Randall (chaîne légère κ) Amylose AL (chaîne légère λ) Cryoblobulinémie
Tubulaire	Nécrose tubulaire aiguë (iode+++) Acidose tubulaire Diabète insipide (tubule distal) Syndrome de Fanconi (tubule proximal)
Interstitielle	Infiltrat plasmocytaire Néphrocalcinose
Vasculaire	Microangiopathie thrombotique

CHAPITRE

16

Item 262 *(Item 259)* – Lithiase urinaire

Cécile Champy, Pierre Mozer

Coordination et relecture : Olivier Traxer & Morgan Rouprêt

Objectifs pédagogiques

- Connaître la physiopathologie et les différents types de lithiase urinaire.
- Savoir diagnostiquer une lithiase urinaire.
- Savoir traiter une colique néphrétique.
- Savoir argumenter l'attitude thérapeutique et planifier le suivi du patient.

I. Pour comprendre

Les calculs urinaires sont composés de **cristaux** et d'une **matrice protéique**, dont le rôle n'est pas encore entièrement connu. Les quatre étapes de leur formation sont : **sursaturation, nucléation, agrégation et retenue du cristal**.

La pathologie lithiasique est fréquente, elle atteint 5 à 10 % de la population, essentiellement entre 20 et 60 ans, avec un sex-ratio de 3 hommes pour 1 femme.

Sa prévalence annuelle a triplé en quarante ans. Après la découverte d'un premier calcul, les **récidives sont fréquentes** (plus de 60 % à 10 ans). Son caractère récidivant et les complications qu'elle engendre rendent nécessaires sa prévention et son traitement.

II. Introduction

La lithiase urinaire est une pathologie fréquente et récidivante, pouvant évoluer de longues années à bas bruit tout comme nécessiter un traitement en urgence et engager le pronostic vital.

Elle touche le plus souvent le haut appareil urinaire (cavités pyélocalicielles, uretère), mais peut également se développer dans la vessie dans certains cas particuliers.

Son traitement est multidisciplinaire, intéressant urologues, néphrologues, endocrinologues, biologistes, radiologues et nutritionnistes.

III. Différents types de calcul et facteurs favorisants

Connaître la composition d'un calcul est essentiel : cela influence non seulement le traitement du calcul mais également le risque de récidive et la prise en charge à long terme.

Le tableau 16.1 détaille les caractéristiques des différents types de calcul.

Plusieurs facteurs de risque lithogènes sont maintenant clairement identifiés.

A. Facteurs alimentaires

Les apports alimentaires sont accrus s'agissant :

- des produits laitiers ;
- de protéines animales ;

Tableau 16.1. Caractéristiques des différents types de calcul.

	Phosphate de calcium (13,6 %)	**Oxalate**	**de calcium**	**Phosphate ammoniaco-magnésien (1,3 %)**	**Cystine (2,6 %)**	**Acide urique (10,8 %)**
		Monohydraté (50,1 %)	Dihydraté (21,7 %)			
Nom cristallin	Carbapatite Hydroxyapatite	Whewellite	Weddellite	Struvite	-	-
Aspect macroscopique	Crayeux	Brunâtre et lisse	Jaunâtre et spiculé	Jaune	Jaune clair, lisse	Jaune chamois, lisse
Taille	Variable	Petite taille	Petite taille	Variable, coralliforme++	Calculs multiples, taille variable, coralliforme bilatéral	Petite taille
Photo						
pH urinaire (normale = 5,8)	Alcalin	Variable	Variable	Alcalin	Acide	Acide
Densité UH	1 550–1 950	1 200–1 700	1 000–1 450	550–950	650–850	350–650
Aspect radiologique	Très opaque	Opaque	Opaque	Modérément opaque	Transparent ou légèrement opaque	Transparent
Facteurs prédisposants		Sexe masculin		Infections à germes uréasiques (*Proteus mirabilis*…)	Cystinurie : maladie héréditaire autosomale récessive	Vieillissement Goutte Syndrome métabolique Syndrome myéloprolifératif
Particularités		Résistant à la LEC			Résistant à la LEC	

- de sel (favorise l'hypercalciurie) ;
- d'aliments riches en oxalate (chocolat, fruits secs, épinards, oseille, rhubarbe, thé) ;
- de purines (abats, charcuterie...) ;
- de sucres rapides (fructose).

Diminution de la consommation de fibres alimentaires.

Diurèse insuffisante par insuffisance des apports liquidiens.

B. Facteurs familiaux

On retrouve une histoire familiale dans près de 40 % des cas.

La cystinurie est la maladie génétique la plus souvent rencontrée dans ce contexte. (*cf.* «VIII. Pour en savoir plus»).

C. Infection urinaire

Certains germes, comme *Proteus mirabilis*, *Klebsielle* et *Pseudomonas* possèdent une enzyme, l'uréase, qui dégrade l'urée en une matrice protéique sur laquelle précipitent les sels minéraux pour former des calculs phospho-ammoniaco-magnésiens. Ils sont souvent à l'origine de calculs coralliformes[10] (fig. 16.1).

D. Anomalies du pH

Le pH normal des urines est de 5,8.

Un pH acide favorise la formation des calculs d'acide urique, de cystine et d'oxalate de calcium.

Un pH alcalin favorise la lithiase infectieuse et phospho-calcique.

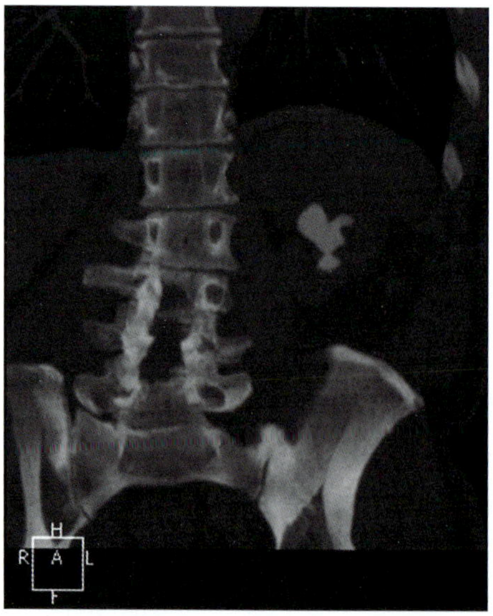

Fig. 16.1. Reconstruction tomodensitométrique d'un calcul coralliforme du rein gauche.

10 Calculs coralliformes : désignent les calculs qui ont radiologiquement une forme de corail, car moulent le pyélon, les calices et tiges calicielles. On parle également de calculs complexes du rein.

E. Anomalies anatomiques

Certaines anomalies anatomiques des reins ou de la voie excrétrice favorisent la stase urinaire et donc la formation des calculs.

Une fois le diagnostic posé, il faut donc traiter le calcul, et l'anomalie anatomique, si cela est possible, afin d'éviter les récidives.

On peut citer quelques anomalies anatomiques telles que le syndrome de jonction pyélo-urétérale, le diverticule caliciel, le rein en fer à cheval, le méga-uretère, le reflux vésico-urétéral… (*cf.* « Pour en savoir plus »).

F. Calculs médicamenteux

Les calculs médicamenteux sont peu fréquents puisqu'ils ne sont présents que dans 1 % des cas, mais on pense que leur fréquence est mésestimée.

Leur constitution est en rapport avec deux phénomènes : soit un désordre métabolique généré par le médicament, soit par la cristallisation dans les urines des métabolites du principe actif.

Le médicament le plus souvent incriminé est l'indinavir (Crixivan®), antiprotéase utilisée dans les trithérapies anti-VIH. Les médicaments produisent des cristaux susceptibles de précipiter à un pH alcalin et de se solubiliser à un pH acide. Ces calculs ont comme particularité d'être radio-transparents, et donc non visibles à l'ASP et peu visibles au scanner.

Lorsque l'indinavir est à l'origine d'une douleur lombaire aigue, il est utile de surseoir au traitement, d'éviter les AINS, de majorer la diurèse et d'obtenir des urines acides.

IV. Épidémiologie

L'incidence de la lithiase urinaire est en constante augmentation dans les pays industrialisés, et sa prévalence en France dans la population générale est estimée à 10 %.

Jusqu'à la fin du XIXe siècle, la lithiase urinaire était essentiellement de siège vésical et de nature phosphatique ou urique.

Actuellement, la lithiase urinaire est de siège rénal et oxalo-calcique dans 70 à 80 % des cas. Elle touche environ 2 hommes pour 1 femme, le plus souvent entre 20 et 60 ans.

Dans cette population, le **taux de récidive est d'environ 50** % à 5-10 ans.

La colique néphrétique aiguë représente 1 à 2 % des consultations aux urgences. Moins de 8 % des crises de colique néphrétique sont hospitalisées, car compliquées.

V. Mode de révélation

La maladie lithiasique urinaire touche principalement le haut appareil urinaire.

Le mode de révélation le plus fréquent est alors la crise de colique néphrétique aiguë. Il s'agit alors de savoir reconnaître les signes de gravité pouvant engager le pronostic vital.

Cependant, les calculs urinaires peuvent être asymptomatiques et découverts fortuitement lors d'une imagerie (ASP, échographie réno-vésicale), ou du bilan d'une insuffisance rénale chronique.

La lithiase urinaire du bas appareil est l'apanage de populations de patients très ciblées, comme les patients souffrant de pathologies neurologiques lourdes (en particulier les patients para- et tétraplégiques).

A. Haut appareil urinaire

1. La crise de colique néphrétique aiguë

a. Généralités

Les calculs des voies urinaires sont responsables de 80 % des CNA de l'adulte. Calcul et colique néphrétique ne sont donc pas synonymes : le calcul n'est qu'une des causes de colique néphrétique.

b. Physiopathologie[11]

La CNA est un syndrome douloureux lombo-abdominal résultant de la mise en tension brutale de la voie excrétrice du haut appareil urinaire en amont d'une obstruction, quelle qu'en soit la cause.

L'augmentation de pression dans les voies excrétrices est liée à deux facteurs principaux :

- l'œdème généré au contact du calcul par effet irritatif qui va à la fois favoriser la rétention d'urines sus-jacentes et bloquer davantage la progression du calcul ;
- la stimulation de la synthèse intrarénale de prostaglandines E2 (PGE2) vasodilatatrices sous l'effet de l'hyperpression intracavitaire qui représente le mécanisme physiopathologique essentiel.

Cf. « VIII. Pour en savoir plus » p.192.

c. CNA simple

Certains facteurs favorisants ont été identifiés :

- notion de voyage récent et prolongé ;
- séjour en pays chaud, travail en ambiance surchauffée ;
- immobilisation prolongée ;
- insuffisance d'hydratation ;
- activité sportive ;
- modification de l'alimentation.

La crise typique de CNA est décrite ainsi :

- début brutal ;
- douleur très intense, sans position antalgique ;
- douleur lombaire unilatérale, irradiant de haut en bas et vers l'avant le long de l'uretère vers les organes génitaux externes ;
- évolution par crises paroxystiques ;
- agitation et anxiété ;
- signes fonctionnels urinaires : pollakiurie, brûlures mictionnelles, hématurie ;
- signes digestifs : nausées, vomissements, arrêt du transit (iléus), voire tableau pseudo-occlusif.

Examen clinique :

- interrogatoire : antécédents personnels et familiaux de lithiase urinaire, prise de médicaments lithogènes, recherche de facteurs favorisant la CNA ;
- apyrexie ;
- abdomen souple, parfois météorisé ;
- fosse lombaire sensible à la palpation et à la percussion, parfois tendue (rein dilaté) ;
- touchers pelviens négatifs ;
- bandelette urinaire négative.

La CNA est résolutive dans la majorité des cas sous traitement antalgique symptomatique bien conduit.

11 X. Carpentier and al., Physiopathologie de la colique néphrétique. Prog Urol 2008 ; 18-12 : 844–848.

d. CNA compliquée

La CNA compliquée est rare (moins de 6 %) mais peut engager le pronostic vital à court terme du patient et impose de savoir reconnaître ses signes précocement.

Elle est caractérisée soit par le terrain (grossesse, insuffisance rénale chronique, rein transplanté, rein unique, uropathie connue…), soit par l'existence d'emblée ou secondairement de signes de gravité.

Elle nécessite un drainage chirurgical des urines en urgence.

Trois tableaux cliniques sont à connaître.

La CNA fébrile ou pyélonéphrite aiguë obstructive

Il s'agit d'une urgence médico-chirurgicale⚠. Elle correspond à des urines infectées en amont d'un calcul obstructif des voies urinaires supérieures et infection du parenchyme rénal.

Les principaux signes cliniques sont :

- fièvre >38 °C ;
- frissons ;
- marbrures cutanées, instabilité hémodynamique ;
- BU positive (*cf.* « VI. Examens complémentaires » p.184, critères de positivité).

Rapidement et en l'absence de traitement adapté, le tableau clinique peut évoluer vers des troubles de la conscience, une défaillance cardiaque et/ou respiratoire, des troubles de la coagulation (CIVD)…

Des prélèvements bactériologiques (ECBU et hémocultures) sont obligatoires devant toute suspicion de CNA fébrile.

Des mesures de réanimation d'urgence sont également le plus souvent nécessaires.

La CNA anurique

Trois mécanismes sont à son origine :

- insuffisance rénale aiguë fonctionnelle d'origine septique ;
- calculs bilatéraux = situation rare, reflet d'une pathologie lithiasique très active (cystinurie, hyperparathyroïdie primaire, hyperuricémie-hyperuricurie importantes…) ;
- REIN UNIQUE : congénital, restant ou fonctionnel.

Elle se traduit par une insuffisance rénale aiguë avec élévation très importante de la créatinine et des troubles ioniques fréquents (hyperkaliémie). Ne pas oublier l'ECG !⚠

La CNA hyperalgique

Elle correspond à une douleur de colique néphrétique non calmée par un traitement antalgique symptomatique bien conduit avec utilisation d'AINS IV et de morphiniques IV en titration.

Elle nécessite alors une hospitalisation avec réévaluation de la douleur. Si le rythme et l'importance des crises ne cèdent pas, un drainage des urines en urgence est nécessaire.

Parfois, la douleur cède brutalement. Cela correspond à la rupture de la voie excrétrice ou RUPTURE de FORNIX (jonction de la voie excrétrice sur la paille rénale) (fig. 16.2). Dans ce cas, si l'obstacle persiste, elle peut entraîner un urinome péri-rénal important, nécessitant également un drainage de la voie excrétrice en urgence.

e. CNA de forme trompeuse et diagnostics différentiels

La CNA avec signes digestifs prédominants

Le tableau clinique prédominant est celui de l'iléus réflexe avec météorisme abdominal et vomissements.

Une erreur ou un retard diagnostique sont donc fréquents.

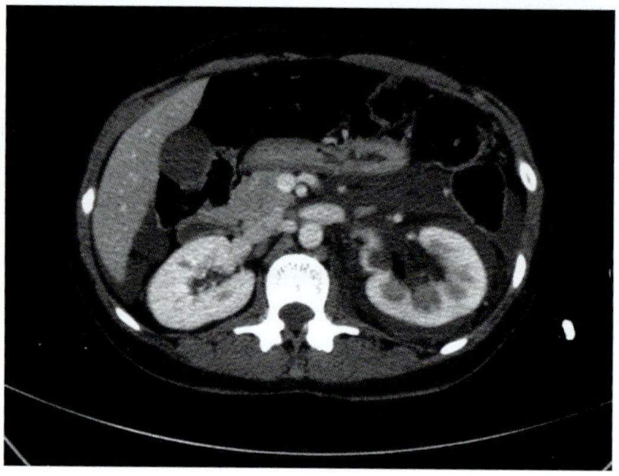

Fig. 16.2. **TDM avec injection - CNA gauche avec rupture de fornix.**

La colique néphrétique aiguë non lithiasique

Elle représente 20 % des coliques néphrétiques aiguës. Les douleurs sont dues à la mise en tension des voies excrétrices par un obstacle autre qu'un calcul (par atteinte de la paroi urétérale : tumeur ou sténose ou par compression extrinsèque de l'uretère : tumeur du petit bassin, ADP).

Syndrome de jonction pyélo-urétérale Il est responsable de véritables douleurs de colique néphrétique aiguë.

L'uro-TDM permet de mettre en évidence une dilatation des cavités pyélocalicielles avec un uretère fin.

Le diagnostic est confirmé par une scintigraphie rénale au MAG3 avec test au furosémide qui révèle l'obstacle.

Le traitement est chirurgical avec la réalisation d'une pyéloplastie.

Infarctus rénal segmentaire ou total Un fébricule et une hématurie minime complètent le tableau de CNA typique.

Ce diagnostic doit être évoqué dans un contexte emboligène ou de déséquilibre brutal d'un traitement anticoagulant.

Le scanner sans injection peut être normal mais sur les coupes injectées, l'absence de perfusion du rein caractérisée par le *cortex corticis* est visible (fin liseré à la périphérie de la corticale du rein irriguée via la capsule).

Le traitement repose sur la fibrinolyse.

Nécrose papillaire Principalement chez le patient diabétique ou le drépanocytaire, elle est peu fréquente mais souvent décrite.

Pathologies mimant une crise de colique néphrétique aiguë

L'interrogatoire et l'examen physique sont essentiels pour l'orientation diagnostique.

Le scanner sans injection permet de rectifier le diagnostic.

Pathologies digestives :

- colique hépatique ;
- cholécystite aiguë ;
- pancréatite aiguë ;
- diverticulite ;
- infarctus mésentérique ;
- appendicite aiguë ;
- hernie inguinale étranglée.

Pathologies gynécologiques :

- grossesse extra-utérine ;
- torsion de kyste ovarien ou d'annexe.

Pathologies vasculaires : fissuration d'anévrisme de l'aorte abdominale.

Pathologies médicales :

- pneumopathie ;
- arthrose lombaire.

2. Hématurie

Elle est le plus souvent microscopique découverte à la BU mais peut être macroscopique.

Elle résulte de l'irritation de l'urothélium par le calcul.

3. Infections urinaires

L'association infection urinaire/lithiase est fréquente. Il est cependant difficile de déterminer si le calcul s'est infecté secondairement ou si l'infection a précédé le calcul et a été responsable de sa formation.

Plusieurs situations sont possibles :

- bactériurie asymptomatique ;
- cystites récidivantes ;
- pyélonéphrites récidivantes.

4. Insuffisance rénale

Les reins peuvent être détruits par des calculs asymptomatiques bilatéraux. Il s'agit le plus souvent de calculs coralliformes.

5. Asymptomatique

Un calcul asymptomatique peut être découvert fortuitement sur un ASP, une échographie ou un scanner réalisés pour d'autres raisons.

6. Cas particulier de la grossesse

La grossesse s'accompagne de modifications physiologiques des voies urinaires.

À partir du 2e trimestre apparaît une hypotonie des cavités pyélocalicielles, surtout à droite, par modifications hormonales et compression extrinsèque de l'utérus, le plus souvent en dextrorotation.

On observe de plus une hypercalciurie physiologique.

La glycosurie physiologique de la grossesse favorise l'adhésion des bactéries à l'urothélium et augmente ainsi le risque d'infection urinaire.

Tous ces facteurs accroissent le risque de formation de calculs.

En cas de crise de colique néphrétique aiguë chez une femme enceinte, l'examen radiologique de référence est l'échographie des voies urinaires. Les AINS sont strictement contre-indiqués au 3e semestre (risque de non-fermeture du canal artériel)⚠. Le traitement repose alors sur les antalgiques simples, les morphiniques si besoin et une bonne hydratation.

En cas de colique néphrétique aiguë compliquée, un drainage des urines sera effectué en urgence sous contrôle échographique. La sonde JJ est ensuite changée régulièrement, toutes les 6 semaines[12], jusqu'à l'accouchement, à cause du risque de calcification de la sonde.

12 Recommandations CLAFU 2010–2011. Prise en charge urologique des calculs rénaux et urétéraux de l'adulte.

Le traitement curateur sera ensuite entrepris après la grossesse. Quoi qu'il en soit, la lithotripsie extracorporelle est formellement contre-indiquée chez la femme enceinte⚠.

B. Bas appareil urinaire

Les calculs du bas appareil urinaire (vessie, urètre) sont plus rares.

Les calculs vésicaux sont le plus souvent le fait d'un obstacle sous-vésical (hypertrophie bénigne de prostate, sclérose du col), ou d'un corps étranger intravésical (fils, ballonnet de sonde vésicale).

Ils sont en général découverts devant des signes fonctionnels urinaires : hématurie, brûlures mictionnelles, pollakiurie.

En revanche, dans des populations bien ciblées, la lithiase du bas appareil urinaire est très fréquente. C'est principalement le cas des patients neurologiques avec une atteinte motrice sévère : tétraplégie, SEP évoluée… (*cf.* « VIII. Pour en savoir plus » p.192).

VI. Examens complémentaires

A. Biologiques

On distingue les examens biologiques réalisés dans le cadre de l'urgence – qui est en général celui de la colique néphrétique, afin de poser le diagnostic et d'affirmer le caractère simple ou compliqué de la crise –, de ceux réalisés pour la prise en charge et le suivi au long cours. Ces derniers, comprenant un bilan métabolique de base et l'analyse morphologique du calcul, ont pour but de retrouver l'étiologie de la maladie lithiasique et permettre ainsi un traitement optimal limitant les récidives.

1. La bandelette urinaire (BU)

Dans la pathologie lithiasique, la bandelette urinaire réactive permet une détection rapide d'hématurie microscopique ou d'infection urinaire. Elle est réalisée de façon systématique par l'infirmière des urgences devant tout patient présentant une suspicion de colique néphrétique aiguë⚠.

Elle est également intéressante dans la prise en charge au long cours pour la mesure du pH urinaire et donc le suivi des objectifs thérapeutiques. Sa faisabilité au lit du patient et son excellente valeur prédictive négative en font un examen de choix.

Pour l'hématurie, le taux de détection de la BU est de 150 μg d'hémoglobine/L correspondant à 5 000 érythrocytes/mL.

La détection de la leucocyturie se fait par le dosage de la leucocyte-estérase produite par les polynucléaires neutrophiles. Ce test est assez sensible, permettant de détecter une leucocyturie $>10^4$ leucocytes/mL. La détection des nitrites, témoin de la bactériurie, est basée sur la transformation des nitrates en nitrites par des bactéries présentant une nitrate-réductase (entérobactéries). Le seuil déterminant est de 10^5 UFC/mL.

Une bandelette est considérée comme négative si on ne détecte ni leucocyturie ni nitrites. On peut alors exclure avec une excellente probabilité le diagnostic d'infection urinaire.

Une bandelette est considérée comme positive si on détecte une leucocyturie et/ou des nitrites. Cette positivité n'affirme en aucun cas le diagnostic d'infection urinaire mais doit être considérée comme ayant seulement une valeur d'orientation.

Le risque de faux-négatifs est très faible (3 %) mais possible pour le test des nitrites en cas de :

- bactériurie faible (dilution des urines, séjour des urines dans la vessie < 4 heures, compte de bactéries trop faible) ;
- régime restreint en nitrates, pH urinaire acide ou traitement diurétique ;
- infection causée par certaines bactéries non productives de nitrites comme les infections à streptocoques, entérocoques, *Acinetobacter spp*. ou *S. saprophyticus*.

2. L'ECBU

L'examen cytologique et bactériologique des urines est à réaliser en complément de la bandelette urinaire si celle-ci est positive⚠.

Il est indispensable en cas de suspicion de pyélonéphrite obstructive et doit être réalisé avant toute antibiothérapie. Une mise en culture et un antibiogramme doivent être réalisés afin de pouvoir secondairement adapter l'antibiothérapie.

3. Hémocultures

Doivent être réalisées de façon systématique et répétée dans le cadre d'une fièvre > 38,5 °C lors d'une pyélonéphrite obstructive⚠. Elles permettent de détecter une éventuelle septicémie.

4. Biologie standard

Le seul examen biologique réalisé systématiquement aux urgences dans le cadre d'une colique néphrétique aiguë non compliquée est le dosage de la CRÉATININE[13]. Cependant, une NFS et un ionogramme sanguin sont très souvent réalisés.

5. Spectrophotométrie infrarouge

Elle peut être réalisée sur des calculs expulsés spontanément ou sur des fragments recueillis après traitement.

Elle permet de déterminer précisément la composition moléculaire et cristalline des calculs.

En fonction de la composition et de la structure du calcul, différentes causes peuvent être proposées.

6. Bilan métabolique de première intention[14]

Ce bilan est actuellement systématiquement prescrit dès le premier épisode lithiasique.

Il comprend :

- un bilan sanguin : créatininémie, calcémie, glycémie à jeun, uricémie ;
- un bilan sur urines de 24 h : créatinine, volume total, calcium, sodium, urée, urates ;
- un bilan sur urines du matin (à jeun) : pH, densité, BU, cristallurie.

Les conditions de recueil des urines de 24 h doivent être précises.

Il est important que le patient ne modifie pas ses habitudes alimentaires pour la réalisation de ce bilan.

Il doit être réalisé à plus d'un mois d'un épisode aigu ou d'un geste urologique.

B. Radiologiques

En urgence, les examens d'imagerie sont indiqués pour affirmer le diagnostic de colique néphrétique (dilatation de la voie excrétrice supérieure, calcul…), en évaluer la gravité (rein unique, urinome…), et préciser les chances d'expulsion spontanée du calcul (taille, localisation et morphologie).

13 *Guidelines on urolithiasis*. EAU (European Association of Urology) 2011.
14 Recommandations pour le bilan métabolique et la prise en charge médicale de la lithiase. CLAFU (Comité lithiase de l'Association française d'urologie) 2011.

Leur indication et le délai acceptable pour les obtenir sont dépendants de leur accessibilité et du contexte clinique (CNA simple, CNA compliquée, terrains particuliers, doute diagnostique...).

L'imagerie est également essentielle avant un traitement urologique invasif afin de préciser au mieux la morphologie des voies urinaires et les caractéristiques du calcul.

1. ASP

Très facile à réaliser en urgence. Cependant de sensibilité et spécificité médiocre pour mettre en évidence un calcul (respectivement 40 à 58 % et 60 à 77 %).

L'ASP ne doit donc pas être fait isolément, mais couplé à un autre examen d'imagerie.

De plus, il ne renseigne que sur la présence d'un calcul mais pas sur les complications éventuelles.

On considère qu'un calcul est opaque à la radiographie lorsque l'on peut le décrire à l'ASP. On considère qu'un calcul est radio-transparent dès lors qu'il n'est visible qu'à l'échographie. Les calculs radio-transparents sont vus au scanner.

Quand le calcul est visualisé sur l'ASP, celui-ci peut être utilisé pour suivre la progression du calcul.

2. Échographie réno-vésicale

Examen non invasif, peu coûteux et rapide, mais opérateur-dépendant. L'échographie des voies excrétrices urinaires est associée en combinaison avec l'ASP et peut être utilisé dans la prise en charge de la colique néphrétique aiguë aux urgences.

Elle détecte le mieux les calculs situés à la jonction pyélo-urétérale et urétéro-vésicale, surtout si elle est réalisée à vessie pleine. Le calcul apparaît hyperéchogène, avec un cône d'ombre postérieur.

Elle confirme le diagnostic clinique de CNA en objectivant une dilatation des cavités pyélo-calicielles et/ou de l'uretère (fig. 16.3). Cependant, toute dilatation ne signifie pas obstruction (hypotonie séquellaire d'un obstacle, distension vésicale lors de l'examen), et toute obstruction ne se traduit pas immédiatement par une dilatation qui peut apparaître quelques heures après (20 à 30 % des obstructions brutales sur calcul urétéral ne sont pas objectivées).

Elle décrit également le parenchyme rénal, un amincissement pouvant être expliqué par un obstacle chronique.

3. Scanner abdomino-pelvien sans injection de produit de contraste

Il s'agit d'un examen rapide, indépendant du patient et de l'opérateur, mais irradiant.

TOUS les calculs sont visibles au scanner, en dehors des calculs médicamenteux. Le scanner sans injection présente une très grande sensibilité (96 %) et spécificité (98 %) pour le diagnostic de lithiase urinaire et détecte des calculs millimétriques (fig. 16.4).

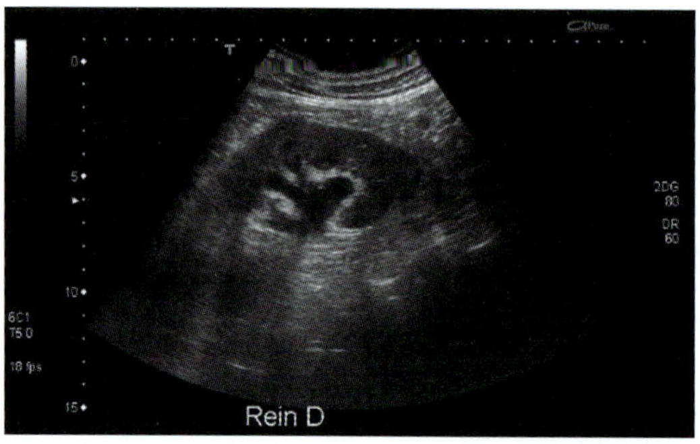

Fig. 16.3. Échographie rénale : dilatation des cavités pyélocalicielles droites lors d'une CNA.

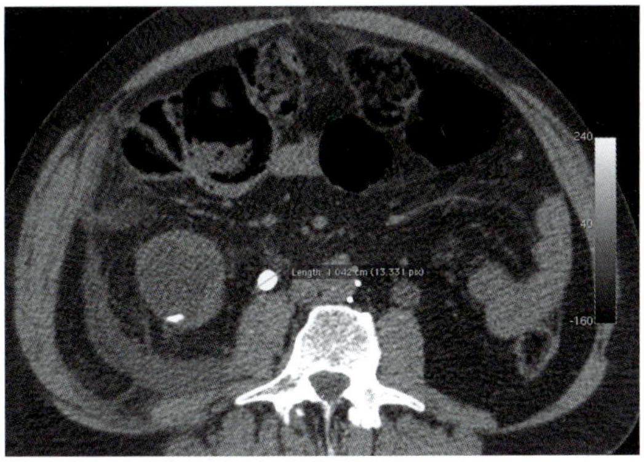

Fig. 16.4. **CNA sur calcul de l'uretère lombaire droit.**
Présence d'un calcul caliciel inférieur droit dans un calice dilaté.

En plus de la visualisation directe du calcul, d'autres signes indirects peuvent aider au diagnostic : dilatation des cavités pyélocalicielles, infiltration de la graisse péri-rénale ou péri-urétérale, épaississement de la paroi urétérale en regard du calcul (*rim sign*)…

De plus, le scanner permet de mesurer la densité Hounsfield (HU) des calculs et ainsi d'orienter vers une composition particulière du calcul et de prédire l'efficacité de la LEC.

4. Uroscanner

Il comprend des clichés sans injection puis avec injection de produit de contraste avec analyse au temps tardif dit excrétoire. Il permet donc de visualiser les voies urinaires excrétrices.

En cas de doute sur une réelle obstruction, l'analyse du retard d'excrétion permet souvent de trancher.

Il est nécessaire avant un geste urologique invasif pour le traitement de calculs (type NLPC) afin de connaître au mieux la morphologie des voies urinaires et les caractéristiques (taille, forme, topographie, densité du calcul).

Au final, dans le cadre de l'urgence, la colique néphrétique simple requiert le couple ASP/échographie réno-vésicale ou scanner abdomino-pelvien sans injection de produit de contraste, en fonction du plateau technique de chaque hôpital.

La colique néphrétique aiguë compliquée impose la réalisation d'un scanner sans injection.

En cas de doute diagnostique, un scanner sans injection est réalisé, souvent complété par une injection de produit de contraste dans un 2e temps.

L'urographie intraveineuse (UIV) n'a plus sa place dans la pathologie lithiasique de nos jours.

VII. Prise en charge

Il est important de différencier la prise en charge en urgence correspondant à celle de la colique néphrétique aiguë et pouvant engager le pronostic vital si elle est compliquée, de la prise en charge au long cours, nécessitant un bilan plus complet.

A. En urgence

La prise en charge en urgence est principalement celle de la colique néphrétique aiguë et vise à soulager le patient quand elle est simple, et à dériver les urines en urgence lorsqu'elle est compliquée.

1. Colique néphrétique aiguë simple

Elle fait l'objet de recommandations, actualisées en 2008[15].

Son traitement est AMBULATOIRE⚠.

Le traitement est médical et l'objectif est de traiter la douleur.

Il est guidé par la réalisation répétée d'une mesure de l'intensité douloureuse par l'EVA.

a. Les anti-inflammatoires stéroïdiens

Deux mécanismes d'action :

- ils bloquent les cyclo-oxygénases impliquées dans la cascade inflammatoire, ils diminuent l'œdème local et l'inflammation et entraînent une relaxation des fibres musculaires lisses de l'uretère diminuant ainsi le péristaltisme ;
- ils diminuent le débit de filtration glomérulaire.

Le kétoprofène (Profénid®) 100 mg IV sur 20 min 3 ×/j est reconnu comme le plus efficace et possède l'AMM dans le traitement de la colique néphrétique aiguë depuis 2001.

b. Les antalgiques

Niveau 1 (paracétamol) : en association aux AINS en cas de douleurs de faible intensité.

Niveau 3 (morphiniques) :

- en cas de contre-indication aux AINS ;
- en association aux AINS en cas de douleur d'emblée importante ;
- en cas de résistance au traitement par AINS ;
- à utiliser sous forme de titration IV de chlorhydrate de morphine ;

Antispasmodiques (phloroglucinol) : pas de recommandation particulière.

c. La restriction hydrique ou l'hyperhydratation

Aucune étude n'a permis de montrer la supériorité d'une des attitudes par rapport à l'autre. Les boissons sont laissées libres en fonction de la soif du patient.

Le bon sens recommande cependant la restriction hydrique en cours de phase douloureuse.

d. Tamisage des urines

Permet d'envoyer le(s) calcul(s) expulsé(s) en analyse spectrophotométrique.

2. Colique néphrétique aiguë compliquée

Sa prise en charge fait également l'objet de recommandations.

Elle nécessite une HOSPITALISATION ⚠ en urologie, une mise en condition avec pose de voie veineuse périphérique et rééquilibration hydroélectrolytique. Une prise en charge réanimatoire peut être nécessaire. Le bilan préopératoire et la consultation d'anesthésie en urgence ne doivent pas être oubliés.

Le traitement est alors chirurgical et consiste à drainer les urines du haut appareil urinaire ⚠.

Le drainage des urines est dans la majorité des cas assuré par une sonde urétérale, qui peut être interne (alors appelée sonde JJ) (fig. 16.5) ou externe (fig. 16.6), montée sous contrôle fluoroscopique et par voie endoscopique. En cas de sonde JJ, la boucle supérieure trouve sa place au niveau du pyélon et la boucle inférieure dans la vessie. La sonde urétérale externe est souvent préférée à la sonde JJ en cas d'urines pyéliques purulentes. Dans ce cas, la conversion en sonde JJ est en général réalisée après 48 h d'apyrexie.

15 Recommandations de la 8e Conférence de consensus de la Société francophone d'urgences médicales. Prise en charge des coliques néphrétiques de l'adulte dans les services d'accueil des urgences. Actualisation 2008.

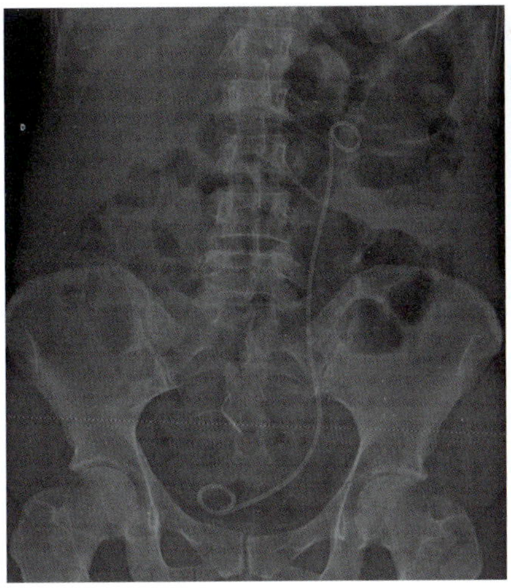

Fig. 16.5. ASP de face, sonde JJ gauche en place.

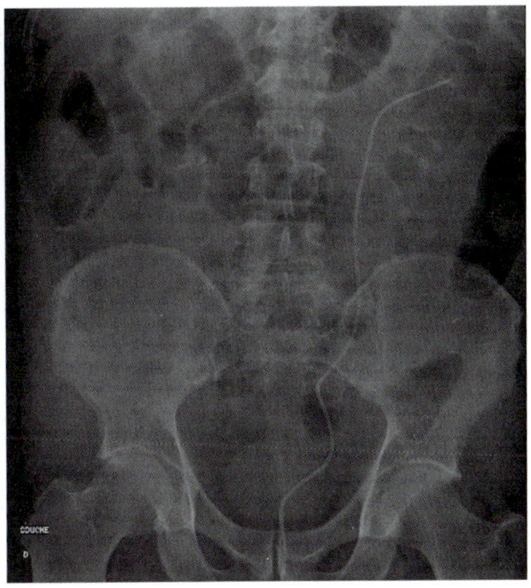

Fig. 16.6. ASP de face, sonde urétérale gauche en place.

En cas d'échec de drainage des urines par les voies naturelles, une néphrostomie per cutanée est réalisée sous contrôle échographique. Sa pose nécessite des cavités pyélocalicielles DILATÉES ⚠. À noter que certaines équipes proposent d'emblée la pose de néphrostomie comme moyen de dériver les urines du haut appareil urinaire.

Dans tous les cas, un prélèvement des urines pyéliques doit être réalisé en per opératoire pour analyse bactériologique ⚠.

En cas de pyélonéphrite aiguë obstructive, une antibiothérapie parentérale doit être mise en place le plus rapidement possible dès les prélèvements bactériologiques effectués ⚠ :

- DOUBLE ;
- associant une C3G avec un aminoside (ceftriaxone-Rocéphine® 1 à 2 g/24 h IVL en une prise + gentamycine-Gentamicine® 3 mg/kg/24 h IVL en une prise) ;
- secondairement adaptée à l'antibiogramme ;
- relais *per os* peut être envisagé à 48 h d'apyrexie ;
- durée totale de 10 à 21 jours[16].

B. À long terme

L'expulsion du calcul peut être spontanée. On estime qu'un calcul de 4 mm de l'uretère pelvien a 90 % de chance d'être expulsé spontanément. Au contraire, les calculs de plus de 8 mm ont des chances quasi nulles d'être évacués naturellement.

La prise en charge au long cours est médico-chirurgicale, afin de traiter le calcul mais également d'éviter les récidives.

1. Traitement médical

Il repose principalement sur des règles hygiéno-diététiques ⚠. En cas de progression de la maladie lithiasique malgré ces mesures, un traitement médicamenteux peut être proposé.

Dans tous les cas, une SURVEILLANCE RÉGULIÈRE est nécessaire.

16 Recommandations de bonne pratique dans le diagnostic et l'antibiothérapie des infections urinaires bactériennes communautaires chez l'adulte. AFFSAPS. Juin 2008.

a. Indications d'une prise en charge spécialisée

- Maladie lithiasique active avec bilan de première intention négatif.
- Néphrocalcinose ou insuffisance rénale.
- Découverte d'un diabète ou d'un syndrome métabolique méconnu.
- Hypercalcémie.
- Ostéoporose ou fractures pathologiques.
- Persistance d'une hypercalciurie sous régime sodé < 8 g/j.

b. Mesures diététiques générales

Elles sont applicables à tous les patients atteints de maladie lithiasique urinaire :

- DIURÈSE > 2 000 mL = PREMIER OBJECTIF À ATTEINDRE ET À MAINTENIR AU LONG COURS ⚠ : évaluée sur le volume des urines de 24 h ou sur les urines du réveil avec mesure de la densité (objectif < 1 015) ;
- boissons à répartir tout au long de la journée ;
- alimentation équilibrée/réajustement alimentaire :
  - normalisée en calcium (800 mg à 1 g/j), en sel (< 9 g/j), et en protéines animales (< 1,2 g/kg/j),
  - limiter les prises excessives d'aliments riches en oxalates (chocolat, fruits secs, épinards, oseille, rhubarbe, thé),
  - limiter les boissons sucrées et sodas (fructose).

c. Mesures diététiques particulières

Elles sont à adapter en fonction de l'étiologie des calculs :

- calculs uriques : alcalinisation des urines ⚠ (eau de Vichy). Objectif = pH 6,5–7, régime pauvre en fructose et en purines ;
- calculs phospho-ammoniaco-magnésien (PAM) : suppression des boissons alcalines, acidifications des urines (acide phosphorique) ;
- calculs de cystine : alcalinisation des urines (le pH urinaire doit être > 7,5), boissons abondantes (diurèse > 3 L/j).

d. Traitement médicamenteux

Ils sont réservés à des cas très particuliers :

- antibiothérapie adaptée en cas de calcul PAM ;
- diurétique thiazidique en cas d'hypercalciurie persistante ;
- allopurinol en cas d'hyperuricémie.

e. Surveillance

Elle est ESSENTIELLE.

Une surveillance semestrielle est recommandée la première année puis annuelle, avec un bilan urinaire.

2. Traitement chirurgical

Il dépend de la morphologie et des comorbidités du patient, de la localisation du calcul, mais aussi de sa taille, de sa composition et de l'anatomie des voies urinaires.

La prise en charge urologique des calculs rénaux et urétéraux a fait l'objet de recommandations du Comité lithiase de l'AFU en 2010–2011[17].

17 Recommandations CLAFU 2010–2011. Prise en charge urologique des calculs rénaux et urétéraux de l'adulte.

a. Lithotritie extracorporelle (LEC)

Il s'agit d'une méthode NON INVASIVE.

- Principe : un générateur extra-corporel produit des ondes acoustiques. Celles-ci sont focalisées sur le calcul par un système de repérage radiologique afin de le pulvériser.
- Technique : réalisée en ambulatoire, sous simple sédation. Un ECBU doit être réalisé quelques jours avant ainsi qu'un ASP la veille pour vérifier que le calcul est toujours en place ⚠.
- Indications : en première intention pour le traitement des CALCULS DU REIN <20 mm. Calculs radio-opaques (ils doivent être visibles à l'ASP), de densité < 1 000 UH. Traitement de référence chez l'enfant.
- Contre-indications :
  - grossesse ;
  - infection urinaire non traitée ;
  - obstacle en aval du calcul ;
  - anévrisme de l'artère rénale ou de l'aorte ;
  - troubles de la coagulation non corrigés.
- Résultats : but = SF (sans fragment résiduel), obtenu dans 30 à 76 % des cas.
- Complications :
  - CNA post-LEC par migration des fragments résiduels (20 %) ;
  - hématurie ;
  - infections urinaires.

b. Urétéroscopie (rigide et souple)

- Principe : introduction par les voies naturelles de façon RÉTROGRADE d'un urétéroscope permettant de visualiser et de travailler au contact du calcul (fig. 16.7 cahier quadri). Extraction du calcul à la pince ± fragmentation au laser. Risque de lésions urétérales (perforation, stripping).
- Indications :
  - calculs résistants à la LEC (densité > 1 000 UH), ou contre-indication de la LEC ;
  - en concurrence avec la LEC pour les calculs rénaux < 2 cm ;
  - calculs de l'uretère pelvien.
- Résultats : SF dans 95 % des cas pour les calculs de l'uretère pelvien, 80 % pour les calculs rénaux < 1 cm et 72 % pour ceux entre 1 et 2 cm.
- Complications :
  - hématurie ;
  - douleur de colique néphrétique par caillotage urétéral ;
  - infection urinaire.

c. Néphrolithotomie percutanée (NLPC)

- Principe : ponction percutanée du rein sous contrôle échographique et fluoroscopique (rayons X) (patient en décubitus ventral ou latéral), puis dilatation progressive du trajet obtenu permettant la mise en place d'une gaine d'accès et l'introduction d'un néphroscope. Puis visualisation, fragmentation et extraction des calculs (fig. 16.8 cahier quadri).
- Indications : traitement de référence pour les CALCULS > 2 cm, CORALLIFORMES ou COMPLEXES DU REIN.
- Risques :
  - complications HÉMORRAGIQUES ⚠ et infectieuses ;
  - lésions d'organe intra-abdominaux (côlon…).
- Résultats : SF dans 80 à 85 % des cas, possibilité de faire une LEC ou une URSS sur les fragments résiduels.

d. Chirurgie à ciel ouvert

- Peu d'indication aujourd'hui (1 % des traitements pour les calculs rénaux).
- Néphrectomie polaire ou totale pour les calculs avec parenchyme détruit en regard.
- En association à des anomalies anatomiques, traitement conjoint (ex : cure de syndrome de jonction pyélo-urétérale et pyélotomie pour calcul pyélique).

e. Traitement des calculs de vessie

- Fragmentation lors d'une cystoscopie (pince à calcul, air comprimé).
- Chirurgie conventionnelle (taille vésicale) si taille du calcul trop importante.

VIII. Pour en savoir plus

A. Physiopathologie de la colique néphrétique aiguë (suite)[18]

La production de PGE2 est la clé de la physiopathologie de la colique néphrétique. Elle est principalement produite par la médullaire rénale et va entraîner initialement une augmentation du flux sanguin rénal et de la pression de filtration glomérulaire par diminution des résistances préglomérulaires afin de tenter de contrebalancer l'augmentation de pression hydrostatique régnant à l'intérieur des tubes intrarénaux.

Le but de ce mécanisme est de maintenir le débit de filtration glomérulaire. La production constante d'urines va cependant augmenter la pression intrapyélique qui va de la même façon augmenter la production de PGE2. Par ailleurs, la production de prostaglandines va entraîner une augmentation de production de rénine et d'angiotensine qui vont augmenter la pression artérielle (signe clinique habituel lors d'une CNA). Enfin, la libération d'hormone antidiurétique (ADH), déclenchée par les nausées, les vomissements et la douleur, va également stimuler la production de prostaglandines.

On se trouve alors face à un véritable cercle vicieux, puisque le maintien du débit de filtration glomérulaire ne fait qu'accroître la pression intracavitaire.

L'augmentation de pression intra-urétérale et intrapyélique va engendrer une dilatation des CPC qui va alors stimuler les terminaisons nerveuses de la lamina propria. En réponse à cette distension, le muscle lisse de la paroi urétérale se contracte pour faire progresser le calcul. Si le calcul est enclavé et ne peut pas progresser malgré la contraction urétérale, les fibres musculaires développent un véritable spasme.

La contraction isotonique prolongée des fibres musculaires lisses au cours de la CNA entraîne une augmentation de production d'acide lactique qui irrite à la fois les fibres nerveuses lentes de type A et les fibres rapides de type C. La perception et la sensation douloureuse représentent un processus complexe qui prend naissance au niveau des récepteurs spécifiques des terminaisons nerveuses périphériques. Les signaux nociceptifs sont alors transportés au niveau de la moelle épinière puis au niveau central (thalamus et cortex). Les niveaux médullaires T11 à L1 de transmission des signaux nociceptifs expliquent que la sensation douloureuse puisse être également perçue au niveau du tube digestif ou du système génital.

B. Cystinurie

La cystinurie est l'une des principales causes de lithiase rénale héréditaire.

La cystinurie est une affection héréditaire, de transmission autosomique récessive. Deux gènes peuvent être en cause : soit SLC3A1 sur le chromosome 2 (cystinurie type A), soit SLC7A9

18 X. Carpentier and al., Physiopathologie de la colique néphrétique. Prog Urol 2008 ; 18-12 : 844–848.

sur le chromosome 19 (cystinurie type B), qui codent tous deux des protéines qui sont des transporteurs présents dans les cellules du tubule rénal assurant le transport de la cystine et des 3 autres acides aminés dits dibasiques (lysine, arginine et ornithine).

Comme la cystine est très peu soluble dans l'urine, son élimination excessive aboutit à la formation de calculs, qui sont la seule conséquence pathologique de ce trouble (l'élimination excessive des autres acides aminés n'entraîne pas de symptôme). La maladie se manifeste par une lithiase récidivante responsable de coliques néphrétiques, dysurie, hématurie, rétention aiguë d'urines, ou infection urinaire. Les calculs sont très échogènes à l'échographie et moyennement radio-opaques.

Le diagnostic est porté devant une réaction de Brand positive, la chromatographie des acides aminés urinaires montrant une excrétion massive des 4 acides aminés dibasiques et l'analyse des calculs.

Le régime doit être limité en sel et en aliments riches en méthionine avec des boissons abondantes (3 litres). L'alcalinisation des urines avec du citrate de potassium doit maintenir un pH urinaire entre 7,5 et 8.

Le traitement curatif comporte la D-pénicillamine qui a cependant des effets secondaires importants (fièvre, rash, protéinurie, diminution du goût, leucopénie, thrombopénie).

Lorsque le traitement médical ne permet pas d'obtenir la dissolution des calculs, la lithotripsie extracorporelle peut être indiquée, mais les calculs se fragmentent difficilement. Un traitement chirurgical est alors nécessaire (urétéroscopie, NLPC, chirurgie à ciel ouvert…), sachant que l'on privilégie les méthodes les moins invasives.

C. Malformations de l'arbre urinaire

Les anomalies anatomiques de l'appareil urinaire sont multiples. Elles s'accompagnent de lithiase dans une proportion variable de cas, suggérant la participation d'autres facteurs, métaboliques ou infectieux, au développement de la lithiase. Globalement, au moins 10 % de l'ensemble des calculs urinaires sont associés à une anomalie anatomique de l'appareil urinaire. L'anomalie anatomique est habituellement génératrice de stase et facilite de ce fait, en ralentissant le flux urinaire, la cristallisation des composés en sursaturation, la prolifération de bactéries lithogènes ou la rétention de particules cristallines formées plus haut dans l'appareil urinaire.

1. Rein en fer à cheval (RFC)

Malformation du haut appareil urinaire, le plus souvent asymptomatique, résultant de la symphyse des deux reins, le plus souvent par leur pôle inférieur. Il s'agit de l'anomalie de fusion rénale la plus fréquente.

L'incidence du RFC est estimée à 0,25 % de la population générale. Il existe une nette prédominance masculine avec un sex-ratio de 2.

La lithiase rénale est observée dans 20 à 80 % des cas, et s'explique par le défaut de drainage des urines.

2. Diverticule caliciel

Les diverticules caliciels sont des dilatations à paroi fine, tapissées par l'urothélium, communicant avec les fonds caliciels par un étroit pertuis. Le plus souvent, ces diverticules sont asymptomatiques, découverts de façon fortuite, à l'occasion d'examens radiologiques pratiqués pour un tout autre point d'appel.

En cas de diverticule caliciel lithiasique et symptomatique, le traitement chirurgical est indiqué.

3. Maladie de Cacchi et Ricci

La maladie de Cacchi et Ricci, encore appelée « rein médullaire en éponge », se caractérise par des dilatations kystiques (ou ectasies) congénitales des tubes collecteurs qui peuvent toucher une ou plusieurs papilles, voire la totalité des papilles d'un ou des deux reins.

4. Méga-uretère

Le méga-uretère primitif est une dilatation congénitale de l'uretère due à une obstruction de sa portion terminale.

La stase urinaire parfois associée à un reflux qu'il engendre peut également être à l'origine de lithiase.

5. Reflux vésico-urétéral

Le reflux vésico-urétéral est rarement à l'origine de calculs coralliformes suite à la distension d'amont des voies excrétrices et des infections itératives dont il est à l'origine.

D. Cas particulier : lithiase du haut appareil urinaire et pathologies neurologiques

La lithiase du haut appareil urinaire est une complication fréquente en neurologie. La détection précoce et un traitement agressif des lithiases urinaires peuvent prévenir les complications essentielles comme les pyélonéphrites et l'insuffisance rénale. Toutes les armes thérapeutiques modernes de la lithiase peuvent être proposées mais doivent être adaptées au terrain. Les objectifs du traitement dans la population spécifique du handicapé neurologique doivent être d'associer fragmentation et élimination au maximum dans la même session thérapeutique.

La prise en charge des lithiases du haut appareil urinaire est conditionnée à l'évaluation du bas appareil et à son équilibration (régime de pression, infection urinaire, résidu postmictionnel), seuls garants de la diminution du risque de récidive lithiasique.

Le tractus urinaire des patients neurologiques est le plus souvent colonisé par des germes multirésistants. Il est donc impératif d'effectuer un ECBU 7 jours avant tout acte chirurgical, afin de débuter une antibioprophylaxie efficace dans les 48 à 72 h précédant l'intervention. Il est judicieux d'effectuer un nouvel ECBU juste après l'intervention pour rechercher de nouveaux germes qui pourraient être libérés par la fragmentation de la lithiase.

Il est indispensable d'évaluer la déformation et la mobilité des membres et du tronc afin de se rendre compte des possibilités d'installation du patient sur la table opératoire.

La LEC et la NLPC sont les 2 techniques les plus utilisées.

La LEC est considérée comme le traitement de première intention pour les calculs de moins de 1,5 cm. La probabilité d'évacuation des fragments résiduels est néanmoins inférieure à la population générale.

La NLPC est le traitement de choix pour les calculs intrarénaux de plus de 1,5 cm.

Références

Recommandations du comité lithiase de l'Association française d'urologie (AFU)-CLAFU 2010–2013 : http://www.urofrance.org/fileadmin/medias/afu/communiques/2012-03-15_cancer-prostate.pdf. http://www.urofrance.org/outils-et recommandations/recommandations/recommandations-afu/classees-par-annee.html.

Résumé

- La lithiase urinaire est une pathologie fréquente et récidivante, pouvant évoluer de longues années à bas bruit tout comme nécessiter un traitement en urgence et engager le pronostic vital.
- Elle touche le plus souvent le haut appareil urinaire (cavités pyélocalicielles, uretère), mais peut également se développer dans la vessie dans certains cas particuliers.
- Plusieurs types de calculs existent. Les plus fréquents sont les calculs d'oxalate de calcium (70 %). Connaître la composition d'un calcul est essentiel : cela influence non seulement le traitement du calcul mais également le risque de récidive et la prise en charge à long terme.
- Le mode de révélation le plus fréquent de la lithiase urinaire est la crise de colique néphrétique aiguë (CNA). Il s'agit alors de savoir reconnaître les signes de gravité pouvant engager le pronostic vital.
- Le traitement de la CNA aiguë simple est ambulatoire et à visée antalgique. En l'absence de contre-indication, les AINS représentent le traitement de référence.
- La CNA compliquée nécessite une hospitalisation avec prise en charge chirurgicale pour drainage des urines en urgence. En cas de pyélonéphrite aiguë obstructive, une antibiothérapie parentérale précoce est nécessaire. La prise en charge réanimatoire est également essentielle.
- Le couple ASP/échographie rénovésicale, ou le scanner abdomino-pelvien sans injection, sont les examens de choix dans le diagnostic de la CNA.
- Le bilan au long cours de la lithiase urinaire repose sur un bilan métabolique exhaustif et l'analyse spectrophotométrique du (des) calcul(s).
- Les règles hygiéno-diététiques, et principalement une diurèse de plus de 2 L/j, sont essentielles afin d'éviter la récidive lithiasique.
- En cas d'échec, un traitement chirurgical peut être envisagé. La technique chirurgicale est choisie en fonction de la taille et de la localisation du calcul ainsi que de la morphologie des voies urinaires excrétrices.
- La lithiase urinaire est une pathologie nécessitant une surveillance régulière et à vie.

CHAPITRE

17

Item 48 (*Item 272*) – Pathologies génito-scrotales chez l'homme et le garçon

Cécile Champy, Sarah Drouin

Coordination et relecture : Morgan Rouprêt

Objectifs pédagogiques

- Diagnostiquer un phimosis, une torsion du cordon spermatique, une hydrocèle, une cryptorchidie.
- Identifier les situations d'urgence et planifier leur prise en charge.

I. Pour comprendre

Entre le 3e mois *in utero* et la naissance, les testicules descendent de la région lombaire au scrotum. Le testicule descend à travers le canal inguinal le long d'une évagination du péritoine appelée canal péritonéo-vaginal (CPV). Cette évagination va s'atrophier et laisser subsister un reliquat : la vaginale. Plusieurs anomalies congénitales peuvent se produire au cours du processus de descente :

- cryptorchidie : descente incomplète du testicule ;
- ectopie testiculaire : testicule en position anormale ;
- hernie inguino-scrotale : le CPV reste ouvert et le contenu péritonéal descend dans la bourse ;
- hydrocèle et kyste du cordon : perméabilité du CPV et accumulation de liquide péritonéal.

II. Phimosis

A. Définition

Il s'agit d'une STÉNOSE fibreuse de l'orifice préputial. Le décalottage devient alors difficile voire impossible.

Il est PHYSIOLOGIQUE chez le nourrisson et l'enfant jusqu'à 4 ans, expliqué par l'existence d'adhérences préputiales. Celles-ci se libèrent généralement spontanément, et les décalottages forcés sont à PROSCRIRE.

Le phimosis est également fréquent chez les patients diabétiques ainsi que chez les sujets âgés par insuffisance de décalottage.

B. Complications

La balano-posthite : il s'agit d'une inflammation du gland et du prépuce par défaut de décalottage et accumulation de smegma. Le plus souvent, seuls des soins locaux (bains d'antiseptique) sont nécessaires.

Une poche préputiale gonflée d'urine lors des mictions peut également se constituer.

On peut aussi constater une déviation du jet mictionnel.

Enfin, un paraphimosis (fig. 17.1 cahier quadri) peut apparaître par striction de l'anneau préputial au niveau du sillon balano-préputial. En l'absence de recallotage se forme un œdème du prépuce et du gland.

C. Traitement

Chez l'enfant, pas de traitement avant 2–3 ans. La libération des adhérences préputiales peut également se faire sous anesthésie locale (crème EMLA) ou par application de dermocorticoïdes.

À partir de 5–6 ans et en cas d'échec des traitements locaux, un traitement chirurgical est à envisager. Il peut s'agir d'une plastie de prépuce ou d'une posthectomie.

Chez l'adulte, le traitement est d'emblée chirurgical. La chirurgie est indiquée en cas d'infections à répétition ou de gêne importante. Le traitement peut être conservateur (plastie de prépuce) ou non (posthectomie).

III. Torsion du cordon spermatique

A. Généralités

La torsion survient préférentiellement au moment des pics d'activité hormonale (nourrisson et adolescent entre 12 et 18 ans). Elle est rare après 40 ans. Elle entraîne une ischémie artérielle du testicule irréversible après 6 heures ainsi qu'un œdème testiculaire par gêne au retour veineux. Il s'agit d'une URGENCE CHIRURGICALE. Toute douleur testiculaire unilatérale brutale est une torsion du cordon spermatique jusqu'à preuve du contraire⚠.

B. Diagnostic

L'interrogatoire recherche notamment des facteurs de risque de torsion du cordon spermatique (traumatisme testiculaire, antécédent de torsion du cordon spermatique controlatérale). Il recherche également des circonstances déclenchantes comme la période du réveil, ou après une douche. Le patient va décrire une douleur aiguë, intense, continue, unilatérale, irradiant vers la région inguinale, sans position antalgique, gênant la marche, parfois accompagnée de nausées ou vomissements.

L'examen physique sera BILATÉRAL et COMPARATIF ⚠.

Les signes de la torsion sont unilatéraux :

- bourse inflammatoire et douloureuse, augmentée de volume ;
- testicule dur, ascensionné, rétracté à l'anneau inguinal, horizontalisé ;
- abolition du réflexe crémastérien ;
- parfois, palpation du tour de spire.

Il n'existe pas de signe en faveur d'un diagnostic différentiel :

- infection urinaire : pas de fièvre, bandelette urinaire (BU) négative, pas d'écoulement urétral, toucher rectal (TR) non douloureux ;
- orifices herniaires libres ;
- abdomen souple et non douloureux ;
- testicule controlatéral normal.

C. Examens complémentaires

La chirurgie ne doit être retardée par aucune exploration complémentaire dès lors qu'une torsion spermatique est suspectée ⚠.

En cas de doute, il faut effectuer une exploration chirurgicale. L'échographie-Doppler testiculaire peut être faussement rassurante. Elle est principalement prescrite pour éliminer les diagnostics différentiels mais ne doit jamais retarder la prise en charge thérapeutique.

D. Traitement

Il s'agit d'une URGENCE CHIRURGICALE car la nécrose devient irréversible en 6 heures.

Il faut donner une information sur la chirurgie, prévenir du risque d'orchidectomie ⚠, d'atrophie testiculaire et du risque ultérieur d'hypofertilité.

L'autorisation parentale d'opérer est à obtenir dès lors que le patient est mineur ⚠.

La chirurgie débute par une incision scrotale (fig. 17.2 cahier quadri), puis les principaux temps opératoires sont :

- l'ouverture de la vaginale testiculaire ;
- les prélèvements bactériologiques en cas d'hydrocèle réactionnelle ;
- l'extériorisation du testicule ;
- le bilan lésionnel : recherche et quantification des tours de spire, appréciation des lésions ischémiques testiculaires ;
- la détorsion testiculaire ;
- l'appréciation de la recoloration et de la viabilité du testicule :
  - si le testicule est viable : orchidopexie. L'orchidopexie controlatérale peut être réalisée dans le même temps ou ultérieurement,
  - si le testicule n'est pas viable : orchidectomie (envoi de la pièce en anatomopathologie).

Pas de pose de prothèse testiculaire dans le même temps devant le risque infectieux, celle-ci pourra être proposée dans un second temps.

La détorsion par manœuvre externe ne doit plus être utilisée.

E. Diagnostics différentiels

1. Torsion de l'hydatide sessile de Morgani

Il s'agit d'un reliquat embryonnaire situé au pôle supérieur du testicule. La douleur est généralement moins vive qu'une torsion du cordon spermatique. À la palpation, on perçoit une boule douloureuse, au pôle supérieur du testicule, qui peut être mise en évidence par transillumination du testicule. La préservation du réflexe crémastérien peut aider au diagnostic. En cas de certitude diagnostique, un traitement par AINS peut être entrepris. Au moindre doute diagnostique, l'exploration chirurgicale en urgence s'impose.

2. Hernie inguino-scrotale étranglée

Il s'agit d'une urgence chirurgicale. Des signes digestifs sont généralement associés (syndrome occlusif) et doivent faire évoquer ce diagnostic.

3. Cancer du testicule

La nécrose ou l'hémorragie intratumorale peuvent être très douloureuses. L'échographie-Doppler testiculaire peut être utile pour affiner le diagnostic. Au moindre doute, une exploration scrotale par voie INGUINALE doit être réalisée, le patient étant prévenu du risque d'orchidectomie.

4. Traumatisme testiculaire

5. Orchi-épididymite aiguë

Il faut rechercher des facteurs de risque comme un rapport sexuel à risque ou des antécédents d'IST.

Les signes cliniques d'infection urinaire sont souvent présents : la fièvre, les signes fonctionnels urinaires (brûlures mictionnelles, pollakiurie…), l'écoulement urétral, les urines troubles, le TR douloureux en cas de prostatite associée, une BU positive. La douleur est d'apparition plus progressive, et la palpation testiculaire retrouve un épididyme inflammatoire et douloureux.

6. Orchite isolée

L'orchite ourlienne est à évoquer en cas de contage ourlien ou de parotidite.

L'orchite sur purpura rhumatoïde est à évoquer en présence d'un purpura cutané.

F. Formes atypiques

1. Torsion vue tardivement ou négligée

Une fois la nécrose installée, les douleurs testiculaires diminuent. Les signes inflammatoires locaux sont parfois au premier plan, rendant le diagnostic différentiel avec une orchi-épididymite difficile avec une bourse augmentée de volume, inflammatoire, un œdème et une hydrocèle réactionnels. Un fébricule est possible. L'évolution se fait ensuite soit vers la nécrose aseptique avec atrophie progressive du testicule, soit vers la fonte purulente du testicule.

2. Épisodes de subtorsion

Il faut évoquer une subtrosion en cas de douleurs testiculaires unilatérales, spontanément résolutives ou de douleurs récidivantes. Un testicule indolore et un examen clinique normal en dehors des douleurs mais avec un testicule hypermobile doivent faire penser au diagnostic. Il existe un risque de torsion vraie du cordon spermatique. L'orchidopexie préventive doit donc être proposée.

3. Torsion du cordon spermatique sur testicule cryptorchide

Il s'agit d'un véritable piège diagnostique. Le tableau clinique est dominé par des douleurs inguinales ou abdominales, pouvant faire évoquer une appendicite aiguë. La bourse homolatérale est VIDE.

La torsion du cordon spermatique est une urgence chirurgicale. Le diagnostic est clinique. Aucun examen complémentaire ne doit retarder la prise en charge. En cas de doute diagnostique, l'exploration chirurgicale s'impose.

IV. Hydrocèle vaginale

A. Définition

Il s'agit d'une accumulation de liquide dans une poche cloisonnée, intravaginale et à l'extérieur du testicule. Chez l'enfant, elle est due à la persistance du canal péritonéo-vaginal. On parle alors d'hydrocèle COMMUNICANTE.

Chez l'adulte, elle est le plus souvent idiopathique et due à une sécrétion excessive de liquide par la vaginale.

Elle peut également être réactionnelle à d'autres pathologies comme une orchi-épididymite, une torsion du cordon spermatique, un traumatisme testiculaire ou un cancer du testicule.

B. Examen clinique

Elle correspond à une augmentation du volume de la bourse (fig. 17.3 cahier quadri), indolore, mais avec une gêne à type de pesanteur et qui est TRANSILLUMINABLE.

L'hydrocèle peut être très abondante, et c'est généralement la gêne esthétique qui amène le patient à consulter.

Chez l'enfant, le caractère communicant est évoqué devant la majoration de la symptomatologie en position debout et la possibilité de chasser le liquide en pressant la bourse.

C. Examens complémentaires

L'ÉCHOGRAPHIE est l'examen de référence en cas de doute diagnostique.

Elle met en évidence une lame d'épanchement dans la vaginale et extra-testiculaire.

Elle confirme que les testicules sont normaux et recherche une pathologie sous-jacente en cas d'hydrocèle réactionnelle.

D. Traitement

1. Chez l'enfant

L'hydrocèle est due à la persistance du canal péritonéo-vaginal. Elle est physiologique à la naissance, et le canal peut se fermer spontanément jusqu'à l'âge de 12–18 mois ⚠. Le traitement est chirurgical après 12–18 mois. Il s'effectue par voie inguinale avec ligature du canal péritonéo-vaginal et traitement dans le même temps d'une hernie possiblement associée. Les parents doivent être prévenus du risque de lésion du canal déférent lors de la chirurgie.

2. Chez l'adulte

En cas d'hydrocèle idiopathique, le traitement est CHIRURGICAL. Il consiste en une incision scrotale, puis en une ouverture de la vaginale et une évacuation de l'hydrocèle. La résection de la vaginale ou la plicature de la vaginale selon la technique de Lord sont ensuite effectuées.

En cas d'hydrocèle réactionnelle, il est important d'envisager le traitement de la cause.

V. Cryptorchidie

A. Définition

Il s'agit d'une anomalie de migration embryologique du testicule. Elle correspond à un arrêt de migration sur le trajet normal entre l'aire lombaire et le scrotum. Le plus souvent unilatérale, elle peut être bilatérale.

Elle est à distinguer de l'ECTOPIE testiculaire (testicule en dehors du trajet physiologique de migration). L'incidence des testicules cryptorchides est plus importante chez les nouveau-nés prématurés. Dans plus de 50 % des cas, le testicule descend dans les 6 premiers mois de vie et la majorité dans la première année de vie. La présence de deux testicules en position normale doit être recherchée à la naissance et consignée dans le carnet de santé ⚠.

B. Signes cliniques

Au cours de l'examen clinique, on note qu'il est impossible de palper le testicule dans la bourse. Le testicule est parfois palpable à l'orifice inguinal.

Il faut évaluer le volume du testicule ectopique (atrophie ?) et rechercher une hypertrophie controlatérale compensatrice.

En cas de cryptorchidie bilatérale, il faut rechercher un hypospadias ou un micropénis (ambiguïté sexuelle) ⚠. Le testicule est parfois très mobile chez l'enfant et il peut facilement remonter en dehors de la bourse. Si l'abaissement manuel se fait facilement et sans tension, il s'agit alors d'un TESTICULE OSCILLANT et non d'une cryptorchidie.

C. Complications

La cryptorchidie peut se compliquer de :

- d'un CANCER DU TESTICULE ⚠ (risque relatif de 30 à 40), surveillance et diagnostic difficile en cas de testicule cryptorchide. Même après abaissement testiculaire, le risque de cancer testiculaire reste plus élevé que dans la population générale ;
- d'une torsion du cordon spermatique méconnue ;
- d'une infertilité, la température abdominale n'étant pas adaptée et trop élevée pour le développement testiculaire. Le risque n'est réel qu'en cas de cryptorchidie bilatérale et est d'autant plus élevé que les testicules sont abaissés tardivement ;
- d'une hernie inguinale souvent associée (persistance du canal péritonéo-vaginal).

D. Examens complémentaires

Le diagnostic est clinique, les examens complémentaires servent à localiser le testicule lorsqu'il n'est pas palpable. L'échographie et TDM abdomino-pelviennes sont les plus utilisées. En cas de négativité, une laparoscopie abdominale exploratrice est parfois préconisée.

E. Prise en charge

Elle se fait à partir de l'âge de 1 an. Le traitement hormonal par injection intramusculaire d'hCG n'est plus recommandé chez l'enfant de moins de 4 ans. Il faut informer le patient et les parents ⚠ du risque de récidive, du risque de lésion possible du canal déférent et du risque d'atrophie testiculaire.

Le traitement de référence est CHIRURGICAL. Plusieurs situations sont possibles :

- soit le testicule cryptorchide est palpable et on réalise alors un abaissement testiculaire par voie inguinale avec fixation par voie scrotale;
- soit le testicule cryptorchide n'est pas palpable, et on commence alors l'intervention par une laparoscopie exploratrice à la recherche du testicule. S'il s'avère que le testicule est retrouvé très atrophique, on peut discuter une orchidectomie. Si le testicule est de taille satisfaisante et bas situé, il est abaissé en un temps. Si le testicule est très haut situé, l'abaissement se déroule en deux temps : ligature première des vaisseaux spermatiques puis abaissement secondaire par voie inguinale.

La chirurgie de la cryptorchidie ne doit pas s'envisager avant l'âge d'un an.
Puis l'abaissement chirurgical doit être réalisé afin de limiter le risque d'infertilité et de cancer du testicule.
Le recueil du consentement parental après informations des risques de la chirurgie est obligatoire chez les mineurs.

VI. Pour en savoir plus

A. Gangrène de Fournier

1. Généralités

Il s'agit d'une cellulite nécrosante des organes génitaux externes et du périnée.

Les germes responsables sont : anaérobies, *E. Coli*, *Pseudomonas Aeruginosa* et streptocoques.

La gangrène est le plus souvent secondaire à une infection locale (fistule anale, abcès périnéal, lésion cutanée…). Elle survient souvent sur terrain fragilisé (diabète, éthylisme chronique, immunodépression…). Certains facteurs sont aggravants comme un retard de la prise en charge initiale et/ou la prise d'anti-inflammatoires.

2. Diagnostic

Le diagnostic est clinique. L'évolution est brutale et vive avec une gêne scrotale et un fébricule, un œdème et une inflammation du périnée, des crépitements sous-cutanés en cas de germes anaérobies et fièvre. Dans un second temps, il y a apparition et extension des zones de nécrose, de la fièvre et des frissons, une altération de l'état général.

3. Prise en charge

Il s'agit d'une URGENCE médico-chirurgicale avec une prise en charge réanimatoire.

Des examens complémentaires sont indispensables : NFS, créatinine, hémostase, groupe/rhésus/RAI, gaz du sang, lactates, bilan bactériologique (hémocultures, ECBU, prélèvements locaux).

Il faut mettre en place une TRIPLE ANTIBIOTHÉRAPIE parentérale, active sur les germes anaérobies : pénicilline, métronidazole, aminosides.

Par ailleurs, un traitement chirurgical sous anesthésie générale est requis avec une excision/parage de tous les tissus nécrotiques, à renouveler tant que les lésions progressent. Si nécessaire, une COLOSTOMIE de décharge sera confectionnée en cas de lésions proches de l'anus, voire une CYSTOSTOMIE de décharge. Les testicules sont parfois protégés temporairement par enfouissement au niveau inguinal ou sur la face interne des cuisses. Des pansements doivent ensuite être réalisés très régulièrement (toutes les 48 à 72 h), nécessitant souvent des anesthésies générales itératives. À distance, une reconstruction du périnée et une greffe de peau peuvent être envisagées.

Le pronostic est mauvais avec un taux de mortalité de 30 %.

B. Paraphimosis

1. Définition

Il correspond à une striction de l'anneau préputial au niveau du sillon balano-préputial. Le gland est donc décalotté et le recalottage est impossible (fig. 17.4 cahier quadri).

Il se forme rapidement un œdème du prépuce et du gland par gêne au retour veineux. Il existe un risque d'ischémie artérielle avec risque de nécrose du gland.

Les facteurs de risque sont :

- chez le petit enfant, par décalottage forcé sur phimosis ;
- chez le jeune adulte, après un premier rapport sexuel et oubli de recalottage ;
- chez le sujet âgé, non recalotté après pose de sonde vésicale à demeure.

2. Traitement

Il faut mettre en œuvre le traitement dès que le diagnostic est posé.

Il consiste en une réduction manuelle qui est possible dans la majorité des cas. Elle se déroule ainsi :

- compression du gland et du prépuce pour diminuer l'œdème ;
- pression continue sur le gland avec les 2 pouces ;
- bascule de l'anneau préputial vers l'avant avec les index et majeurs tout en maintenant la pression sur le gland.

En cas d'échec, il faut envisager une posthectomie en urgence.

C. Varicocèle

1. Définition

Il s'agit d'une dilatation variqueuse des veines spermatiques. Elle survient à GAUCHE dans 90 % des cas par une insuffisance valvulaire à l'abouchement de la veine spermatique gauche qui se jette dans la veine rénale gauche (la droite se jette directement dans la veine cave inférieure). Elle a une incidence de 20 à 40 % dans la population infertile (hyperthermie testiculaire par stase veineuse).

2. Examen clinique

L'interrogatoire recherche des douleurs à type de pesanteur, surtout vespérale, une hypotrophie testiculaire, une infertilité, une gêne esthétique.

L'examen physique est effectué en position debout puis couchée. Il retrouve une tuméfaction molle située en dessus et en arrière du testicule. Cette tuméfaction s'atténue en position couchée et augmente après épreuve de Valsalva (expiration forcée à glotte fermée augmentant la pression intra-abdominale).

> *Attention*
>
> TOUTE varicocèle GAUCHE d'apparition RÉCENTE doit faire rechercher une TUMEUR RÉNALE associée avec THROMBUS veine rénale gauche.

3. Examens complémentaires

L'échographie-Doppler testiculaire permet d'affirmer le diagnostic. Elle met en évidence une dilatation variqueuse et le reflux veineux lors de la manœuvre de Valsalva.

4. Traitement

- Symptomatique : antalgiques simples.
- En cas de :
  - douleur ou gêne esthétique importante ;
  - hypofertilité ;
  - hypotrophie testiculaire.

Possibilité de traitement par radiologie interventionnelle (embolisation) ou de traitement chirurgical (ligature de la veine spermatique par cœlioscopie ou incision inguinale).

D. Traumatisme testiculaire

1. Généralités

Il survient dans la plupart des cas par choc direct : coup de pied dans les organes génitaux externes, accident de voiture avec écrasement du testicule sur le réservoir d'essence d'une moto, chute à califourchon sur une barre…

Le plus souvent, il s'agit d'un traumatisme fermé.

2. Examen clinique

L'examen est parfois difficile en raison de la douleur. Il faut rechercher une bourse augmentée de volume, œdématiée, très douloureuse, un hématome scrotal. Il faut également rechercher une lésion urétrale associée : urétrorragie.

3. Examens complémentaires

On demande une ÉCHOGRAPHIE SCROTALE en URGENCE, bilatérale afin de rechercher :

- un hématome intratesticulaire ;
- une rupture de l'albuginée ;
- une atteinte de l'épididyme ;
- une hématocèle (présence de sang dans la vaginale) ;
- un hématome de la paroi scrotale.

Cet examen aura une valeur médico-légale en cas d'agression.

4. Traitement

Il consiste en une EXPLORATION CHIRURGICALE en urgence en cas de rupture de l'albuginée, d'hématocèle ou de volumineux hématome intratesticulaire.

Le patient doit être prévenu du risque d'orchidectomie. La résection de la pulpe testiculaire nécrosée est nécessaire ainsi que la fermeture de l'albuginée. En cas d'éclatement testiculaire, il faut faire une orchidectomie. Dans les autres cas, une surveillance simple suffira.

Phimosis :

- sténose fibreuse de l'orifice préputial;
- physiologique chez l'enfant jusqu'à l'âge de 4 ans;
- les décalottages forcés sont à proscrire;
- le traitement est chirurgical, par plastie du prépuce ou posthectomie. Chez l'enfant, un traitement local par corticoïdes est réalisé en première intention.

Torsion du cordon spermatique :

- toute douleur testiculaire brutale est une torsion du cordon spermatique jusqu'à preuve du contraire;
- toute suspicion de torsion du cordon spermatique doit être explorée chirurgicalement dans les 6 heures;
- aucun examen complémentaire ne doit retarder la prise en charge;
- le patient doit être prévenu du risque d'orchidectomie. Chez l'enfant, le consentement parental d'opérer est obligatoire;
- le traitement chirurgical se réalise par incision scrotale, sauf en cas de doute sur un cancer testiculaire. Le testicule est détordu, on examine sa vitalité et sa recoloration. En cas de nécrose du testicule, on réalise une orchidectomie. La pose de prothèse testiculaire n'est pas préconisée dans le cadre de l'urgence. Une orchidopexie bilatérale doit être réalisée en un ou deux temps;
- les principaux diagnostics différentiels sont : la torsion de l'hydatide sessile, le traumatisme testiculaire, la hernie inguino-scrotale étranglée, l'orchi-épididymite et le cancer du testicule.

Hydrocèle :

- épanchement liquidien péri-testiculaire et intravaginal;
- le plus souvent idiopathique, il peut être réactionnel à une pathologie testiculaire (infectieuse, tumorale…);
- chez l'enfant, il est physiologique jusqu'à l'âge d'un an et correspond à une persistance du canal péritonéo-vaginal;
- l'examen clinique retrouve une bourse augmentée de volume, non douloureuse, à contenu transilluminable;
- le traitement est chirurgical, par ligature du canal péritonéo-vaginal chez l'enfant, et résection ou plicature de la vaginale chez l'adulte.

Cryptorchidie :

- arrêt de migration embryologique du testicule sur le trajet normal de migration entre l'aire lombaire et le scrotum;
- la majorité des testicules cryptorchides descendent dans la 1re année de vie;
- 40 fois plus de risque de cancer du testicule;
- abaissement chirurgical à partir de l'âge de 1 an, technique variant selon le degré de cryptorchidie;
- attention au piège de la torsion du cordon spermatique sur testicule cryptorchide.

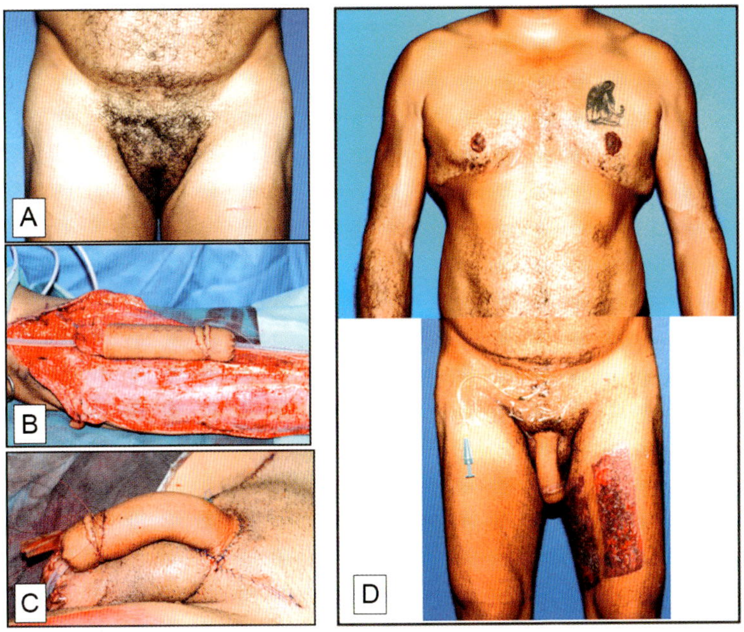

Fig. 3.3. Femme de 37 ans, ayant un trouble de l'identité sexuelle, suivie pendant deux ans.

Une décision de transformation hormono-chirurgicale a été prise. A : vue préopératoire. Remarquer la pilosité développée après le traitement hormonal. B : phalloplastie avec un lambeau pédiculé de l'avant-bras. C : vue postopératoire immédiate. D : le résultat à 1 mois de l'intervention. Noter le résultat de la mammoplastie bilatérale pratiquée lors de l'hystérectomie totale avec ovariectomie 6 mois avant la phalloplastie et le développement musculaire androïde. À distance, un implant pénien et des prothèses testiculaires sont posés. Crédit photos : Dr Jonathan Rausky. Service chirurgie plastique et réparatrice, Hôpital Saint-Louis, Paris.

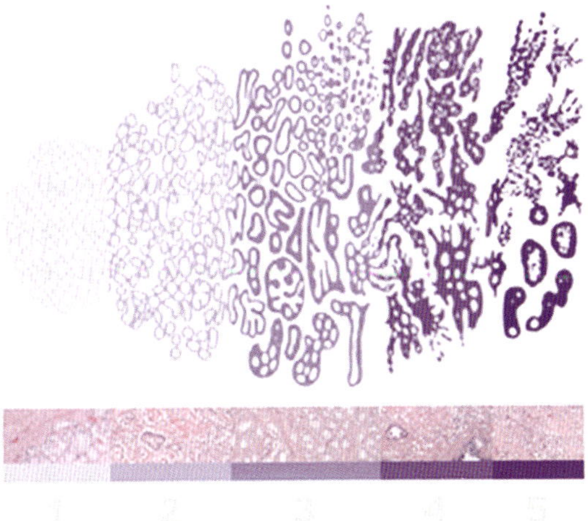

Fig. 9.3. Aspect de glande prostatique selon sa différenciation.

Source : Annales de Pathologie, vol. 28, n° 5, pages 350–353 (octobre 2008).

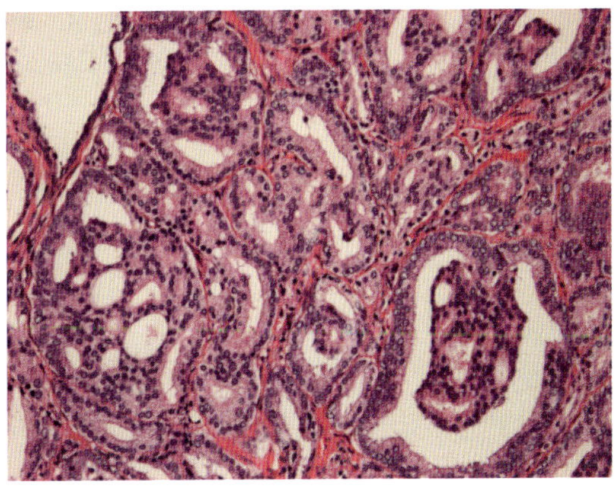

Fig. 9.4. Score de Gleason 8 (4+4).

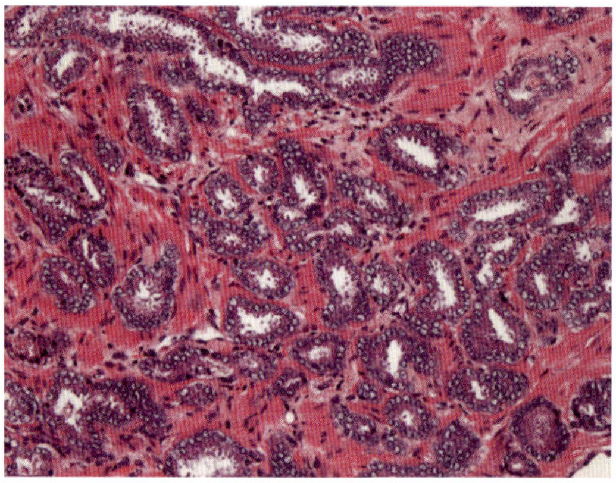

Fig. 9.5. Score de Gleason 6 (3+3).

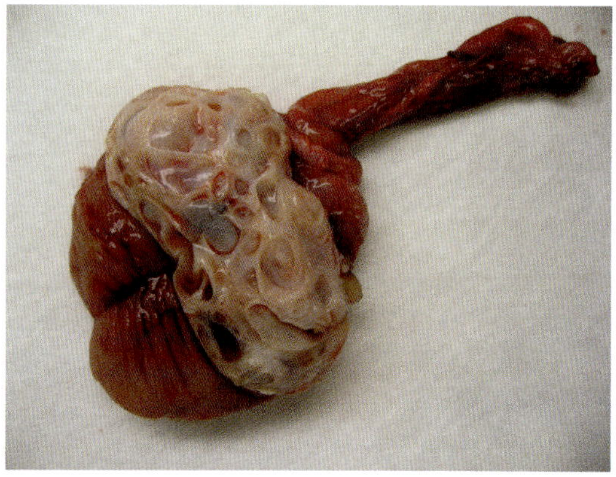

Fig. 11.5. Pièce d'orchidectomie.

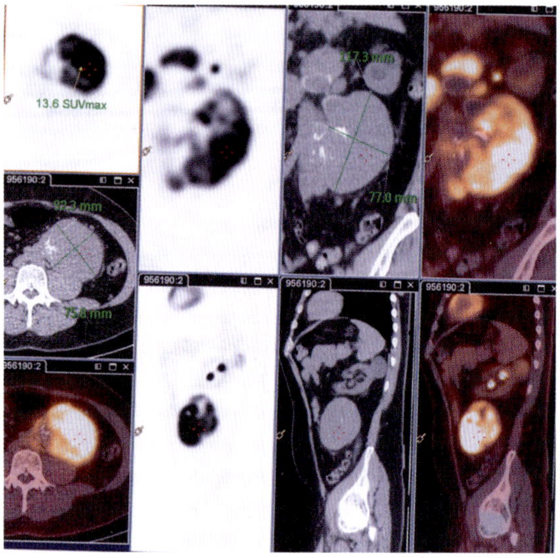

Fig. 11.3. Tep/TDM au 18 Fdg d'un séminome métastatique.

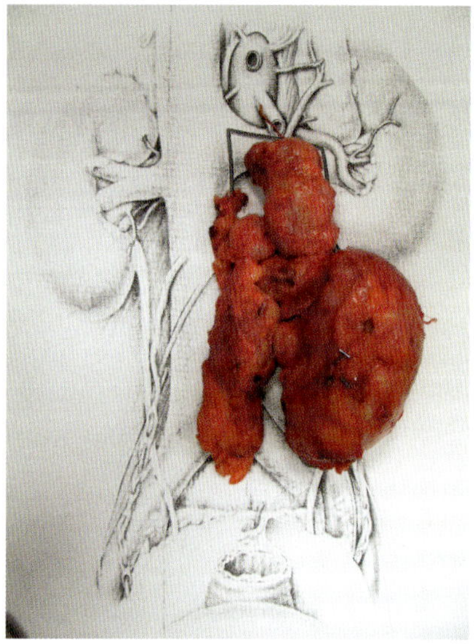

Fig. 11.6. Curage ganglionnaire rétropéritonéal après chimiothérapie.

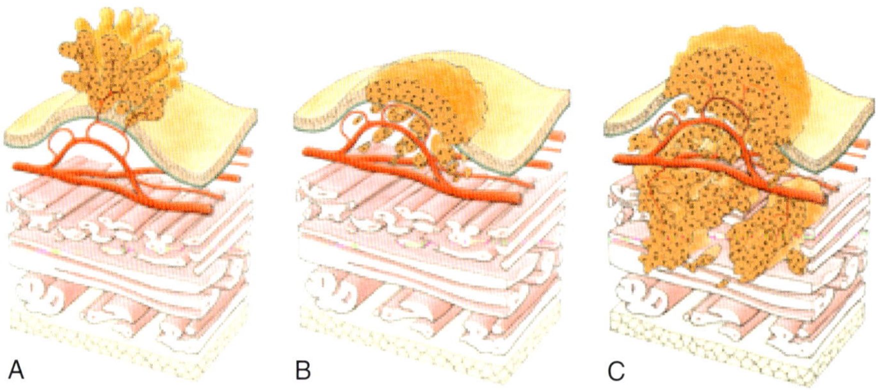

Fig. 12.1.A 12.1.B. 12.1.C. Évolution des tumeurs de vessie aux différents stades de la maladie.

A. Tumeur Ta : seul l'urothélium est touché ; B. Tumeur T1 : la tumeur reste superficielle mais envahit le chorion ; C. Tumeur T2 : la tumeur envahit le muscle vésical. Copyright des illustrations : Renaud Chabrier, pour François Radvanyi et Yves Allory, 2009 (Institut Curie, CNRS, UMR 144).

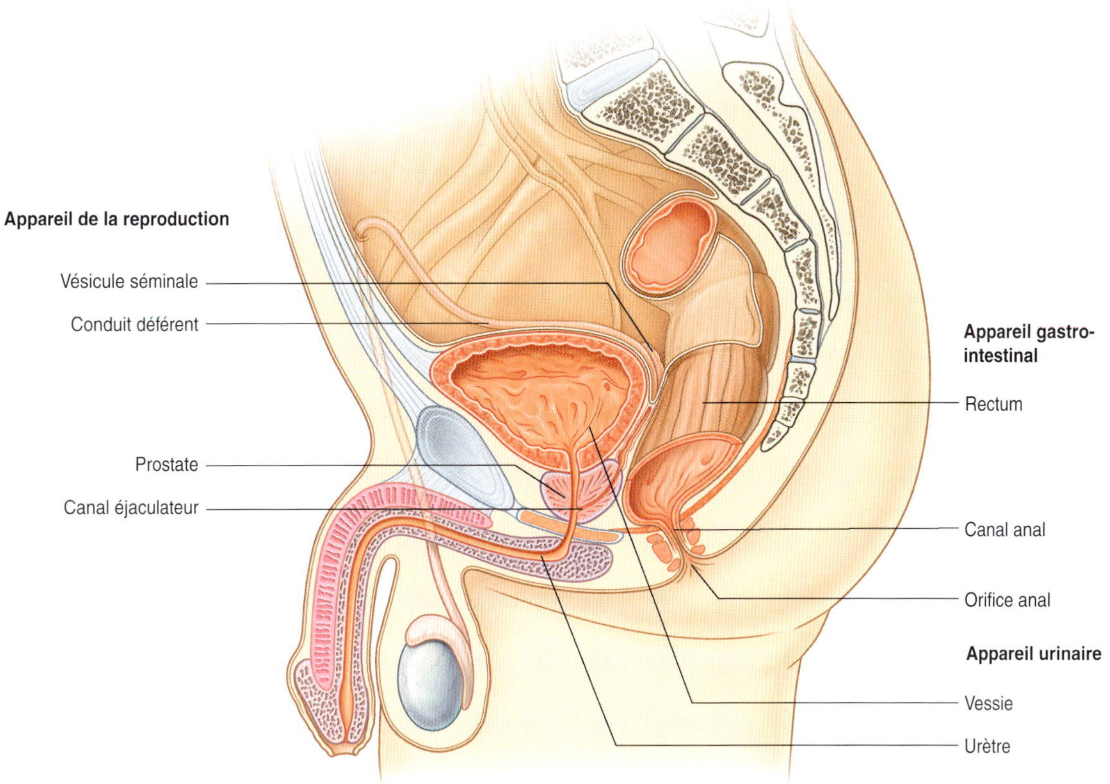

Fig. 14.1. Anatomie de l'appareil uro-génital.

1. Urètre prostatique; 2. Urètre membraneux; 3. Urètre bulbaire; 4. Urètre pénien; 5. Fossette naviculaire; 6. Uretère; 7. Vessie; 8. Vésicule séminale; 9. Déférent; 10. Prostate; 11. Colliculus séminale; 12. Muscle sphincter externe; 13. Corps spongieux; 14. Anus; 15. Épididyme; 16. Corps spongieux; 17. Scrotum; 18. Testis.

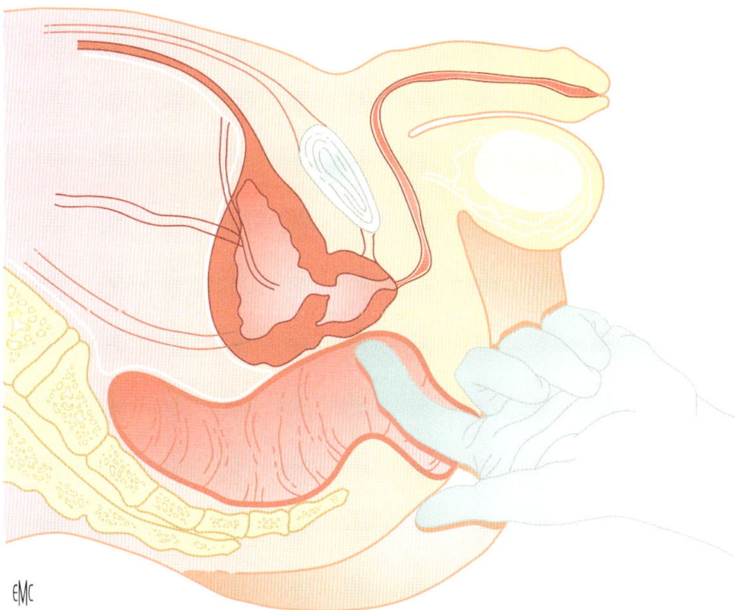

Fig. 14.2. Technique du toucher rectal.

Source : L. Bastien, R.O. Fourcade†, B. Makhoul, P. Meria, F. Desgrandchamps. Hyperplasie bénigne de la prostate. EMC - Urologie 2011 : 1-13 [Article 18-550-A-10].

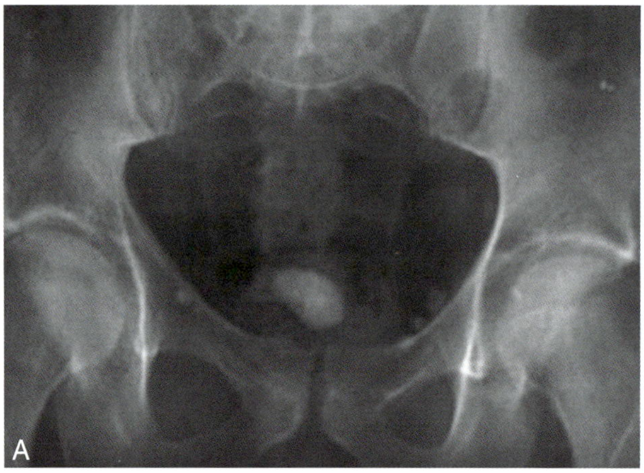

Fig. 14.3A. ASP avec calcul intravésical.

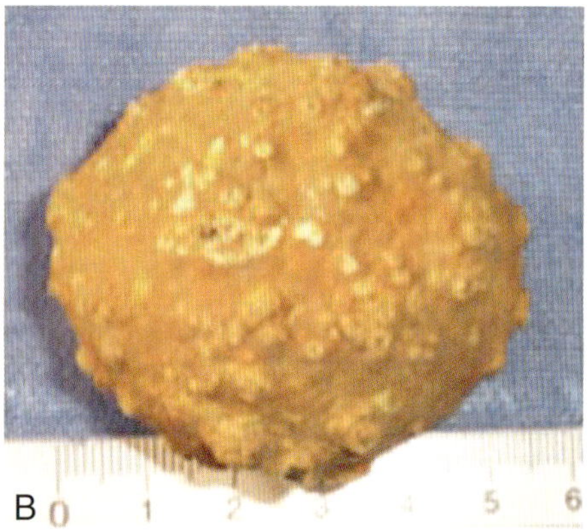

Fig. 14.3B. Calcul vésical.

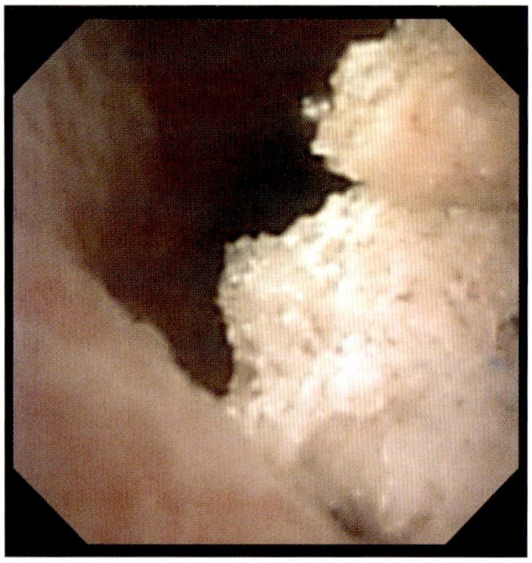

Fig. 16.7. Vue per opératoire d'une urétéroscopie souple avec une lithiase.

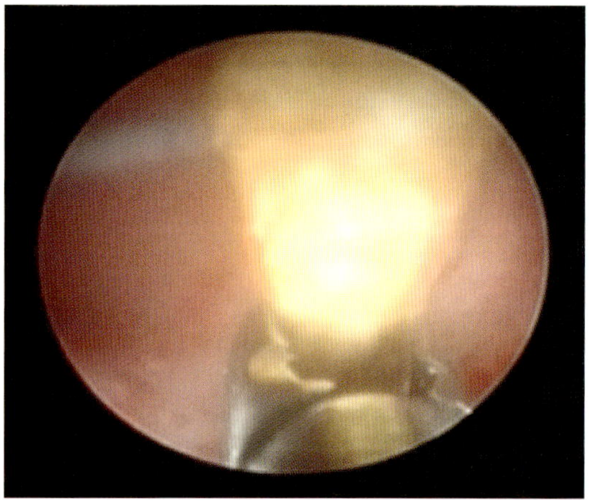

Fig. 16.8. Vue per opératoire d'une NLPC. Pince à calcul et sonde urétérale en place

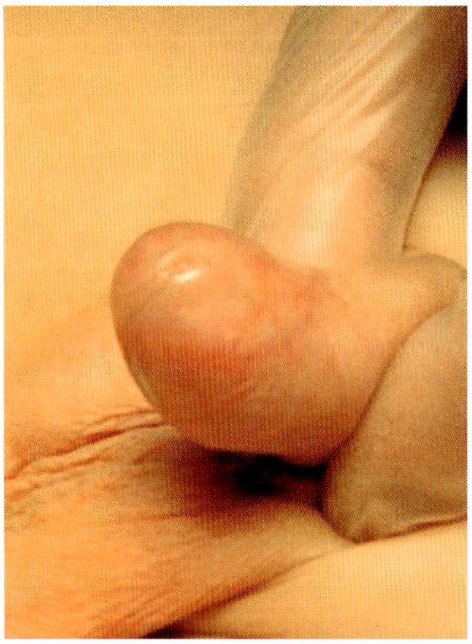

Fig. 17.1. Phimosis physiologique de l'enfant.

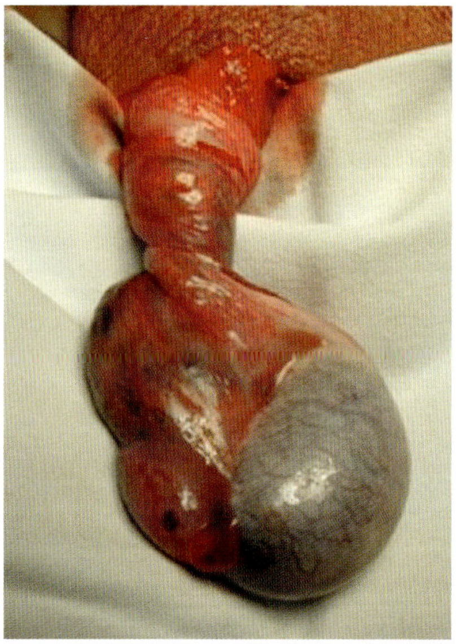

Fig. 17.2. Torsion du cordon spermatique.

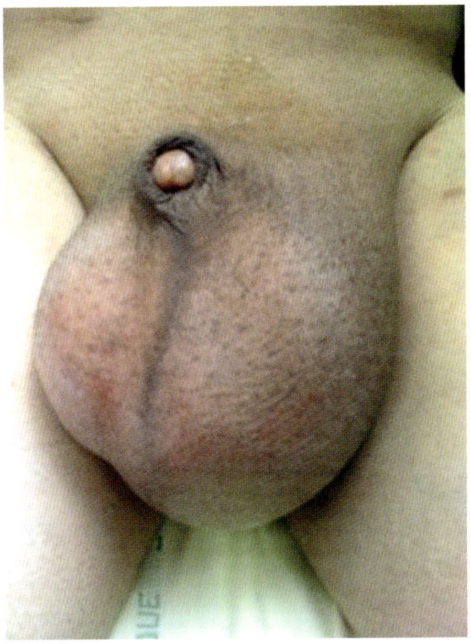

Fig. 17.3. Hydrocèle.

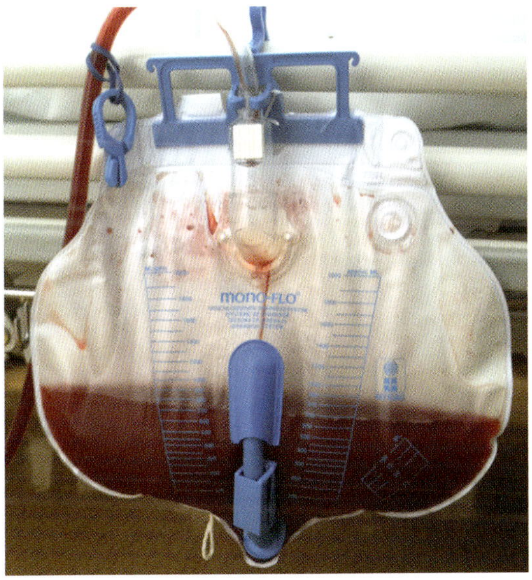

Fig. 18.1. Hématurie macroscopique.

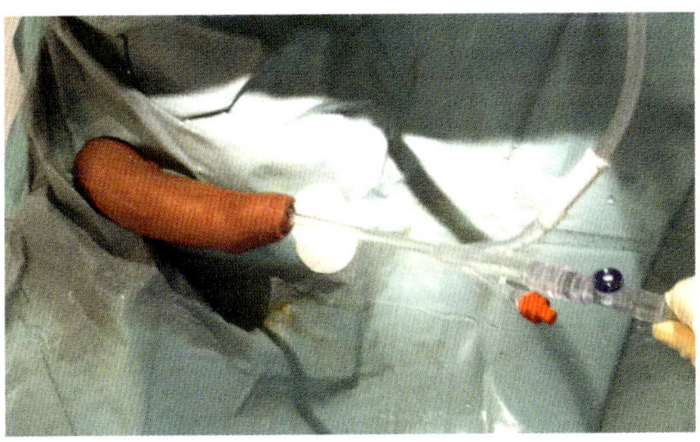

Fig. 18.4. Sonde double courant pour irrigation vésicale.

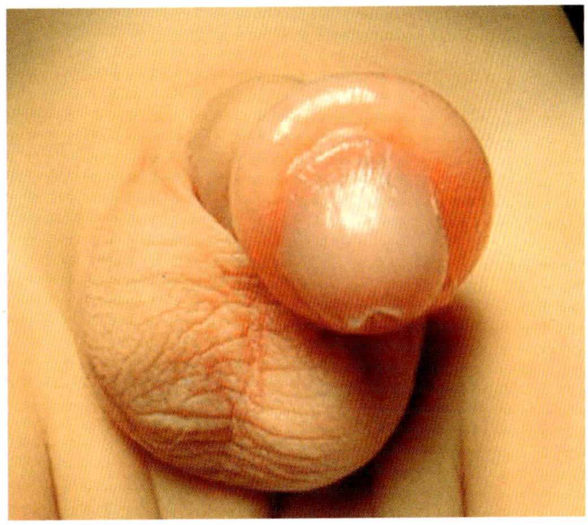

Fig. 17.4. Paraphimosis.

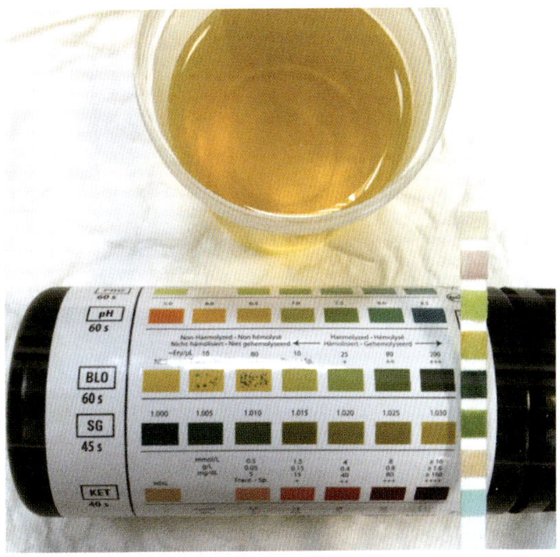

Fig. 18.2. Hématurie microscopique, BU positive.

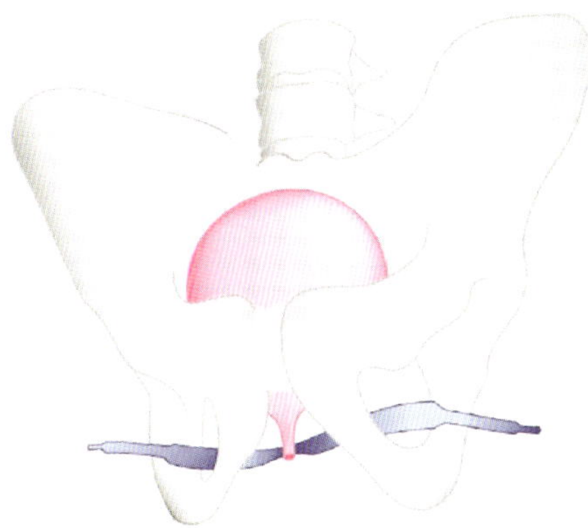

Fig. 19.3. Bandelette sous-urétrale.

Fiches d'information AFU « Interventions » Urofrance, www.urofrance.org

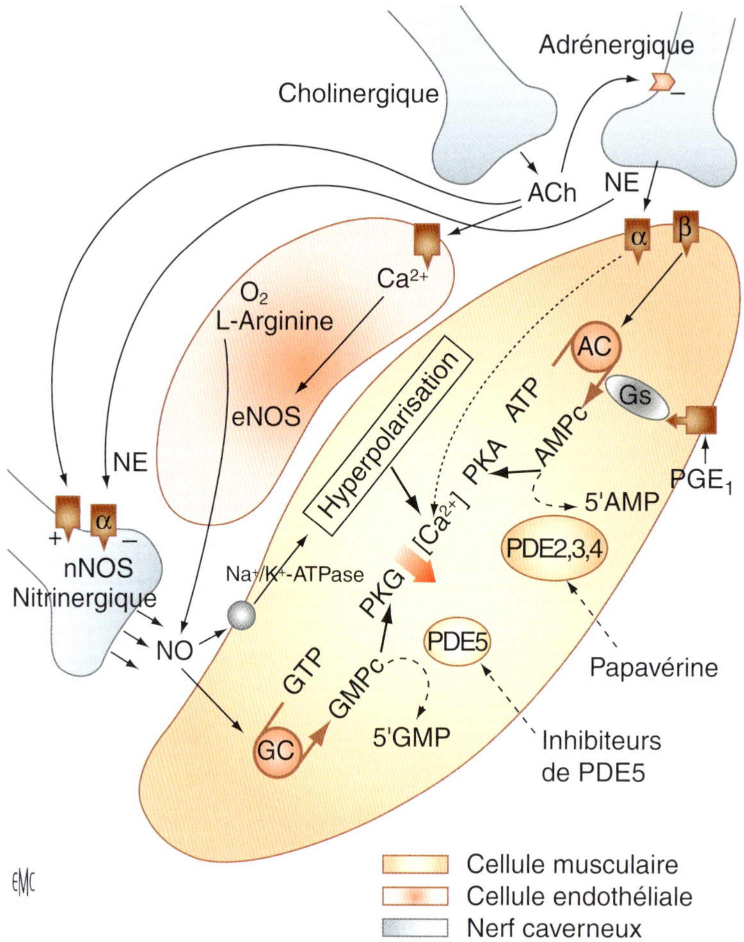

Fig. 20.2.

Mécanismes cellulaires et neuromédiateurs impliqués dans la relaxation musculaire lisse lors de l'érection.

S. Droupy. Épidémiologie et physiopathologie de la dysfonction érectile. EMC - Urologie 2005 : 1-10 [Article 18-720-A-10].

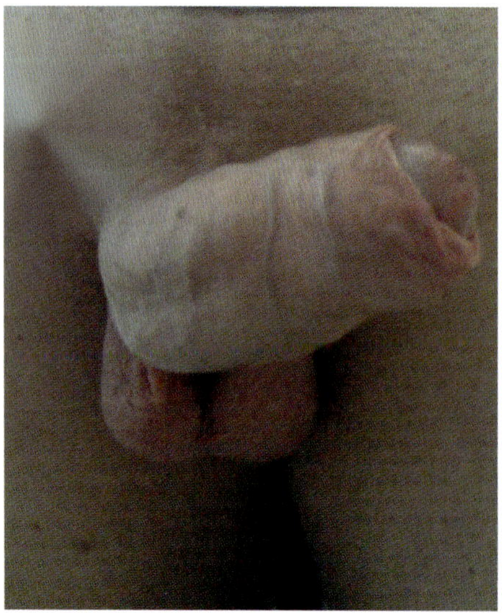

Fig. 20.9. **Courbure latérale gauche et dorsale acquise dans le cadre d'une maladie de Lapeyronie.**

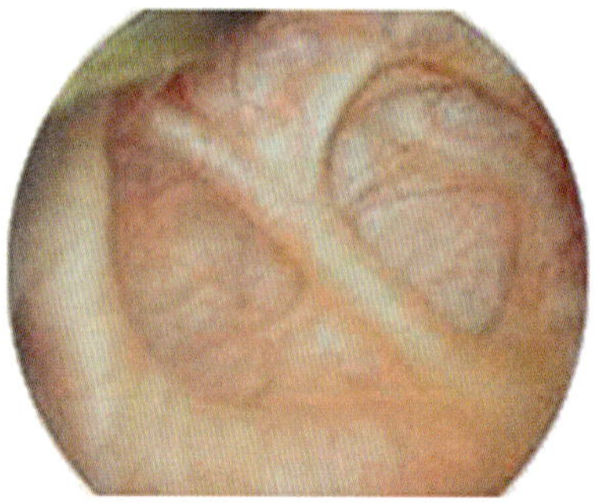

Fig. 21.6. **Fibroscopie vésicale : vessie de lutte avec diverticules et colonnes musculaires.**

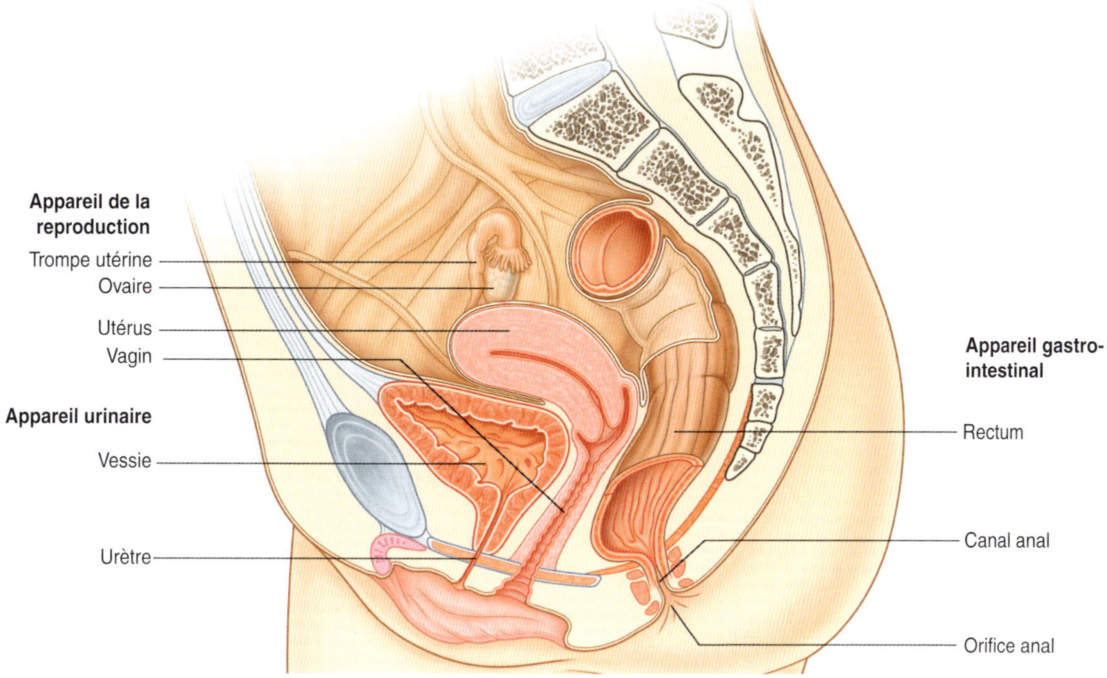

Fig. 22.1. **Pelvis féminin.**

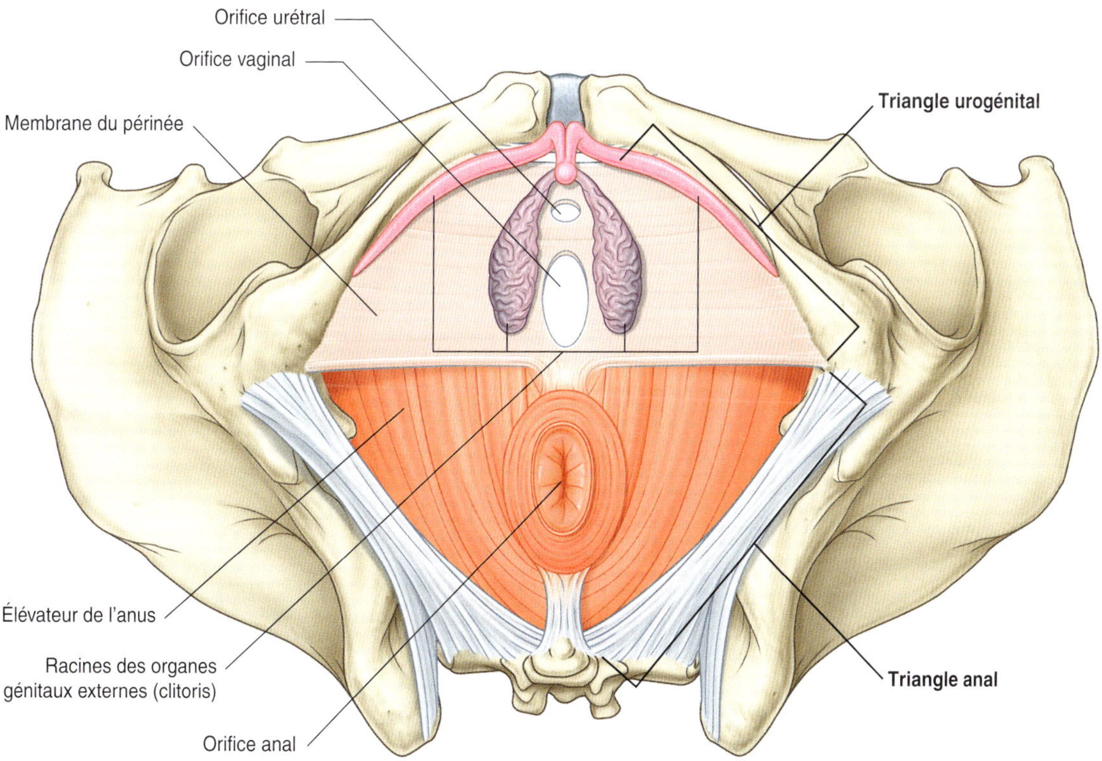

Fig. 22.2. **Plancher pelvien vu de dessus.**

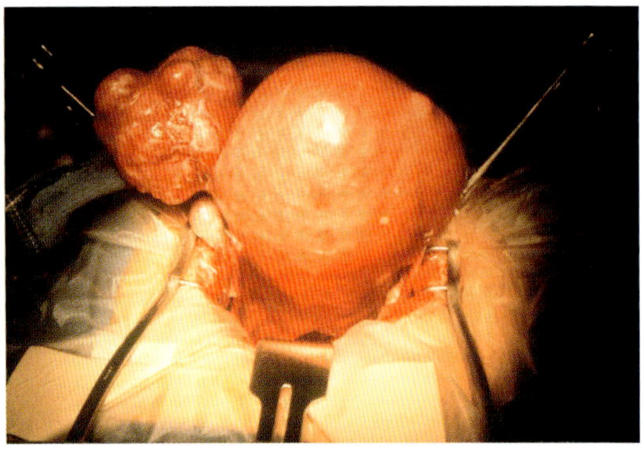

Fig. 22.6. Volumineux fibrome utérin.

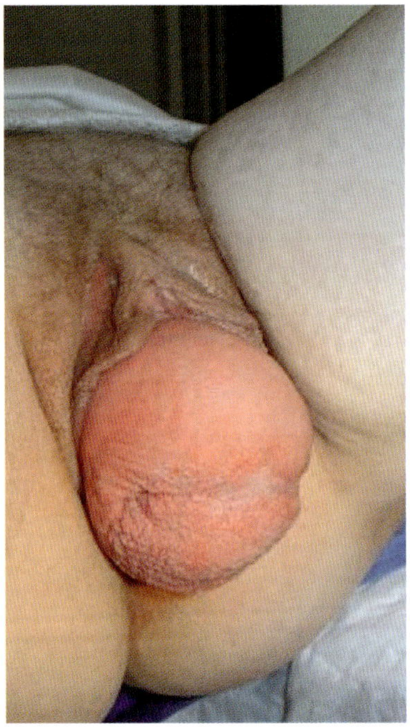

Fig. 22.9. Prolapsus très volumineux cystocèle et hystérocèle.

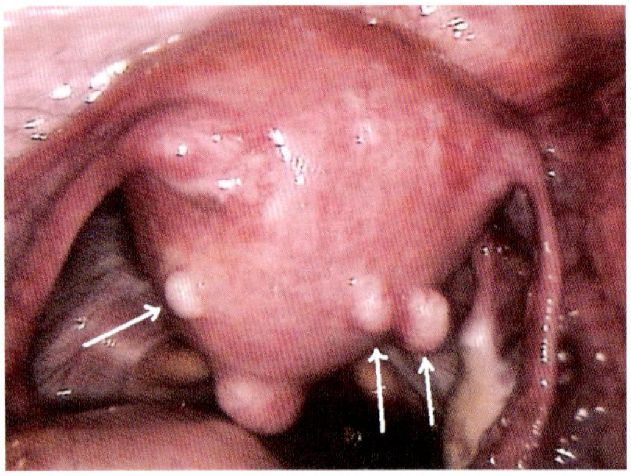

Fig. 22.8. Fibromes utérins vus en cœlioscopie.

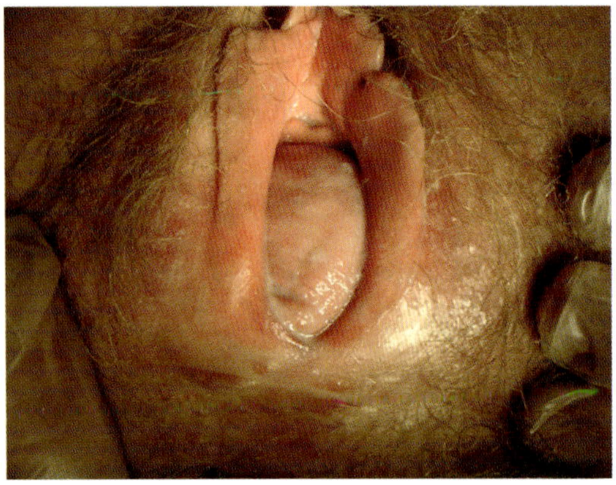

Fig. 22.10. Prolapsus à l'examen clinique (la boule vaginale).

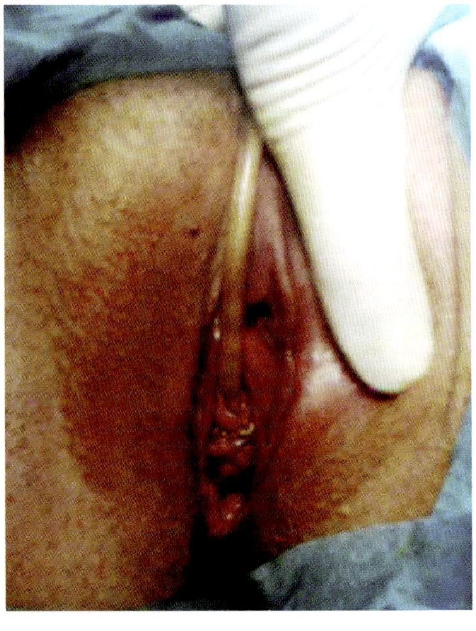

Fig. CC4.1.

CHAPITRE

18

Item 257 *(Item 315)* – Hématurie

Laurent Nison, Pierre Colin

Coordination et relecture : Morgan Rouprêt

Objectifs pédagogiques

- Devant une hématurie, argumenter les principales hypothèses diagnostiques et justifier les examens complémentaires pertinents.
- Connaître les critères de définition d'une hématurie.
- Citer les principales causes d'hématurie.
- Énumérer les principaux diagnostics différentiels d'une hématurie.
- Connaître les principales orientations étiologiques.
- Savoir qu'une hématurie microscopique a la même signification qu'une hématurie macroscopique et nécessite la même démarche diagnostique.
- Savoir localiser l'origine du saignement sur l'arbre urinaire.

I. Pour comprendre

A. Définitions

L'hématurie est la présence, en quantité anormale, d'hématies émises dans les urines (≥ 10/mm^3 ou 10 000/mL), lors d'une miction.

On en distingue 2 types (tableau 18.1) (fig. 18.1 et fig. 18.2 cahier quadri) :

B. Physiopathologie

Les hématuries micro- et macroscopiques peuvent intervenir dans deux cadres nosologiques :

- soit il s'agit d'un cadre urologique. La présence des hématies dans les urines est liée à une lésion du parenchyme ou de l'arbre urinaire. Celle-ci conduit à l'effraction (micro- ou macroscopique) de vaisseaux sanguins, dont le contenu va se retrouver en contact avec la lumière de la voie excrétrice urinaire ;
- soit il s'agit d'un cadre néphrologique. L'hématurie est liée au passage des hématies à travers une membrane basale glomérulaire altérée. Cette physiopathologie explique l'absence de caillots lors d'une hématurie macroscopique d'origine néphrologique, en raison de l'action

Tableau 18.1. Différences entre hématurie microscopique et macroscopique.

Hématurie macroscopique	Hématurie microscopique
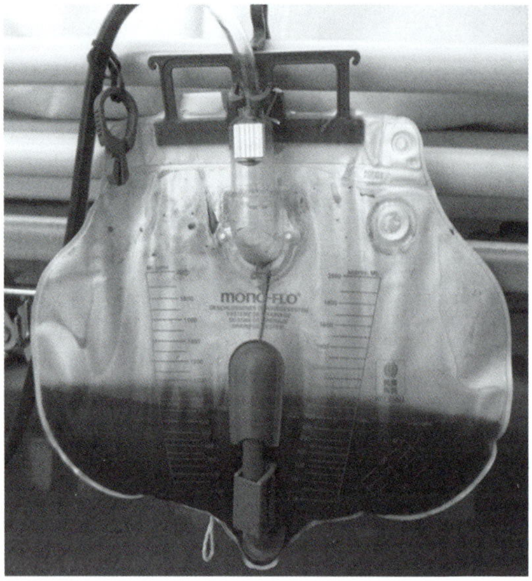 **Fig. 18.1. Hématurie macroscopique.**	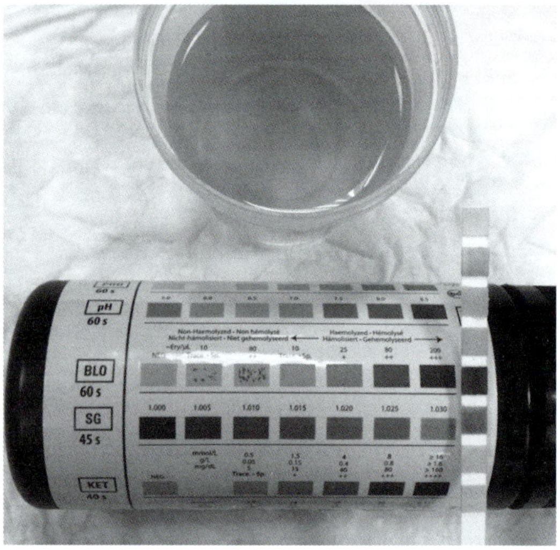 **Fig. 18.2. Hématurie microscopique, BU positive (cf. cahier quadri p. 5).**
Définition	
Coloration rosée, rouge ou brunâtre visible à l'œil nu (fig. 18.1) ≥ 500 hématies/mm³	Invisible à l'œil nu (fig. 18.2) ≥ 10 hématies/mm³
Circonstances de découverte	
Motif fréquent de consultation : – aux urgences, au décours d'un épisode (*cf.* prise en charge immédiate) – à distance d'un épisode aigu unique ou répété Symptôme non spécifique, associé à de nombreuses pathologies urologiques (néoplasiques, infectieuses, lithiasiques) ou néphrologiques.	Positivité à la bandelette urinaire : – réalisée de façon systématique (dépistage en médecine du travail) ou – orientée lors d'un bilan de : • diabète • hypertension artérielle • insuffisance rénale • œdème des membres inférieurs • pathologies auto-immunes Sur examen cytologique quantitatif des urines (ECBU)
Valeur sémiologique	
Identiques : atteinte du parenchyme rénal ou de la voie excrétrice urinaire (cavités pyélocalicielles, uretères, vessie, urètre)	

fibrinolytique de l'urokinase tubulaire ; la présence de cylindres hématiques ou d'hématies déformées sur l'analyse du culot urinaire ; l'association fréquente à une protéinurie (≥ 0,3 g/24 h), voire à un syndrome néphrotique ou néphritique.

C. Diagnostics positifs et différentiels de l'hématurie

La bandelette urinaire détecte la présence de sang dans les urines (≥ 5 hématies/mm³) grâce aux propriétés peroxydasiques de l'hémoglobine. La sensibilité de cet examen est de 90 %, mais il existe des faux-positifs : myoglobinurie, hémoglobinurie.

Avant réalisation d'un bilan étiologique, la présence de fausses hématuries est à éliminer par un examen direct du sédiment urinaire lors d'un ECBU. Le compte d'Addis ou « hématie leucocytes minutes » (seuil pathologique > 10 000/min) n'est plus réalisé en routine.

Diagnostics différentiels de l'hématurie

Hémorragie de voisinage

- Urétrorragie (persistance d'un saignement en dehors des mictions).
- Génitale (menstruations, métrorragies), hémospermie.

Coloration d'origine alimentaire

- Betteraves, mûres, myrtilles, rhubarbe, choux rouge, colorant alimentaire : rhodamine B.

Coloration liée à une prise médicamenteuse

- Antibiotiques : rifampicine, érythromycine, métronidazole.
- Anti-inflammatoires : acide aminosalicylique, salazopyrine, ibuprofène.
- Vitamines : B12.
- Laxatifs contenant de la pénolphtaléine.
- Contact avec antiseptique : povidone-iodine, eau de Javel.

Origine métabolique

- Hémoglobinurie par hémolyse.
- Myoglobinurie par rhabdomyolyse.
- Urobilinurie, porphyrie.
- Intoxication : plomb, mercure.

À retenir

Le diagnostic d'hématurie doit toujours être confirmé par un examen cytologique urinaire quantitatif. Il n'existe pas de corrélation entre le type d'hématurie et la gravité de la maladie causale. La démarche diagnostique est identique pour une hématurie macro- et/ou microscopique persistante.

II. Enquête étiologique

A. Examen clinique

L'examen clinique initial permet d'orienter, dans la majorité des cas, le bilan vers une étiologie urologique ou néphrologique, et conditionne le choix d'examens complémentaires adaptés.

1. Interrogatoire

Le mode de vie est intéressant à explorer à l'anamnèse, et notamment : l'origine ethnique, la notion de voyage en zone d'endémie pour certaines expositions environnementales ou infectieuses (bilharziose, tuberculose). Il faut recherche des facteurs de risques de carcinomes urothéliaux comme une exposition professionnelle à des carcinogènes (amines aromatiques, goudron, colorants) ou un tabagisme actif ou sevré.

Au niveau des antécédents familiaux, il faut savoir s'il existe des problèmes urologiques comme une polykystose hépatorénale ou des cancers (rénaux, prostatiques ou urothéliaux). Sur le plan néphrologique il faut rechercher une insuffisance rénale ou une surdité héréditaire (syndrome d'Alport).

Au niveau des antécédents personnels, il faut rechercher un terrain à risque particulier comme le diabète ou la drépanocytose ; des troubles de la coagulation (épistaxis, hémorragie digestive, hématomes sous-cutanés), des infections urinaires, des lithiases urinaires/coliques néphrétiques, des tumeurs urologiques et éventuellement une infection ORL récente (glomérulonéphrites post-streptococciques).

Il faut s'enquérir des traitements que prend le patient et notamment : des anticoagulants ou des antiagrégants plaquettaires, des AINS (responsables de néphropathie).

Il faut rechercher des facteurs de risque de carcinome urothélial comme le cyclophosphamide, ou une irradiation pelvienne.

Les circonstances de découverte peuvent aussi aider à établir le diagnostic. Il existe parfois un contexte évocateur évident comme un traumatisme, une chirurgie urologique ou une manœuvre endourologique récente (sondage, cystoscopie). Il faut faire préciser au patient s'il s'agit d'un premier épisode ou d'une récidive, la date de survenue, la durée d'évolution, et le caractère cyclique ou non du saignement (endométriose).

Caractéristiques de l'hématurie (si macroscopique)

- Présence de caillots : oriente vers une étiologie urologique. Les hématuries glomérulaires (néphrologiques) bénéficient de l'action fibrinolytique de l'urokinase tubulaire.
- Chronologie de l'hématurie sur le temps mictionnel (épreuve des 3 verres) (fig. 18.3) :
  - initiale (survenant au début de la miction) : suggère une localisation urétroprostatique ;
  - terminale (en fin de miction) : signe une localisation vésicale ;
  - totale (sur toute la durée de la miction) : peut être d'origine rénale, cependant en cas d'hématurie abondante, elle n'a pas de valeur localisatrice.

L'examen général recherche l'existence d'une fièvre, d'une perte de poids, d'une asthénie (insuffisance rénale, cancer), ou de douleurs osseuses.

L'existence de signes fonctionnels urologiques peut avoir valeur d'orientation. En effet, une pollakiurie et une dysurie évoqueront une étiologie du bas appareil. Des douleurs lombaires chroniques ou des coliques néphrétiques feront évoquer plutôt un caillotage de la voie excrétrice ou une pathologie lithiasique. Une hyperthermie, des brûlures mictionnelles feront penser à un processus infectieux. Enfin, il existe des symptômes évocateurs de néphropathie comme la prise de poids, la présence d'œdèmes, et l'existence de signes indirects d'HTA (céphalées, acouphènes…).

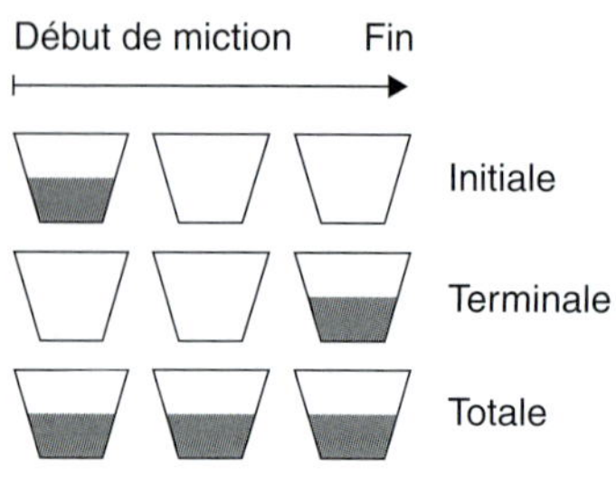

Fig. 18.3. **Épreuve des 3 verres.**

2. Examen physique

Il recherche des signes de gravité avec évaluation du retentissement hémodynamique en prenant le pouls et la tension artérielle :

- hypovolémie en cas d'hématurie macroscopique massive : tachycardie, hypotension artérielle, marbrures;
- hypertension maligne en cas de néphropathie glomérulaire sévère.

La palpation hypogastrique est indispensable à la recherche d'un globe vésical (rétention aiguë sur caillotage).

Il faut être vigilant vis-à-vis des signes d'anémie (en cas d'hématurie chronique) : pâleur cutanéo-muqueuse.

Conduite à tenir symptomatique

En cas d'hématurie macroscopique importante avec caillotage et/ou rétention aiguë d'urine, mise en place :

- d'une sonde vésicale double courant avec mesures d'asepsie, en système clos. Réalisation d'un ECBU lors de la pose;
- d'irrigations/lavages en continu associés à des décaillotages à la seringue si nécessaire (fig. 18.4 cahier quadri). Surveillance des volumes d'« entrées/sorties ».

CONTRE-INDICATION au cathéter sus-pubien. Toute hématurie pouvant révéler un cancer urothélial, la pose d'un cathéter pourrait aggraver le stade d'une éventuelle lésion en réalisant une dissémination le long de son trajet.

Il faut rechercher un contact lombaire à la palpation évoquant une tumeur ou une polykystose.

La percussion des fosses lombaires peut mettre en évidence une douleur de colique néphrétique (par lithiase ou caillotage de la voie excrétrice).

La recherche d'une varicocèle (signe de compression de la veine spermatique gauche ou de la veine cave) est parfois évocatrice d'une tumeur rénale gauche.

Les touchers pelviens sont requis à la recherche d'une hypertrophie ou d'un cancer prostatique, ou d'une masse pelvienne. L'inspection et la palpation des membres inférieurs doivent rechercher des œdèmes.

B. Examens complémentaires

Ils sont de 4 ordres : biologique, morphologique, endoscopique et anatomopathologique. La pertinence de leur choix sera définie par l'orientation établie à l'issue de la phase clinique.

1. Biologiques

À visée diagnostique :

a. ECBU

L'analyse bactériologique permet d'éliminer une infection urinaire.

En cas de contexte évocateur, une recherche spécifique d'infection bilharzienne ou tuberculeuse doit être mentionnée. Ces infections peu courantes ne sont pas recherchées en routine.

L'analyse cytologique confirme le diagnostic d'hématurie en cas de doute et précise la morphologie érythrocytaire ou la présence de cylindres hématiques orientant vers une origine néphrologique.

b. La protéinurie des 24 heures

La protéinurie des 24 heures est possiblement liée à la présence de sang jusqu'à 1 g/24 h. Elle sera idéalement dosée en dehors d'un épisode hématurique. Son taux est spécifique d'une atteinte glomérulaire au-delà de 2 g/24 h.

c. Pour apprécier le retentissement de l'hématurie

Faire une numération formule sanguine et un bilan d'hémostase (TP/TCA) permet d'évaluer l'importance du saignement (déglobulisation massive) en phase aiguë, de connaître le retentissement en cas de chronicité (anémie inflammatoire, syndrome paranéoplasique avec anémie ou polyglobulie). Ce dosage permet de détecter des facteurs favorisant le saignement, d'autant plus qu'il y a une notion de traitement anticoagulant ou de prise d'antiagrégant plaquettaire.

L'évaluation de la fonction rénale par l'urée plasmatique, la créatininémie et le calcul de la clairance par la formule de Cockcroft ou MDRD est utile. Il peut en effet exister une insuffisance rénale sur une cause néphrologique ou une cause urologique obstructive (tumeur, lithiase ou caillotage des voies excrétrices urinaires supérieures ou rétention aiguë d'urine sur caillotage urétro-vésical).

2. Morphologiques

L'échographie vésico-rénale permet de rechercher des lithiases, des tumeurs du parenchyme rénal, des cavités pyélocalicielles ou vésicales ou encore des kystes rénaux. Elle peut également mettre en évidence des signes indirects (urétéro-hydronéphrose, caillotage…). Une étude des vaisseaux rénaux au Doppler peut révéler une thrombose veineuse.

L'échographie est de par son innocuité et son accessibilité un examen de 1re intention. Cependant, sa sensibilité est limitée pour les lésions de petites tailles, et sa négativité ne dispense pas d'une imagerie plus sensible.

L'uroscanner est un scanner abdomino-pelvien sans puis avec injection de produit de contraste iodé, couplé à une acquisition au temps excréteur ou tardif avec reconstruction. Sa sensibilité pour la détection des tumeurs et calculs de petite taille est supérieure à celle de l'échographie. L'acquisition en phase artérielle peut également renseigner sur une anomalie des vaisseaux rénaux (notamment en cas de traumatisme) ou la présence d'une fistule aorto-urétérale. L'étude morphologique de l'urètre peut être réalisée en fin d'acquisition par l'association de clichés radiologiques per-mictionnels.

L'UROSCANNER est l'examen de référence pour l'étude du parenchyme rénal et des voies excrétrices urinaires supérieures. Il tend à remplacer l'urographie intraveineuse (UIV). En cas de contre-indication, il sera remplacé par une uro-IRM.

L'abdomen sans préparation est facile d'accès, il est souvent réalisé (couplé à l'échographie) pour la recherche d'une image lithiasique lors d'une colique néphrétique. Sa sensibilité est cependant inférieure au scanner, ce qui n'en fait plus un examen de première intention lors d'un bilan d'hématurie.

L'artériographie ne sera réalisée qu'en cas de forte suspicion d'atteinte vasculaire, notamment lors d'un traumatisme rénal.

3. Endoscopiques

L'urétrocystoscopie est réalisée en consultation après vérification de la stérilité des urines ou l'absence de nitrites à la BU, et instillation d'un gel anesthésique local intra-urétral. Cet examen est effectué avec un cystoscope rigide chez la femme ou souple chez l'homme. Il permet la détection de lésions tumorales en reliefs mais également planes, moins facilement visualisées en imagerie. L'étude de la filière urétrale est indispensable en cas d'hématurie initiale. Enfin, l'inspection des méats peut également mettre en évidence un éjaculat d'urines sanglantes urétérales, en faveur d'une cause urologique si unilatéral ou néphrologique en cas de bilatéralité.

La CYSTOSCOPIE est un examen important du bilan d'hématurie. Elle devient indispensable chez le patient de plus de 50 ans et/ou présentant des facteurs de risque de tumeurs urothéliales (tabac, exposition professionnelle, consommation d'herbes chinoises...).

L'urétéroscopie est réalisée sous anesthésie au bloc opératoire et permet l'exploration du haut appareil urinaire. Cet examen n'est réalisé que sur orientation spécifique des examens précédents (suspicion de tumeur urétérale) et peut s'associer à la réalisation d'une cytologie ou de biopsies. L'urétéroscopie est également indiquée chez le patient présentant des facteurs de risque de tumeur urothéliale et un bilan morphologique et cystoscopique négatif.

4. Anatomopathologiques

La cytologie urinaire est réalisée sur les urines du matin, 3 jours de suite, ou lors d'un examen endoscopique. Elle peut contribuer au diagnostic initial de tumeurs urothéliales, mais sa sensibilité est faible, notamment pour les lésions de bas grade.

Une cytologie urinaire négative ne dispense pas d'un bilan endoscopique.

La ponction biopsie rénale a sa place dans le bilan d'une hématurie microscopique associée à une protéinurie glomérulaire et/ou une hypertension artérielle. Elle permet d'obtenir la confirmation diagnostique et la caractérisation histologique de la néphropathie. Dans un contexte d'hématurie macroscopique, elle est le plus souvent réalisée à la recherche d'une maladie de Berger, après avoir éliminé les causes urologiques. Elle sera guidée par l'échographie après vérification du bilan d'hémostase et anesthésie locale.

III. Étiologies

L'hématurie micro- ou macroscopique est un symptôme fréquent qui nécessite toujours une enquête étiologique. La démarche diagnostique doit rechercher en 1re intention les causes les plus fréquentes ou présentant un caractère de gravité :

- tumeurs urothéliales+++ (vessie, voie excrétrice supérieure), rénales ;
- infections urinaires++, lithiases ;
- néphropathies.

Lors d'une hématurie macroscopique isolée, le bilan doit éliminer une origine urologique avant de s'orienter vers une cause néphrologique.

Un traitement anticoagulant peut favoriser une hématurie mais n'est jamais à considérer comme responsable de 1re intention. Il ne doit pas dispenser d'un bilan onco-urologique exhaustif.

A. Urologiques

1. Tumeurs urothéliales (cf. chap 12 : *item 311 du nouveau programme et Item 160 bis de l'ancien programme*)

- 10 000 nouveaux cas par an en France.
- Facteurs de risques fréquemment associés : âge ≥ 50 ans, sexe masculin, tabac, exposition professionnelle (amines aromatiques…).
- Peuvent concerner la vessie ou les voies excrétrices urinaires supérieures.
- Bilan : cystoscopie et uroscanner ± cytologies.

2. Tumeurs rénales (cf. chap 10 : *item 308 du nouveau programme et Item 158 de l'ancien programme*)

- Près de 10 000 nouveaux cas de cancer par an en France.
- Peuvent être révélées par une hématurie microscopique ou macroscopique totale.
- De nature bénigne (angiomyolipome) ou maligne (adénocarcinome le plus souvent).
- Souvent asymptomatiques ou associées à une douleur lombaire chronique.
- Objectivées sur une échographie ou un scanner abdomino-pelvien injecté.

3. Infections urinaires (cf. chap 7 : *item 157 du nouveau programme et Item 93 de l'ancien programme*)

- Cause la plus fréquente, sera accompagnée d'un tableau clinique évocateur (brûlures mictionnelles, pollakiurie, douleurs lombaires…).
- Diagnostic confirmé par la réalisation d'un ECBU, ou d'une bandelette urinaire.
- Atteinte possible de tout l'arbre urinaire : cystite+++ (hématurie macroscopique), pyélonéphrite (hématurie le plus souvent microscopique), prostatite.
- Germes habituels (*Escherichia coli*, entérobactéries…) ou
- Germes en rapport avec un contexte épidémiologique :
  - tuberculose urinaire : immunodépression, localisation pulmonaire, leucocyturie aseptique, calcifications des parois vésicales ou urétérales (aspect de vessie porcelaine);
  - bilharziose : zone d'endémie (Afrique du Nord, péninsule arabique). Associée à une hyperéosinophilie. Diagnostic réalisé sur un examen direct des urines à la recherche d'un œuf, 3 jours de suite (sensibilité faible), ou au mieux lors d'un prélèvement de muqueuse vésicale (et rectale) par voie endoscopique.

4. Lithiases urinaires (cf. chap 16 : *item 262 du nouveau programme et Item 259 de l'ancien programme*)

- Concernent 5 à 15 % de la population.
- Peut être pauci-symptomatique ou révélée par un épisode de colique néphrétique.
- Intérêt du scanner abdomino-pelvien (ou du couple ASP + échographie) lors d'un épisode douloureux ou de l'uroscanner en dehors d'une phase aiguë.

5. Traumatisme (cf. Items 329 et 330 du nouveau programme et item 201 de l'ancien programme)

- Contexte évident.
- Les lésions atteintes peuvent être une fracture du parenchyme rénale, une atteinte du pédicule vasculaire ou encore une plaie vésicale.
- La stabilité hémodynamique orientera le choix de l'examen : uroscanner ± l'artériographie en cas d'atteinte du pédicule, échographie si patient instable.

6. Prostatique (cf. chap 9 : items 307 et 123 du nouveau programme et Items 156, 247)

- Hématurie macroscopique initiale.
- Signe rarement révélateur de cancer de prostate, est plus souvent associé à une prostatite ou une hypertrophie, et reste un diagnostic d'élimination.

7. Iatrogène

- Secondaire à un sondage, la pose d'un cathéter sus-pubien ou une résection endoscopique (« chute d'escarres »).
- Post-lithotritie extracorporelle ou biopsie rénale.

B. Néphrologiques

1. Néphropathies glomérulaires

a. Glomérulonéphrite

Elle se présente sous forme de syndromes néphrotiques ou néphritiques associant une protéinurie glomérulaire, des œdèmes et une hématurie.

L'ECBU met en évidence des hématies déformées et des cylindres hématiques.

Le diagnostic se fait sur la biopsie rénale.

Aiguë post-infectieuse

- Secondaire à une infection ORL (le plus souvent) à streptocoque.
- Le tableau clinique révélateur est bruyant, sous la forme d'un syndrome néphritique.
- Elle est fréquemment associée à une baisse de la fraction C3 du complément.
- Le diagnostic passe par la recherche en urgence d'Ac anti-membrane basale glomérulaire (MBG) et anti-cytoplasme des polynucléaires neutrophiles (ANCA), et la biopsie rénale.

Rapidement progressive (GNrp)

- Marquée par une dégradation de la fonction rénale en quelques semaines.
- Associée à une maladie systémique associant une hémoptysie à l'hématurie, le syndrome pneumo-rénal :
  - maladie de Wegener : vascularite à ANCA ;
  - syndrome pneumo-rénal de Goodpasture : présence d'anticorps anti-membrane basale glomérulaire.

Chronique

- Glomérulonéphrite à dépôts mésangiaux d'IgA (maladie de Berger) : cause la plus fréquente des hématuries macroscopiques glomérulaires récidivantes, préférentiellement chez les hommes jeunes. La biopsie confirme le diagnostic en mettant en évidence la présence de dépôts mésangiaux granuleux d'IgA et une prolifération endo-capillaire.

- Glomérulonéphrite membrano-proliférative.
- Glomérulonéphrite extra-capillaire.

b. Syndrome d'Alport

- Pathologie héréditaire de transmission variable (liée à l'X, autosomique dominante ou récessive). Un contexte familial sera évocateur.
- Il associe hématurie macroscopique récidivante, surdité bilatérale et atteinte ophtalmologique (cataracte, atteinte maculaire).

2. Néphropathies interstitielles

a. Néphrite interstitielle aiguë médicamenteuse

- Son mécanisme est immuno-allergique.
- Elle peut être associée à d'autres signes allergiques (rash cutané, cytolyse hépatique…).
- Lors d'une prise médicamenteuse : sulfamides, pénicillines…

3. Néphropathies vasculaires

a. Nécrose papillaire

- Souvent associée à un diabète, une drépantcytose ou une prise d'AINS.
- Elle se présente comme une colique néphrétique (par migration des fragments papillaires dans l'uretère), possiblement associée à une hyperthermie et/ou insuffisance rénale transitoire.
- L'imagerie injectée (uroscanner ou UIV) ne met pas en évidence de lithiase mais une amputation calicielle.

b. Infarctus rénal

- Notion de terrain à risque : post-traumatique, drépanocytose, maladie à potentiel thrombo-embolique (ACFA).
- Se manifeste par une hématurie associée à un tableau de douleur lombaire brutale difficilement calmée par les antalgiques.
- Le diagnostic est réalisé par un scanner abdomino-pelvien injecté, une angio IRM ou une échographie-Doppler.
- La prise en charge doit se faire en urgence (dans les 6 heures) par reperméabilisation de l'artère rénale par voie radio-interventionnelle (stent) ou chirurgicale (thrombectomie) sous peine d'ischémie définitive.

4. Polykystose rénale autosomique dominante (PKRD)

- Développement de kystes rénaux (± hépatiques) dont la rupture des vaisseaux de la paroi peut se faire au niveau de la voie excrétrice, expliquant l'hématurie.
- Évolution vers l'insuffisance rénale.
- Diagnostic fait en échographie.

C. Autres étiologies

Les hématuries d'effort surviennent après une activité physique prolongée. Le plus souvent microscopiques (80 % des cas). Le mécanisme de ces hématuries est mixte associant des microtraumatismes rénaux ou vésicaux (en rapport avec l'exercice) et une perméabilité glomérulaire accrue pendant l'effort. Elles nécessitent une réévaluation après quelques jours de repos. La persistance d'une hématurie micro- ou macroscopique à distance de l'effort nécessite un bilan endoscopique et par imagerie afin de ne pas méconnaître une cause organique.

IV. Arbre décisionnel

Il n'y a pas de consensus concernant la surveillance lorsqu'aucune étiologie n'a été retrouvée au terme d'un bilan exhaustif (10 % des cas). Elle est à adapter en fonction des facteurs de risque de développer une tumeur urothéliale (examen clinique et cytologie annuelle). Un nouveau bilan est nécessaire en cas de modification de la symptomatologie (fig. 18.5).

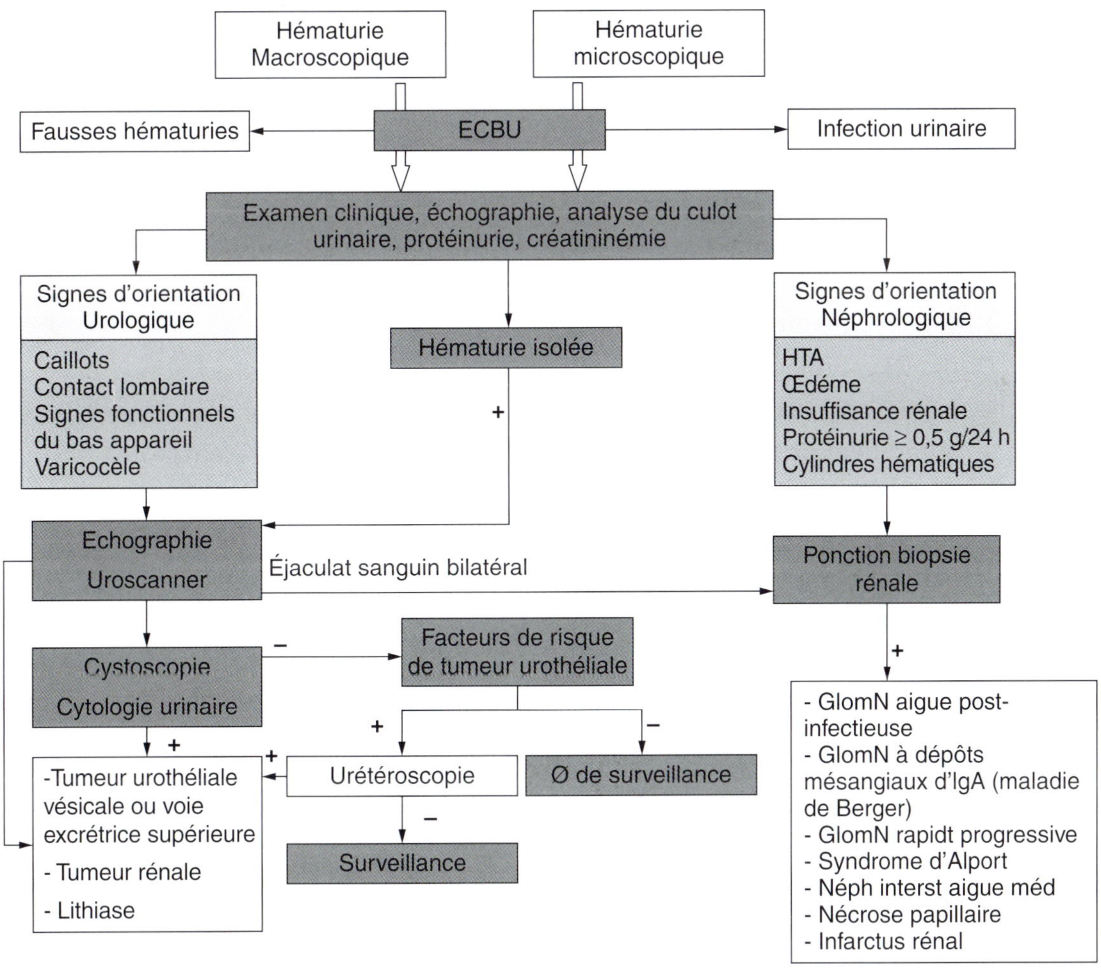

Fig. 18.5. Arbre décisionnel.

Résumé

A. Définitions

Présence de sang dans les urines émises lors d'une miction. L'hématurie macroscopique : est visible à l'œil nu. L'hématurie microscopique est définie par ≥ 5–10 hématies/mm^3, **à toujours confirmer par un ECBU**.

Il existe de fausses hématuries (diagnostics différentiels) :

- hémorragie de voisinage : urétrorragie, menstruations, métrorragie;
- coloration médicamenteuse : rifampicine, métronidazole, vit B12, salazopyrine;
- coloration alimentaire : betteraves, mûres;
- pigments sanguins ou biliaires : myoglobinurie, hémoglobinurie, bilirubinurie.

B. Évaluation clinique

Les antécédents généraux sont à évoquer : diabète, drépanocytose, tuberculose.

Les **traitements en cours doivent être relevés : anticoagulants, AINS…**

La chronologie de l'hématurie a une valeur localisatrice :

- initiale : origine urethro-prostatique;
- terminale : atteinte vésicale;
- totale : atteinte urologique ou néphrologique possible.

Orientation urologique :

- facteurs de risque de carcinome urothélial : tabac, exposition professionnelle;
- antécédent de colique néphrétique, traumatisme, voyage récent;
- **présence de caillots**;
- symptomatologie : douleur lombaire, syndrome irritatif ou obstructif;
- **anomalie aux touchers pelviens**.

Orientation néphrologique :

- homme jeune, infection ORL récente;
- **HTA, œdèmes des membres inférieurs, protéinurie à la BU**;
- **absence de caillots ou de symptomatologie urologique**.

Il faut rechercher des signes de gravité :

- évaluation hémodynamique : **anémie**, choc hypovolémique;
- **rétention aiguë d'urine sur caillotage** : sondage vésical ± irrigations;
- décaillotage, **contre-indication absolue au cysto-cathéter**;
- **hypertension** maligne en cas de néphropathie.

C. Examens complémentaires

- Orientation urologique :
  - ECBU;
  - créatininémie, NF, bilan d'hémostase ± pré-transfusionnel;
  - échographie vésico-rénale, uroscanner;
  - cystoscopie et cytologie urinaire. Indispensables si facteurs de risque de carcinome urothélial.
- Orientation néphrologique :
  - ECBU, protéinurie;
  - créatininémie, NF, bilan d'hémostase;
  - échographie vésico-rénale;
  - ponction biopsie rénale.
- Hématurie isolée : bilan « urologique » de première intention avant d'envisager une étiologie néphrologique.

D. Étiologies

Un traitement anticoagulant peut favoriser une hématurie mais n'est jamais à considérer comme responsable de première intention. Il ne doit pas dispenser d'un bilan étiologique.

- Urologiques :
  - carcinome urothélial+++ : vessie, voie excrétrice supérieure (étiologie à éliminer devant toute hématurie macroscopique ou microscopique isolée);
  - cancer du rein+++;
  - infections urinaires++ et parasitoses (communes et plus rarement tuberculose, bilharziose);
  - lithiase urinaire++;
  - affections prostatiques (cancer, hypertrophie bénigne);
  - traumatisme urologique (rein, vessie).
- Néphrologiques :
  - **glomérulopathies** : syndrome néphritique aigu post-streptococcique, maladie de Berger, syndrome d'Alport;
  - interstitielle : néphropathie immuno-allergique;
  - polykystose rénale;
  - vasculaire : nécrose papillaire, thrombose de l'artère ou de la veine rénale.
- Hématurie d'effort : diagnostic d'élimination.

CHAPITRE
19

Item 121 *(Item 321)* – Incontinence urinaire de l'adulte

Marie-Aimée Perrouin-Verbe, Véronique Phé

Coordination et relecture : Morgan Rouprêt

Objectifs pédagogiques

- Devant une incontinence urinaire de l'adulte, argumenter les principales hypothèses diagnostiques et justifier les examens complémentaires pertinents.
- Décrire les principes de la prise en charge au long cours.

I. Pour comprendre

L'incontinence urinaire est définie comme une perte involontaire d'urine, objectivement démontrable, constituant un problème social ou d'hygiène. Il s'agit avant tout d'une déficience, dont le handicap généré entraîne une gêne variable selon les individus et les sociétés dans lesquelles ils évoluent.

C'est un handicap qui concerne tous les âges et les deux sexes.

Chez les femmes, il s'agit d'un problème majeur de santé publique. En France, 3 millions de femmes environ sont concernées par l'incontinence urinaire, et une grande partie d'entre elles n'ose pas consulter ou même en parler.

Chez les hommes, les problèmes d'incontinence répondent à des situations plus particulières (liées à la pathologie prostatique et souvent iatrogène).

II. Définition

L'incontinence urinaire (IU) est définie selon la terminologie de l'*International Continence Society* comme étant une « perte involontaire d'urine par l'urètre », constituant un problème social ou d'hygiène et qui peut objectivement être démontrée.

Il existe cliniquement trois grands types d'incontinence urinaire :

- l'incontinence urinaire d'**effort (IUE)** : perte involontaire d'urine à l'effort (rire, toux, éternuement, sport et autres activités physiques), non précédée de la sensation de besoin ;
- l'incontinence urinaire par **urgenturie** : perte involontaire d'urine, précédée par un besoin d'emblée urgent et non inhibé (besoin impérieux). Ces épisodes de fuite peuvent survenir au repos, la nuit, sans notion d'effort ;
- l'incontinence urinaire **mixte** : association des deux types précédents d'incontinence.

Attention

Il ne faut pas confondre l'IU et une miction par regorgement sur globe vésical chronique ou une fistule vésico-vaginale (perte involontaire d'urine mais par le vagin).

III. Étiologies

A. IUE

Elle est **plus fréquente chez la femme**, notamment ménopausée, aux antécédents de traumatismes obstétricaux. Deux types de mécanismes peuvent en être responsables, la **cervico-cystoptose/hypermobilité urétrale (HMU)** résultant d'une perte de tonus des tissus de soutien de l'urètre proximal ou tout simplement par **insuffisance sphinctérienne (IS)**.

B. IU par urgenturie

Elle résulte de contractions vésicales anormales non inhibées.

Les différentes étiologies sont résumées dans le tableau 19.1.

IV. Interrogatoire : précis et orienté

A. Recherche de facteurs de risque

Les antécédents médicaux, chirurgicaux, gynéco-obstétricaux doivent être explorés lors de l'anamnèse, et notamment le nombre de grossesses et d'enfants, les circonstances d'accouchement (manœuvres obstétricales, épisiotomies), le poids des enfants à la naissance (macrosomie), la rééducation périnéale dans le post-partum, la chirurgie abdomino-pelvienne et une pathologie neurologique.

Il faut également s'enquérir du statut hormonal de la patiente, savoir si elle est ménopausée et si elle prend un traitement hormonal substitutif.

Il faut établir l'indice de masse corporelle à la recherche d'une obésité favorisant l'IUE. Il faut connaître la profession, savoir si la patiente porte des charges lourdes ou pratique une activité sportive intense.

Tableau 19.1. Étiologies des différents types d'incontinence urinaire.

Type d'incontinence urinaire	Étiologies	
Incontinence à l'effort	Traumatismes obstétricaux et chirurgicaux	Accouchements difficiles Neuropathies d'étirement Chirurgie gynécologique, périnéale ou rectale
	Troubles trophiques	Carence hormonale de ménopause (atrophie vulvo-vaginale)
	Pathologie mécanique secondaire à des efforts de poussées abdominales répétées	Constipation Toux chronique Port de charges lourdes
Incontinence par urgenturie	Urologiques	Irritation vésicale : – cystite infectieuse – cystite radique – cystite chimique – tumeur vésicale – calcul Obstacle sous-vésical (= cervico-urétrale) : – sténose urétrale – compression extrinsèque de l'urètre – iatrogénie : anticholinergiques et opioïdes (mictions par regorgement) ou alpha-bloquants (chute des résistances urétrales)
	Neurologique	
	Psychogène	

Il faut recenser les traitements médicamenteux car certains aggravent le statut mictionnel et notamment les anticholinergiques et les opioïdes (diminution de la contraction vésicale) ou les médicaments alpha-bloquants (chute des résistances urétrales).

Il faut rechercher des facteurs d'aggravation chronique de l'incontinence comme la constipation ou la toux chronique.

B. Sur le plan urologique

Il est important d'évaluer l'ancienneté des troubles et leur évolution dans le temps. Il faut s'intéresser aux circonstances déclenchantes des épisodes d'incontinence : effort de toux, port de charges, montée/descente des escaliers, rires, éternuement, effort de poussée. Il faut évaluer l'abondance des fuites par le port de protections et leur nombre.

Les signes fonctionnels urinaires peuvent traduire un trouble du stockage vésical (urgenturie, pollakiurie diurne/nocturne) ou des troubles de la vidange vésicale (dysurie, impression de mal vider la vessie).

Il faut relever le catalogue mictionnel si la patiente en a fait un (*cf.* annexe 19.1).

Il faut rechercher des infections urinaires concomitantes.

La réalisation d'un catalogue mictionnel est recommandée dans l'exploration d'une incontinence urinaire d'effort féminine.

C. Sur le plan génito-sexuel

Il faut s'assurer du statut hormonal actuel de la patiente et du fait qu'elle ait un suivi gynécologique régulier, en lui demandant notamment la date des derniers frottis cervico-vaginaux. Il faut lui demander si elle a des métrorragies et des leucorrhées. Il faut rechercher un prolapsus par le biais de l'interrogatoire en évoquant une pesanteur pelvienne ou une saillie vulvaire. Il faut savoir s'il existe une dyspareunie et évaluer le retentissement de l'IU sur la sexualité.

D. Sur le plan ano-rectal

Il faut rechercher une constipation et une incontinence anale.

E. Retentissement sur la qualité de vie

L'IU est un handicap fréquent. La qualité de vie est évaluée par des questionnaires de symptômes et de qualité de vie (*cf.* annexe 19.2).

À l'issue de l'interrogatoire

- Classer le type d'incontinence urinaire : incontinence urinaire d'effort, par urgenturie ou mixte.
- Toute urgenturie doit faire rechercher des causes locales d'irritation vésicale : cystite, cancer de vessie, calcul.
- Se méfier d'une pathologie neurologique chez une patiente jeune présentant des urgenturies avec des signes neurologiques.
- Éliminer ce qui n'est pas une vraie incontinence urinaire.
- Le RETENTISSEMENT SUR LA QUALITÉ DE VIE est crucial.

V. Examen clinique

Il est urologique/gynécologique et neurologique.

La trophicité vulvo-vaginale est évaluée à l'inspection, et la palpation recherche un globe vésical.

Il est important de rechercher un globe vésical cliniquement et en échographie si doute clinique afin de ne pas méconnaître une incontinence urinaire par regorgement.

L'examen se fait dans certaines conditions optimales à vessie pleine, en position gynécologique et en position debout. Il recherche notamment des fuites urinaires à l'effort de toux et de poussée. Il doit permettre la réalisation des manœuvres de soutènement du col vésical, par la manœuvre dite de Bonney (doigts intravaginaux et para-urétraux). D'autres manœuvres de soutènement urétral (MSU) comme la manœuvre d'Ulmsten ou TVT (avec une pince languette) peuvent évaluer la cervicocystoptose. Il est important de rechercher un prolapsus pelvien associé par la manœuvre des valves.

Ne pas oublier que l'IUE fait partie des troubles de la statique pelvienne.
L'IUE peut être masquée par l'effet pelote d'un prolapsus génito-urinaire. Il faut la rechercher après réintégration du prolapsus lors de l'examen.

L'examen périnéal (fig. 19.1) apprécie la sensibilité périnéale et donne l'occasion de réaliser un testing musculaire périnéal du sphincter anal et des muscles releveurs de l'anus. Il faut également stimuler les réflexes périnéaux, rotuliens et achilléens.

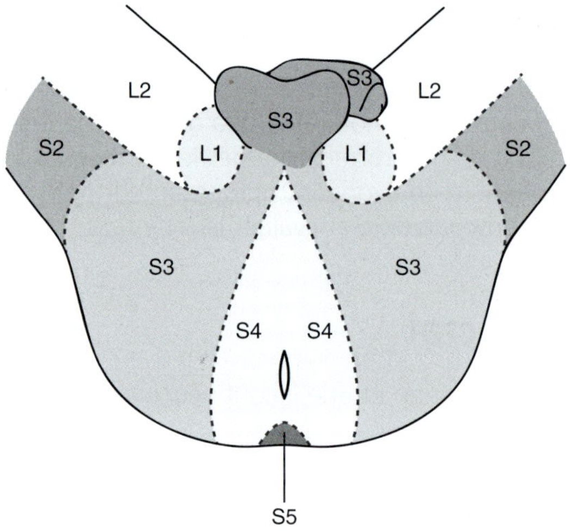

Fig. 19.1. Innervation périnéale et réflexes périnéaux.
D'après Amarenco et al., *Les Fonctions sphinctériennes*, Springer Verlag 2006.

Tableau 19.2. Stimulation des réflexes du périnée.

Réflexe périnéal	Racine correspondante
Bulbocaverneux ou clitoridien	S3
Réflexe anal	S4

En cas de prolapsus associé à une incontinence urinaire, l'utilisation de la classification de Baden et Walker ou de la classification Pop-Q proposée par l'ICS (*International Continence Society*) est recommandée. La classification de l'ICS a le mérite d'être objective et reproductible mais est compliquée et peut être réservée aux études cliniques. En pratique clinique courante, la classification de Baden et Walker en 4 stades est souvent suffisante (tableau 19.2).

VI. Examens complémentaires

Voir tableau 19.3.

Les principaux éléments du diagnostic de l'incontinence urinaire féminine sont présentés dans la fig. 19.2.

VII. Prise en charge thérapeutique

A. Rééducation périnéo-sphinctérienne

1. Indications

La rééducation est proposée en première intention chez les femmes présentant une IUE avec la prescription de 10 à 20 séances au maximum. En cas d'amélioration objective, la prolongation du traitement est possible (10 à 15 séances).

Intérêt d'une fiche de liaison permettant d'informer le prescripteur et/ou le médecin traitant des résultats de la rééducation (tableau 19.4).

Tableau 19.3. Examens complémentaires recommandés dans le bilan d'une incontinence urinaire chez la femme.

Examens complémentaires	Indications
Bandelette urinaire ou ECBU	Recommandé si : – incontinence urinaire par impériosité ou mixte – patiente âgée ou qui porte régulièrement des protections à cause de son incontinence urinaire, quel que soit le type de l'incontinence urinaire – avant la réalisation d'un bilan urodynamique ou d'une cystoscopie
Pad test	**Non obligatoire** **Permet de quantifier objectivement l'incontinence**
Bilan urodynamique (BUD)	Non obligatoire si incontinence urinaire d'effort pure
	Avant toute chirurgie d'une incontinence urinaire d'effort pure : – permet d'évaluer la qualité de la vidange vésicale par mesure du résidu post mictionnel
	Incontinence urinaire complexe ou compliquée : – antécédents de chirurgie de l'incontinence urinaire – association à des urgenturies avec ou sans fuite – incontinence urinaire sévère – test à la toux négatif – réduction de la capacité vésicale – suspicion d'obstruction ou d'hypocontractilité vésicale – échec d'un traitement de première ligne
Imagerie	**Non recommandée en première** intention sauf échographie pour la mesure du résidu postmictionnel
Échographie de l'appareil urinaire	Recommandée pour l'étude du **résidu postmictionnel** et pour évaluer une bandelette sous urétrale compliquée Optionnelle en cas d'incontinence urinaire complexe ou récidivée, de discordance entre clinique et bilan urodynamique ou en cas de prolapsus **Si doute clinique sur mictions par regorgement**
Cystographie	Non recommandée en première intention Recommandée en cas de : – incontinence urinaire complexe, compliquée ou récidivée – discordance entre la clinique et le bilan urodynamique – prolapsus associé. Dans ce cas il convient de **préférer une colpocystodéfécographie voire une IRM dynamique**
Urétro-cystoscopie	Recommandée lorsqu'il existe : – hématurie micro- ou macroscopique nécessitant la recherche d'une tumeur associée surtout en présence de facteurs de risque de tumeur urothéliale – signes irritatifs vésicaux en l'absence d'infection urinaire – présence de douleurs vésicales ou pelviennes inexpliquées – infections urinaires récidivantes – discordance entre symptomatologie et bilan urodynamique – bilan d'un échec, d'une récidive ou d'une complication de chirurgie de l'incontinence urinaire – suspicion de fistule urogénitale
Cytologie urinaire	Réalisée si : – signes irritatifs vésicaux en l'absence d'infection urinaire – hématurie microscopique/macroscopique – facteurs de risque de tumeur vésicale

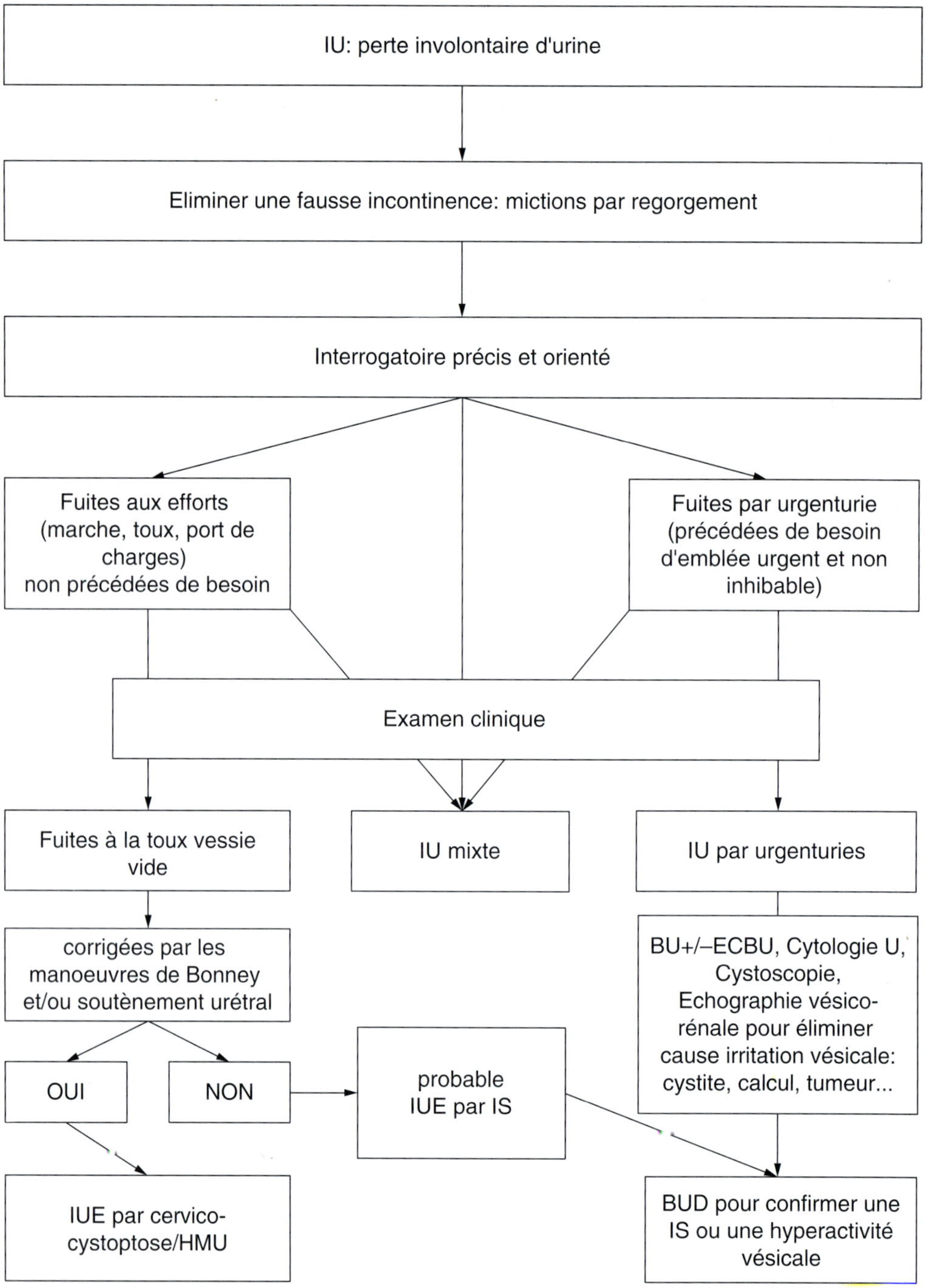

Fig. 19.2. **Arbre diagnostique incontinence urinaire de la femme.**

Tableau 19.4. Indicateurs permettant de guider les praticiens au cours de la rééducation.

Indicateurs du choix des techniques	Indicateurs de surveillance	Indicateurs de résultats
Inspection locorégionale (trophicité, cicatrice, pertes vaginales)	Calendrier mictionnel	Fuites urinaires : échelle MHU, nombre et type de protections
Examen neurologique (sensibilité périnéale)	Testing des releveurs de l'anus	Qualité de vie : Contilife®
Testing des releveurs de l'anus	Fuites urinaires : nombre de protections et type	Force musculaire : testing releveurs de l'anus

2. Techniques de rééducation

Il existe plusieurs techniques de rééducation.

Les exercices du plancher pelvien sont plus efficaces pour améliorer la force musculaire que l'électrostimulation fonctionnelle ou les cônes.

Les exercices du plancher pelvien associés au *biofeedback* instrumental sont efficaces sur l'incontinence urinaire d'effort.

L'électrostimulation fonctionnelle (fréquence 5 à 25 Hz) et la rééducation comportementale sont efficaces pour améliorer le contrôle des muscles du plancher pelvien, notamment dans les IU par impériosités (tableau 19.5).

B. Éliminer les facteurs favorisants

Il faut prescrire des règles hygiéno-diététiques de bon sens comme préconiser la perte de poids et diminuer les boissons le soir (après 18 heures). Il faut traiter des infections urinaires concomitantes, procéder à la régularisation du transit, éventuellement par la prescription de laxatifs. Le traitement de l'atrophie vaginale est nécessaire par la prescription d'œstrogènes d'action locale. Il faut veiller à remplacer les médicaments favorisants dans la mesure du possible.

C. Traitement médicamenteux

Il n'existe pas de traitement médicamenteux de l'IUE.

En cas d'IU par urgenturie, on peut prescrire des anticholinergiques comme l'oxybutinine (Ditropan®) ou la solifénacine (Vésicare®).

D. Traitement chirurgical

En cas d'IUE par cervico-cystoptose/hypermobilité urétrale, une bandelette sous-urétrale synthétique (fig. 19.3 cahier quadri) de type TOT (*Trans Obturator Tape*) ou TVT (*Trans Vaginal Tape*) (voire une cervico-cystopexie selon Burch) est le plus souvent proposée.

Les manœuvres de soutènement du col (Bonney) ou de l'urètre moyen positives sont prédictives d'un bon résultat chirurgical de la bandelette.

En cas d'IUE par insuffisance sphinctérienne, le sphincter urinaire artificiel (fig. 19.4) est le traitement de référence. Il existe également des dispositifs mini-invasifs comme les ballons péri-urétraux lorsque l'IU est modérée ou que le sphincter urinaire artificiel est contre-indiqué (troubles cognitifs…).

Tableau 19.5. Techniques de rééducation périnéo-sphinctérienne.

Techniques de rééducation	Efficacité
Travail manuel intravaginal des muscles du plancher pelvien	Renforcement des muscles du plancher pelvien Amélioration de l'IUE
Biofeedback instrumental	Amélioration du contrôle de la miction en cas d'IUE ou mixte
Électrostimulation fonctionnelle	Amélioration de l'IUE ou par urgenturies à condition de respecter les fréquences appropriées Contre-indications : – grossesse – pacemaker – hypoesthésie périnéale
Rééducation comportementale	Amélioration de l'IUE ou par urgenturies
Cônes	Amélioration de la force des muscles du plancher pelvien lors des IUE

En cas d'IU par urgenturies réfractaire au traitement médicamenteux par anticholinergiques, la neuromodulation sacrée (fig. 19.5) (implantation d'une électrode de stimulation en regard de la racine sacrée S3) est parfois une option envisageable ou bien l'injection intradétrusorienne de toxine botulique A (prescription hors AMM) qui constitue une solution de recours en cas d'échec des autres techniques.

Les principaux éléments du traitement de l'incontinence urinaire féminine sont présentés dans la fig. 19.6.

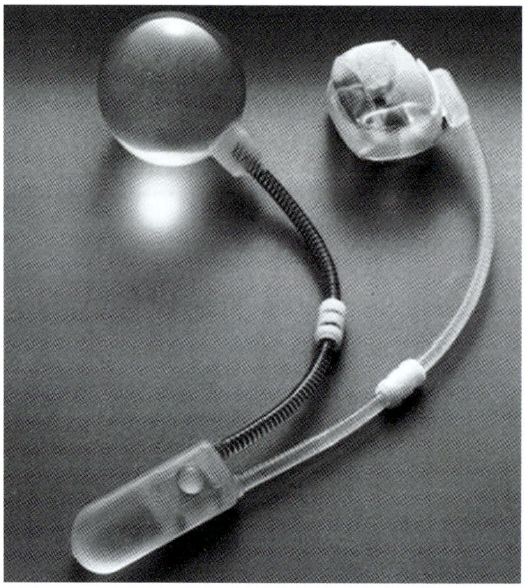

Fig. 19.4. Sphincter urinaire artificiel.

D'après « Sphincters urinaires artificiels chez la femme : indications, techniques, résultats », Morgan Rouprêt, Emmanuel Chartier-Kastler, François Richard, Prog Urol 2005, 15, 3, 489–493.

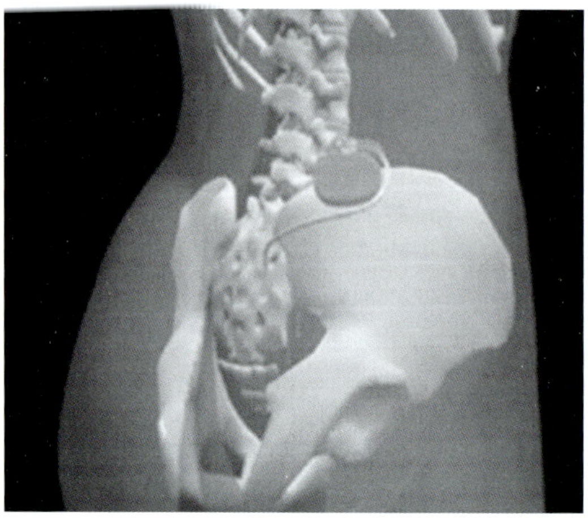

Fig. 19.5. Neuromodulation sacrée.

Fiches d'information AFU « Interventions » source AFU, www.urofrance.org

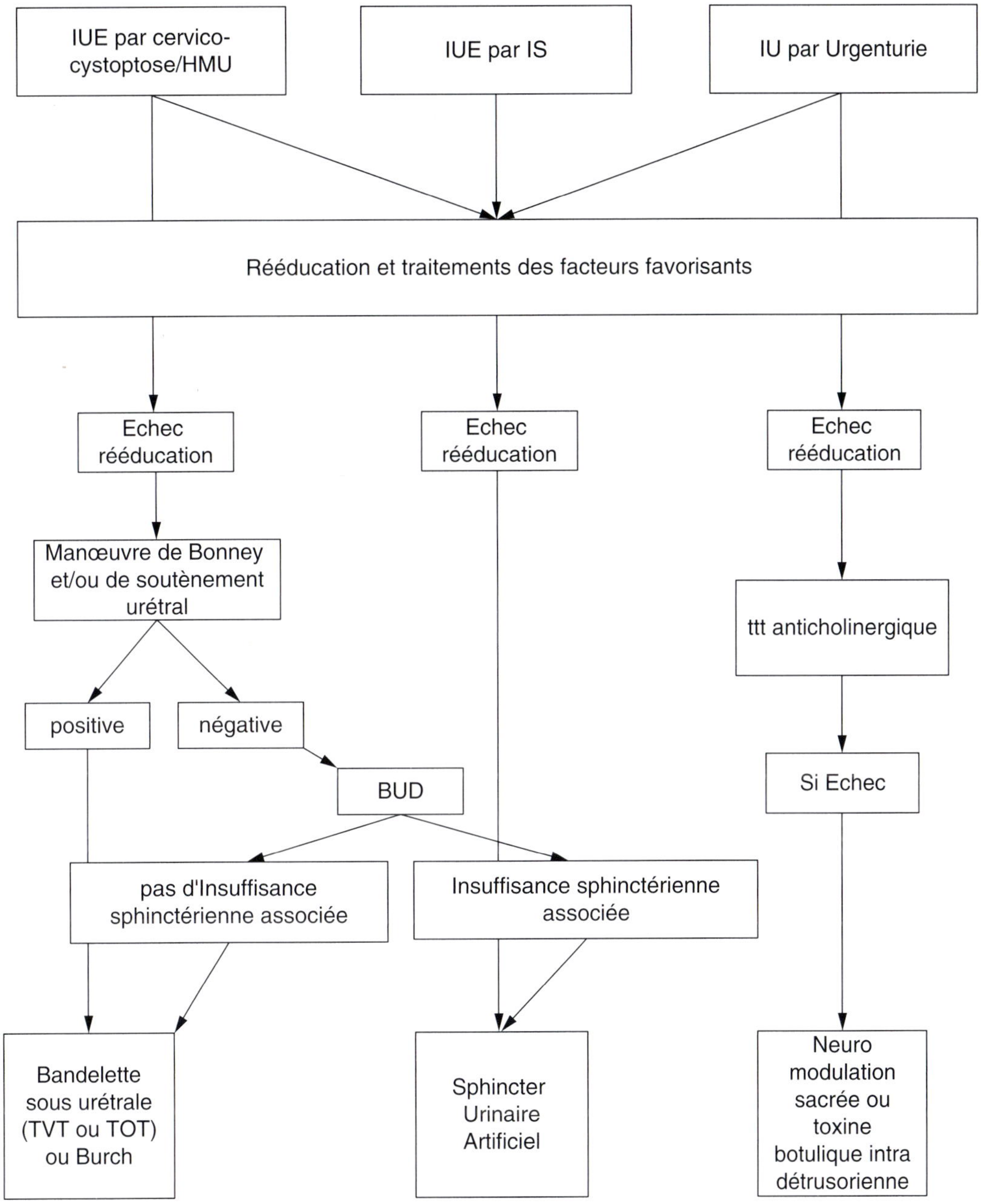

Fig. 19.6. Arbre thérapeutique incontinence urinaire de la femme.

VIII. Incontinence urinaire de l'homme

A. Étiologies

Les causes d'IU chez l'homme sont liées à un contexte souvent évident (tableau 19.6).

B. Examen clinique

L'interrogatoire s'attache à préciser :

- les antécédents de chirurgie de prostate ou du rectum ;
- une intoxication tabagique ou une exposition professionnelle ;

Tableau 19.6. Étiologies de l'incontinence urinaire de l'homme.

Chirurgie de l'HBP	Après résection transurétrale de prostate ou adénomectomie IU par insuffisance sphinctérienne ou urgenturies Si persistance de symptômes au-delà de 6 mois, endoscopie et BUD afin de vérifier l'intégrité de la filière urétrale et du système sphinctérien
Cancer de prostate	Après prostatectomie radicale : IU par IS, parfois urgenturie Persistance d'une IU sévère à 2 ans <10 %
Traumatisme pelvi-périnéal	Fractures du bassin et de l'urètre. IU par IS Incontinence difficile à traiter, souvent sphincter urinaire artificiel
Iatrogénie	Après chirurgie pelvienne carcinologique (cancer de prostate, vessie, rectum), ou radiothérapie pelvienne. Possible dénervation périphérique ± lésion sphinctérienne ± capacité vésicale réduite (radiothérapie). IS et/ou urgenturies (par cystite radique ou troubles de compliance)
Incontinence par regorgement	Si rétention vésicale chronique
Incontinence par urgenturies	Étiologies similaires à celles des pollakiuries
Neurologique	Centrale ou périphérique

- les traitements actuels ;
- la date d'apparition de l'IU et lien avec un événement particulier ;
- l'évolution de l'IU et les traitements antérieurs entrepris ;
- les circonstances de survenue ;
- les troubles mictionnels associés : dysurie, pollakiurie, urgenturies, etc. ;
- l'incontinence anale associée ;
- la dysfonction érectile associée ;
- le calendrier mictionnel ;
- le nombre et le type de garnitures utilisées ;
- le retentissement sur la qualité de vie.

L'inspection recherche une voussure abdominale évoquant un globe vésical.

La palpation/percussion recherche un globe vésical afin d'éliminer une incontinence par regorgement.

Le toucher rectal est essentiel afin d'estimer le volume prostatique ou un nodule suspect de cancer.

C. Examens complémentaires

Les examens complémentaires et leurs indications sont les mêmes que chez la femme.

En cas d'IUE pure, aucun examen complémentaire n'est nécessaire, à moins qu'une chirurgie n'ait été décidée.

D. Traitement

Il faut toujours éliminer des mictions par regorgement.
Si tel est le cas, il faut rechercher la cause et le traitement étiologique si possible.

1. Rééducation

La rééducation périnéo-sphinctérienne est toujours proposée en première intention à raison de 15–20 séances.

2. IUE par IS

Un traitement chirurgical est proposé en cas d'échec de la rééducation périnéo-sphinctérienne et après avoir objectivé l'IS au BUD.

Dans ce cas, on propose soit un sphincter urinaire artificiel en première intention (traitement de référence), soit une bandelette sous-urétrale ou des ballonnets péri-urétraux en cas d'IU modérée ou en cas de contre-indications au sphincter urinaire artificiel.

3. IUE par urgenturie

On proposera une rééducation, un traitement médicamenteux par anticholinergiques en première intention, une neuromodulation sacrée ou des injections intradétrusorienne de toxine botulique A (hors AMM) en cas d'échec.

Références

Recommandations de l'Association française d'urologie. Recommandations pour le traitement de l'incontinence urinaire de la femme non neurologique. 2010, www.urofrance.org.

Recommandations de l'Association française d'urologie. Recommandations pour l'exploration d'une incontinence urinaire féminine non neurologique. Novembre 2007.

Bilans et techniques de rééducation périnéo-sphinctérienne pour le traitement de l'incontinence urinaire chez la femme à l'exclusion des affections neurologiques. Recommandations pour la pratique clinique. ANAES Février 2000.

Liens

http://www.has-sante.fr/portail/upload/docs/application/pdf/fiche_de_synth_350se_2006_12_01__10_19_28_399.pdf

http://www.urofrance.org/fileadmin/documents/data/PU/2007/PU-2007–00171239–6–2/TEXF-PU-2007–00171239–6–2.PDF, www.urofrance.org

http://www.has-sante.fr/portail/upload/docs/application/pdf/incontinrecos.pdf

http://www.urofrance.org/outils-et-recommandations/fiches-dinformation.html

Résumé

Le diagnostic d'une incontinence urinaire est clinique.

La prise en charge de l'incontinence urinaire de la femme est fondée sur un interrogatoire précis et orienté, suivi d'un examen clinique minutieux.

Diagnostic :

- il existe 3 types d'incontinence urinaire :
  - l'IUE par cervico-cystoptose/hypermobilité urétrale ou par insuffisance sphinctérienne,
  - l'IU par urgenturies pouvant s'intégrer dans le cadre d'un syndrome d'hyperactivité vésicale (urgenturies + pollakiurie + brûlures mictionnelles),
  - l'IU mixte ;
- pour standardiser l'interrogatoire et pour préciser le type d'incontinence urinaire, l'utilisation d'un questionnaire de symptômes validé en français est recommandée (USP®) ;
- le retentissement sur la qualité de vie doit également être évalué à l'aide de questionnaires de qualité de vie validés en français (ICIQ®, CONTILIFE®…).

Prise en charge :

- les examens complémentaires sont guidés par la clinique et ne doivent jamais la remplacer ;
- ils ne sont pas systématiques en cas d'IUE pure sauf si une chirurgie est envisagée. En cas d'IU par urgenturie, il faut éliminer systématiquement une autre cause d'irritation vésicale : cystite, tumeur, calcul ;
- en cas de mictions par regorgement, il faut en premier lieu traiter l'obstacle sous-vésical ;
- la rééducation est toujours proposée en première intention. Elle s'accompagne de la correction des facteurs favorisants ou aggravants.

Chez la femme :

En cas d'IUE par cervicocystoptose/HMU :

- si échec de la rééducation et manœuvres de Bonney ou de soutènement de l'urètre moyen positives : bandelette sous-urétrale en première intention après avoir éliminé un trouble de la vidange vésicale ou hyperactivité détrusorienne au BUD.

En cas d'IUE par IS :

- sphincter urinaire artificiel si pas de troubles cognitifs permettant l'utilisation ;

- ballons péri-urétraux en solution de recours (troubles cognitifs, CI à l'anesthésie générale…).

En cas d'IU par urgenturie :

- après avoir éliminé une cause d'irritation vésicale et si échec de la rééducation ;
- traitement médicamenteux par anticholinergiques ;
- si IU par urgenturie réfractaire au traitement médicamenteux :
  - neuromodulation sacrée,
  - injection intradétrusoriennede toxine botulique A (attention hors AMM).

Chez l'homme :

En cas d'IUE (post-prostatectomie, post-chirurgie HBP, post-traumatique et/ou dénervation périphérique) :

- sphincter urinaire artificiel : traitement de référence++ en cas d'IS objectivée au BUD et pas d'hyperactivité détrusorienne associée ;
- en cas d'incontinence urinaire modérée : bandelettes sous-urétrales ;
- ballons péri-urétraux en cours d'évaluation dans l'IUE modérée et à choisir en solution de recours (troubles cognitifs, CI à l'anesthésie générale…).

En cas d'IU par urgenturies :

- traitement médicamenteux par anticholinergiques ;
- Si IU par urgenturie réfractaire au traitement médicamenteux : neuromodulation sacrée ou injection de toxine botulique A intradétrusorienne (attention hors AMM) ;
- si contexte d'HBP, anticholinergiques possibles associés au traitement médicamenteux de l'HBP (attention au risque de rétention). Chirurgie en cas d'échec.

Suivi : évaluation et suivi des résultats dans le temps par questionnaires de symptômes et de qualité de vie.

Annexes

Annexe 19.1 – Catalogue mictionnel

D'après Recommandations pour l'utilisation du calendrier mictionnel et des questionnaires de symptômes ou de qualité de vie dans l'évaluation d'une incontinence urinaire féminine non neurologique, Loïc Le Normand. Progrès en Urologie (2007), 17 ; 1252–1263.

L'utilisation d'un calendrier (ou catalogue) mictionnel est recommandée pour l'évaluation d'une incontinence urinaire (fig. 19.7).

Le calendrier mictionnel permet également de différencier la pollakiurie nocturne (augmentation de la fréquence des mictions la nuit) d'une polyurie nocturne (augmentation de la diurèse nocturne par inversion du rythme nycthéméral).

Annexe 19.2 – Questionnaires d'évaluation des symptômes et de la qualité de vie

Pour standardiser l'interrogatoire et pour préciser le type d'incontinence urinaire, l'utilisation d'un questionnaire de symptômes validé en français est recommandée (fig. 19.8).

L'évaluation du retentissement de cette incontinence par un questionnaire de qualité de vie est recommandée.

L'utilisation des questionnaires en pratique courante nécessite de limiter les questions afin qu'ils soient rapidement remplis par la patiente et interprétés facilement par le thérapeute. En pratique quotidienne, il est recommandé d'utiliser le **questionnaire auto-administré UPS®** ou à défaut le **questionnaire MHU** auquel il faut ajouter l'évaluation sur le retentissement sur la qualité de vie en utilisant l'échelle visuelle de la question 5 de l'ICIQ.

Catalogue Mictionnel

Veuilez noter pendant 24 heures d'affilée (de jour comme de nuit), durant 72 heures consécutives, l'heure à laquelle voueurinez, le volume de la miction mesuré en ml à l'aide d'un verre doseur et les circonstances de la miction :

• Notez vos heures de coucher et de lever

• Vous pouvez noter dans la case "événement F" la survenue de Fuites et leur importance (+, ++ ou +++), suivi des circonstances de survenue de ces fuites : (T=toux, M=morche, I=impériosité, Ins=insensible, etc.). [illegible] de leur changement (1, 2, 3, 4, ...).

• Inscrivez dans la case "événement M" les circonstances de survenue de la Miction

P = précaution,
I = impériosité,
D = dysurie
ou miction difficile etc.

Jour 1				Jour 2				Jour 3			
Horaire	Volume	Evénement		Horaire	Volume	Evénement		Horaire	Volume	Evénement	
		F	M			F	M			F	M
Total				Total				Total			

Fig. 19.7. **Catalogue mictionnel.**

D'après Recommandations pour l'utilisation du calendrier mictionnel et des questionnaires de symptômes ou de qualité de vie dans l'évaluation d'une incontinence urinaire féminine non neurologique, Loïc LE NORMAND. Progrès en Urologie (2007), 17 ; 1252–1263

Questionnaire de symptômes urinaires
Urinary Symptom Profile – USP®

Avant de commencer à remplir le questionnaire, merci d'inscrire la date d'aujourd'hui:

/__/ /__/ /____/
Jour Mois Année

Les questions suivantes portent sur l'intensité et la fréquence des symptômes urinaires que vous avez eu au cours des **4 dernières semaines**

Pour répondre aux questions suivantes, il vous suffit de cocher la case qui correspond le mieux à votre situation. Il n'y a pas de « bonnes » ou de « mauvaises » réponses. Si vous ne savez pas très bien comment répondre, choisissez la réponse **la plus proche de votre situation**

Nous vous remercions de remplir ce questionnaire dans un endroit calme et si possible seul(e). Prenez tout le temps qui vous sera nécessaire.

Une fois ce questionnaire rempli, remettez le à votre médecin.

1

Fig. 19.8. Questionnaire de symptômes urinaires.
Urinary Sympton Profile-USP®, source AFU

Il peut vous arriver d'avoir des fuites d'urine lors de certains efforts physiques, soit importants (tels qu'une pratique sportive ou une quinte de toux violente), soit modérés (tels que monter ou descendre les escaliers) ou encore légers (tels que la marche ou un changement de position).

1. **Durant les 4 dernières semaines**, pouvez-vous préciser le nombre de fois par semaine où vous avez eu des fuites au cours d'efforts physiques :
   Merci de cocher une case pour chacune des lignes 1a, 1b et 1c.

	Jamais de fuite d'urine	Moins d'une fuite d'urine par semaine	Plusieurs fuites d'urine par semaine	Plusieurs fuites d'urine par jour
1a. Lors des efforts physiques importants	☐ 0	☐ 1	☐ 2	☐ 3
1b. Lors des efforts physiques modérés	☐ 0	☐ 1	☐ 2	☐ 3
1c. Lors des efforts physiques légers	☐ 0	☐ 1	☐ 2	☐ 3

Partie réservée au médecin :

Reporter sur l'échelle ci-dessous la somme des items 1a + 1b + 1c

SCORE « INCONTINENCE URINAIRE A L'EFFORT »

☺ 0 1 2 3 4 5 6 7 8 9 ☹

2

Fig. 19.9. Questionnaire de symptômes urinaires.
Urinary Sympton Profile-USP®, source AFU

Durant ces 4 dernières semaines et dans les conditions habituelles de vos activités sociales, professionnelles ou familiales :

2. Combien de fois avez-vous dû vous précipiter aux toilettes pour uriner en raison d'un besoin urgent ?

☐ 0	☐ 1	☐ 2	☐ 3
Jamais	Moins d'une fois par semaine	Plusieurs fois par semaine	Plusieurs fois par jour

3. Quand vous êtes pris par un besoin urgent d'uriner, combien de minutes en moyenne pouvez-vous vous retenir ?

☐ 0	☐ 1	☐ 2	☐ 3
Plus de 15 minutes	De 6 à 15 minutes	De 1 à 5 minutes	Moins de 1 minute

4. Combien de fois avez-vous eu une fuite d'urine précédée d'un besoin urgent d'uriner que vous n'avez pas pu contrôler ?

☐ 0	☐ 1	☐ 2	☐ 3
Jamais	Moins d'une fois par semaine	Plusieurs fois par semaine	Plusieurs fois par jour

4 bis. Dans ces circonstances, quel type de fuites avez-vous ?

☐ 0	☐ 1	☐ 2	☐ 3
Pas de fuites dans cette circonstance	Quelques gouttes	Fuites en petites quantités	Fuites inondantes

3

Fig. 19.10. Questionnaire de symptômes urinaires.
Urinary Sympton Profile-USP®, source AFU

Durant ces 4 dernières semaines et dans les conditions habituelles de vos activités sociales, professionnelles ou familiales :

5. Pendant la journée, quel est le temps habituel espaçant deux mictions (action d'uriner) ?

☐ 0	☐ 1	☐ 2	☐ 3
Deux heures ou plus	Entre 1 heure et 2 heures	Entre 30 minutes et 1 heure	Moins de 30 minutes

6. Combien de fois en moyenne avez-vous été **réveillé(e)** la nuit par **un besoin** d'uriner ?

☐ 0	☐ 1	☐ 2	☐ 3
0 ou 1 fois	2 fois	3 ou 4 fois	Plus de 4 fois

7. Combien de fois avez-vous eu une fuite d'urine en dormant ou vous êtes-vous réveillé(e) mouillé(e) ?

☐ 0	☐ 1	☐ 2	☐ 3
Jamais	Moins d'une fois par semaine	Plusieurs fois par semaine	Plusieurs fois par jour

Partie réservée au médecin :

Reporter sur l'échelle ci-dessous la somme des items 2 + 3 + 4 + 4bis + 5 + 6 + 7

SCORE « HYPERACTIVITE VESICALE »

☺ 0 1 2 3 4 5 6 7 8 9 10 11 12 13 14 15 16 17 18 19 20 21 ☹

4

Fig. 19.11. Questionnaire de symptômes urinaires.
Urinary Sympton Profile-USP®, source AFU

Durant ces 4 dernières semaines et dans les conditions habituelles de vos activités sociales, professionnelles ou familiales :

8. Comment décririez-vous votre miction (action d'uriner) habituelle durant ces 4 dernières semaines ?

☐ 0	☐ 1	☐ 2	☐ 3
Normale	Nécessité de pousser avec les muscles abdominaux (du ventre) ou miction penchée en avant (ou nécessitant un changement de position)	Nécessité d'appuyer sur le bas ventre avec les mains	Vidange par sonde urinaire

9. En général, comment décririez-vous votre jet d'urine ?

☐ 0	☐ 1	☐ 2	☐ 3
Normal	Jet faible	Goutte à goutte	Vidange par sonde urinaire

10. En général, comment s'effectue votre miction (action d'uriner) ?

☐ 0	☐ 1	☐ 1	☐ 2	☐ 3
Miction normale et rapide	Miction difficile à débuter puis s'effectuant normalement	Miction débutant facilement mais longue à terminer	Miction très lente du début jusqu'à la fin	Vidange par sonde urinaire

Partie réservée au médecin :

Reporter sur l'échelle ci-dessous la somme des items 8 + 9 + 10

SCORE « DYSURIE »

☺ 0 1 2 3 4 5 6 7 8 9 ☹

Fig. 19.12. Questionnaire de symptômes urinaires.
Urinary Sympton Profile-USP®, source AFU

CHAPITRE

20

Item 122 *(Item 338)* – Troubles de l'érection

Louise Alechinsky, Stéphane Droupy

Coordination et relecture : Morgan Rouprêt

Objectifs pédagogiques

- Argumenter les principales hypothèses diagnostiques devant un trouble de l'érection.
- Connaître la définition de la dysfonction érectile (DE).
- Savoir par l'interrogatoire dépister les éléments orientant vers une cause organique ou psychologique et évaluer l'impact sur la qualité de vie.
- Connaître le déroulement de l'examen clinique : urogénital, cardio-vasculaire et neurologique.
- Connaître les examens complémentaires de première intention devant une DE.
- Connaître les principes de la prise en charge thérapeutique de la DE.
- Savoir faire le diagnostic d'une maladie de Lapeyronie.
- Savoir faire le diagnostic d'une fracture des corps caverneux.
- Savoir différencier un priapisme à bas débit (ischémique = urgence urologique) d'un priapisme à haut débit (artériel).

I. Pour comprendre

A. Anatomie (fig. 20.1)

1. Corps érectiles

Les CORPS CAVERNEUX sont au nombre de DEUX, séparés par un septum perméable.

Un tissu CONJONCTIVO-MUSCULAIRE compose les corps caverneux. Ce tissu est disposé en TRAVÉES qui vont circonscrire des ALVÉOLES au sein desquelles on retrouve les cellules endothéliales : ce sont les espaces sinusoïdes.

Autour des corps caverneux, L'ALBUGINÉE est une zone anatomique difficilement extensible et résistante, indispensable pour assurer la transition entre tumescence de la verge et rigidité.

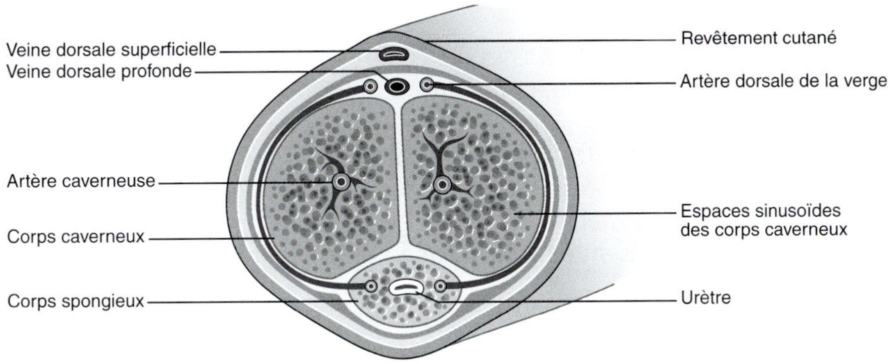

Fig. 20.1. Anatomie du pénis.

Le CORPS SPONGIEUX est UNIQUE. Sa partie initiale se nomme le bulbe, il est entouré du muscle bulbo-spongieux et il entoure l'URÈTRE.

LE GLAND est la partie terminale du corps spongieux qui coiffe l'extrémité distale des corps caverneux.

2. Vascularisation

Les ARTÈRES CAVERNEUSES sont des branches des artères pudendales internes provenant de l'artère iliaque interne. La vascularisation du pénis est largement anastomosée entre le réseau des artères spongieuses et des artères dorsales de la verge.

Le DRAINAGE VEINEUX est assuré par un réseau profond qui draine les espaces sinusoïdes *via* les veines sous-albuginéales, le corps spongieux *via* les veines circonflexes et le gland *via* les veines émissaires. Ces veines confluent vers la veine dorsale profonde puis vers le plexus veineux de Santorini et les veines pudendales qui se terminent dans les veines iliaques internes.

3. Innervation

L'INNERVATION PROÉRECTILE s'appuie sur le système parasympathique et NANC (non adrénergique et non cholinergique : essentiellement nitrergique [NO]). Il est d'origine sacrée S2-24.

Les nerfs caverneux sont les rameaux terminaux du plexus hypogastrique inférieur et cheminent sur les faces latérales du rectum et de la prostate pour passer sous la symphyse pubienne autour de l'urètre.

L'INNERVATION SYMPATHIQUE est d'origine thoraco-lombaire, représentée par le nerf splanchnique. À l'état flaccide, l'innervation sympathique adrénergique maintient le muscle lisse contracté limitant l'ouverture des espaces sinusoïdes. Lors de l'érection, les terminaisons parasympathiques libèrent l'acétyle choline qui inhibe la libération de noradrénaline et les terminaisons NANC libèrent le monoxyde d'azote (NO) qui permet la relaxation musculaire lisse et l'ouverture des espaces sinusoïdes.

L'INNERVATION SOMATIQUE PUDENDALE est sensitive et transmet les informations issues du gland par le nerf dorsal du pénis et des téguments permettant le déclenchement d'érections dites « réflexes ». Elle est également motrice, innervant les muscles périnéaux et notamment les muscles ischio-caverneux entourant la racine des corps caverneux et le muscle bulbo-spongieux.

4. Neuromédiateurs

La relaxation des fibres musculaires lisses des corps caverneux par diminution de la concentration de Ca++ intracellulaire est un mécanisme essentiel de l'érection.

Le flux de Calcium intracellulaire joue un rôle dans les cycles de l'AMP (AMPc) et du GMP (GMPc), du MONOXYDE D'AZOTE (NO) (médiateur essentiel non cholinergique susceptible d'augmenter la concentration de GMPc intracellulaire et générer ainsi l'apparition d'une érection). La 5 phosphodiesterase (PDE5) est capable d'annihiler l'activité de la GMPc. Les inhibiteurs de PDE5 favorisent ainsi le maintien et la qualité de l'érection (fig. 20.2 cahier quadri).

5. Muscles du périnée

Ils sont composés par les muscles bulbo-caverneux, impliqués dans l'expulsion du sperme et par les muscles ischio-caverneux, dont la contraction permet d'accroitre la tension dans les corps caverneux.

B. Mécanismes de l'érection

La RELAXATION MUSCULAIRE LISSE correspond à la couverture des espaces sinusoïdes (fig. 20.3).

La VASODILATATION est liée en augmentation du débit artériel.

Le BLOCAGE DU RETOUR VEINEUX est un mécanisme sous-albuginéal.

Le NO neuronal déclenche la relaxation de la cellule musculaire lisse et permet l'ouverture des espaces sinusoïdes qui se remplissent de sang artériel. Lorsque les espaces sont

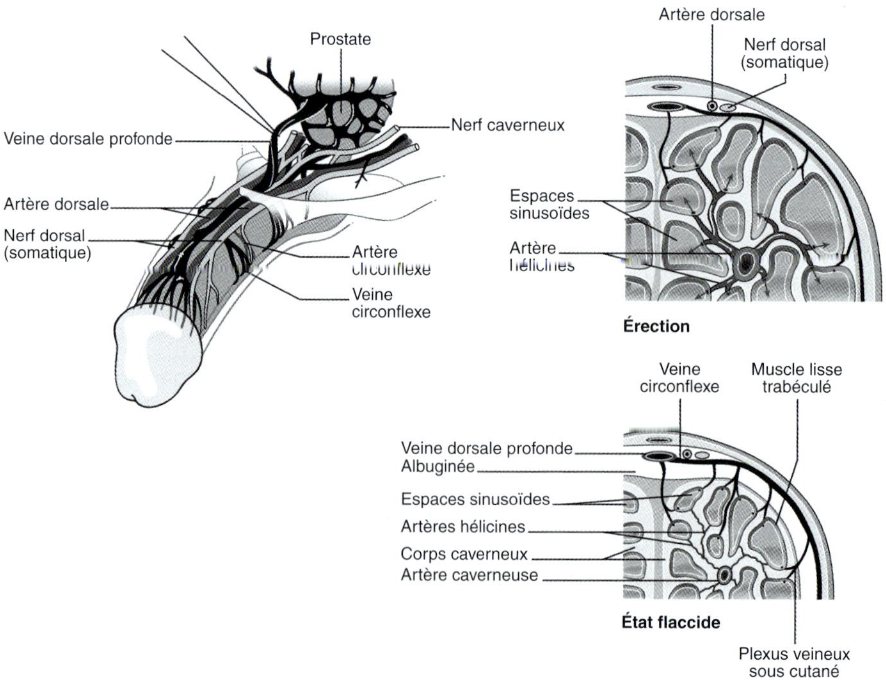

Fig. 20.3.

Relaxation musculaire lisse permettant l'ouverture des espaces sinusoïdes et la vasodilatation artérielle. Le mécanisme veinocclusif est représenté par la compression des veines sous-albuginéales.

remplis, la compression des veines sous-albuginéales va s'opposer à la sortie du sang et permettre d'obtenir la rigidité du pénis (mécanisme veino-occlusif). Les cellules endothéliales qui tapissent la surface des espaces sinusoïdes sont étirées par ce remplissage et secrètent du NO qui participe au maintien de l'érection. En cas de dysfonction endothéliale (diabète, HTA, dyslipidémie, tabac), c'est le NO endothélial qui fait défaut et altère la qualité de l'érection.

II. Critères diagnostiques d'une dysfonction érectile (DE)

A. Définition-épidémiologie

1. Définition

Elle est définie par l'incapacité d'obtenir et/ou de maintenir une érection suffisante pour permettre une activité sexuelle satisfaisante pendant au moins 3 MOIS.

2. Épidémiologie

Un HOMME sur trois a des troubles de l'érection APRÈS 40 ANS. L'âge est un facteur de risque indépendant de DE. On estime que 70 % des couples ont une sexualité active à 70 ans. La DE est un SYMPTÔME SENTINELLE DES MALADIES CARDIO-VASCULAIRES ET NOTAMMENT DE CORONAROPATHIE. La prévalence de la DE augmente en cas de comorbidités comme l'HTA, le DIABÈTE, la DYSLIPIDÉMIE et l'OBÉSITÉ.

B. Interrogatoire

1. Diagnostic positif

Le diagnostic se pose à l'INTERROGATOIRE. Il faut poser des QUESTIONS SIMPLES comme : « Avez-vous un problème d'érection (ou manque de rigidité) pendant les rapports ? ».

Les patients abordent rarement le sujet spontanément mais sont prêts à répondre aux questions du médecin.

La question doit être posée par le médecin car il s'agit d'un facteur de gravité chez les patients ayant des cormorbidités. Le risque de mourir d'un événement cardio-vasculaire est deux fois supérieur chez un diabétique ou un hypertendu souffrant de DE par exemple.

2. Diagnostics différentiels des autres troubles sexuels

Il faut évoquer les diagnostics différentiels systématiquement à l'interrogatoire avec des questions simples portant sur :

- des troubles du DÉSIR, LIBIDO ;
- des troubles de l'ÉJACULATION ;
- des troubles de l'ORGASME ;
- des douleurs lors des rapports.

Des ANOMALIES MORPHOLOGIQUES, telles qu'une COURBURE de la verge gênant la pénétration (maladie de Lapeyronie) doit être recherchée. Parfois, le patient peut avoir l'impression que la taille de sa verge est insuffisante.

Il existe une association fréquente entre la DE et d'autre troubles sexuels. La complexité de la prise en charge peut nécessiter un avis spécialisé.

3. Caractérisation de la DE

Il faut faire préciser au patient :

- le caractère PRIMAIRE (c'est-à-dire depuis le début de la vie sexuelle) ou SECONDAIRE (c'est-à-dire après une période d'érections normales) ;
- le caractère INAUGURAL ou RÉACTIONNEL à un trouble sexuel ;
- le caractère BRUTAL (facteur déclenchant ?) ou PROGRESSIF de la DE ;
- le caractère PERMANENT ou SITUATIONNEL (en fonction partenaire ?).

Il faut demander au patient s'il persiste des ÉRECTIONS NOCTURNES et/ou MATINALES spontanées.

4. Sévérité de la DE

Le délai entre l'apparition des troubles et la consultation doit être précisé. Plus la durée est longue, plus la prise en charge sera difficile.

La CAPACITÉ ÉRECTILE RÉSIDUELLE équivalant à une rigidité suffisante pour une pénétration doit être mentionnée. La capacité érectile résiduelle est un facteur de bon pronostic.

Une évaluation par l'auto-questionnaire IIEF (*International Index of Érectile Function*), version courte, qui permet de classer la DE en DE sévère, DE modérée ou DE légère en fonction du score obtenu est recommandée. Elle permet de faire une évaluation simplifiée en grades de sévérité.

- DE sévère : score de 5 à 10
- DE modérée : score de 11 à 15
- DE légère : score de 16 à 20
- DE normale : score de 21 à 25

Il faut aussi évoquer la possibilité d'érections provoquées (masturbation) et s'enquérir de la persistance des érections NOCTURNES et/ou MATINALES spontanées.

5. Histoire sexuelle

Elle doit préciser l'existence de difficultés sexuelles lors des premières expériences et la notion d'abus sexuels, notamment dans l'enfance.

6. Évaluation du retentissement de la DE

L'impact sur la QUALITÉ DE VIE n'est pas obligatoirement proportionnel à la sévérité de la DE.

Il faut comprendre les RAISONS qui ont poussé le patient à consulter : une rencontre récente ? une demande de la partenaire ?

Il faut évaluer le contexte actuel affectif du patient et du couple.

Il faut se faire une idée du retentissement sur vie familiale ou professionnelle.

7. État du couple

Il faut apprécier les difficultés de couple ou l'éventuelle absence de partenaire, voire l'existence de RELATIONS EXTRACONJUGALES.

Il faut obtenir des renseignements sur LA/LE PARTENAIRE : son âge, sa motivation sexuelle, l'existence de troubles de la sexualité, le statut hormonal (ménopause), les antécédents gynécologiques, les antécédents chirurgicaux abdomino-pelviens ou sénologiques, et le mode de contraception utilisé.

8. Recherche de pathologies ou facteurs influençant ou aggravant la DE

On recherche des ANTÉCÉDENTS ABDOMINO-PELVIENS comme la CHIRURGIE, une IRRADIATION ou un TRAUMATISME.

En cas de DIABÈTE, il faut vérifier l'équilibre glycémique du patient et rechercher des complications macro- et/ou micro-angiopathiques associées.

Il faut explorer les autres FACTEURS DE RISQUE CARDIO-VASCULAIRES : un âge supérieur à 50 ans, un TABAGISME, une HTA, une dyslipidémie, des antécédents familiaux, une obésité androïde et une éventuelle sédentarité (fig. 20.4).

Il faut détecter des signes cliniques en faveur d'une PATHOLOGIE ATHÉROMATEUSE comme une artériopathie oblitérante des membres inférieurs, une cardiopathie ischémique, un anévrisme aorte abdominale ou un antécédent d'accident vasculaire cérébral.

Il faut rechercher une affection NEUROLOGIQUE : maladie de Parkinson, sclérose en plaques, ÉPILEPSIE, DÉMENCE ou séquelles de TRAUMATISME MÉDULLAIRE.

Une ENDOCRINOPATHIE peut parfois être mise en cause comme un DÉFICIT EN TESTOSTÉRONE LIÉ À L'ÂGE, une dysthyroïdie ou une maladie d'Addison.

Une affection HÉMATOLOGIQUE peut entraîner la DE comme la drépanocytose, la thalassémie et l'hémochromatose.

Des troubles du SOMMEIL peuvent contribuer à la DE comme le syndrome d'apnée du sommeil et l'insomnie.

Enfin une IATROGÉNIE MÉDICAMENTEUSE est souvent à l'origine de la DE : antidépresseurs, neuroleptiques, bêtabloquants non sélectifs, anti-hypertenseurs (antialdostérone et diurétiques thiazidiques), inhibiteurs de la 5 α-réductase et anti-androgènes).

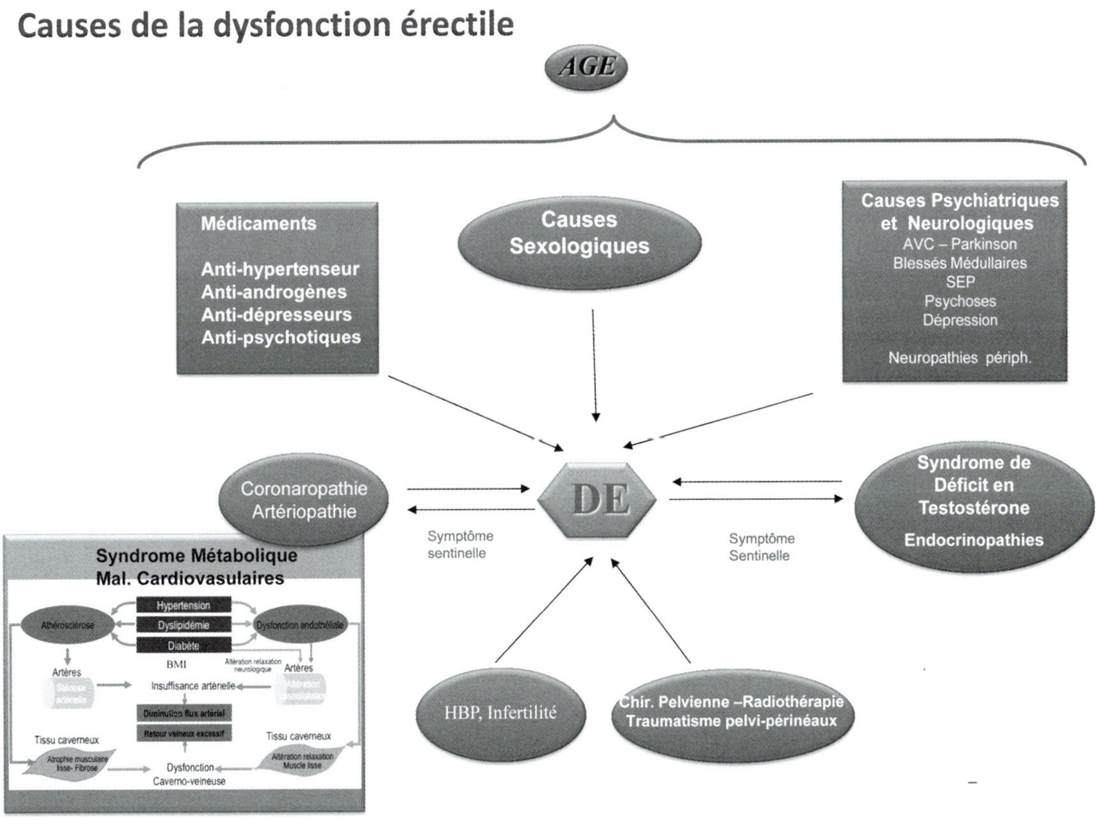

Fig. 20.4. Étiologies de la dysfonction érectile : représentation synthétique.
D'après Droupy Ann Urol 2005, EMC

Des antécédents d'ADDICTION à l'alcool ou à la drogue peuvent occasionner une DE.

Il faut également penser aux antécédents de TROUBLES PSYCHIATRIQUES et à un SYNDROME DÉPRESSIF.

Il faut être capable d'identifier une ANXIÉTÉ DE PERFORMANCE SEXUELLE et tracer des ÉVÉNEMENTS DE VIE négatifs (chômage, décès, infertilité, divorce) ou positifs (naissance, promotion, nouvelle rencontre) dans les 6 mois avant l'apparition des troubles.

C. Examen clinique

1. Examen urogénital

L'examen des organes génitaux externes est un préalable indispensable en appréciant la taille et la consistance des TESTICULES et en inspectant le PÉNIS (maladie de Lapeyronie, courbure congénitale, épispadias, hypospadias, fibrose corps caverneux [séquelle de priapisme], pénis enfoui).

Le TOUCHER RECTAL à la recherche d'une hypertrophie prostatique ou d'un cancer de la prostate est effectué après 50 ans, ou à partir de 45 ans en cas d'antécédents familiaux.

D'un point de vue SÉROLOGIQUE, il faut rechercher une GYNÉCOMASTIE et apprécier la PILOSITÉ du patient.

2. Examen cardio-vasculaire

Il est indispensable avec la prise de la tension ARTÉRIELLE, des POULS PÉRIPHÉRIQUES, une auscultation cardiaque à la recherche d'un souffle et la mesure du périmètre abdominal.

3. Examen neurologique

Il comporte un examen des réflexes ostéo-tendineux et cutanéo-plantaires, une exploration de la SENSIBILITÉ des membres inférieurs, et la recherche d'une ANESTHÉSIE EN SELLE.

D. Examens complémentaires

1. En première intention

Il faut effectuer :

- une GLYCÉMIE À JEUN et une hémoglobine glyquée en cas de patient diabétique connu ;
- un BILAN LIPIDIQUE : cholestérol total, HDL, triglycérides ;
- une TESTOSTÉRONÉMIE TOTALE et BIODISPONIBLE chez les hommes de plus de 50 ans en cas de symptômes évocateurs de déficit en testostérone ;
- en l'absence de bilan biologique récent, dans les 5 dernières années, demander : NFS, CRÉATININÉMIE, IONOGRAMME et un BILAN HÉPATIQUE ;
- le PSA total est dosé en fonction des symptômes et de l'examen prostatique dès lors qu'une ANDROGÉNOTHÉRAPIE est envisagée (CI en cas de cancer de la prostate).

2. En deuxième intention

En cas d'HYPOTESTOSTÉRONÉMIE, il faudra obtenir confirmation par un deuxième dosage espacé de quelques semaines. Il faut doser la LH pour rechercher l'origine centrale ou périphérique et la PROLACTINÉMIE.

Un TEST PHARMACOLOGIQUE par INJECTION INTRACAVERNEUSE sera utile si les inhibiteurs de PDE5 sont inefficaces ou en cas d'anérection. Il consiste en une injection intracaverneuse directe de PGE1 dans le tissu érectile afin d'évaluer sa qualité et la réponse vasculaire.

C'est un test pré-thérapeutique réalisé dans le cadre d'un apprentissage ultérieur par le patient.

E. Synthèse

Un BILAN MINIMUM initial est recommandé avec interrogatoire et examen physique et dosages d'une glycémie à jeun et un bilan lipidique. Rechercher les comorbidités et les facteurs de risques cardio-vasculaires.

Une composante PSYCHOLOGIQUE est toujours présente (anxiété de performance) (tableau 20.1).

III. Prise en charge initiale de la dysfonction érectile

A. Information sexuelle

L'INFORMATION se doit d'être claire, loyale et appropriée à propos notamment de la PHYSIOLOGIE de l'érection, du mécanisme des pannes, du mécanisme de l'ANXIÉTÉ DE PERFORMANCE, de la PRÉVALENCE de la DE. Une évolution de la sexualité avec l'âge est une réalité qu'il faut expliquer au patient, tout en adoptant une attitude de RÉASSURANCE et de dédramatisation.

B. Conseils d'hygiène de vie

Il faut demander au patient de perdre du POIDS EN CAS DE SURPOIDS. Il faut l'inciter à faire un SEVRAGE TABAGIQUE et à lutter contre les addictions et contre la sédentarité.

C. Lutte contre iatrogénèse

Il faut rechercher une IMPUTABILITÉ EXTRINSÈQUE en parcourant la notice du médicament, les recommandations HAS et en assurant une revue de littérature et d'Internet.

Il faut établir une IMPUTABILITÉ INTRINSÈQUE en établissant un RAPPORT CHRONOLOGIQUE entre la mise en place du traitement et l'installation de la DE.

En cas de TRAITEMENT ANTI-HYPERTENSEUR, les deux classes le plus souvent incriminées sont les BÊTABLOQUANT et les DIURÉTIQUES. Si le patient est coronarien ou diabétique, il faut toujours demander un avis cardiologique.

Intrication possible des troubles sexuels induits par le syndrome dépressif lui-même et le traitement antidépresseur. Ne pas hésiter à demander un avis psychiatrique obligatoire avant toute modification de traitement.

Tableau 20.1. Orientation étiologique vers une cause organique ou psychogène de la DE.

Origine organique prédominante	Origine psychogène prédominante
Début progressif	Apparition brutale
Disparition des érections nocturnes	Conservation des érections nocturnes
Conservation de la libido (sauf si hypogonadisme)	Diminution de la libido (secondaire)
Éjaculation verge molle	Absence d'éjaculation
Partenaire stable	Conflits conjugaux
Absence de facteur déclenchant	Facteur déclenchant
Étiologie organique évidente	Dépression
Examen clinique anormal	Examen clinique normal
Personnalité stable et humeur normale	Anxiété, troubles de l'humeur
Examens complémentaires anormaux	Examens complémentaires normaux

D. Traitements pharmacologiques

1. Inhibiteurs de la phosphodiestérase de type 5 (IPDE5)

Il s'agit du TRAITEMENT DE RÉFÉRENCE en première intention. Ils facilitent, lors d'une STIMULATION SEXUELLE, la MYORELAXATION INTRACAVERNEUSE et donc l'afflux sanguin vers le tissu érectile à l'origine de l'érection.

Trois molécules sont actuellement disponibles, NON REMBOURSÉES par la sécurité sociale :

- Sildénafil le sidanéfil (Viagra®) à la demande (prendre au moins une demi-heure avant le rapport, efficace 6 à 10 heures);
- le tadafil (Cialis®) à la demande (prendre au moins une heure avant les rapports, efficace 36 à 48 heures) et quotidien;
- le vardénafil (Lévitra®) à la demande (prendre au moins une demi-heure avant le rapport, efficace 6 à 10 heures).

Le prix en pharmacie est libre et est en moyenne de 5 à 12 €/comprimé.

Le taux d'efficacité est de l'ordre de 65 à 85 %.

La principale CONTRE-INDICATION est la prise de DÉRIVÉS NITRÉS et de médicaments donneurs de NO (nicorandil, molsidomine). Il existe dans ce cas un risque majeur d'hypotension pouvant être mortelle chez un patient coronarien.

Avant d'instaurer un traitement d'aide à l'érection, il est recommandé de vérifier L'APTITUDE PHYSIQUE pour le rapport sexuel (ex : réalisation facilement de 20 minutes de marche par jour ou de la montée de deux étages). Un avis cardiologique est indispensable en cas d'état cardio-vasculaire instable.

2. Injections intracaverneuses (IIC) de PGE1

La PROSTAGLANDINE E1 (alprostadil) induit l'érection par l'intermédiaire de récepteurs intra-caverneux, dont la stimulation provoque une relaxation du muscle lisse par augmentation de la concentration d'AMPc.

Elles sont indiquées en cas de contre-indication, d'échec ou d'intolérance du traitement oral, ou si le patient souhaite y passer spontanément ou s'il existe un problème financier lié au non-remboursement des IPDE5

Les effets secondaires rencontrés sont :

- la DOULEUR essentiellement en début de traitement;
- l'HÉMATOME au point de ponction, sans gravité;
- les ÉRECTIONS PROLONGÉES, voire un PRIAPISME;
- la FIBROSE localisée des corps caverneux.

Il n'y a pas de contre-indication dans les pathologies cardio-vasculaires, ni en cas de traitement anticoagulant.

Il faut réaliser au moins une INJECTION TEST et un apprentissage en consultation (éducation thérapeutique).

Les injections intracaverneuses (fig. 20.5) sont remboursées par la sécurité sociale dans certaines indications sur « ordonnance de médicament d'exception ». Ce remboursement concerne notamment :

- paraplégie et tétraplégie quelle qu'en soit l'origine;
- traumatisme du bassin compliqué de troubles urinaires;
- séquelles de la chirurgie (anévrisme de l'aorte, prostatectomie radicale, cystectomie totale et exérèse colorectale);
- séquelles de la radiothérapie abdomino-pelvienne;
- séquelles de priapisme;
- neuropathie diabétique avérée;
- sclérose en plaques.

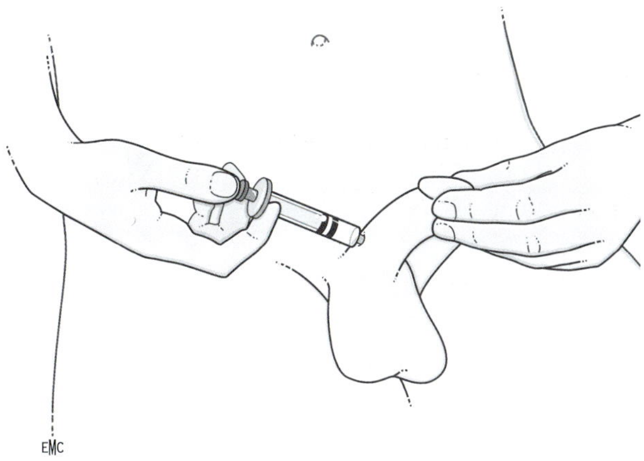

Fig. 20.5. Principes de l'injection intracaverneuse.

Source : T. Lebret, F. Cour. Impuissance : dysfonction érectile. EMC - Endocrinologie-Nutrition 2004 :1–10 [Article 10-032-R-10].

3. Injections intra-urétrales de PGE1 : dispositif MUSE®

Il s'agit d'un bâtonnet à usage intra-urétral (fig. 20.6).

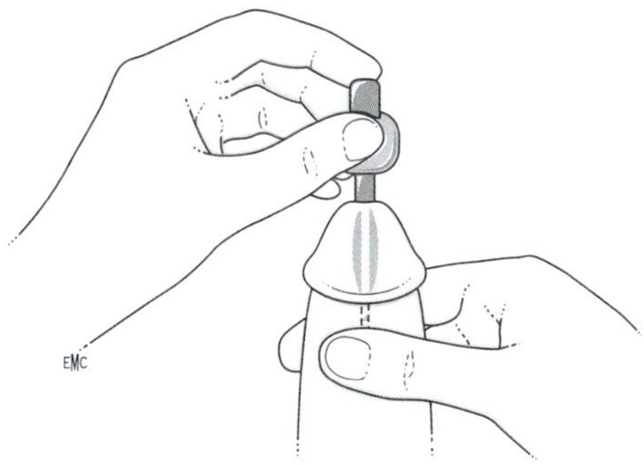

Fig. 20.6. Injection intra-urétrale de prostaglandine.

Source : T. Lebret, F. Cour. Impuissance : dysfonction érectile. EMC - Endocrinologie-Nutrition 2004 :1–10 [Article 10-032-R-10].

4. Vacuum (érecteur à dépression)

Il s'agit d'une POMPE manuelle ou électrique (fig. 20.7, pompe manuelle) permettant d'obtenir une rigidité de la verge par dépression de l'air environnant la verge flaccide. L'érection est ensuite prolongée par le placement d'un anneau souple positionné à la racine de la verge (*'cock ring'*). Ce dispositif n'est pas remboursé par la sécurité sociale (250 à 400 €).

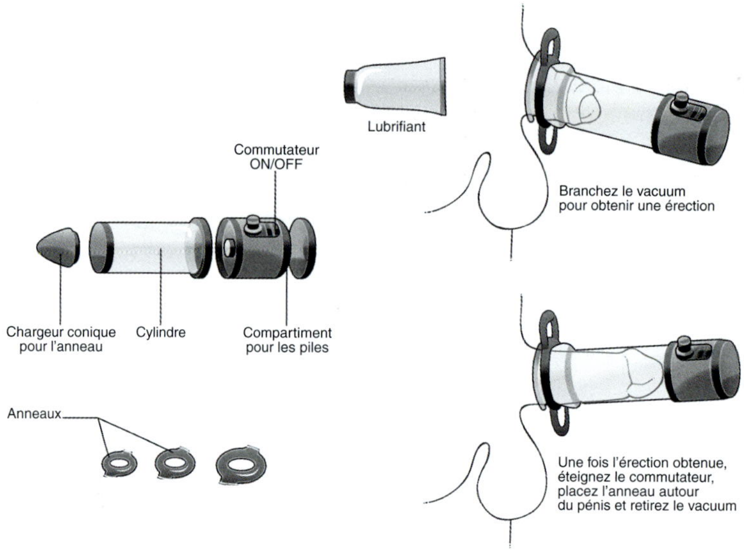

Fig.20.7. Pompe à vide ou vacuum.

5. Traitements chirurgicaux : implants péniens

Il s'agit de la mise en place chirurgicale de deux implants, un dans chaque CORPS CAVERNEUX entraînant une ÉRECTION MÉCANIQUE (fig. 20.8). Certains systèmes sont hydrauliques : les implants sont reliés à une pompe placée dans le scrotum et à un réservoir placé dans l'espace prévésical qui permettent une alternance flaccidité-érection.

Ils se substituent de façon DÉFINITIVE au tissu érectile.

Il s'agit d'un traitement de troisième ligne de la DE.

Les deux types de complications sont l'INFECTION prothétique et les problèmes MÉCANIQUES nécessitant une ré-intervention.

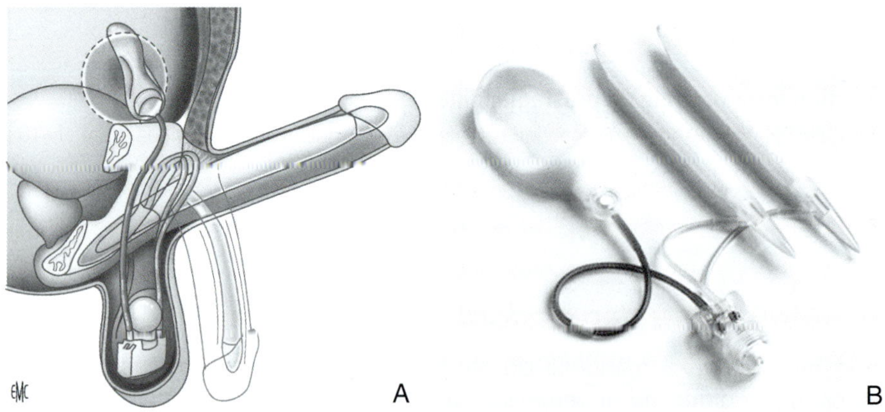

Fig. 20.8. Prothèse pénienne.

Source : F. Audenet, M. Rouprêt. Dysfonction érectile : prise en charge diagnostique et thérapeutique. EMC - Endocrinologie-Nutrition 2012 : 1–11 [Article 10-032-R-10].

IV. Maladie de lapeyronie

Il s'agit d'une maladie décrite par Lapeyronie, chirurgien de Louis XV (*Induratio penis plastica*). C'est une affection BÉNIGNE observée chez 3 à 9 % des hommes, d'étiologie inconnue. Elle correspond à une FIBROSE LOCALISÉE de l'albuginée formant une PLAQUE. Elle est à l'origine d'une courbure de la verge lorsqu'elle est rigide. (fig. 20.9 cahier quadri).

Lorsque les déviations de la verge sont majeures, elles empêchent l'INTROMISSION et/ou sont responsables de dysfonction érectile. Le diagnostic se fait à l'examen clinique par la PALPATION DES PLAQUES et par un examen de la verge ou d'une photo du pénis en érection.

Aucun examen complémentaire n'est requis (IRM et écho-Doppler de la verge seulement dans les cas complexes).

L'évolution naturelle est variable d'un individu à l'autre : stabilisation, aggravation ou régression.

Deux phases vont volontiers se succéder au cours de l'histoire naturelle de la maladie : la première inflammatoire (plaque *de novo* et douleurs) et la seconde cicatricielle (stabilisation).

Un traitement MÉDICAL est recommandé durant la phase inflammatoire pendant 6 à 12 mois. Il est en général peu satisfaisant et repose sur les AINS, la vitamine E, les vasodilatateurs, et la colchicine (en injection locale ou *per os*).

Le traitement CHIRURGICAL est envisagé lorsque la déviation gêne réellement l'INTROMISSION. Une PHOTOGRAPHIE préopératoire est alors indispensable, elle a une valeur médico-légale.

V. Fracture des corps caverneux

Elle est secondaire à un traumatisme d'un ou des deux corps caverneux EN ÉRECTION. Le plus souvent le mécanisme incriminé est un « FAUX PAS DU COÏT » ou parfois une MANIPULATION TRAUMATIQUE de la verge.

L'examen clinique permet de poser le diagnostic avec notamment : une douleur rapide, la perte de la rigidité de la verge en érection dans les conséquences d'une fuite de sang par effraction de l'abulginée puis de la présence ensuite d'un hématome abondant qui peut donner à la verge un aspect caractéristique (aspect en aubergine), la perception subjective d'un craquement.

L'IRM de la verge peut être utile en cas de doute diagnostique.

Le TRAITEMENT est CHIRURGICAL. Il s'agit d'une urgence relative (< 24 h) avec nécessité d'une évacuation de l'hématome, de suturer le corps caverneux. On peut escompter une cicatrisation après 6 semaines sans rapport sexuel.

VI. Priapisme

A. Définition

Le priapisme correspond à un état d'érection PROLONGÉE au-delà de 4 heures qui est parfois douloureuse, EN DEHORS DE TOUTE STIMULATION SEXUELLE.

Le priapisme concerne essentiellement les CORPS CAVERNEUX. Le gland et le corps spongieux sont généralement épargnés. Il s'agit d'une affection rare avec incidence de 1,5 pour 100 000 personnes. Il existe deux sortes de priapisme (à bas débit et à haut débit) présentant deux tableaux complètement distincts.

B. Priapisme à bas débit (ischémique)

Il est la conséquence d'une paralysie du muscle lisse caverneux qui ne peut plus se contracter et laisse stagner du sang hypoxique au sein des espaces sinusoïdes.

C'est le priapisme le plus FRÉQUENT. Il s'agit d'une URGENCE. Au-delà de 6 heures, il existe un risque d'apparition d'une lésion progressive des fibres musculaires lisses du corps caverneux exposant à une DYSFONCTION ÉRECTILE DÉFINITIVE. L'ÉRECTION est DOULOUREUSE.

Les ÉTIOLOGIES à évoquer sont :

- IATROGÉNIE : INJECTION INTRACAVERNEUSE+++ ;
- CAUSES HÉMATOLOGIQUES :
  - drépanocytose, thalassémie (hémoglobinopathie),
  - trouble de la coagulation,
  - leucémie myéloïde chronique ;
- ENVAHISSEMENT NÉOPLASIQUE avec compression extrinsèque ;
- TRAUMATISMES MÉDULLAIRES par lésion du système sympathique.

On estime que 30 à 50 % des priapismes sont d'étiologie inconnue. La gravité de l'HYPOXIE et de l'ACIDOSE CAVERNEUSE peut être évaluée par une GAZOMÉTRIE DU SANG CAVERNEUX.

C. Priapisme à haut débit (artériel)

Il est secondaire à un TRAUMATISME PÉRINÉAL le plus souvent.

Il est NON DOULOUREUX et souvent partiel car le tissu du corps caverneux n'est PAS ISCHÉMIQUE.

Il survient souvent comme une conséquence d'une FISTULE ARTÉRIO-CAVERNEUSE.

D. Prise en charge

Elle dépend du type de priapisme. Le DÉLAI DE CONSULTATION est un élément important.

En cas de doute diagnostique, un ÉCHO-DOPPLER permet d'identifier la fistule artério-caverneuse.

1. Priapisme à haut débit

Il ne correspond pas à proprement parler à une urgence puisqu'il n'y a pas d'hypoxie caverneuse et que la régression spontanée est possible.

L'examen de référence est l'ARTÉRIOGRAPHIE PELVIENNE AVEC EMBOLISATION si le diagnostic de fistule artério-veineuse est établi.

L'évolution est en règle générale favorable avec RÉCUPÉRATION D'UNE FONCTION ÉRECTILE NORMALE.

2. Priapisme à bas débit

C'est une véritable urgence. AVANT LA 6e HEURE, il faut employer des « PETITS MOYENS » comme l'effort physique, la réfrigération cutanée pénienne et les ALPHASTIMULANTS par voie orale (Effortil®).

APRÈS LA 6e HEURE, LA PONCTION ÉVACUATRICE INTRACAVERNEUSE est indispensable. Elle permet de décomprimer les corps caverneux en retirant le sang de stase, et elle permet d'effectuer une gazométrie. En cas de récidive, il faudra procéder à une INJECTION INTRACAVERNEUSE D'ALPHASTIMULANT en l'absence de contre-indications (Effortil®, éphédrine), à répéter si nécessaire.

LA CHIRURGIE est envisagée seulement en cas d'échec de toutes les méthodes ci-dessus. Elle consiste en la réalisation d'un SHUNT CAVERNO-SPONGIEUX. Elle permet au sang intracaverneux de se drainer dans le corps spongieux du gland.

Référence

Recommandations de l'Association française d'urologie (AFU) – comité d'Andrologie 2010–2013 (http://www.urofrance.org/fileadmin/medias/afu/communiques/2012-03-15_cancer-prostate.pdf. http://www.urofrance.org/outils-et recommandations/recommandations/recommandations-afu/classees-par-annee.html).

Résumé

Définition :

- incapacité d'obtenir et/ou de maintenir une érection suffisante pour permettre une activité sexuelle satisfaisante ;
- pendant au moins 3 MOIS.

Épidémiologie :

- un homme sur trois après 40 ans ;
- symptôme sentinelle des MALADIES CARDIO-VASCULAIRES (coronaropathie+++).

Interrogatoire :

- question simple « avez-vous un problème d'érection pendant les rapports ? » ;
- différencier une DE d'origine ORGANIQUE d'une DE d'origine PSYCHOGÈNE ;
- évaluation de la SÉVÉRITÉ par auto-questionnaire IIEF, délai apparition des troubles et capacité érectile résiduelle ;
- évaluation de l'impact sur la QUALITÉ DE VIE ;
- rechercher les pathologies influençant ou aggravant le DE :
  - pathologies athéromateuses et facteurs de risque cardio-vasculaires,
  - antécédents abdomino-pelviens (chirurgie, irradiation, traumatisme),
  - pathologies neurologiques, endocriniennes, hématologiques,
  - pathologies psychiatriques, addiction,
  - iatrogénèse médicamenteuse.

Examen physique :

- urogénital avec toucher rectal ;
- cardio-vasculaire ;
- neurologique.

Examen de première intention :

- glycémie à jeun ;
- bilan lipidique ;
- testostéronémie totale et biodisponible (homme > 50 ans).

Principes thérapeutiques :

- règles hygiéno-diététiques avec régime alimentaire et sevrage tabagique ;
- lutte contre la iatrogénèse ;
- inhibiteurs de la phosphodiestérase 5 (IPDE5) en première intention ;
- injections intracaverneuses de prostaglandine en deuxième intention ;
- traitements chirurgicaux (implants péniens) en troisième intention.

Annexe

Questionnaire IIEF 6

Au cours des six derniers mois :

- **Question 1** : À quelle fréquence avez-vous pu avoir une érection, au cours de vos activités sexuelles ?
  - Presque jamais ou jamais
  - Rarement (beaucoup moins qu'une fois sur deux)
  - Quelquefois (environ une fois sur deux)
  - La plupart du temps (beaucoup plus qu'une fois sur deux)
  - Presque tout le temps ou tout le temps
- **Question 2** : Lorsque vous avez eu des érections à la suite de stimulations sexuelles, à quelle fréquence votre pénis a-t-il été suffisamment rigide (dur) pour permettre la pénétration ?
  - Presque jamais ou jamais
  - Rarement (beaucoup moins qu'une fois sur deux)
  - Quelquefois (environ une fois sur deux)
  - La plupart du temps (beaucoup plus qu'une fois sur deux)
  - Presque tout le temps ou tout le temps
- **Question 3** : Lorsque vous avez essayé d'avoir des rapports sexuels, à quelle fréquence avez-vous pu pénétrer votre partenaire (introduction du pénis dans le vagin) ?
  - Presque jamais ou jamais
  - Rarement (beaucoup moins qu'une fois sur deux)
  - Quelquefois (environ une fois sur deux)
  - La plupart du temps (beaucoup plus qu'une fois sur deux)
  - Presque tout le temps ou tout le temps
- **Question 4** : Pendant vos rapports sexuels, à quelle fréquence avez-vous pu rester en érection après avoir pénétré votre partenaire (introduction du pénis dans le vagin) ?
  - Presque jamais ou jamais
  - Rarement (beaucoup moins qu'une fois sur deux)
  - Quelquefois (environ une fois sur deux)
  - La plupart du temps (beaucoup plus qu'une fois sur deux)
  - Presque tout le temps ou tout le temps
- **Question 5** : Pendant vos rapports sexuels, à quel point vous a-t-il été difficile de rester en érection jusque l'orgasme ?
  - Presque tout le temps ou tout le temps
  - La plupart du temps (beaucoup plus qu'une fois sur deux)
  - Quelquefois (environ une fois sur deux)
  - Rarement (beaucoup moins qu'une fois sur deux)
  - Presque jamais ou jamais
- **Question 6** : À quel point étiez-vous sûr de pouvoir avoir une érection et de la maintenir ?
  - Pas sûr du tout
  - Pas très sûr
  - Moyennement sûr
  - Sûr
  - Très sûr

Résultats : 30-26 : *pas de DE* ; 25-22 : *DE légère* ; 21-11 : *DE modérée* ; 10-6 : *DE sévère* (fig. 20.10).

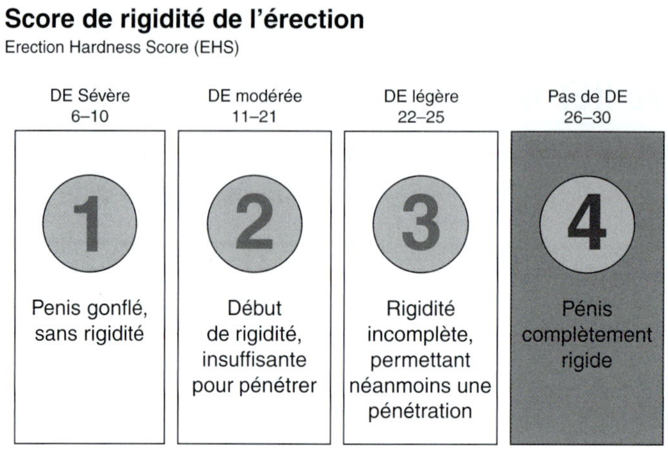

Fig. 20.10. Score de rigidité de l'érection.
Source : Mulhall JP et al. J Sex Med. 2007 ; 4 : 1626–1634

CHAPITRE

21

Item 121 *(Item 341)* – Troubles de la miction

Marie-Aimée Perrouin-Verbe, Véronique Phé

Coordination et relecture : Morgan Rouprêt

Objectif pédagogique

- Devant un trouble de la miction, argumenter les principales hypothèses diagnostiques et justifier les examens complémentaires pertinents.

I. Pour comprendre

La miction a pour but de vider la vessie. Les anomalies de la miction peuvent résulter de troubles du remplissage vésical ou de troubles de la vidange vésicale. Les anomalies de la miction provoquent des symptômes du bas appareil urinaire qui sont ressentis différemment d'un individu à l'autre et ressentis de manière variable d'un individu à l'autre. Une pathologie de la miction est définie par l'association de symptômes, de signes cliniques et d'observations urodynamiques.

II. Définition

Le but de la miction est la vidange complète de la vessie.

La miction normale est complète, volontaire et indolore, exclusivement diurne, dure moins d'une minute, permet l'élimination d'environ 350 mL d'urine, est espacée de 3–4 heures de la miction précédente.

La miction normale nécessite la coordination parfaite entre la contraction du détrusor et le relâchement des sphincters (lisse et strié), nécessite la perméabilité des voies urinaires sous-jacentes (prostate, urètre, méat).

La terminologie de l'ICS (*International Continence Society*) sert de référence pour la définition des troubles de la miction.

On distingue :

- les troubles de la phase de remplissage (= phase de retenue) ⚠ :
  - incontinence urinaire (*cf.* chap 19 : item 121 du nouveau programme et item 321 de l'ancien programme),
  - pollakiurie :
    - diurne : augmentation de la fréquence des mictions pendant la journée pathologique si >6 mictions par jour ou délai entre les mictions <2 h mictions fréquentes mais de petits volumes),
    - nocturne : augmentation de la fréquence des mictions nocturnes (> 1/nuit),
  - nycturie : besoin d'uriner qui réveille le patient pendant la nuit,
  - urgenturie : désir soudain impérieux et irrépressible d'uriner,
  - syndrome clinique d'hyperactivité vésicale = pollakiurie + urgenturie ± brûlures mictionnelles,
  - énurésie : miction involontaire,
  - énurésie nocturne : miction involontaire pendant le sommeil,
  - incontinence urinaire : fuite involontaire d'urine,
  - incontinence urinaire à l'effort : fuite involontaire d'urine lors d'un effort physique, de toux, d'éternuements,
  - incontinence urinaire par urgenturie : fuite involontaire d'urine accompagnée ou précédée par une urgenturie,
  - incontinence urinaire mixte : fuite involontaire d'urine associée à une urgenturie avec des fuites involontaires lors d'exercices physiques,
  - incontinence permanente : fuite d'urine permanente,
  - sensibilité vésicale normale : besoin d'uriner progressivement croissant jusqu'à l'obtention d'un besoin pressant,
  - sensibilité vésicale augmentée : besoin d'uriner très précoce et persistant,
  - sensibilité vésicale réduite : sensation de remplissage vésical mais pas de besoin d'uriner,
  - sensibilité vésicale absente : aucune sensation de remplissage ni de besoin ;
- les troubles de la phase mictionnelle (= phase d'évacuation) ⚠ :
  - faiblesse du jet : diminution de la force du jet,
  - jet en arrosoir : jet dispersé,
  - jet haché : miction interrompue,
  - jet hésitant : retard à l'initiation de la miction,
  - miction par poussée : jet urinaire obtenu par poussée abdominale,
  - gouttes terminales : achèvement progressif et lent de la miction par un goutte-à-goutte,
  - brûlures mictionnelles : douleurs à types de brûlures ressenties lors de la miction ;
- les symptômes de la phase postmictionnelles correspondent à une sensation de vidange vésicale incomplète, c'est-à-dire une impression que la vessie n'est pas vide après la miction.

Les gouttes retardataires sont une perte involontaire d'urine survenant immédiatement après la miction.

III. Physiologie

Le centre parasympathique de la moelle sacrée permet la contraction détrusorienne.

Le centre sympathique dorso-lombaire permet *via* les récepteurs β présents sur la vessie une relaxation des fibres musculaires lisses de la vessie. Il permet *via* les récepteurs α une contraction du col vésical et du sphincter lisse.

Le système somatique permet de contrôler le sphincter strié.

Au cours de la miction normale, la contraction du détrusorienne est médiée par l'activation du centre parasympathique de la moelle sacrée (*via* l'acétylcholine) et le centre sympathique est inhibé permettant une relaxation du col vésical et du sphincter lisse afin de diminuer les résistances urétrales (fig. 21.1).

IV. Interrogatoire

Les antécédents doivent être précisés :

- antécédents urologiques (pathologie prostatique, hématurie, sondage, tumeur, calculs, radio- ou chimiothérapie…) ;
- antécédents chirurgicaux, chirurgicaux urologiques (résection transurétrale de prostate, prostatectomie…), gynécologiques (ménopause, prolapsus) ;

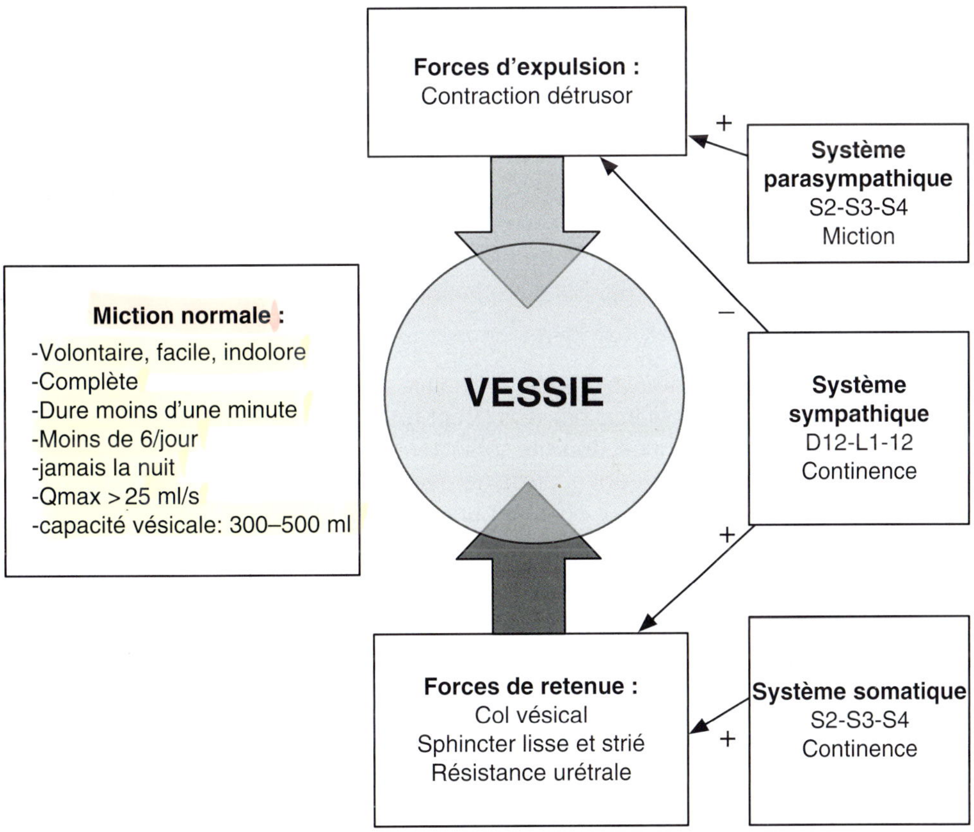

Fig. 21.1. Miction normale : équilibre normal entre les forces d'expulsion et forces de retenue.

- antécédents carcinologiques (chirurgie, chimiothérapie, radiothérapie, curiethérapie) ;
- pathologies infectieuses (cystites infectieuses ou à BK urinaire, bilharziose, parasitoses...) ;
- pathologie neurologique, diabète ;
- exposition à des facteurs de risque de tumeur vésicale : TABAC, exposition professionnelle (amines aromatiques).

La date d'apparition des troubles doit être mentionnée.

Certains médicaments favorisent :

- la miction : parasympathicomimétiques, sympatholytiques ;
- la continence : sympathicomimétiques (vaso-constricteurs nasaux), parasympathicolytiques (atropine, tricycliques, antispasmodiques et neuroleptiques), diurétiques, benzodiazépines.

Les signes fonctionnels urinaires traduisent :

- des troubles de la phase de remplissage :
  - urgenturie (au maximum fuites par urgenturie),
  - pollakiurie,
  - syndrome d'hyperactivité vésicale au maximum (= urgenturie + pollakiurie + brûlures mictionnelles),
  - douleur au remplissage vésical (= ténesmes vésicaux),
  - incontinence urinaire ;
- des troubles de la phase de mictionnelle :
  - dysurie,
  - rétention vésicale aiguë ou chronique ;
- une hématurie.

Il est possible d'utiliser des questionnaires de symptômes validés en français (questionnaire USP®).

Il faut veiller à évaluer le retentissement psychosocial à l'aide de questionnaires de qualité de vie validés en français.

V. Examen clinique

L'examen clinique sera centré sur l'appareil urinaire avec notamment la recherche d'un globe vésical, la réalisation des touchers pelviens (TR et toucher vaginal chez la femme), un examen neurologique y compris périnéal (tonicité sphinctérienne et réflexes périnéaux, sensibilité périnéale), un examen des organes génitaux externes et des orifices herniaires (surtout si dysurie car poussées abdominales). Il faut effectuer une bandelette urinaire.

VI. Examens complémentaires

A. Calendrier mictionnel

Il a pour objectif de recueillir sur plusieurs jours consécutifs les horaires et les volumes des mictions ainsi que la présence d'événements comme des fuites, urgenturies...

Il permet de distinguer pollakiurie et polyurie.

Il permet de diagnostiquer une inversion du rythme nycthéméral avec diurèse prédominante la nuit (personnes âgées, patients neurologiques).

Devant toute pollakiurie, il est impératif de réaliser un calendrier mictionnel. En effet, le calendrier mictionnel permet de différencier la pollakiurie nocturne (augmentation de la fréquence des mictions la nuit) d'une polyurie nocturne (augmentation de la diurèse nocturne par inversion du rythme nycthéméral).

B. Débitmétrie

La débitmétrie permet d'obtenir la courbe de débit mictionnel.

Le débit résulte de l'équilibre entre la contraction détrusorienne et les résistances urétrales.

Un Qmax normal est supérieur à 20–25 mL/s pour un volume de miction au moins équivalent à 150 mL.

L'aspect de la courbe normale est en forme de cloche (fig. 21.2).

C. Échographie vésicale post-mictionnelle

Elle est associée dans tous les cas à la débitmétrie, ce qui permet d'évaluer le volume d'urine résiduel après la miction.

D. Fibroscopie urétrovésicale

En cas de dysurie, la fibroscopie permet d'objectiver un obstacle sous-vésical (hypertrophie bénigne de prostate, sténose de l'urètre) et elle permet d'apprécier son retentissement (vessie de lutte).

En cas de pollakiurie/urgenturie, la fibroscopie permet d'objectiver l'étiologie de l'irritation vésicale (tumeur, lithiase ou cystite infectieuse, chimique, radique, interstitielle). Elle permet également de rechercher un obstacle sous-vésical associé à l'origine des symptômes.

E. Bilan urodynamique

Outre la débitmétrie, le bilan urodynamique comprend :

- une cystomanométrie (fig. 21.3) qui mesure les variations de pressions vésicales au cours du remplissage et permet de renseigner sur la capacité vésicale fonctionnelle, la compliance vésicale (faculté à se remplir sans augmenter ses pressions), la sensibilité vésicale (les besoins : B1 = premier besoin, B2 = besoin pressant, B3 = besoin urgent) et enfin la contractilité vésicale en recherchant des contractions anarchiques non inhibées dans le cadre d'une hyperactivité vésicale ;

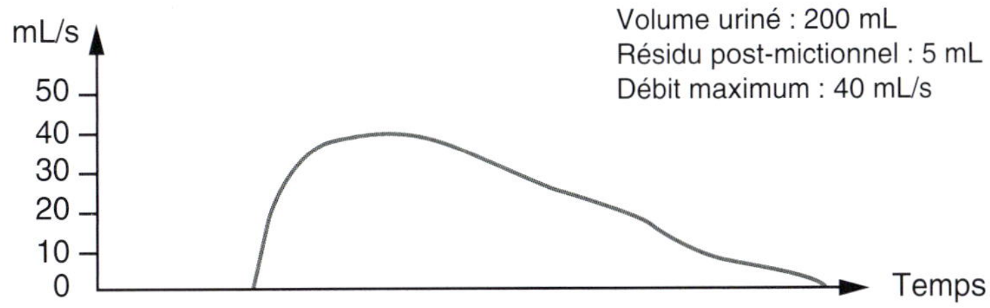

Fig. 21.2. Exemple de courbe de débitmétrie : débitmétrie normale en cloche.

D'après S. Boujnah, Comment interpréter un bilan urodynamique, *Réalités en gynéco-obstétrique*, n° 142, janvier 2010.

- une profilométrie urétrale (fig. 21.4) qui permet de mesurer les pressions en chaque point de l'urètre, la longueur fonctionnelle de l'urètre et d'apprécier la stabilité urétrale ;
- une électromyographie qui n'est pas systématique mais qui permet d'étudier l'activité du sphincter strié urétral et la synergie vésico-sphinctérienne couplée à la cystomanométrie.

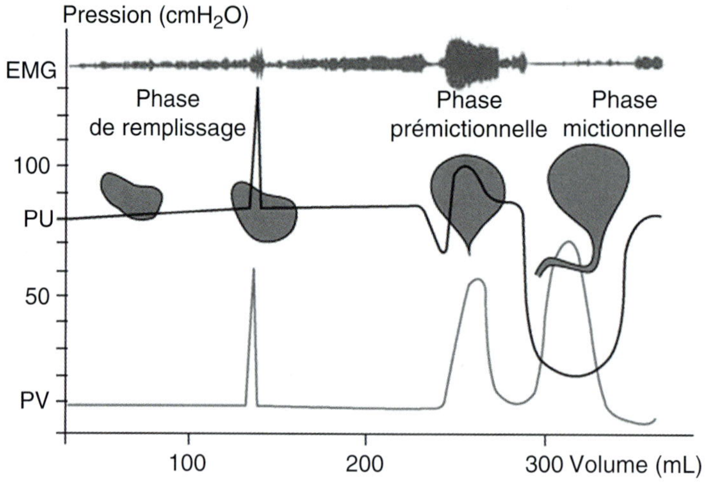

Fig. 21.3.

Modifications morphologiques et évolution des paramètres urodynamiques du sphincter strié urétral, pression urétrale maximale (PU) et pression vésicale (PV) pendant les phases de remplissage, prémictionnelle et mictionnelle EMG : électromyogramme. D'après Buzelin J.-M., Urodynamique. Bas appareil urinaire. Paris : Masson, 1984.

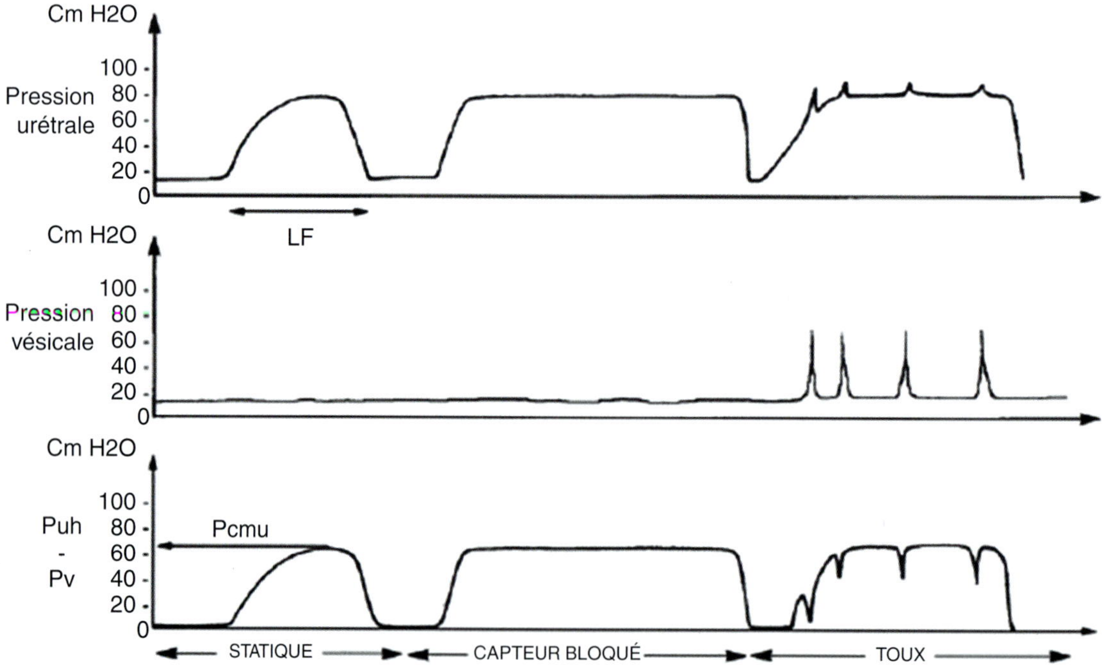

Fig. 21.4. Courbe de profilométrie urétrale chez la femme.

D'après J.F. Hermieu, Recommandations pour la pratique de l'examen urodynamique dans l'exploration d'une incontinence urinaire féminine non neurologique. Prog Urol 2007 ; 17,6. 1264–1284, suppl. 2.

VII. Bilan étiologique des troubles de la miction

Voir tableau 21.1, et figs. 21.5, 21.6 cahier quadri, 21.7.

Tableau 21.1. Bilan étiologique des troubles de la miction.

Troubles mictionnels	Dysurie	Pollakiurie/urgenturie
Clinique	**Interrogatoire** : – retard au démarrage – faiblesse du jet – poussée abdominale – augmentation du temps de miction avec parfois miction en 2 temps – sensation de vidange incomplète – gouttes retardataires *N.B : se méfier d'un tableau de globe chronique avec miction par regorgement et fuites.* – signes fonctionnels urinaires associés (urgenturie, pollakiurie, syndrome d'hyperactivité vésicale) – brûlures mictionnelles et ± hématurie si prostatite – questionnaires de symptômes : Score IPSS+++ (*International Prostate Score Symptom*) – questionnaires de qualité de vie **Examen physique** : - toucher rectal à la recherche d'une prostate volumineuse et/ou douloureuse (prostatite)	**Interrogatoire** : – pollakiurie : – urgenturies (impériosités) – brûlures mictionnelles Importance du **calendrier mictionnel** pour différencier de la polyurie++ Faire préciser l'importance des symptômes et le retentissement psychosocial **Examen physique :** – toucher rectal++ – recherche de globe vésical – examen neurologique
Paraclinique	– débitmétrie (fig. 21.5) : recommandée – mesure échographique du résidu post-mictionnel+++ recommandée : (débit max ≤ 15 mL/s en faveur d'un syndrome obstructif) : – BU ± ECBU recommandé : à la recherche d'infection urinaire (prostatite ?) – ionogramme sanguin, urémie, créatininémie : recherche d'insuffisance rénale chronique en cas de rétention vésicale chronique – fibroscopie urétrovésicale non systématique : recherche de prostate volumineuse et obstructive, sténose urètre, tumeur vessie ou lithiase… – échographie réno-vésico-prostatique non systématique : dilatation pyélocalicielle, dysmorphie vésicale, volume prostatique – UCRM (= urétrocystographie rétrograde et mictionnelle) non systématique : vessie de lutte en arbre de Noël	– calendrier mictionnel – ECBU++ (prostatite ?) – échographie vésico-rénale et prostatique (taille prostate, tumeur ou calcul vésical, caillots, résidu post mictionnel) – fibroscopie urétro-vésicale : recherche d'anomalie de l'urètre (sténose, corps étranger) et de la vessie (calcul, tumeur, corps étranger, vessie de lutte) – cytologie urinaire : recherche de cellules anormales tumorales – UCRM : recherche de résidu post mictionnel, obstacle sous vésical, vessie de lutte – bilan urodynamique si pathologie neurologique ou absence d'étiologie évidente

(Suite)

Tableau 21.1. **Suite.**

Troubles mictionnels	Dysurie	Pollakiurie/urgenturie
Étiologies	**1. Obstruction sous-vésicale** : – hypertrophie bénigne de prostate – cancer de prostate – prostatite – maladie du col vésical, sclérose du col – sténose de l'urètre – calcul enclavé dans l'urètre – corps étranger de l'urètre – tumeur utérine, ovarienne – prolapsus génital **2. Vessie neurogène** : – centrale : • traumatisme médullaire • sclérose en plaques • maladie de Parkinson – périphérique : • syndrome de la queue-de-cheval • diabète • éthylisme chronique **3. Causes fonctionnelles :** – vessie « claquée » après distension vésicale (volumineux globe) – dysurie réflexe secondaire à une pathologie anorectale (hémorroïdes, fécalome) **4. Causes médicamenteuses :** – parasympatholytiques – alphastimulants	**1. Vésicales** : – pariétales : • cystites infectieuses (penser au BK) parasitaire (bilharziose) • cystite radique • cystite interstitielle (syndrome douloureux de vessie) • cystite chimique (postchimiothérapie endovésicale) – corps étranger : fil chirurgical – calcul – tumeur papillaire ou carcinome in situ – rétention vésicale chronique : vidange incomplète donc mictions plus fréquentes **2. Sous-vésicales :** – hyperplasie bénigne de prostate+++ – prostatite aiguë ou chronique – sténose urétrale – maladie du col… **3. Neurologiques :** – traumatisme médullaire – sclérose en plaques – maladie de Parkinson – etc. **4. Autres :** – pathologies infectieuses de contact : - sigmoïdite, salpingite, péritonite… grossesse – compression extrinsèque tumorale – psychogène : comportement obsessionnel ou phobique

Risques évolutifs de la dysurie

- Rétention aiguë d'urine.
- Insuffisance rénale.
- Rétention chronique.
- Mictions par regorgement.
- Infections urinaires récidivantes.
- Calculs vésicaux.

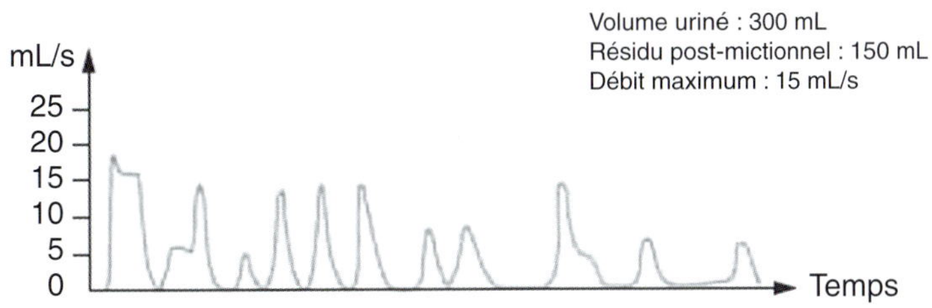

Fig. 21.5. Exemple de courbe de débitmétrie pathologique avec poussées abdominales.
D'après S. Boujnah, Comment interpréter un bilan urodynamique, *Réalités en gynéco-obstétrique*, n° 142, janvier 2010.

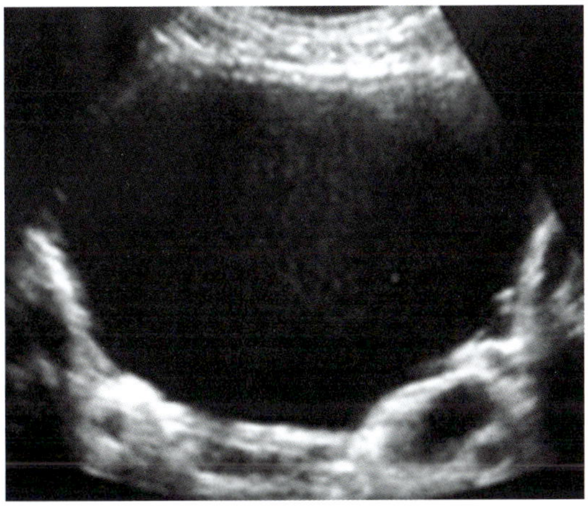

Fig. 21.7. Échographie vésicale : vessie de lutte remaniée avec diverticules.

VIII. Principes thérapeutiques

Le traitement est étiologique.

Références

Descazeaud A, Robert G, Delongchamps NB, Cornu JN, Saussine C, Haillot O, et al. Bilan initial, suivi et traitement des troubles mictionnels en rapport avec hyperplasie bénigne de prostate: recommandation du CTMH de l'AFU. *Prog Urol* 2012 ; 22 : 977–88.

Terminologie des troubles fonctionnels du bas appareil urinaire : adaptation française de la terminologie de l'International Continence Society. Prog Urol 2004 ; 14(6) : 1103–11. www.urofrance.org.

Miction normale :

- miction volontaire, facile, indolore, complète, qui dure<1 minute;
- fréquence : < 6/jour, pas la nuit;
- Qmax >25 mL/s;
- la miction normale résulte d'un équilibre entre les forces d'expulsion et de retenue.

Troubles de la miction :

Il existe 2 types de troubles :

- troubles de la phase de remplissage (= phase de retenue)⚠ : incontinence (*cf.* item 121 du nouveau programme et item 321 de l'ancien programme), pollakiurie et urgenturie;
- troubles de la phase mictionnelle (= phase d'évacuation)⚠ : dysurie, rétention vésicale aiguë ou chronique.

Dysurie :

- interrogatoire :
  - retard au démarrage, faiblesse du jet, poussée abdominale, augmentation du temps de miction avec parfois miction en 2 temps, sensation de vidange incomplète, gouttes retardataires,
  - recherche de signes fonctionnels urinaires associés : brûlures mictionnelles et ± hématurie si prostatite,
  - retentissement sur la qualité de vie ? +++⚠,
  - score de symptômes : score IPSS+++⚠ (*International Prostatique Symptoms Score*);
- examen clinique : toucher rectal (hypertrophie bénigne de prostate? prostatite ?);
- examens complémentaires (tableau 21.2);
- évolution :
  - rétention aiguë d'urine : urgence urologique,
  - rétention vésicale chronique,
  - reflux vésico-urétéral,
  - infections urinaires à répétition (prostatite, orchi-épididymite, prostatite),
  - insuffisance rénale chronique.
- étiologies (tableau 21.3).

Tableau 21.2. Dysurie : examens complémentaires.

Examen	Objectif/résultat
Débitmétrie et mesure échographique du résidu post-mictionnel+++	Recherche de débit diminué : débit max ≤ 15 mL/s en faveur de syndrome obstructif
Échographie vésico-rénale	Recherche de dilatation pyélocalicielle, dysmorphie vésicale, volume prostatique, résidu vésical chronique
BU ± ECBU	Recherche d'infection urinaire (prostatite ?)
Ionogramme sanguin, urémie, créatininémie	Recherche d'insuffisance rénale chronique en cas de rétention vésicale chronique
Fibroscopie urétrovésicale	Recherche de prostate volumineuse et obstructive, sténose urètre, tumeur vessie ou lithiase…
UCRM (= urétrocystographie rétrograde et mictionnelle)	Vessie de lutte
Bilan urodynamique (BUD)	Recherche d'hypertonie sphinctérienne Recherche d'acontractilité vésicale

Tableau 21.3. Dysurie : étiologies.

Obstruction sous vésicale	Pathologie prostatique Caillotage ou tumeur vésicale Maladie du col vésical, sclérose du col Sténose de l'urètre, calcul enclavé dans l'urètre, corps étranger de l'urètre
Vessie neurogène	Centrale (trauma médullaire, SEP, Parkinson…) ou Périphérique (syndrome de la queue-de-cheval, diabète, éthylisme chronique)
Causes fonctionnelles	Vessie « claquée » après distension vésicale (volumineux globe) Dysurie réflexe secondaire à une pathologie anorectale (hémorroïdes, fécalome)
Spécifiques à la femme	Prolapsus génital+++ Tumeur utérine ou ovarienne
Médicamenteuses	Parasympatholytiques ou alphastimulants

Pollakiurie/urgenturie :

- interrogatoire
  - pollakiurie :
    - augmentation de la fréquence des mictions sans augmentation de la diurèse des 24 h (différent de la polyurie/polydipsie qui est l'augmentation de la diurèse des 24 h > 2,5 L/24 h),

- > 6 mictions par jour ou délai entre les mictions < 2 h (mictions fréquentes mais de petits volumes),
- pollakiurie nocturne : > 1 réveil la nuit;
- urgenturie (impériosités) :
  - envies pressantes d'uriner, non inhibées, avec parfois fuites,
  - rechercher des éléments en faveur d'autres causes d'irritation vésicale+++
  - tumeur : TABAC+++, profession (exposition à des amines aromatiques),
  - calculs,
  - cystites (infectieuses, chimiques, radique, interstitielle);
- faire préciser l'importance des symptômes et le retentissement psychosocial⚠;
- rechercher les signes fonctionnels urinaires associés⚠ (brûlures et urgenturies en faveur d'un syndrome d'hyperactivité vésicale/dysurie en faveur d'un syndrome d'obstruction sous-vésicale);
- importance du calendrier mictionnel pour différencier de la polyurie++⚠.

› examen clinique :
- toucher rectal++;
- recherche de globe vésical.

› examens complémentaires (tableau 21.4);

› étiologies (tableau 21.5).

Syndrome d'obstruction sous-vésicale : dysurie + rétention vésicale ± pollakiurie (étiologies : *cf.* celles de la dysurie).

Tableau 21.4. Pollakiurie/urgenturie : examens complémentaires.

Objectiver la pollakiurie/urgenturie	Calendrier mictionnel en faisant préciser les événements tels que urgenturies et fuites
Rechercher sa cause	ECBU++ (prostatite ?), échographie vésico-rénale et prostatique (taille prostate, tumeur ou calcul vésical, caillot+++)/fibroscopie urétrovésicale : recherche d'anomalie de l'urètre (sténose, corps étranger) et de la vessie (calcul, tumeur, corps étranger, vessie de lutte)
UCRM	recherche de résidu post mictionnel, anomalie morphologique de l'urètre, maladie ou sclérose du col vessie de lutte en « arbre de noël » en faveur d'un obstacle sous vésical
BUD	Recherche d'hyperactivité détrusorienne (contractions vésicales non inhibées)

Tableau 21.5. Pollakiurie/urgenturie : étiologies.

Vésicales	Pariétales : cystites infectieuses (penser au BK) parasitaire (bilharziose), radiques, interstitielle (syndrome douloureux de vessie), chimique (postchimiothérapie endovésicale). Corps étranger : fil chirurgical Calcul Tumeur : papillaire ou carcinome in situ Rétention vésicale chronique vidange incomplète donc mictions plus fréquentes Neurogène : vessie centrale (SEP, traumatisme médullaire, Parkinson) Psychogène : comportement obsessionnel ou phobique
Sous-vésicales	Hyperplasie bénigne de prostate+++ Prostatite aiguë ou chronique Sténose urètre, maladie du col…
Extra-vésicales	Pathologies infectieuses de contact : sigmoïdite, salpingite, péritonite… Grossesse Tumorales par compression extrinsèque

Syndrome d'hyperactivité vésicale (syndrome irritatif ou d'irritation vésicale) : pollakiuries + urgenturies ± brûlures mictionnelles (étiologies : *cf.* celles de pollakiurie/impériosités).

Annexe

Score IPSS (*International Prostate Score Symptom*), www.urofrance.org

Voir fig. 21.8.

Nom : .... Prénom : .... Date : ....

IPSS : International Prostate Score Symptom							
	Jamais	Environ 1 fois sur 5	Environ 1 fois sur 3	Environ 1 fois sur 2	Environ 2 fois sur 3	Presque toujours	
Au cours du dernier mois, avec quelle fréquence avez vous eu la sensation que votre vessie n'était pas complètement vidée après avoir uriné ?	0	1	2	3	4	5	☐
Au cours du dernier mois, avec quelle fréquence avez vous eu besoin d'uriner moins de 2 heures après avoir fini d'uriner ?	0	1	2	3	4	5	☐
Au cours du dernier mois, avec quelle fréquence avez vous eu une interruption du jet d'urine c'est à dire démarrage de la miction puis arrêt puis redémarrage ?	0	1	2	3	4	5	☐
Au cours du dernier mois, après avoir ressenti le besoin d'uriner, avec quelle fréquence avez vous eu des difficultés à vous retenir d'uriner ?	0	1	2	3	4	5	☐
Au cours du dernier mois, avec quelle fréquence avez vous eu une diminution de la taille ou de la force du jet d'urine ?	0	1	2	3	4	5	☐
Au cours du dernier mois, avec quelle fréquence avez vous dû forcer ou pousser pour commencer à uriner ?	0	1	2	3	4	5	☐
	Jamais	1 fois	2 fois	3 fois	4 fois	5 fois	
Au cours du dernier mois écoulé, combien de fois par nuit, en moyenne, vous êtes-vous levé pour uriner (entre le moment de votre coucher le soir et celui de votre lever définitif le matin ?	0	1	2	3	4	5	☐

- 0 – 7 = léger
- 8 – 19 = modéré
- 20 – 35 = sévère

Total = IPSS : ☐

Évaluation de la qualité de vie liée aux symptômes urinaires								
	Très satisfait	Satisfait	Plutôt satisfait	Partagé (ni satisfait, ni ennuyé)	Plutôt ennuyé	Ennuyé	Très ennuyé	
Si vous deviez vivre le restant de votre vie avec cette manière d'uriner, diriez-vous que vous en seriez :	0	1	2	3	4	5	6	☐

Fig. 21.8. Questionnaire IPSS.

Source : http://www.urofrance.org/fileadmin/medias/scores/score-IPSS.pdf

CHAPITRE

22

Item 42 (*Item 342*) – Les tuméfactions pelviennes chez la femme

Romain Boissier, Gilles Karsenty

Coordination et relecture : Morgan Rouprêt

Objectifs pédagogiques

- Devant une tuméfaction pelvienne chez la femme, argumenter les principales hypothèses diagnostiques et justifier les examens complémentaires pertinents.
- Connaître les prolapsus des organes pelviens qui doivent être considérés comme des tuméfactions pelviennes.

I. Pour comprendre

A. Rappels anatomiques

Le PELVIS est une cavité anatomique de forme conique à sommet inférieur et tronqué. Il communique en haut avec la cavité abdominale, sa limite supérieure est le détroit supérieur (ligne entre bord supérieur du pubis et promontoire), ses parois latérales sont ostéo-ligamento-musculaires (fig. 22.1 cahier quadri).

Le plancher pelvien musculaire principalement représenté par le MUSCLE LEVATOR ANI ferme le pelvis en bas (fig. 22.2 cahier quadri, 22.3).

Le PÉRINÉE est situé à la partie inférieure du pelvis (sous le plan du muscle levator ani). Il contient l'orifice vulvaire, l'orifice anal et les fosses ischio-rectales. Le périnée est divisé en périnée urogénital antérieur et périnée colorectal postérieur. La ligne passant entre les tubérosités ischiatiques sépare ces deux zones (fig. 22.4).

Les orifices herniaires inguinaux et au niveau du périnée la fente urogénitale et le hiatus rectal sont des zones de faiblesse pariétale du pelvis.

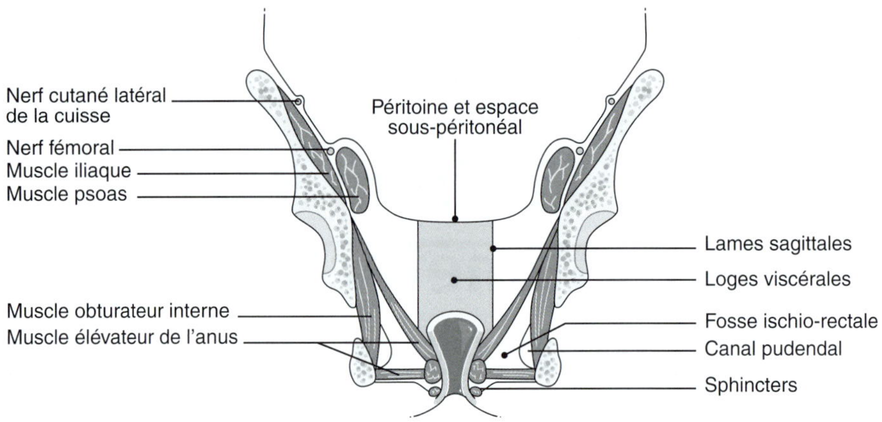

Fig. 22.3. Plancher pelvien.

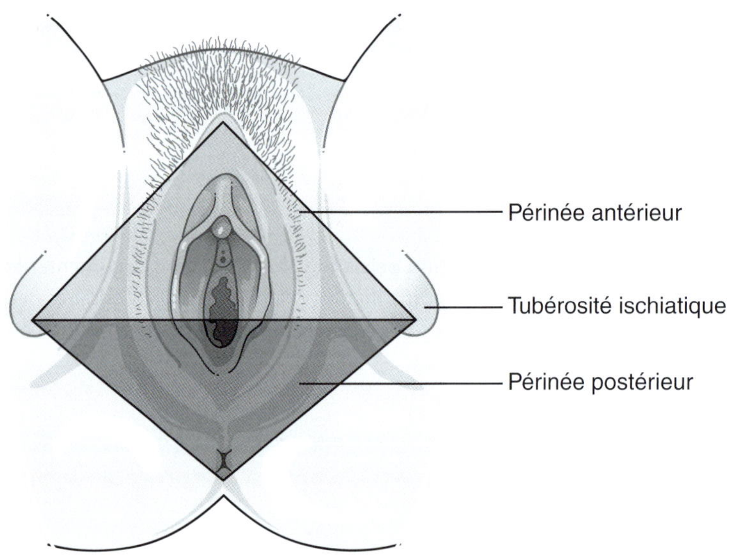

Fig. 22.4. Périnée.

Chez la femme, LE PELVIS CONTIENT d'avant en arrière LE BAS APPAREIL URINAIRE (urètre, vessie, portion terminale des uretères), l'APPAREIL GÉNITAL (ovaires, trompes, utérus et vagin) et UNE PARTIE DE L'APPAREIL DIGESTIF (rectum, canal anal, il n'est pas rare que la boucle sigmoïdienne descende dans le pelvis de même que le cæcum et l'appendice). LES VAISSEAUX ILIAQUES primitifs externes et hypogastriques traversent le pelvis et cheminent sur ses faces latérales et postérieures.[19]

19 Toutes ces structures anatomiques peuvent donner naissance à une tuméfaction pelvienne. Pour n'oublier aucune étiologie, on passera en revue d'avant en arrière les organes contenus dans le pelvis.

II. Principales étiologies de tuméfaction pelvienne de la femme

Le fibrome utérin et le kyste ovarien sont les deux tuméfactions pelviennes les plus fréquentes de la femme.

Pour chaque étiologie la fréquence est gradée : 00 (très rare), 0 (rare), + (fréquent), ++ (très fréquent) selon que la tuméfaction pelvienne est un mode de révélation fréquent de cette pathologie. Attention cette évaluation de la fréquence ne préjuge pas de la fréquence générale de la pathologie citée. Le fibrome utérin, compte tenu de sa fréquence, fait l'objet d'un chapitre spécifique. Les prolapsus des organes pelviens sont considérés ici comme faisant partie des tuméfactions pelviennes.

A. Tuméfaction d'origine vésicale/urétrale

- Globe vésical aigu ou chronique (+).
- Tumeur vésicale (seulement si très avancée) (0).
- Kyste de l'ouraque, tumeur (adénocarcinome) sur kyste de l'ouraque (00).
- Diverticule urétral/abcès urétral sur diverticule (extériorisés à la vulve) (00).

B. Tuméfaction d'origine utérine

- Fibrome utérin++.
- Grossesse méconnue et refusée (0/+).
- Cancer de l'endomètre (0).
- Sarcome utérin (0).

C. Tuméfaction d'origine annexielle

- Tumeur de l'ovaire, soit maligne (0/+), soit bénigne (++) (kyste de l'ovaire organique ou fonctionnel).
- Origine tubaire : grossesse extra-utérine tubaire (0), hydrosalpynx (0), pyosalpinx (0), kyste vestigial sous-tubaire (00), cancer de la trompe (00).

D. Tuméfaction d'origine digestive

- Hémorroïdes (+), procidence rectale (0) (visibles au périnée), tumeur du canal anal et du rectum (0) (seulement si extériorisé au périnée ou à la paroi antérieure du pelvis).
- Nodule de carcinose péritonéale (0/+).
- Hernie inguinale ou crurale, simplement extériorisée, engouée voire étranglée (+).

E. Endométriose (0)

- Les nodules endométriosiques ont des localisations multiples, les plus fréquentes : nodules pariétaux, ovariens, cul-de-sac de Douglas, cloison recto-vaginale ou vésico-vaginale.

F. Tuméfactions d'origine vasculaire et lymphatique (0/+)

- Anévrisme des axes iliaques associés ou non à un anévrisme de l'aorte sous-rénale.
- Adénopathies néoplasiques ou infectieuses (principalement sur les axes iliaques).

G. Les prolapsus des organes pelviens (POP) (+/++)

- Les POP sont des tuméfactions extériorisées à l'orifice vulvaire.

III. Examen clinique d'une tuméfaction pelvienne

A. Points spécifiques de l'interrogatoire

Les signes généraux sont à rechercher comme l'asthénie, l'anorexie, l'amaigrissement, la fièvre qui orientent vers une néoplasie ou infection.

La vie génitale (puberté, activité génitale, ménopause) doit être explorée en recherchant l'âge des premières règles, la régularité des cycles, la prise de contraceptifs. Les antécédents gynécologiques et obstétricaux renseignent sur la possibilité d'une grossesse normale ou pathologique et sur la probabilité d'une endométriose (survient en phase d'activité génitale + dysménorrhée + douleur + infertilité).

Les signes fonctionnels des trois principaux appareils pelviens doivent être connus.

Les signes fonctionnels urinaires sont : une pollakiurie, une urgenturie, une dysurie, des urines rouges évoquant une hématurie (diagnostic clinico-biologique).

Les signes fonctionnels gynécologiques sont une douleur pelvienne spontanée ou provoquée (dyspareunie), des leucorrhées, une aménorrhée, une méno- ou métrorragie.

Les signes fonctionnels digestifs sont un trouble du transit (constipation et dyschésie) et des rectorragies.

Les signes fonctionnels vasculaires sont une claudication intermittente ou un œdème.

B. Points clefs de l'examen

L'examen de la RÉGION INGUINO-HYPOGASTRIQUE, les TOUCHERS PELVIENS (TV et TR) et l'EXAMEN AU SPÉCULUM sont indispensables.

L'examen de la région hypogastrique et des fosses iliaques est réalisé **en 4 temps** (inspection, palpation, percussion et auscultation) et donne accès au contenu pelvien par voie antérieure.

L'inspection du périnée, les touchers pelviens (TV et TR) et l'examen vaginal au spéculum donnent accès au contenu pelvien par une voie privilégiée (inférieure et directe car le doigt de l'examinateur rentre dans la cavité pelvienne).

Le toucher vaginal est précédé par l'inspection du périnée.

L'inspection détermine si la masse est dépendante de l'utérus ou pas. Le signe du sillon séparant la masse de l'utérus, la transmission des mouvements du col utérin imprimés par les doigts intravaginaux à la main abdominale, sont autant d'indices.

L'inspection précise la taille, les contours et la régularité de la masse.

Il faut préciser la mobilité de la masse ou, en cas de fixité, la structure à laquelle elle est adhérente.

L'inspection périnéale sans et avec poussée abdominale détecte les POP et les autres pathologies extériorisées à la vulve mais aussi les hémorroïdes.

Outre la recherche de tumeur du canal anal ou du rectum, **le toucher rectal** permet d'évaluer une rectocèle (*cf. infra*), la tonicité du sphincter anal, de rechercher une anomalie de la cloison recto-vaginale (nodule endométriosique). Il peut parfois permettre de détecter une procidence interne du rectum (invagination du rectum lors des efforts de poussée).

L'examen au spéculum est idéalement effectué avec le spéculum complet, puis avec une seule valve, puis en refoulant à tour de rôle la paroi vaginale antérieure puis postérieure et en demandant à la patiente de pousser.

IV. Bilan paraclinique d'une tuméfaction pelvienne

L'examen d'imagerie clef est l'ÉCHOGRAPHIE PELVIENNE PAR VOIE SUS-PUBIENNE et ENDOVAGINALE. Au moindre doute, le TAUX SÉRIQUE DE BHCG sera contrôlé.

A. Imagerie

1. Échographie pelvienne par voie sus-pubienne et endovaginale

Elle permet de distinguer les tuméfactions pelviennes d'origine génitale (utérus et annexes) selon leur échogénicité (fig. 22.5).

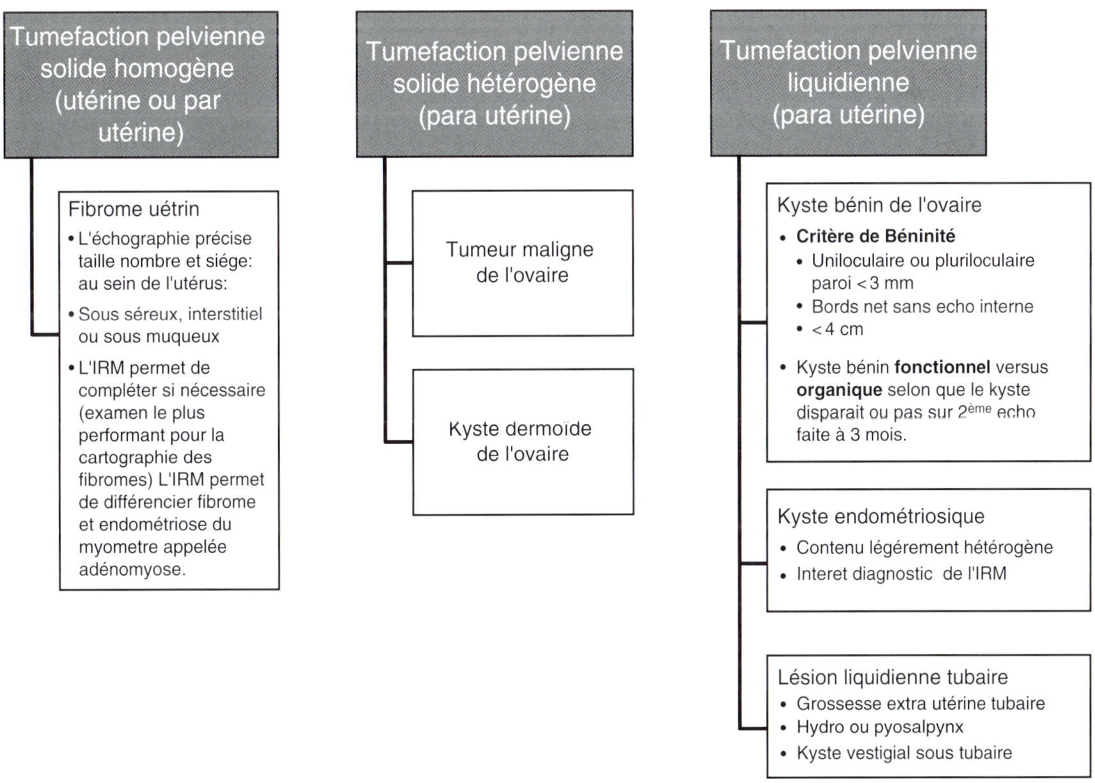

Fig. 22.5. Les tuméfactions pelviennes d'origine génitale en échographie.

Elle permet de faire le diagnostic des pathologies vésicales (rétention urinaire, tumeur de vessie).

Elle est moins performante pour les lésions digestives endocavitaires (tumeurs).

Elle est adaptée au diagnostic des lésions vasculaires, plus limitée pour les adénopathies.

2. IRM pelvienne avec injection de gadolinium

C'est le meilleur examen de seconde ligne pour caractériser une tuméfaction pelvienne, en particulier une tuméfaction génitale.

À noter qu'il s'agit de l'examen le plus performant pour une cartographie complète des fibromes utérins. L'IRM est aujourd'hui l'examen de référence dans le bilan de l'endométriose. C'est également l'examen le moins mauvais pour caractériser une adénopathie pelvienne.

3. Les examens endoscopiques endocavitaires

En troisième ligne, leur intérêt est plus limité lorsque le mode de découverte de la pathologie se fait par le biais d'une tuméfaction pelvienne.

Pour la vessie, la CYSTOSCOPIE confirmera le diagnostic de tumeur de vessie.

Pour l'utérus, l'HYSTÉROSCOPIE n'est envisagée qu'après l'échographie et l'IRM lorsqu'une histologie est nécessaire. Elle sera utile au diagnostic de tumeur de l'endomètre.

Pour le compartiment digestif, l'endoscopie (RECTO-SIGMOÏDOSCOPIE au moins plus souvent COLOSCOPIE COMPLÈTE) reste l'examen de référence pour affirmer le diagnostic de tumeur et obtenir une histologie.

La laparoscopie EXPLORATRICE a une place dans le diagnostic des lésions annexielles lorsqu'il existe un doute après échographie et IRM.

B. Biologie

Le TAUX SÉRIQUE DE BÊTA-HCG sera demandé chaque fois que la patiente est en âge de procréer.

LES MARQUEURS TUMORAUX sont utiles au diagnostic des tumeurs de l'ovaire. Le plus utile est le CA125+++ (*Carbohydrate Antigen 125*).

L'association entre une lésion échographique et une lésion solide hétérogène de l'ovaire avec un CA125 élevé signe la malignité dans 80 % des cas. Si le CA125 est normal, le risque de malignité est inférieur à 1 % chez la femme non ménopausée, et de 1 à 10 % chez la femme ménopausée. Lorsque le CA125 est supérieur à 65 UI/mL et qu'il est associé à une masse pelvienne asymptomatique, cela équivaut à une tumeur maligne (Se 97 % Sp 87 %). L'ACE (antigène carcino-embryonnaire), le CA19-9 et le CA125 sont utiles pour certains adénocarcinomes mucineux. L'hCG, la β-hCG libre et l'AFP (alpha-fœtoprotéine) sont utiles pour les tumeurs à cellules germinales.

Pour les tumeurs de vessie, les tumeurs de l'endomètre, les tumeurs anales ou colorectales, il n'existe pas à ce jour de marqueurs diagnostiques pertinents.

V. Fibromes utérins

Les fibromyomes (ou fibromes) utérins sont des tumeurs bénignes de l'utérus développées aux dépens des cellules musculaires œstrogénodépendantes. Les fibromes sont FRÉQUENTS.

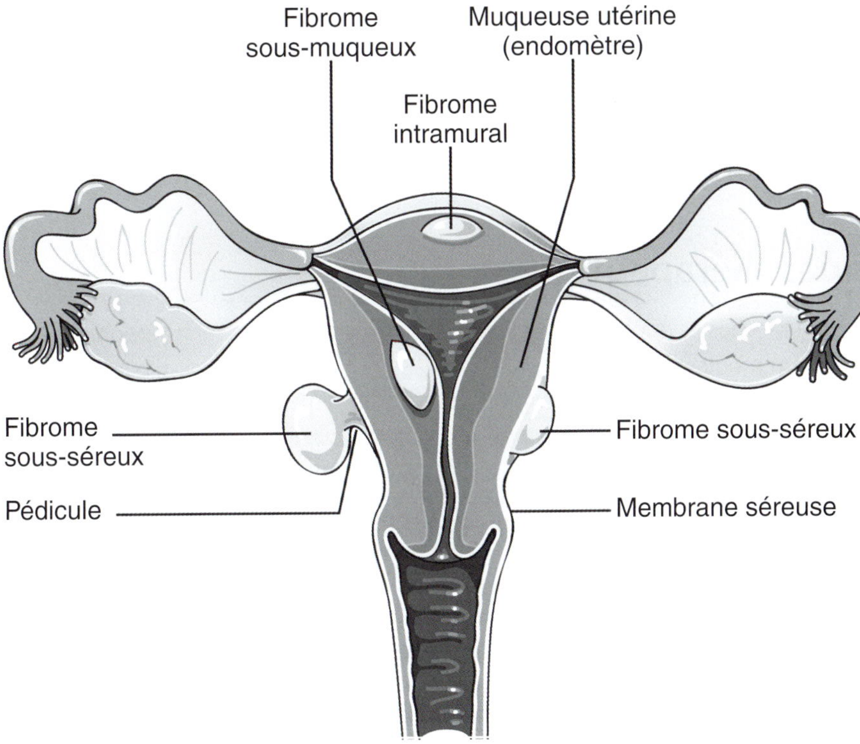

Fig. 22.7. Les différents types de fibromes utérins.

Après 30 ans, ils concernent 25 % des femmes caucasiennes et 50 % des Afro-Américaines. Ils sont MAJORITAIREMENT ASYMPTOMATIQUES (50 %). L'ÉCHOGRAPHIE (pelvienne et endovaginale) est l'examen clef de leur diagnostic (fig. 22.6 cahier quadri, 22.7, 22.8 cahier quadri).

A. Circonstances de découverte

Les fibromes sont volontiers découverts au décours de MÉNORRAGIE (règles plus longues et plus abondantes), de DYSMÉNORRHÉE (règles douloureuses dans les fibromes du col), de sensation de PESANTEUR PELVIENNE.

Les fibromes peuvent se COMPLIQUER d'hémorragie conduisant à une anémie (fibromes sous-muqueux). Il peut exister des douleurs, dans le cadre d'une nécrobiose aseptique par ischémie du fibrome associant douleur pelvienne, fièvre 38–39 °C, métrorragie noirâtre (inconstante), utérus augmenté de volume et douloureux, et image en cocarde à l'échographie (hyperéchogénicité centrale), ou dans le cadre d'une torsion d'un fibrome pédiculé sous-séreux, ou enfin d'un accouchement par le col d'un fibrome sous-muqueux.

Il existe aussi des complications mécaniques par le biais d'une compression de la vessie (rétention), des uretères (colique néphrétique pyélonéphrite), du rectum (faux besoin), d'une veine (thrombose) ou des nerfs sciatique ou obturateur.

Une transformation maligne en fibrosarcome est rarissime, et le lien physiopathologique demeure d'ailleurs incertain.

Il existe enfin des complications gravidiques des fibromes avec l'apparition de stérilité et de fausses couches spontanées répétées (fibrome sous-muqueux). Les fibromes peuvent aussi se compliquer d'une nécrobiose, d'une localisation praevia gênant l'accouchement et d'une hémorragie de la délivrance.

B. Diagnostic

L'examen clef pour le diagnostic et le suivi est l'ÉCHOGRAPHIE. L'HYSTÉROSCOPIE a une place dans l'évaluation du retentissement endocavitaire des fibromes en deuxième intention. L'IRM est performante pour une cartographie exacte des fibromes et le diagnostic différentiel avec les lésions annexielles.

C. Principes thérapeutiques

En cas de fibromes asymptomatiques, l'abstention surveillance (échographie) est préconisée.

Le traitement médical (progestatif du 15e au 25e jour du cycle) sera utile pour les complications fonctionnelles endométriales (réduction des saignements).

Le traitement chirurgical est conservateur chaque fois que la patiente souhaite garder une fertilité (myomectomie chirurgicale pour les fibromes sous-séreux ou interstitiels, résection endoscopique pour les fibromes sous-muqueux). L'hystérectomie est envisageable dans les autres cas, idéalement par voie vaginale. Des traitements alternatifs (embolisation, radiofréquence, sont en cours d'évaluation).

VI. Prolapsus des organes pelviens (POP)

A. Définition de la statique pelvienne

Le plancher pelvien est défini comme l'ensemble des structures musculo-aponévrotiques fermant en bas le petit bassin (ou pelvis). Dans l'espèce humaine, l'axe vertical du tronc soumet le plancher pelvien aux contraintes de la gravité, de la pression abdominale.

Chez la femme, le plancher pelvien a deux points de faiblesse : le hiatus urogénital et le hiatus rectal.

La statique pelvienne (c'est-à-dire ce qui permet de maintenir les organes pelviens à leur place) est liée à l'action conjointe de trois systèmes de : soutènement, suspension et angulation.

Le système de soutènement comprend les parois du bassin osseux sur lesquelles s'insèrent les muscles piriformes, obturateur interne et surtout les muscles releveurs de l'anus (levator ani) ainsi que le fascia pelvien.

Le système de suspension est constitué d'un ensemble de ligaments viscéraux et de septas. Les ligaments viscéraux sont répartis en un groupe sagittal : ligaments pubo-vésicaux, vésico-utérins, utéro-sacrés, et un groupe latéral : ligaments latéro-vésicaux, latéro-rectaux, paramètre et paracervix. Les septas sont : vésico-utérin, vesico-vaginal, urétro-vaginal et recto-vaginal.

Enfin, l'angulation des organes pelviens assure une répartition des forces de contraintes sur le plancher pelvien : angulation de 60° du vagin par rapport à l'horizontal et antéversion de l'utérus sur le dôme vésical.

Les troubles de la statique pelvienne et le prolapsus apparaissent lorsque l'équilibre anatomique et mécanique entre pression abdominale et force de résistance périnéale est rompu. Cette diminution de résistance du plancher pelvien résulte d'une altération du tissu de soutien conjonctif et musculaire, des lésions de dénervation liées à l'âge, aux grossesses, aux accouchements et à des facteurs génétiques.

B. Épidémiologie des prolapsus

Le symptôme le plus corrélé à la présence d'un prolapsus des organes pelvien (POP) à un stade avancé est la « vision » ou la « sensation » d'une boule vaginale. En langage courant les patientes parlent de « descente d'organe » (fig. 22.9 cahier quadri et 22.10 cahier quadri).

Les POP sont fréquents. Leur prévalence est de l'ordre de 2,9 % à 11,4 % lorsque l'on utilise un questionnaire pour le dépistage. Les questionnaires ne permettent de dépister que les prolapsus symptomatiques tandis que l'examen clinique est descriptif de l'anatomie et évalue la prévalence des prolapsus de 31 % à 97 %. Cette prévalence augmente avec l'âge jusqu'à 50 ans. À partir de 50 ans, la prévalence stagne et c'est la gravité des présentations qui augmente alors avec l'âge.

1. Facteurs de risque de prolapsus

Il existe des facteurs de risque gynécologiques comme la ménopause et l'hypo-œstrogénie.

Il existe des facteurs de risque obstétricaux comme la grossesse, l'accouchement par voie basse (poids du fœtus > 4 kg, manœuvres instrumentales) et la multiparité.

Il y a des facteurs de risque chirurgicaux comme la chirurgie par voie vaginale et l'hystérectomie.

On trouve des facteurs de risque gastro-entérologiques comme les troubles chroniques de l'exonération (constipation terminale ou dyschésie).

L'âge et l'obésité, les antécédents familiaux de prolapsus, les ethnies caucasiennes et hispaniques (prédisposition génétique) sont d'autres facteurs de risque qui ont été rapportés.

C. Diagnostic des POP

Le diagnostic de POP est avant tout clinique.

1. Interrogatoire

Le symptôme central du prolapsus est la pesanteur pelvienne associée à la sensation de « boule vaginale » majorée en position debout et en fin de journée.

Les symptômes pelviens associés et pouvant amener à découvrir un prolapsus sont multiples.

En cas de cystocèle, il peut exister des SYMPTÔMES URINAIRES :

- l'urgenturie et l'incontinence urinaire par urgenturie sont associées aux stades débutants de la cystocèle. Le lien physiopathologique n'est pas clairement établi ;
- aux stades plus avancés, c'est la mauvaise vidange vésicale qui domine : dysurie et résidu, infections urinaires récidivantes, à l'extrême rétention urinaire et mictions par regorgement. Des manœuvres digitales de réintégration du prolapsus peuvent être nécessaires pour permettre la miction. Ces symptômes sont liés à la plicature de l'urètre lors de l'extériorisation du prolapsus qui équivaut à un obstacle sous-vésical ;
- un cas particulier rare et classique doit être cité : l'insuffisance rénale obstructive par plicature urétérale bilatérale en cas de grand prolapsus vésical.

En cas de rectocèle, les SYMPTÔMES DIGESTIFS sont prédominants : constipation terminale appelée dyschésie qui peut conduire à la nécessité de manœuvres digitales de réintégration du prolapsus pour permettre l'exonération des selles, faux besoins pouvant conduire à des épisodes d'incontinence fécale, surtout en présence d'un fécalome associé à une fausse diarrhée du constipé. En cas de volumineuse rectocèle, il peut y avoir un effet compressif sur le col vésical et l'urètre responsable de dysurie, c'est « l'effet pelote ».

Enfin, les SYMPTÔMES GÉNITO-SEXUELS sont parfois au premier plan comme la dyspareunie, une sensation de béance vulvaire conduisant à un arrêt de l'activité sexuelle.

2. Examen clinique d'un POP

Il a trois objectifs.

- Le principal objectif est d'affirmer le prolapsus et d'analyser le ou les compartiments prolabés. Il repose sur l'examen au spéculum avec une seule valve refoulant à tour de rôle la paroi vaginale antérieure puis la paroi postérieure et en demandant à la patiente de pousser. On

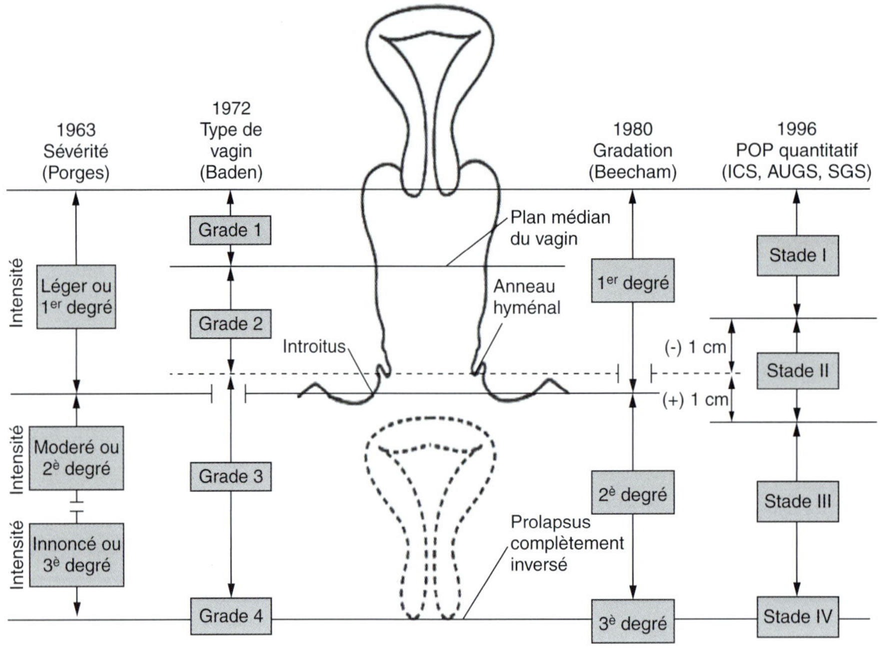

Fig. 22.11. Classification des prolapsus.

explore ainsi le compartiment antérieur (vésical), le compartiment moyen (utérin ou dôme vaginal si antécédent d'hystérectomie), le compartiment postérieur (ano-rectal), le compartiment supérieur (cul-de-sac postérieur), péritonéal (cul-de-sac de Douglas) accompagné parfois d'anse grêle.

- Le second objectif est d'évaluer la gravité du prolapsus en utilisant la classification de Baden-Walker (la plus ancienne mais la plus utilisée en pratique courante). Le principe est de coter la mobilité de chaque compartiment prolabé : C (cystocèle) × H (hystérocèle) × R (rectocèle) (fig. 22.11).
- Le troisième objectif, plus spécifique à l'urologue, est de rechercher une incontinence urinaire masquée par l'extériorisation du prolapsus (on réalisera un test d'effort vessie pleine et prolapsus réduit). Il n'y a pas de lien direct entre POP et incontinence urinaire d'effort, mais des facteurs de risque communs expliquent la possible association des deux pathologies.

  La plicature de l'urètre lors de la cystocèle se comporte comme un obstacle et peut masquer une faiblesse de l'appareil sphinctérien urétral. Si on ne reconnaît pas cette situation, le traitement du prolapsus s'accompagnera de l'apparition d'incontinence urinaire d'effort qui sera vécue comme une complication et un échec thérapeutique par la patiente. Une situation identique bien que plus rare peut survenir en présence d'une rectocèle volumineuse. La rectocèle comprime le col vésical et l'urètre (effet pelote) et se comporte comme un obstacle (fig. 22.12).

3. Place de la paraclinique dans le diagnostic de POP

L'imagerie réalisée dans le bilan de prolapsus est dynamique, et vient compléter la clinique dans l'analyse des 4 compartiments péri-néopelviens. Deux examens sont utiles :

- la colpocystodefecographie dynamique comporte deux phases : cystographie rétrograde dynamique et mictionnelle, et une défécographie obtenue par opacification vaginale, rectale et de l'intestin grêle. C'est l'examen de référence, en particulier le plus performant pour détecter une élytrocèle avec entérocèle et une procidence interne du rectum (fig. 22.13) ;
- l'IRM dynamique est moins invasive mais un peu moins performante que la colpocystodéfécographie sur la détection de la procidence interne du rectum (fig. 22.14).

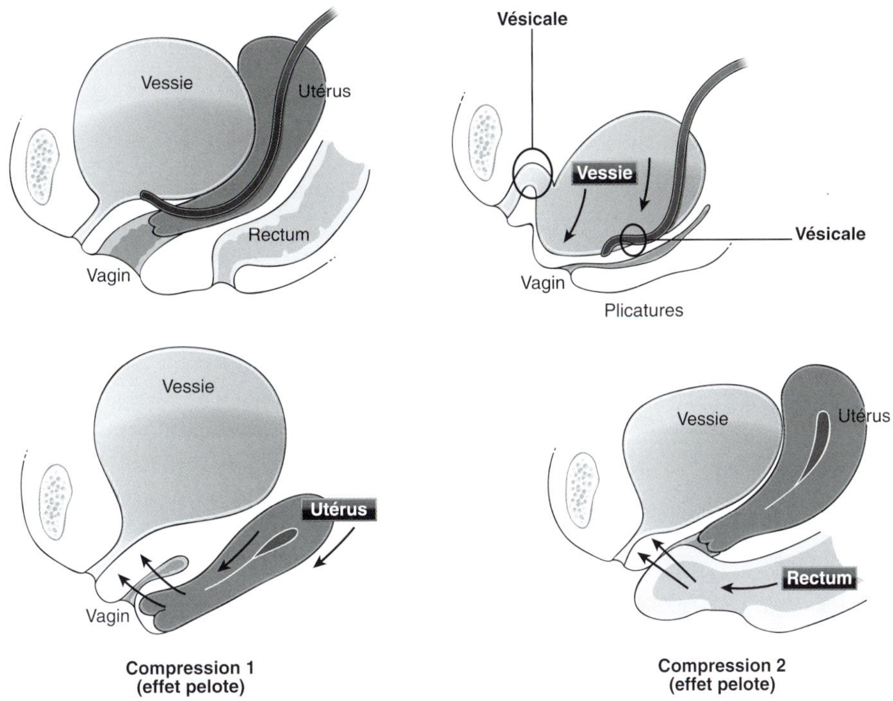

Fig. 22.12. Prolapsus, effet obstructif et effet pelote.

Au terme de l'examen clinique (et parfois radiologique), on identifie le/les prolapsus (tableau 22.1).

- Prolapsus de l'étage antérieur, se présentant à l'examen clinique comme un bombement de la paroi antérieure du vagin (c'est une colpocèle antérieure) qui contient un prolapsus de la vessie : c'est une cystocèle.
- Un prolapus de l'étage moyen avec descente du col utérin voire éversion complète de l'utérus : c'est une hystérocèle.
- Un prolapsus de l'étage postérieur, se présentant à l'examen clinique comme un bombement de la paroi postérieure du vagin (colpocèle postérieure) qui peut contenir le rectum (rectocèle) et/ou le cul-de-sac de Douglas/l'intestin grêle : élytrocèle/entérocèle.

D. Principes thérapeutiques et indications

Les pessaires sont des dispositifs vaginaux de formes variées (anneaux et cubes) qui se coincent derrière la symphyse pubienne et « retiennent » l'extériorisation du prolapsus. Ils ont une action palliative utile chez des patientes inopérables ou ne souhaitant pas de chirurgie. Ils peuvent être utiles en tant que test thérapeutique avant chirurgie (disparition des symptômes et de la gêne lorsqu'on mime la chirurgie avec un pessaire).

La rééducation périnéale a pour objectif d'augmenter la force musculaire et la contraction volontaire du périnée en réponse à l'augmentation de la pression abdominale, elle peut aider dans les formes débutantes.

Le traitement chirurgical a deux familles d'intervention :

- la chirurgie par voie abdominale : c'est la promontofixation qui consiste à fixer une bandelette prothétique synthétique en haut sur le promontoire et en bas dans la cloison vésico-vaginale et/ou dans la cloison recto-vaginale. Cette intervention peut être réalisée par laparotomie ou plus communément par cœlioscopie standard, monotrocart ou robot-assistée ;
- la chirurgie par voie vaginale qui peut se faire par plicature des tissus naturels ou par interposition de prothèse synthétique.

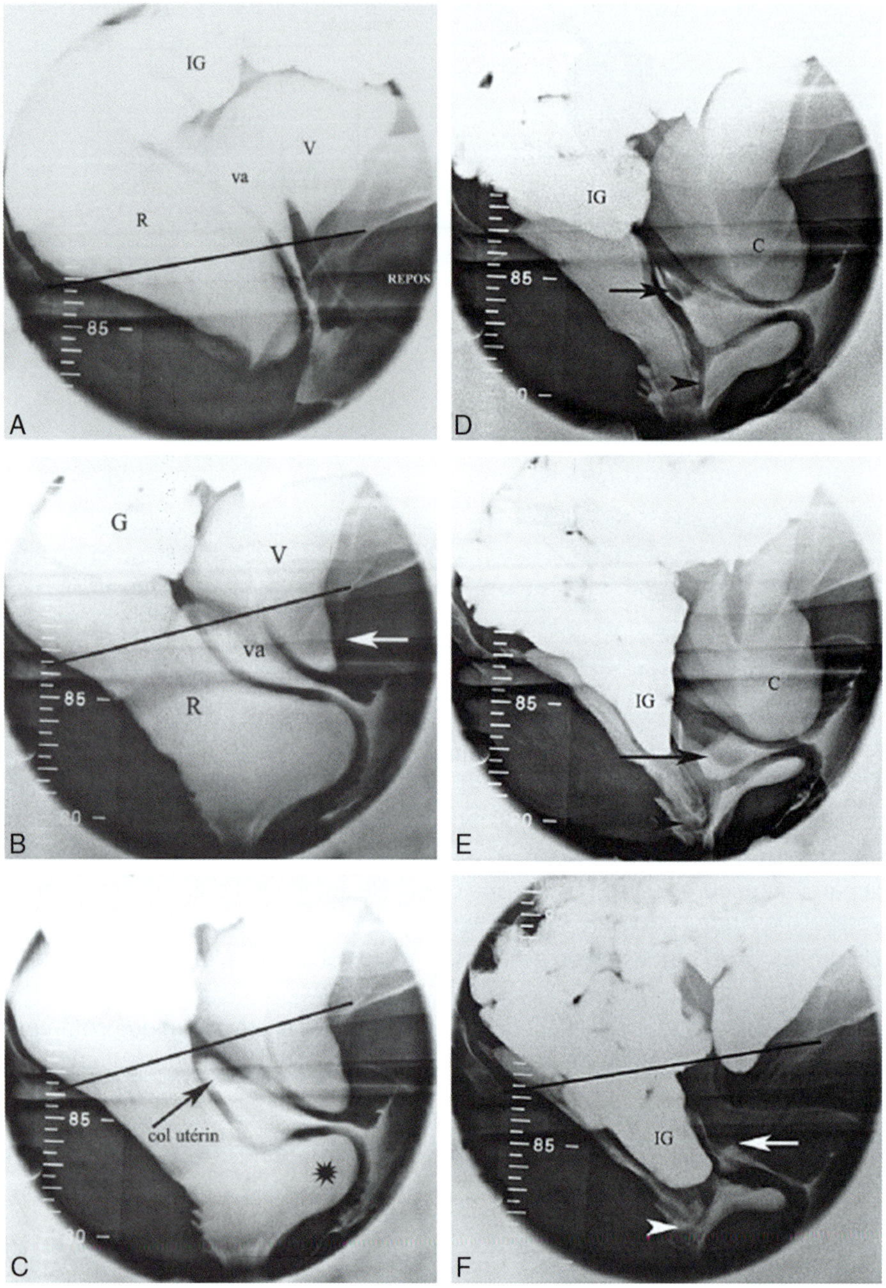

Fig. 22.13. Colpocystodéfécographie.

Il s'agit d'une pathologie fonctionnelle ne menaçant pas la vie des patientes et n'exposant que rarement à des complications.

Il est fréquent de voir en consultation des patientes inquiètes mais sans aucune gêne fonctionnelle. Ces patientes doivent être rassurées et une surveillance doit leur être proposée.

La rééducation peut être utile pour le confort dans les stades débutants.

La chirurgie « préventive » n'a pas de place car elle expose à des complications sévères des patientes asymptomatiques. On opère uniquement une patiente avec un prolapsus responsable d'une gêne lorsque l'on a établi avec une bonne probabilité le lien de cause à effet entre le prolapsus et la gêne.

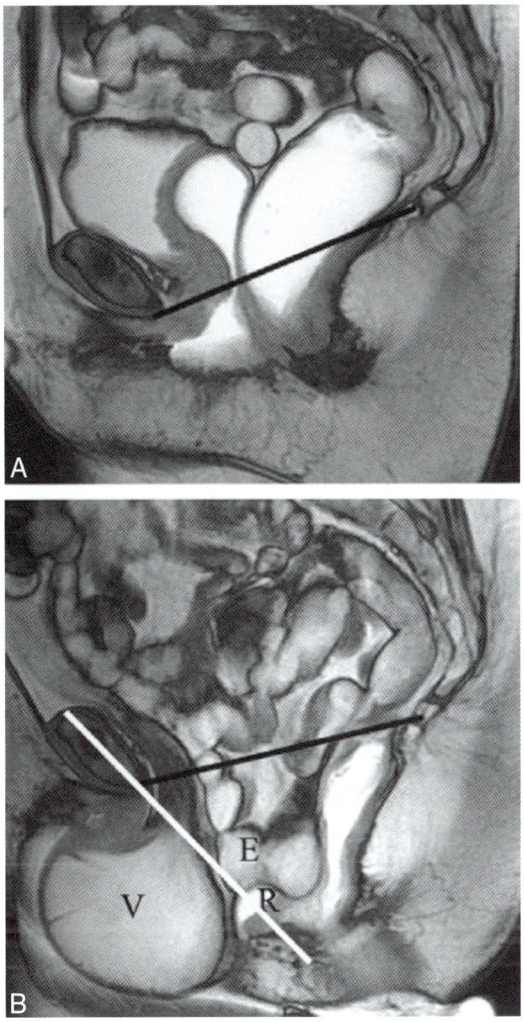

Fig. 22.14. IRM dynamique avec importante cystocèle.

Tableau 22.1. Les prolapsus des différents étages.

Étage	Organe	Nom du prolapsus (toute les « cèles » sont féminines)
Antérieur	Vessie	Cystocèle
Moyen	Utérus	Hystérocèle
	Après hystérectomie totale	Dôme vaginal (peut contenir Douglas et grêle)
Postérieur	Rectum	Rectocèle
	Douglas-Grêle	Élyctrocèle-Entérocèle

Les pessaires sont utiles aux patientes contre-indiquées pour la chirurgie ou l'anesthésie, ou refusant le traitement chirurgical. Ils peuvent être utilisés comme test thérapeutique pour faire le lien entre symptôme et prolapsus.

La chirurgie est le traitement de référence des formes symptomatiques modérées et sévères (≥ stade 2). La voie abdominale est proposée chez les femmes les plus actives physiquement et sexuellement. La voie vaginale est une alternative chez les patientes plus âgées, avec comorbidités ou lorsque la voie abdominale est difficile (abdomen multi-opéré).

La cavité pelvienne contient :

- d'avant en arrière :
  - le bas appareil urinaire,
  - l'utérus et les annexes trompes et ovaires,
  - le rectum et le canal anal ;
- sur ses faces latérales : les vaisseaux iliaques et les chaînes ganglionnaires lymphatiques pelviennes.

Les tuméfactions pelviennes se développent aux dépens de ces structures.

L'examen clinique par la voie vaginale (toucher vaginal) donne un accès direct aux organes de la cavité pelvienne. Il est essentiel au diagnostic.

L'échographie pelvienne par voie sus-pubienne et endovaginale est l'examen paraclinique de référence en première intention. L'IRM pelvienne vient en deuxième intention si nécessaire.

Le fibrome utérin et le kyste ovarien sont les deux tuméfactions pelviennes les plus fréquentes de la femme.

Le fibrome utérin (fibromyome) est une tumeur bénigne développée aux dépens des cellules musculaire œstrogénodépendantes de l'utérus.

Le kyste ovarien bénin est défini par l'échographie :

- uniloculaire ou multiloculaire à cloison <3 mm ;
- taille <4 cm ;
- vide d'écho, contour net.

Tout kyste ovarien s'il n'a pas les critères de bénignité doit faire éliminer un **cancer de l'ovaire** (dosage du CA125 et IRM).

Les prolapsus des organes pelviens font partie des tuméfactions pelviennes. Ce sont des pathologies bénignes qui ne relèvent d'un traitement que lorsqu'elles sont associées à une gêne significative.

Pratique

Cas cliniques

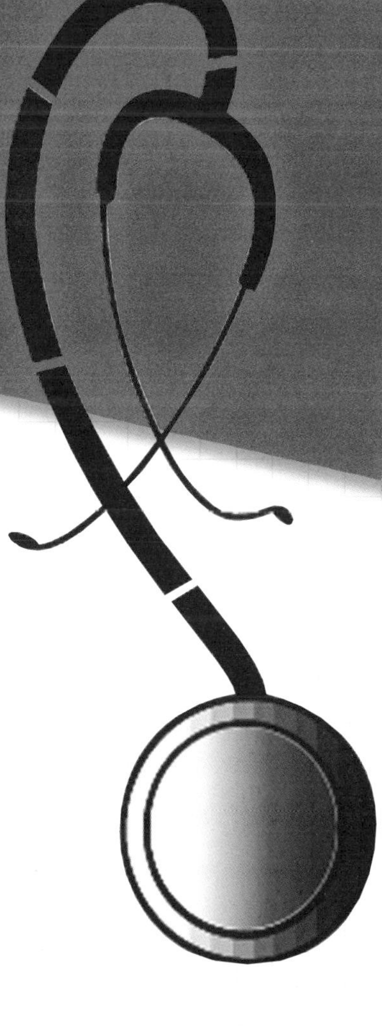

Questions

Cas clinique 1

Monsieur B. est un ingénieur aéronautique britannique de 45 ans. Il vit depuis 12 ans avec sa compagne âgée de 33 ans. Ils ont ensemble deux enfants âgés de 3 et 5 ans.
Il demande à réaliser aujourd'hui une vasectomie.

Questions

A Que lui répondez-vous concernant les aspects légaux qui régissent cette activité ?

B Quelle information lui donnez-vous concernant les modalités de l'intervention ?

C Vous avez l'impression qu'il pourrait être intéressé par un moyen de contraception, et souhaitez refaire l'inventaire avec lui des différentes contraceptions masculines existantes : quelles sont-elles ?

D Finalement, il est ferme dans sa demande de réaliser une vasectomie, mais souhaiterait savoir combien de temps après l'intervention ils pourront arrêter toute contraception. Que lui répondez-vous ?

E Toujours pour l'informer, vous abordez la question des complications possibles, que lui dites-vous ?

Cas clinique 2

Monsieur A., 29 ans, se présente à la consultation avec sa compagne.
Le couple est marié depuis deux ans et demi et a un désir d'enfant depuis le début.
La conjointe a consulté sa gynécologue parce que cela fait déjà plusieurs mois qu'ils essaient d'avoir un enfant, mais que rien ne vient…
La gynécologue de Madame a fait un bilan complet (bilan hormonal, échographie, hystérosalpingographie) et a déclaré à la patiente âgée de 27 ans qu'il n'y a aucune anomalie.
Bref, elle est présumée fertile, et donc… « Ça pourrait venir de votre mari ».
Elle remet donc à la patiente une ordonnance de spermogramme.
Le patient fait l'examen, et reçoit quelques jours plus tard par la Poste les résultats… et patatras ! AZOOSPERMIE.

Questions

A Peut-on parler d'azoospermie ?

B Quels sont les 2 grands types d'azoospermie ?

C Décrivez les principaux éléments de votre interrogatoire au cours de la consultation.

D Monsieur n'a pas de facteur de risque pour la fertilité dans les antécédents et l'examen clinique va retrouver une hypotrophie testiculaire bilatérale, le restant de l'examen étant par ailleurs normal. Le spermogramme de contrôle ne retrouve aucun spz avec un volume à 2,7 mL et un pH à 7,8 (normaux) (DA = 4 J) → identique au précédent. Quel(s) examen(s) demandez-vous en 1re intention ?

E Le bilan hormonal que vous avez demandé chez Monsieur montre une FSH à 17 mU/mL (normale <10) et une inhibine à 20 ng/L (normale > 80). Quelle(s) est (sont) le(s) option(s) thérapeutique(s) chez ce patient ?

Cas clinique 3

Vous recevez en consultation un homme de 34 ans et sa partenaire de 20 ans. L'homme sans antécédent particulier consulte pour des difficultés d'érection. Il ne fume pas. Il ne prend aucun médicament. À l'interrogatoire, il vous explique qu'il n'arrive pas à maintenir une érection suffisamment prolongée. Sa compagne l'interrompt pour vous préciser qu'au début du rapport, l'érection est très rigide, mais qu'il éjacule rapidement après la pénétration sans possibilité d'obtenir après l'éjaculation une deuxième érection. Vous suspectez une éjaculation prématurée. Il s'agit d'un homme déjà marié puis divorcé après six ans de vie commune et 2 enfants. Le patient décrit ce problème comme d'apparition récente. Il est cadre supérieur dans une grande entreprise. Depuis peu, il a rencontré sa nouvelle compagne dans le club de sport dont il est adhérent.

Questions

A Comment classez-vous cette éjaculation prématurée (justifier) ?

B Quels éléments recueillir pour évaluer la sévérité ?

C L'examen physique est normal. Demandez-vous le dosage de la testostéronémie ?

D Que proposez-vous en première intention à votre patient ?

E Le traitement de première intention est décevant. Le couple n'est pas satisfait. Vous perdez votre patient de vue. Il revient vous voir car il a un désir de rencontre de nouvelles partenaires. Il vous demande de l'aide pour améliorer sa maîtrise des éjaculations. Que pouvez-vous lui proposer ?

F Le patient est très satisfait de votre nouvelle prise en charge. Il peut désormais avoir des rapports sexuels satisfaisants. Un jour, il consulte en urgence pour une douleur brutale ressentie lors d'un rapport sexuel. Cette douleur l'a obligé à interrompre son coït. Il a eu une détumescence rapide. Cependant, le gland reste douloureux, un hématome diffus fuse vers les bourses. À l'examen, le pénis est d'aspect bleuâtre avec un corps tuméfié ressemblant à « une aubergine ». Que suspectez-vous ?

G Un examen d'imagerie est-il particulièrement utile ? Dans quel but ?

H Quel est le mécanisme lésionnel ?

Cas clinique 4

Une femme de 53 ans consulte pour des douleurs pelviennes lors des rapports. Dans ses antécédents, une hypertension contrôlée, une césarienne à l'âge de 32 ans et une incontinence urinaire d'effort traitée par bandelette de soutènement sous-urétrale (type TOT) deux ans plutôt. Depuis le traitement, elle n'a plus de fuite urinaire à l'effort. Elle fume 1 paquet par jour depuis 30 ans. Les douleurs sont apparues depuis quelques semaines, déclenchées par des rapports sexuels lors des « va-et-vient » coïtaux. Elle très gênée, de même que son mari. La patiente est apyrétique, elle n'a pas de signes fonctionnels urinaires. La BU et l'ECBU sont normaux. Une échographie abdomino-pelvienne récente ne montre pas d'anomalies. L'aspect de la vulve est normal sans douleur à la palpation abdominale.

Questions

A Quel élément important manque-t-il dans cette observation ?

B Quel est votre diagnostic précis ?

C Commentez l'iconographie 1 (fig. CC 4.1 cahier quadri) ?

D Quel autre examen urologique pratiquez-vous ? Et dans quel but ?

E Quelles sont les grandes lignes de votre traitement ?

Cas clinique 5

M. Z, 68 ans, consulte car il se sent fatigué et a peur d'avoir « quelque chose de grave ». À l'interrogatoire, il dit manquer d'entrain et avoir grossi de 8 kg. Quand vous l'interrogez sur son activité sexuelle il reconnaît qu'elle est moins satisfaisante mais que sa libido a baissé. Il a aussi quelques pannes d'érection, ce qui l'embête car sa femme a 14 ans de moins que lui. Dans ses antécédents, vous retrouvez un tabagisme non sevré à 25 paquets/année, un diabète traité par mesures diététiques seules et une hypertension artérielle traitée par Triatec®. Vous pensez à un déficit androgénique lié à l'âge.

Questions

A Quels sont les principaux groupes étiologiques de dysfonction érectile que vous connaissez ?

B Décrivez votre examen physique.

C Votre examen clinique va dans le sens de votre hypothèse. Faites-vous des examens complémentaires. Si oui lesquels ?

D Le principal examen demandé montre une valeur inférieure à la normale. Comment poursuivez-vous vos investigations ?

E Quels résultats en attendez-vous si votre hypothèse est la bonne ?

F Votre diagnostic est confirmé. Quelles sont les mesures thérapeutiques que vous pouvez proposer au patient ?

G Le traitement améliore partiellement les symptômes de M. Z, mais ses troubles de l'érection persistent. Il vous interroge quant à une possible contre-indication chez lui au Viagra®. Que lui répondez-vous ?

H M. Z, très embêté par ses troubles de l'érection, consulte un confrère qui lui prescrit des injections intracaverneuses. Il vient vous voir en fin de consultation, tordu de douleur, baisse son pantalon et vous montre son érection qui dure depuis maintenant 5 heures. Quel est votre diagnostic ? Que faites-vous ?

Cas clinique 6

Monsieur Michel S., âgé de 29 ans, consulte aux urgences pour l'apparition de signes fonctionnels urinaires depuis quelques jours.

Il ne signale pas d'antécédents médico-chirurgicaux et ne prend aucun médicament.

À l'interrogatoire, le patient signale des brûlures mictionnelles avec pollakiurie et prurit canalaire, associé à un écoulement purulent au niveau du méat urétral.

Température : 37,1°.

L'examen clinique est sans particularité.

Questions

A Quel est votre diagnostic ? Quels sont les 3 germes les plus fréquemment rencontrés ?

B Quels examens complémentaires demandez-vous ?

C Quelle est votre prise en charge ?

D 5 jours plus tard, le patient consulte de nouveau pour l'apparition d'une tuméfaction douloureuse de la bourse droite, apparue progressivement en quelques heures. La température est de 39,1° et l'examen génital est rendu difficile du fait de la douleur. On trouve cependant une grosse bourse droite luisante, avec un testicule droit augmenté de volume et un épididyme très douloureux à la palpation. Le testicule gauche est sans particularité. Quelles sont les principales étiologies de grosse bourse aiguë douloureuse ?

E Quels éléments manquent à votre examen clinique ?

F Quelles sont les hypothèses explicatives de cette complication infectieuse ? Quels sont les risques évolutifs ?

G Quel traitement instaurez-vous ?

Cas clinique 7

Monsieur André A, âgé de 78 ans, est institutionnalisé depuis 6 mois pour perte d'autonomie progressive et altération de l'état général.

Il a pour principaux antécédents médicaux une HTA, une maladie de Parkinson, un syndrome dépressif, un diabète de type 2 depuis 20 ans, bien équilibré.

Sur le plan chirurgical, il a été opéré d'une résection transurétrale de prostate il y a 12 ans.

Son traitement médical est le suivant :

- metformine 850 mg × 3/j
- amlodipine 10 mg/j
- furosémide 40 mg/j
- amitriptiline 100 mg/j

Le patient vous est adressé pour des fuites d'urines permanentes depuis plusieurs mois l'obligeant à se garnir jour et nuit.

À l'examen physique, la prostate est de taille moyenne, pierreuse dans son ensemble.

Questions

A Précisez les principaux mécanismes et étiologies possibles de cette incontinence urinaire.

B Quelles explorations vous semblent nécessaires en 1re intention ?

C Quelques jours après votre consultation, le patient est hospitalisé pour une douleur rachidienne lombaire. Il reçoit du kétoprofène 100 mg × 2/j et passe un scanner avec injection de produit de contraste. 48 heures plus tard, l'état du patient s'est aggravé rapidement avec un syndrome confusionnel sans autre signe neurologique déficitaire, diurèse = 150 cc sur les 12 dernières heures, pas de globe vésical, PA = 170/90. Biologie : créatinine = 345 µmol/L, K = 5,4 mmol/L, Na = 128 mmol/L.

Quel est votre diagnostic ?

D Le patient récupère partiellement de cet épisode aigu mais reste peu autonome. Une sonde urinaire est mise en place pour quantifier la diurèse. Au bout de 15 jours, le patient est asymptomatique, le bilan biologique s'est normalisé. L'infirmière vous appelle car elle a réalisé un ECBU qui montre : culture positive *E. coli* 10^3/mL, leucocyturie = 10^4/mL.

Comment interprétez-vous ces résultats ?

E Son entourage vous pose la question de la prescription d'antibiotiques. Quelle est votre réponse ? Justifiez.

F Au terme du bilan, il s'agit d'un cancer de prostate avec métastases osseuses. Le patient reste hospitalisé et débute une hormonothérapie. Lors d'une tentative d'ablation de sonde vésicale, M. A ne reprend pas de miction. Il présente un épisode de fièvre à 39°. Le toucher rectal est douloureux. Quel diagnostic suspectez-vous ?

G Quels sont les 3 axes de votre prise en charge ?

Cas clinique 8

Madame L., âgée de 26 ans, consulte en urgence pour lombalgie droite et frissons.
Elle a pour antécédents une allergie à l'aspirine et un épisode de colique néphrétique lithiasique il y a deux ans.
Elle a pour seul traitement une contraception orale.
Depuis 24 h, elle présente des douleurs intenses en fosse lombaire droite avec frissons intermittents. Elle ne se plaint pas de signes fonctionnels urinaires.
À l'examen : température = 40,1 °C, PA = 152/78, pouls = 125/min, lombalgies droites accentuées par la percussion.
BU : GR+++, GB+++, Protides-, Nitrites+++, Glucose-, Cétone-
Bilan sanguin : GB = 21 000/mm^3 ; CRP = 122 ; β-HCG négatives ; créatininémie = 72 µmol/L

Questions

A Quel est votre diagnostic ? Justifier.

B Demandez-vous d'autres examens en urgence ? Si oui lesquels et pourquoi ?

C Le bilan retrouve un pyélon droit mesuré à 38 mm. La patiente souhaiterait être traitée à domicile. Qu'en pensez-vous ?

D Détaillez la prise en charge.

E Après 4 jours de traitement adapté, la patiente reste fébrile avec des pics à 38,7°. Quelles sont vos hypothèses diagnostiques ? Quel bilan demandez-vous ?

F Le traitement est finalement efficace. Vous revoyez la patiente en consultation avec l'examen suivant (fig. 2). Que lui proposez-vous ?

G D'autres explorations sont-elles nécessaires ? Si oui, lesquelles ?

Cas clinique 9

M. M, 37 ans, est adressé pour bilan prégreffe et prise en charge. Ce patient est insuffisant rénal terminal suite à un purpura rhumatoïde évoluant depuis 7 ans. Il est dialysé depuis 1 an sur une fistule artérioveineuse radiale, sans problèmes particuliers. Il n'a pas d'autres antécédents notables.

Questions

A Quels examens prescrivez-vous de façon systématique dans le cadre du bilan pré-transplantation ?

B M. M est marié, père de 3 jeunes enfants. Il a par ailleurs 4 frères et 2 sœurs ; son jeune frère est en bonne santé, ainsi qu'un autre frère plus âgé qui va

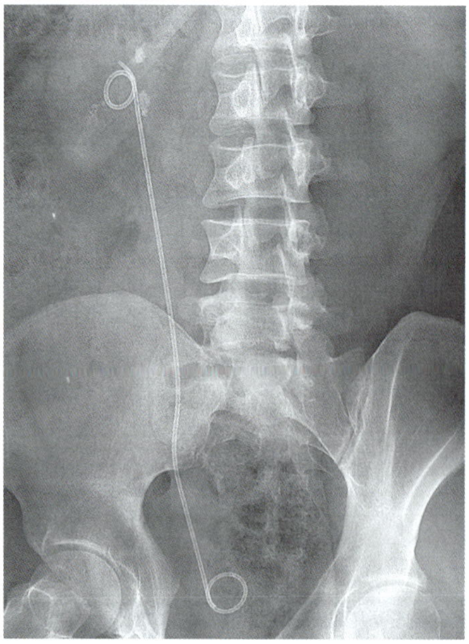

Fig. 2.

bientôt se marier. Ses deux autres frères sont diabétiques, une de ses sœurs a des antécédents multiples de calculs rénaux et la dernière est diabétique. L'hypothèse d'une greffe à donneur vivant est évoquée au cours de la consultation. Parmi l'entourage de M. M, qui pourrait être donneur ? Comment le don d'organe entre vivants est-il régi en France ?

C La compagne de M. M se propose pour donner un rein à son mari. Quels sont les examens à réaliser chez elle dans le cadre du bilan pré-don ?

D La transplantation à partir du rein de son épouse n'est finalement pas possible du fait d'une incompatibilité de groupe sanguin. M. M est donc inscrit en attente de greffe avec un donneur décédé. Quels sont les différents types de donneurs possibles ? Quelles sont les conditions nécessaires pour pouvoir recevoir un rein de ces différents types de donneur ?

E Quelques semaines plus tard, un patient en état de mort encéphalique est admis dans l'hôpital où est suivi M. M. Quels sont les examens et les formalités nécessaires en vue d'un prélèvement d'organes chez ce patient ?

F M. M est transplanté dans de bonnes conditions techniques avec le rein de ce donneur (une artère rénale principale, une artère polaire inférieure grêle d'environ 1 mm de diamètre, une veine, un uretère, pas d'anomalies parenchymateuses). La reprise de fonction initiale du greffon est bonne, avec une diurèse quotidienne d'environ 3 L. Les drains sont retirés au 3e jour postopératoire. Au 15e jour postopératoire, M. M présente une diminution de sa diurèse à 1,8 L par jour associée à une élévation de la créatininémie plasmatique autour de 300 µmol/L alors qu'elle était auparavant autour de 170 µmol/L. Le patient présente de violentes douleurs abdominales, initialement centrées autour du greffon puis devenant diffuses. Quelles sont vos hypothèses diagnostiques ? Quels bilans mettez-vous en œuvre ?

G Le patient est apyrétique mais très douloureux, l'abdomen est tendu à la palpation clinique, l'élévation de la créatininémie est confirmée, une échographie retrouve une collection de grande abondance liquidienne transsonore dans la loge de transplantation rénale, la vascularisation du greffon est satisfaisante et les cavités pyélocalicielles ne sont pas dilatées. Quel examen complémentaire demandez-vous pour poursuivre les investigations ?

H Voici les résultats de l'examen que vous avez demandé (fig. 3). Interprétez-le. Quel est votre diagnostic final ? Quelle est votre prise en charge ?

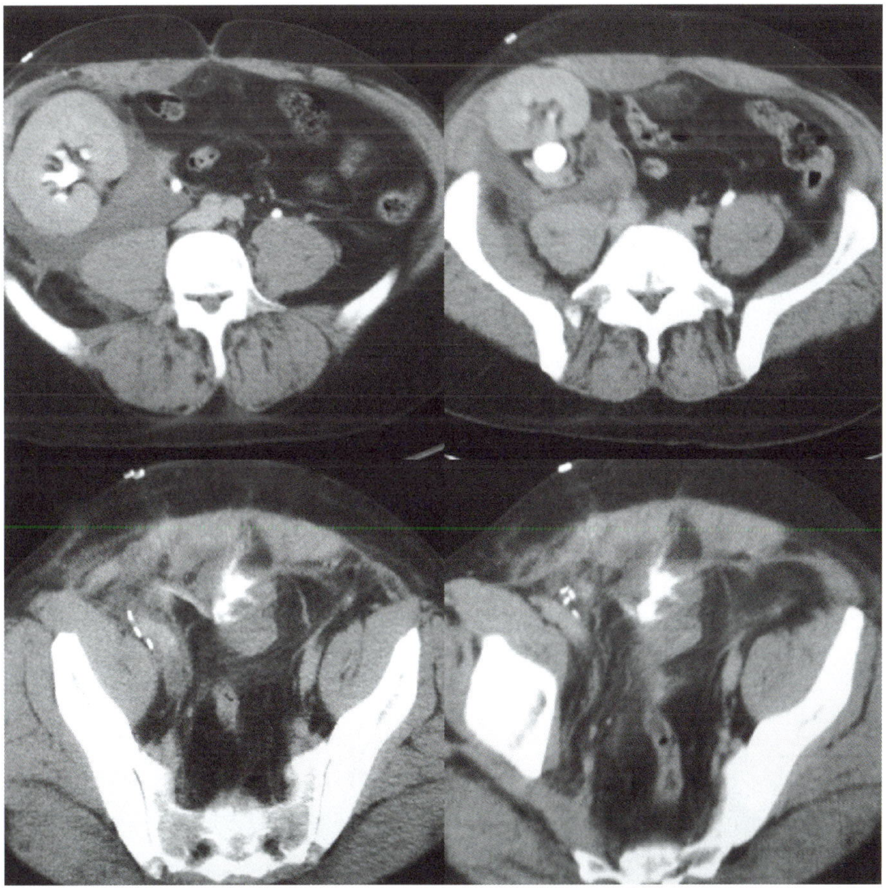

Fig. 3.

I Votre traitement est couronné de succès, et le patient quitte l'hôpital une semaine plus tard avec une fonction rénale normale. Les suites sont simples et l'évolution du transplant favorable. Vous revoyez M. M un an après sa transplantation. Quels examens demandez-vous ?

Cas clinique 10

M. V., 68 ans, aucun antécédent particulier, vous est adressé par son médecin traitant devant la découverte d'un nodule prostatique latéral droit et d'une augmentation du taux de PSA total à 7,5 ng/mL. Il ne se plaint d'aucun signe fonctionnel urinaire. Son examen est normal en dehors de ce nodule de {1/2} cm de diamètre de consistance dure.

Questions

A Quels sont les facteurs de risque du cancer de la prostate ?

B Quel est l'examen à proposer chez ce patient ? Quelles sont les précautions à prendre ?

C Il s'agit d'un cancer de prostate score de Gleason 3 + 4 présent sur 30 % des biopsies réalisées sans envahissement de la capsule ou d'envahissement périnerveux. Que proposez-vous à votre patient et quels effets secondaires sont attendus en fonction des traitements ?

D Le patient avait opté pour une approche chirurgicale. L'examen histologique met en évidence un adénocarcinome prostatique de score de Gleason 8 (4 + 4) avec un franchissement de la capsule et un envahissement de la vésicule séminale droite sans envahissement ganglionnaire. De quel stade s'agit-il ?

E À 1 mois de l'intervention, le PSA est inférieur à 0,06 ng/mL, mais à 2 ans il remonte à 0,3 ng/mL. Que proposez-vous ?

F Malgré votre traitement, le PSA continue de progresser rapidement et le patient se plaint de douleurs osseuses au niveau du rachis. Que proposez-vous (fig. 4) ?

G Malgré votre traitement par suppression androgénique, le suivi à 1 an met en évidence une progression biologique avec un PSA à 100 ng/mL et une progression des douleurs osseuses. Que proposez-vous (fig. 5) ?

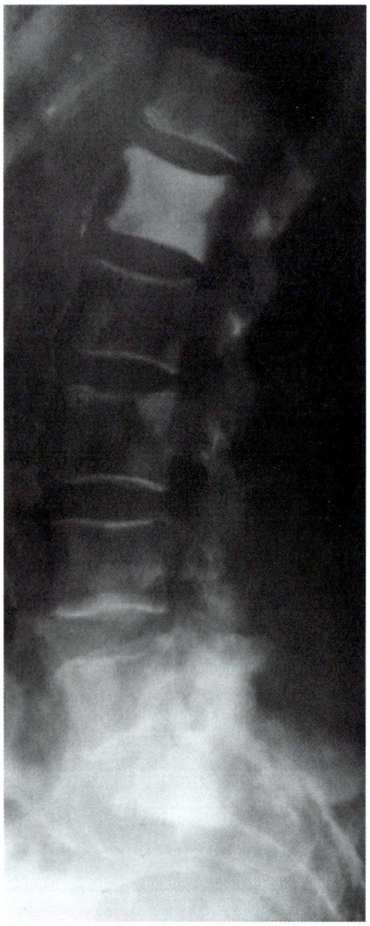

Fig. 4.

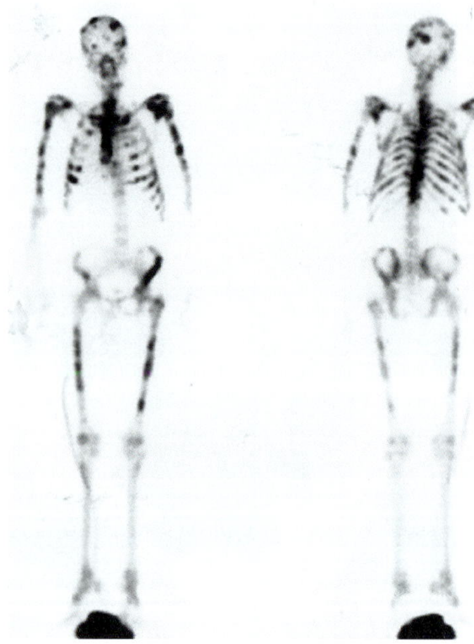

Fig. 5.

Cas clinique 11

M. X vous est adressé par son médecin traitant pour la découverte fortuite d'une tumeur de 3,5 cm du rein droit. Il s'agit d'un patient de 58 ans, agriculteur, chez qui a été réalisée une échographie abdominale dans le cadre d'un bilan de douleurs abdominales chroniques. Aucune anomalie digestive n'a été décelée mais une lésion hyperéchogène d'environ 3,5 cm de plus grand axe est visualisée au niveau du pôle inférieur du rein droit.

Questions

A Que recherchez-vous à l'interrogatoire et à l'examen clinique ?

B Quel bilan complémentaire demandez-vous ? Justifiez.

C Vous revoyez M. X deux semaines plus tard avec les résultats du bilan. Celui-ci confirme la présence d'une tumeur polaire inférieure droite à développement exophytique, évaluée à 3,8 cm de grand axe, irrégulière avec une zone de nécrose centrale et qui se rehausse après injection de produit de contraste. La veine rénale est libre et il n'est pas mis en évidence d'adénopathie ni de métastase. Réalisez-vous une biopsie tumorale ? Justifiez brièvement.

D Quels sont les principes de votre prise en charge ?

E L'examen anatomopathologique confirme la présence d'un carcinome à cellules rénales de 3 cm de type chromophobe de bas grade de Furhman. S'agit-il pour vous d'une tumeur de bon ou de mauvais pronostic ?

F Quels sont les principes et les modalités de surveillance pour ce patient ?

Cas clinique 12

Vous recevez un jeune patient de 25 ans présentant une induration testiculaire gauche. À l'interrogatoire, on retrouve un antécédent de cryptorchidie droite traitée chirurgicalement à l'âge de deux ans.

On note la découverte fortuite à l'adolescence, lors d'une échographie réalisée pour traumatisme scrotal, de microlithiases bilatérales (grade 1 à gauche, et grade 3 à droite). Un bilan d'infertilité a été réalisé il y a un an. Il montre une azoospermie au spermogramme. Réalisation d'une échographie scrotale.

Questions

A Quelle prise en charge aurait pu être proposée lors du bilan d'infertilité, pourquoi ?

B Face à ce nodule induré testiculaire qu'elle est votre hypothèse diagnostique et que recherchez-vous à l'examen clinique ?

C Quel bilan initial réalisez-vous, qu'en attendez-vous ?

D Quel est votre traitement et quelles sont les mesures associées ?

E Les marqueurs tumoraux sont normaux, le bilan d'extension s'avère négatif. Il s'agit d'une tumeur germinale non séminomateuse. Sur quels critères prenez-vous votre décision thérapeutique ?

F Quelle prise en charge proposez-vous ?

G Au cours du suivi à un an de recul, l'échographie du testicule controlatéral montre la présence d'un nodule tumoral suspect centimétrique. Le reste du bilan de réévaluation s'avère normal. Que proposez-vous ?

H Il s'agit d'un séminome, il n'y a pas d'envahissement du rete testis, que proposez-vous ?

Cas clinique 13

Un homme de 68 ans, ayant pour principaux antécédents un tabagisme actif à 40 PA et un flutter traité par fluindione (Previscan® 20 mg, 1 comprimé par jour depuis 3 ans), consulte aux urgences pour une hématurie macroscopique. Il décrit des urines rouges depuis 48 h, avec une aggravation depuis quelques heures. Il n'y a pas de facteur déclenchant. Il présente par ailleurs des brûlures mictionnelles et une sensation d'impériosité depuis le début de l'hématurie, il ne s'est jamais plaint d'aucun symptôme urologique auparavant. L'infirmière d'accueil vous communique les constantes du patient : T° 37,3, TA est à 140/80 mmHg, FC à 90/min. Le patient est en bon état général, il vous tend un bocal contenant quelques millilitres d'urines rouges, correspondant à sa dernière miction, et décrit une sensation de mauvaise vidange vésicale.

Questions

A Que recherchez-vous à l'examen clinique ?

B L'examen physique est sans particularité. Le TR est sensible, la prostate est souple et non volumineuse, il n'y a pas de masse vésicale palpable. Quels examens complémentaires demandez-vous dans le cadre de l'urgence (justifiez) ?

C L'ensemble des examens complémentaires biologiques sont normaux. Le radiologue doute sur la présence d'une lésion vésicale mais ne peut l'affirmer en raison de mauvaises conditions d'examen (la vessie est quasiment vide). Il n'y a pas de dilatation des cavités pyélocalicielles. Le patient est surveillé quelques heures aux urgences. Il lui est demandé de boire beaucoup d'eau pour laver la vessie, et les urines s'éclaircissent. L'urologue autorise le patient à rentrer à la maison avec un rendez-vous en consultation d'urologie dans 3 jours. Quelles sont vos prescriptions de sortie des urgences ?

D Le patient se présente à la consultation 3 jours plus tard. Les urines sont toujours rosées. Il ne se plaint plus de signes fonctionnels urinaires, en revanche il est très inquiet du possible polype découvert à l'échographie. Quels sont les facteurs de risque de cancer de vessie pour ce patient et quels autres facteurs de risque recherchez-vous à l'interrogatoire ?

E Quels sont les deux examens complémentaires supplémentaires (en plus de l'échographie) que vous prescrivez au patient ? Quelles en sont les conditions de réalisation ?

F Les examens confirment la présence d'une lésion vésicale suspecte. Comment confirmez-vous le diagnostic de cancer de la vessie ? Quelles précautions prenez-vous avant la réalisation d'un tel examen chez ce patient ?

G Qu'attendez-vous du compte rendu anatomopathologique de cet examen ?

H Il s'agit d'un carcinome urothélial invasif du muscle vésical. Dans quel cadre annoncez-vous le diagnostic au patient ? Quels examens supplémentaires demandez-vous pour décider de la suite de la prise en charge ?

Cas clinique 14

Monsieur J., âgé de 62 ans, se présente aux urgences à 21 heures pour douleur abdominale intense, avec impossibilité totale d'uriner depuis le matin, il est apyrétique.
Vous suspectez une rétention aiguë d'urine.
Poids : 87 kg; taille : 1,68 m.

Antécédents médicaux

- Diabétique de type 2 depuis 15 ans.
- AVC ischémique en 2002.
- Angor d'effort.
- Dépression.

Antécédents chirurgicaux

- Cure de hernie bilatérale en 1998.
- Cholécystectomie par voie cœlioscopique en 2003.

Traitements

- Aspégic® 75 mg.
- Paroxétine.
- Metformine.
- Trinitrine.

Questions

A Décrivez votre examen clinique.

B Votre examen confirme le diagnostic de rétention, vous tentez un sondage urinaire, malheureusement celui-ci est impossible. Quelle est votre prise en charge en urgence, thérapeutique et examens complémentaires ?

C Votre patient est maintenant soulagé, ses constantes sont bonnes, vous avez demandé une échographie rénale dont le résultat est le suivant : présence d'une dilatation urétéro-pyélocalicielle bilatérale avec un bassinet gauche mesuré à 35 mm et un bassinet droit à 28 mm. La vessie est vide. Le ionogramme sanguin retrouve une créatinémie à 175 micromol/L, une kaliémie à 3,8. La numération formule plaquette est normale. Quelle est votre surveillance ?

D Le lendemain matin, Monsieur J. est hyperthermique à 39°, frissonne et est tachycarde à 130/min. Que suspectez-vous, quelle est votre prise en charge ?

E Vous revoyez votre patient à un mois, il n'a pas représenté de rétention aiguë, il se plaint d'une dysurie sévère, il vous explique que dans le passé il avait présenté deux épisodes de prostatite. À la fin de la consultation, il vous fait part de ses troubles de l'érection survenus il y a maintenant 3 ans. Quels sont les facteurs de risque de dysfonction sexuelle chez ce malade ? Comment abordez-vous ce problème avec le malade et quel est votre interrogatoire ?

F Demandez-vous des examens complémentaires concernant cette dysfonction érectile ?

G Quelle prise en charge proposez-vous ?

H Le patient n'a pas suivi vos conseils, il a préféré s'auto-médiquer *via* des achats sur Internet. Il est transféré à minuit par le Samu aux urgences pour arrêt cardiaque. Sa femme est catastrophée et vous dit que c'est de sa faute, que cet arrêt cardiaque est survenu lors d'un rapport sexuel il y a moins d'une heure. Que suspectez-vous ?

Cas clinique 15

M. Z, 70 ans, présente une hypertrophie bénigne de la prostate (HBP) symptomatique.

Questions

A Quels sont les deux groupes de symptômes de la maladie ? Détaillez-les.

B Le patient signale principalement des impériosités mictionnelles (urgenturies) mais le débit urinaire est à 14 mL/s pour un volume uriné de 184 cc. Quel bilan minimal à ce stade envisagez-vous ?

C Interprétez l'imagerie suivante (fig.s 7A et 7B).

D L'urologue consulté décide d'instaurer un traitement médical. Citez les classes thérapeutiques pouvant être utilisées dans cette indication ?

E Quel(s) est (sont) le(s) risque(s) évolutif(s) de l'HBP ?

F Quelles sont les deux modalités du traitement chirurgical possible et quel critère objectif permet de choisir entre les deux ?

G Quelle est la conséquence fonctionnelle la plus fréquente des traitements chirurgicaux ?

Cas clinique 16

Une jeune femme de 25 ans se présente un samedi soir aux urgences où vous êtes de garde, pour douleurs lombaires gauches depuis 24 heures accompagnées de vomissements. Cette jeune femme vous explique qu'elle a déjà présenté des « crises » similaires en rapport avec des « calculs du rein » dont un éliminé spontanément l'année dernière. Elle vous précise qu'elle a aussi présenté de nombreux épisodes « d'infections du rein » dans l'enfance avec un rein détruit à droite ayant été retiré vers ses 15 ans.

Elle ne prend pas de contraception. Elle ne prend pas de traitement particulier. Sa douleur est cotée à 7/10.

La BU retrouve 2 croix de sang, une croix de leuco, pas de nitrites.

Questions

A Quel est le diagnostic le plus probable ? Quels autres diagnostics devez-vous évoquer ?

B Quels examens paracliniques réalisez-vous ?

C La patiente est apyrétique. La biologie ne retrouve pas de syndrome inflammatoire. En revanche, il existe une insuffisance rénale aiguë avec une créatininémie à 175 µmol/L. Elle est toujours douloureuse malgré le traitement par antalgiques de palier I. La TDM sans injection retrouve un calcul de 9 mm sur le trajet de l'uretère lombaire G avec une dilatation des cavités pyélocalicielles d'amont à 21 mm. Quelles peuvent être les causes de cette IRA ?

D Quelle est votre attitude thérapeutique ?

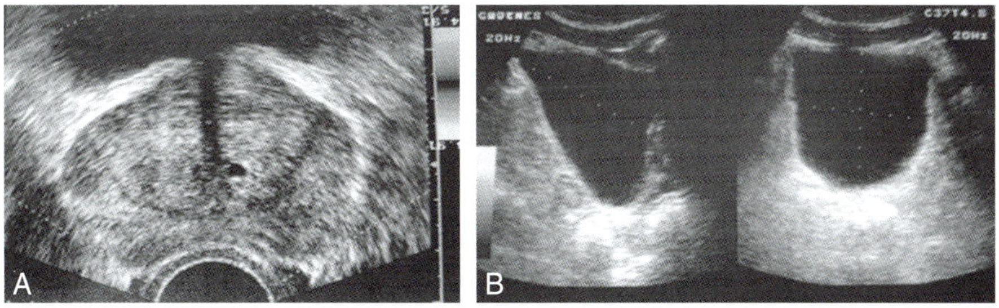

Fig. 7.

E Vous décidez d'hospitaliser cette patiente en urologie pour surveillance postopératoire. 48 h après, la patiente est fébrile à 39 °C, présente de nouveau des douleurs lombaires G. Elle est tachycarde à 120 bpm, sa tension artérielle est à 85–55. La biologie du matin retrouve 17 g/L de leucocytes, des plaquettes à 120 g/L, un TP à 70 %, une créatininémie à 185 µmol/L, une CRP à 137.
Quel est votre diagnostic ? Quelle est votre prise en charge ?

F Au bout de 48 h de traitement, la patiente va mieux. Elle vous précise que sa créatininémie de base est autour de 135 µmol/L. Elle est suivie en néphrologie mais n'est pas très assidue à ses rendez-vous. Que suspectez-vous comme étiologie de son insuffisance rénale chronique ?

G Quels examens réalisez-vous pour confirmer votre diagnostic ?

H La patiente est revue des années plus tard en néphrologie. Elle n'est quasiment jamais venue à ses consultations de suivi. Sur la biologie de la semaine dernière, la créatininémie est à 200 µmol/L et la clairance estimée à 13 mL/min. Que faites-vous ?

Cas clinique 17

Mlle R., âgée de 28 ans, consulte aux urgences pour une douleur de la fosse lombaire gauche associée à une fièvre à 40 °C. Elle ne présente pas d'antécédents médico-chirurgicaux particuliers. Elle décrit parfois des douleurs du flanc gauche lors des apports hydriques importants.

Elle a bénéficié en urgence d'un bilan biologique (NFS, ionogramme sanguin, créatininémie), d'une bandelette urinaire ainsi que d'une échographie rénale et d'un ASP de face. Le bilan biologique retrouve une hyperleucocytose à 22 000/mL. Le ionogramme sanguin et la créatininémie sont sans particularité. La bandelette urinaire retrouve une hématurie, une leucocyturie et des nitrites +. L'ASP retrouve une calcification de 10 mm en projection de l'aire rénale gauche. L'échographie met en évidence, dans le calice inférieur du rein gauche, une image hypoéchogène d'environ 10 mm avec un cône d'ombre postérieur. Il s'y associe une dilatation des cavités rénales gauche importante avec un amincissement notable du parenchyme rénal. Le rein droit est normal.

Questions

A Quel est votre diagnostic ?

B Détaillez votre prise en charge initiale.

C À distance, quels seront les examens complémentaires nécessaires ?

D Quelle sera votre prise en charge à distance ? Discutez en fonction des résultats des examens précédents.

Cas clinique 18

Le père de Maxime, 4 mois, consulte aux urgences car depuis quelques jours il a remarqué que la bourse gauche de son fils était augmentée de volume et ce de manière fluctuante.

Questions

A Décrivez votre examen clinique.

B Le papa, très inquiet, a déjà regardé sur Internet et en a conclu que cela pouvait être une hernie, une hydrocèle ou un kyste du cordon. Expliquez-lui en quelques mots la différence entre ces pathologies ?

C Votre examen conclut à une hydrocèle. Quel traitement mettez-vous en route ? Quels conseils donnez-vous aux parents ?

D 19 ans plus tard, Maxime vient vous voir car son testicule a de nouveau grossi depuis quelque temps. Il pense que son hydrocèle recommence. À la différence près que cette fois-ci, il lui fait mal. Quels sont les différents diagnostics à évoquer ?

E Votre examen retrouve un testicule droit augmenté de volume, sensible à la palpation, pierreux. Ainsi qu'un ganglion sus-claviculaire gauche très suspect. Vous suspectez un cancer du testicule droit. Comment complétez-vous le bilan ?

F Votre diagnostic est confirmé à l'imagerie et les bêta-HCG sont à 6 fois la normale. Comment poursuivez-vous la prise en charge ?

G Le reste du bilan confirme la dissémination ganglionnaire. Il s'agit d'une tumeur germinale mixte.

Quels sont les grands principes de traitement et de surveillance ?

H Maxime vous demande si sa pathologie actuelle est en rapport avec celle de son enfance, que lui répondez-vous ? Quels sont les facteurs de risque de cancer du testicule ?

Cas clinique 19

Un soir de garde, vous recevez aux urgences Monsieur H. pour douleurs abdominales évoluant depuis le début d'après-midi. Ce patient âgé de 59 ans, teinturier, présente comme antécédents un tabagisme actif à 40 PA et une ACFA traitée par warfarine et amiodarone. L'interrogatoire retrouve plusieurs épisodes d'hématurie macroscopique ainsi qu'une douleur peu intense mais chronique lombaire droite depuis 1 an. Il a présenté une hématurie totale avec caillots ce matin même et n'a plus réussi à uriner depuis. Le transit est conservé. Les constantes relevées lors de l'examen clinique sont : température 37,1°, pouls 82 bpm, PA 135/80 mmHg. Vous retrouvez à la palpation une voussure hypogastrique douloureuse, de même qu'une sensibilité à l'ébranlement de la fosse lombaire droite.

Questions

A Quel diagnostic faites-vous concernant le motif de consultation de Monsieur H. ? Justifiez.

B Quelle est l'étiologie de douleur lombaire associée à des hématuries la plus probable ici ? Sur quels arguments ?

C Quelle est votre prise en charge immédiate aux urgences ?

D Le bilan biologique réalisé aux urgences ne montre pas d'anomalie. Votre prise en charge aiguë se révèle efficace et les urines redeviennent « claires » après quelques heures. Quels examens complémentaires programmez-vous à visée étiologique ?

E Vous revoyez Monsieur H. en consultation une semaine plus tard muni de cet examen. Décrivez l'iconographie jointe (fig. 8 et fig. 9).

F Vous confirmez votre principale hypothèse diagnostique. Une néphro-urétérectomie totale gauche sera réalisée. L'épouse du patient vous demande alors si la maladie de son mari peut être liée à sa profession. Précisez succinctement la procédure de déclaration en maladie professionnelle.

G Quelques jours plus tard, vous voyez en consultation le fils de Monsieur H. Cet étudiant de 21 ans consulte lui aussi pour hématurie. Il avait déjà uriné du sang une ou deux fois sans caillots les hivers derniers mais cela ne l'avait pas inquiété, enfin, jusqu'à l'histoire de son père… L'interrogatoire ne retrouve aucun antécédent notable, quelques angines ou rhumes l'hiver « comme tout le monde » vous dit-il. L'examen clinique est sans particularités. La bandelette urinaire réalisée au cabinet retrouve des urines macroscopiquement claires mais 1 croix de protéinurie et 2 croix d'hématurie. Quel diagnostic évoquez-vous ? Argumentez.

H Quel bilan complémentaire prescrivez-vous ?

I Quel examen confirmera votre hypothèse ? Quelles précautions nécessite-t-il ?

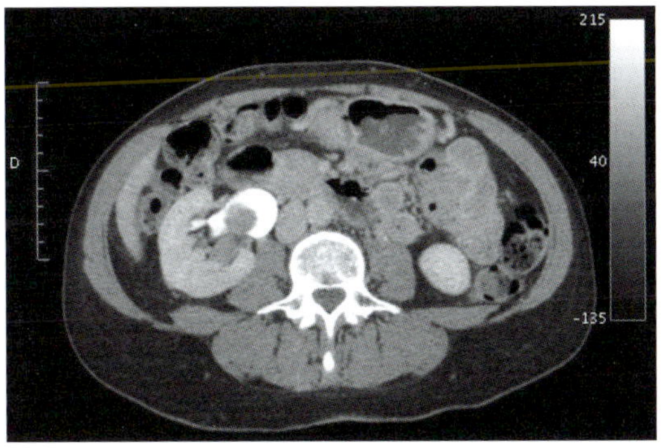

Fig. 8.

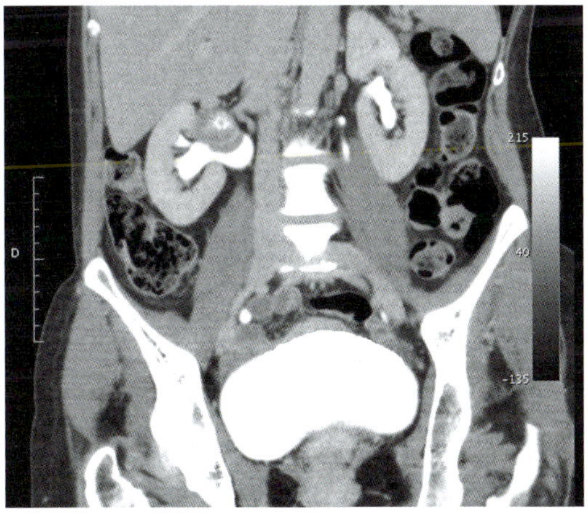

Fig. 9.

Cas clinique 20

Madame F., 46 ans, vous consulte car elle présente depuis de nombreuses années maintenant des fuites d'urine.

Elle fume 5 cigarettes par jour depuis l'âge de 20 ans.

Elle n'a pas d'antécédents particuliers, a eu trois enfants tous nés par voie basse. Le travail a été un peu long à chaque fois, mais les accouchements se sont déroulés sans problème, sauf pour le dernier où les forceps ont dû être utilisés.

Les fuites d'urines surviennent exclusivement au décours des efforts de toux ou lors de port de charges lourdes.

Madame F. est cadre supérieur de santé et se dit très gênée au quotidien.

Questions

A Quel est le diagnostic le plus probable ? Complétez l'interrogatoire et l'examen clinique de Madame F.

B Quels examens complémentaires prescrivez-vous à Madame F. ? Dans quel but ?

C Votre diagnostic de la question A est confirmé. Quelle stratégie thérapeutique proposez-vous à la patiente ?

D Madame F. est finalement opérée. Vous la revoyez 1 an plus tard. Malgré un résultat satisfaisant au début, la situation semble s'être dégradée. En effet, elle présente depuis plusieurs mois des brûlures mictionnelles et doit aller uriner très fréquemment de jour comme de nuit. Parfois les envies sont tellement fréquentes qu'il lui arrive de perdre ses urines. Quel diagnostic envisagez-vous, et quels examens complémentaires demandez-vous ?

E Quel traitement proposez-vous s'il s'agit d'une forme idiopathique ?

F Mme F. revient vous voir 24 h après le début du traitement. Depuis le matin, elle a très mal à l'œil gauche et ne voit plus rien de cet œil. Quel diagnostic suspectez-vous ? Quels autres signes recherchez-vous à l'examen clinique ?

G Quel traitement instaurez-vous ?

Cas clinique 21

Un homme âgé de 67 ans consulte son médecin généraliste pour des troubles mictionnels évoluant depuis plusieurs années et s'aggravant depuis quelques mois. Il décrit une diminution importante de la force du jet avec un retard au démarrage de la miction. Il se lève 3 fois par nuit pour uriner de petites quantités et a la sensation de vider incomplètement sa vessie. Dans ses antécédents, il rapporte une hypertension artérielle découverte à l'occasion d'un épisode de douleur thoracique et une cure de hernie inguinale droite il y a 6 mois dans une clinique de la région. Il est traité depuis 2 ans par deux médicaments dont il a oublié le nom. À l'examen clinique, le toucher rectal montre une prostate souple, régulière et modérément augmentée de taille. Les testicules vous semblent légèrement plus petits et mous que la normale. La verge est normale.

Un médecin, consulté sur son lieu de villégiature estival, a prescrit un médicament à base de plantes pendant 6 mois qui n'a pas été efficace.

Questions

A Quels examens complémentaires demandez-vous pour étayer votre diagnostic ? Justifiez chaque prescription par un argument.

B Le résultat des examens ne met pas en évidence d'anomalie nécessitant des explorations complémentaires. Quel est votre diagnostic ? Citez les principales complications évolutives dont vous prévenez le patient. Quelles attitudes thérapeutiques vous semblent possibles chez ce patient, proposez trois options et citez les risques ou effets secondaires dont vous informez le patient ?

C Après 6 mois de traitement médical, le patient consulte à nouveau en raison d'une faible amélioration. Il n'a pas de mutuelle, le traitement est peu efficace et lui coûte cher car partiellement remboursé par la sécurité sociale. Il souhaite se faire opérer comme son voisin qui est maintenant très satisfait. Mais avant l'opération, qu'il souhaite programmer dans 6 mois, il vous demande s'il ne serait pas possible de lui prescrire du Viagra® car ni sa libido ni ses érections ne sont celles d'il y a 20 ans. Il précise également que sa femme est très sportive et active sexuellement et qu'il a le sentiment de ne plus pouvoir la suivre car il fatigue plus rapidement depuis 1 ou 2 ans. Il vous confie une lettre récente de son cardiologue qui précise le fait que ce patient est traité pour une hypertension artérielle bien contrôlée par un inhibiteur de l'enzyme de conversion en monothérapie, le bêtabloquant ayant été arrêté il y a plusieurs mois. Le cardiologue précise qu'il n'y a pas de contre-indication à la prescription d'un inhibiteur de la phosphodiestérase de type 5.

Quels éléments allez-vous faire préciser par l'interrogatoire ?

D Quel examen paraclinique allez-vous prescrire ? Justifiez en précisant le diagnostic que vous évoquez et sur quels arguments.

E Quelle est la contre-indication formelle au traitement par inhibiteur de la phosphodiestérase que le cardiologue évoque ?

F Dans l'attente de l'examen paraclinique, vous prescrivez le traitement par Viagra®. Quelles précisions sur ce médicament fournirez-vous au patient pour accompagner votre prescription (mécanisme d'action, efficacité attendue sur les symptômes, conditions de délivrance, conseil d'utilisation) ?

Cas clinique 22

M. C. Denis, 68 ans, arrive aux urgences un soir où vous avez le bonheur d'être de garde.

Il se plaint de fuites urinaires permanentes, en petites quantités, depuis plusieurs jours. Il n'a pas de brûlures urinaires. Il se lève plusieurs fois par nuit. Une pesanteur abdominale le gêne.

M. C. vous dit n'avoir aucun problème de santé.

Il vous donne une ordonnance avec du Xatral® et du Kardegic®.

Vous remarquez lorsqu'il se déshabille qu'il a une grande cicatrice sus-pubienne. Il se rappelle alors qu'il a été suivi il y a quelques années pour des problèmes de circulation dans la jambe droite.

Questions

A Que suspectez-vous par argument de fréquence ?

B Décrivez votre examen clinique.

C Vos doutes sont confirmés. Quel geste faites-vous immédiatement ?

D Malgré votre grande expérience, vous n'arrivez pas à sonder M. C. Celui-ci présente une sténose de l'urètre pénien. Qu'envisagez-vous alors ?

E M. C. a un globe de 4,2 L… et au TR une prostate régulière, souple, non douloureuse, que vous estimez à 120 grammes. Le score IPSS est à 22. La BU est négative. Il est soulagé par votre traitement… Vous le surveillez en hospitalisation. 4 heures après votre traitement, il a uriné au total 6,2 L. Qu'en pensez-vous ?

F Faites-vous un dosage du PSA ? Pourquoi ?

G Quel traitement étiologique proposez-vous ?

H Quelles précautions et mesures prenez-vous en péri-opératoire ?

Cas clinique 23

Mme. A, 48 ans, 1 m 60, 63 kg, vient vous consulter pour des saignements menstruels qui deviennent de plus en plus abondants et irréguliers. Ses règles durent désormais au moins 8 à 10 jours. Des saignements génitaux se produisent de façon itérative au cours du cycle, mais ne sont pas corrélés avec les rapports sexuels.

Mme. A est réglée depuis l'âge de 12 ans. Ses cycles étaient jusqu'à présent réguliers.

Antécédents : G2P2, dont un accouchement traumatique avec forceps d'un enfant de 4 kg 200.

Questions

A Résumez la symptomatologie de cette patiente.

B Quelles étiologies responsables de ces hémorragies génitales évoquez-vous ? Quel diagnostic évoquez-vous en premier par argument de fréquence ?

C Votre diagnostic est confirmé par l'examen clinique, l'échographie et l'hystéroscopie. Quelles sont les complications évolutives possibles ?

D Expliquez par quels mécanismes cette pathologie provoque des hémorragies génitales.

E L'échographie retrouve par ailleurs un kyste ovarien droit. Rappelez les critères de bénignité d'un kyste ovarien.

F Quelle prise en charge proposez-vous pour ces hémorragies génitales ? Décrivez le mécanisme par lequel ce traitement réduit les hémorragies génitales ?

G Malgré l'observance de la patiente, les saignements persistent. L'échographie a confirmé un utérus polymyomateux et en particulier un volumineux fibrome sous-séreux associé à un autre fibrome sous-séreux. Quel traitement proposez-vous alors ?

H Trois ans après ce traitement, la patiente reconsulte pour une sensation de boule vaginale. Quel diagnostic évoquez-vous ? Quels facteurs de risque de cette pathologie identifiez-vous chez Mme. A ?

I L'examen physique confirme une colpocèle antérieure dépassant le plan vulvaire. Quel est l'organe impliqué dans ce type de pathologie ?

J La patiente est gênée au plan sexuel et se plaint d'urgenturie et cystites récidivantes. Quel traitement proposez-vous à Mme. A ?

Réponses

Cas clinique 1

Item 27

Questions	Réponses	Points
A	Loi du 4 juillet 2001 (art. L. 2123–1 Code de la santé publique)	5
	Vasectomie à pratiquer sur une personne : – majeure – exprimant une volonté libre, motivée et délibérée – ayant reçu une information claire et complète	3
	Délai de réflexion de 4 mois	2
	Dossier d'information écrit	5
	Informer sur : – l'ensemble des méthodes contraceptives disponibles – l'irréversibilité théorique de la vasectomie – la possibilité de réaliser une cryoconservation du sperme (CECOS) avant vasectomie – le risque d'échec et de complication postopératoire de la vasectomie – la nécessité d'utiliser une autre méthode contraceptive pendant 12 semaines après vasectomie – l'absence de modification de l'érection ou de l'éjaculation après vasectomie	5
	Consentement écrit et signé	5
B	Réalisé sous anesthésie locale à la Xylocaine 1 % non adrénaliné	5
	Incision scrotale en regard du déférent (1 incision médiane ou 2 incisions lat.)	2
	Dissection du déférent qui est isolé des autres éléments du cordon	2
	Section du déférent, et ligature au fil non résorbable des extrémités de celui-ci	5
	Possibilité de résection d'un segment de déférent pour analyse anatomopathologique	1
	Possibilité de coaguler les extrémités du déférent (permettrait d'augmenter l'efficacité)	5
C	Abstinence périodique : observation de la courbe de température (méthode Ogino)	4
	Pénétration non vaginale : risque de transmission du VIH plus important	2
	Contraception hormonale masculine : interruption de la production de spermatozoïdes (expérimental)	3
	Vaccins contraceptifs : inhibition de la capacité fécondante des spermatozoïdes (expérimental)	3
	Préservatif masculin : méthode contraceptive la plus utilisée	4
	Coitus interruptus (retrait) : méthode contraceptive simple, sans contre-indication et gratuite	4
D	3 mois minimum	10
	Interruption de la contraception uniquement après confirmation de l'absence de spermatozoïdes dans le sperme au spermogramme	10
E	Hématome	3
	Infection	3
	Douleur chronique	3
	Épididymite congestive	3
	Retard de cicatrisation	2
	Atrophie testiculaire	3
	Granulome	3

Cas clinique 2

Item 29

Questions	Réponses	Points
A	Non, pour parler d'azoospermie, il faut avoir une absence de spermatozoïdes sur 2 spermogrammes, idéalement à 3 mois d'intervalle	10
B	Azoospermie excrétoire et sécrétoire	10
C	Les facteurs de risque d'infertilité masculine à rechercher à l'interrogatoire sont :	
	urologiques : cryptorchidie (5 pts), infections urogénitales (5 pts), torsion du cordon spermatique (4 pts), traumatisme testiculaire (4 pts), varicocèle (5 pts), malformation congénitale (hypo/épispadias) (4 pts)	27
	généraux : diabète, maladies endocriniennes, affections respiratoires, mucoviscidose, cancer	4
	chirurgicaux : orchidectomie (4 pts), orchidopexie (4 pts), cure de hernie inguinale (4 pts) ou d'hydrocèle	12
	environnementaux : professionnels, toxiques (alcool, tabac, cannabis), chaleur	4
	iatrogéniques : radiothérapie (4 pts), chimiothérapie (4 pts), traitements en cours	8
D	Bilan hormonal avec FSH et testostérone (LH et inhibine B optionnels)	5
	Échographie scrotale à la recherche d'une tumeur du testicule	5
E	Adoption	5
	Insémination avec spermatozoïdes de donneurs	5
	Biopsie du testicule pour extraction de spermatozoïdes en vue de leur utilisation en ICSI	5

Cas clinique 3

Item 40

Questions	Réponses	Points
A	Ici, l'éjaculation prématurée secondaire est la plus probable	5
	Âge du patient	2
	Antécédent de vie de couple, *a priori* sans trouble sexuels	2
	Nouvelle partenaire avec une différence d'âge significative	1
B	Éléments à rechercher à l'interrogatoire :	
	Nombre de va-et-vient intravaginaux	5
	Délai de survenue de l'éjaculation intravaginale	5
	Retentissement psychoaffectif : nombre de rapports, évitements, frustration	5
C	Non	5
	Le diagnostic est clinique	5
	Aucun examen complémentaire n'est recommandé dans la prise en charge de l'éjaculation prématurée	
D	Traitement non médicamenteux	5
	Décision partagée avec le patient et sa partenaire	2
	Prise en charge sexologique psycho-comportementale avec participation de la partenaire (*squeeze*, *stop and go*) (*cf.* Partie « Connaissances »)	2
	Information du patient sur la physiologie de l'érection et de l'éjaculation	2
	Techniques de relaxation	2

E	Traitement médicamenteux	3
	Paroxétine 20 mg 1 cp/j	3
	Informations sur prescription hors AMM	3
	Anesthésiques locaux (Lidocaïne 5 % crème)	3
	Informations sur le risque de MST et le port de préservatifs	3
F	Une fracture du corps caverneux	10
G	Une échographie pénienne	5
	Visualisation de la fracture, de l'étendue (diagnostic positif) permet un abord électif si pas de doute sur d'autres lésions	3
	Sinon un « dégantage total » du pénis est recommandé pour explorer toute la longueur des deux corps caverneux	2
H	Rupture de l'albuginée des corps caverneux	5
	Mécanisme : plicature de la verge	5
	« Faux pas du coït »	5

Cas clinique 4

Item 40

Questions	Réponses	Points
A	L'examen vaginal :	
	Toucher vaginal	10
	Examen au speculum	10
B	Dyspareunies de présence	20
C	Érosion de la paroi vaginale antérieure par la bandelette sous-urétrale	20
D	Fibroscopie (ou urétro-cystoscopie) urétro-vésicale à la recherche d'une érosion urétrale	20
E	Traitement étiologique	5
	Excision de la bandelette sous-urétrale	5
	Œstrogénothérapie locale	5
	Discuter le traitement de l'incontinence urinaire à distance – minimum 6 mois – par une bandelette biologique (bandelette de fascia-lata, gaine des droits…) – en fonction du statut de l'incontinence après l'ablation de la bandelette	5

Cas clinique 5

Item 55

Questions	Réponses	Points
A	Déficit androgénique lié à l'âge	3
	Causes vasculaires (HTA, diabète, dyslipidémie)	3
	Causes neurologiques (SEP, Parkinson, AVC, neuropathie…)	3
	Causes locales (Lapeyronie, hypospade…)	1
	Causes psychogènes	2
	Causes médicamenteuses	2
	Causes endocriniennes	1

Questions	Réponses	Points
B	Poids, taille, IMC, périmètre abdominal	2
	Examen cardiovasculaire : pression artérielle, pouls distaux, souffle carotidien	3
	Examen neurologique : membres inférieurs, examen périnéal	3
	Recherche de signes d'hypogonadisme (pilosité, hypotrophie testiculaire)	3
	Examen neuropsychologique	2
	Examen prostatique : toucher rectal	2
C	OUI	3
	Dosage de la testostérone biodisponible	3
	Le matin entre 8 h et 10 h	NC
	HbA1c	2
	PSA	2
D	Nouveau dosage de la testostérone biodisponible	5
	Dosage FSH et LH	5
	Prolactinémie	3
	Bilan préthérapeutique NFS	2
	Bilan lipidique	2
	TSHus	2
	Bilan hépatique	1
E	En cas de DALA	
	Testostérone abaissée	4
	LH/FSH	4
	Autres dosages non modifiés par le DALA	2
F	Hormothérapie substitutive	3
	Par de la testostérone	3
	Après élimination des contre-indications	1
	Arrêt du tabac	1
	Règles hygiéno-diététiques	1
	Soutien psychologique	1
G	Pas de contre-indication *a priori*	3
	Ce sont les dérivés nitrés qui contre-indiquent le Viagra®	2
H	Priapisme iatrogène	5
	Urgence thérapeutique	5
	Ponction des corps caverneux	2
	Injection d'alpha stimulant	2
	Si échec : shunt caverno-spongieux	1

Cas clinique 6

Items 89, 95, 272

Questions	Réponses	Points
A	Urétrite aiguë non compliquée	3
	– écoulement urétral	1
	– signes fonctionnels urinaires	1
	– examen clinique normal	NC
	3 principaux germes :	
	– Neisseria gonorrhoeae (gonocoque)	4
	– Chlamydia trachomatis	4
	– Mycoplasma genitalium	2
B	Toute suspicion d'urétrite doit être confirmée biologiquement : un prélèvement bactériologique avant traitement est indispensable	PMZ
	En présence d'un écoulement, prélèvement à l'écouvillon – sans désinfection préalable – chez un patient qui n'a pas uriné depuis au moins deux heures	4
	En l'absence d'écoulement, il faut recueillir le premier jet urinaire (inférieur à 10 mL)	2
	Examen direct et coloration de Gram (ECBU)	2
	PCR en temps réel à la recherche de Chlamydia	2
C	Traitement antibiotique (2 pts), probabiliste (2 pts), monodose (2 pts) pour : – interrompre rapidement la contagiosité – favoriser l'observance thérapeutique – limiter la pression antibiotique, facteur de résistance	6
	Association systématique, active sur gonocoque et Chlamydia	2
	– Ceftriaxone 500 mg IM ou IV en dose unique	2
	– Azithromycine 1 g PO en dose unique	2
	Mesures adjuvantes indispensables	PMZ
	– dépister et traiter le(s) partenaire(s)	1
	– rechercher d'autres infections sexuellement transmissibles : VIH, VHB, VHC, syphilis en tenant compte des délais de séroconversion	1
	– rechercher des condylomes	NC
	– mesures de prévention : rapports protégés pendant 7 jours en cas de dose unique	2
	– proposer la vaccination contre l'hépatite B chez les non-immunisés	1
	Consultation à J3 si les symptômes persistent	1
	Consultation systématique à J7 : – vérifier la guérison clinique – contrôler les résultats bactériologiques – donner les résultats des sérologies	2

Questions	Réponses	Points
D	Torsion du cordon spermatique	5 PMZ
	Torsion des annexes testiculaires (hydatide)	2
	Orchi-épididymite	4
	Traumatisme scrotal	2
	Cancer du testicule à forme subaiguë (hémorragie intratumorale)	1
	Hernie inguino-scrotale étranglée	1
E	Toucher rectal	3 PMZ
	– recherche de prostatite aiguë (prostate douloureuse, succulente)	1
	– recherche d'abcès prostatique	1
	Recherche d'un globe vésical	2
	Constantes hémodynamiques – signe de gravité du sepsis	2
	Bandelette urinaire : – leucocyturie et nitrites	2
F	Causes de complications infectieuses :	
	– non-observance du traitement	2
	– résistance aux antibiotiques	2
	– diagnostic initial tardif	2
	Risques évolutifs au niveau local :	
	– abcédation voire fonte purulente du testicule	2
	– fistulisation cutanée	1
	– récidive précoce	NC
	– chronicité	1
	– sténose urétrale	1
	– hypofertlité (sténose de l'épididyme ou du canal déférent)	1
	Risques évolutifs au niveau général :	
	– syndrome de Fiessinger Leroy Reiter : arthrite réactionnelle, conjonctivite, urétrite (*Chlamydia*)	1
	– péri-hépatite de Fitz Hugh Curtis (*Chlamydia*)	1
	– dissémination hématogène : endocardite, arthrite septique, méningite (gonocoque)	1
G	Hospitalisation si signes généraux sévères et doute sur la compliance	2
	Antibiothérapie prolongée :	2
	– adaptée aux résultats du prélèvement urétral	2
	– après nouveau bilan bactériologique : ECBU, hémocultures	2
	– 14 jours minimum	2
	Drainage chirurgical si abcédation	1
	Traitement antalgique :	
	– pas d'AINS dans les 48 premières heures (risque de cellulite)	2
	– antalgique palier 1+2	NC
	– repos au lit	1
	– suspensoir	1

Cas clinique 7

Items 91, 156, 174, 181, 216, 252, 341

Questions	Réponses	Points
A	Rétention chronique d'urines avec miction par regorgement	3
	Obstacle sous-vésical :	2
	– hypertrophie bénigne de prostate (antécédent de RTUP)	2
	– cancer de prostate localement évolué (prostate pierreuse au TR)	2
	– sténose urétrale (séquelle de RTUP)	1
	Hypocontractilité vésicale :	3
	– trouble des fonctions supérieures (perte d'autonomie, Parkinson, syndrome dépressif)	2
	– neuropathie diabétique	1
	– prise d'antidépresseur à action anticholinergique	1
	Incontinence urinaire par urgenturies : hyperactivité vésicale	3
	Origine centrale (Parkinson, syndrome dépressif)	2
	Irritation vésicale :	2
	– infection urinaire	1
	– tumeur de vessie	1
	– calcul vésical	1
	– corps étranger	1
	Incontinence urinaire par insuffisance sphinctérienne : – complication de la RTUP	4
B	ECBU : – éliminer une infection urinaire	3
	Échographie réno-vésico-prostatique :	2
	– avec mesure du résidu postmictionnel	1
	– rechercher une rétention d'urines	1
	– apprécier le retentissement sous-jacent d'une éventuelle rétention	1
	– mesurer le volume prostatique	1
	Créatininémie : – évaluer la fonction rénale	3
	PSA sérique total : – rechercher un cancer de prostate localement évolué responsable d'un obstacle sous-vésical – TR très suspect	3
C	Insuffisance rénale	2
	Aiguë	2
	Iatrogène	2
	Par administration de produit de contraste iodé	2
	et AINS	2
D	Colonisation bactérienne (bactériurie asymptomatique)	4
	ou contamination bactérienne	4
E	Pas de traitement antibiotique en l'absence de signes cliniques	4
	Le traitement antibiotique des bactériuries asymptomatiques :	
	– ne diminue pas le risque d'infection urinaire symptomatique	2
	– n'augmente pas le taux de survie	2
	– risque de sélectionner des germes résistants	2

Questions	Réponses	Points
F	Prostatite aiguë nosocomiale : – arguments cliniques : fièvre et douleur au TR – par définition : infection survenant au cours d'une hospitalisation	5
	Associée à une rétention d'urines	2
	Facteurs de risque :	
	– sondage vésical	1
	– sexe masculin (risque de morbidité plus important)	1
	– âge > 65 ans	1
	– diabète	1
	– contexte de néoplasie	1
G	Drainage vésical par cathéter sus-pubien	5
	Bilan bactériologique : ECBU, hémocultures	5
	Antibiothérapie adaptée à l'antibiogramme précédent, systématiquement réévaluée dès l'obtention du nouveau bilan bactériologique	5

Cas clinique 8

Items 93, 259

Questions	Réponses	Points
A	Pyélonéphrite	3
	– aiguë	1
	– droite	1
	Terrain : femme jeune	1
	Clinique :	
	– fièvre	1
	– douleur en fosse lombaire	1
	– BU+ (Leuco et Nitrites)	1
	Biologie : – syndrome inflammatoire biologique *N.B : il est difficile d'affirmer le caractère obstructif sur les seules données cliniques et biologiques.*	1
B	Oui	2
	Examens bactériologiques :	
	– ECBU	2
	– hémocultures périphériques (aérobies et anaérobies)	2
	– à faire avant de débuter l'antibiothérapie	2
	– pour adapter secondairement le traitement à l'antibiogramme	2
	Recherche d'une cause obstructive	2
	Échographie rénale :	2
	– recherche une dilatation des cavités pyélocalicielles	2
	– explore la jonction pyélo-urétérale et le bas uretère	NC
	ASP	2
	Recherche un calcul urétéral radio-opaque	2
	La prise en charge en urgence en dépend	NC

C	La patiente doit être hospitalisée en urgence	4 PMZ
	Pyélonéphrite aiguë obstructive droite	4
	Probablement d'origine lithiasique	2
	Urgence chirurgicale	2
	Risque vital par choc septique en l'absence de traitement adapté	2
D	Urgence médicale et chirurgicale	4 PMZ
	Laisser la patiente à jeun	1
	Voie veineuse périphérique	1
	Antibiothérapie :	
	– bi-antibiothérapie	2
	– parentérale	1
	– synergique	1
	– bactéricide	1
	– probabiliste, dirigée contre les BGN	1
	– à bonne diffusion tissulaire et d'élimination urinaire	1
	– débutée après les prélèvements bactériologiques	1
	– adaptée secondairement à l'antibiogramme	1
	– C3G + aminoside	1
	Drainage chirurgical des urines en urgence :	4 PMZ
	– pose de sonde urétérale droite par voie rétrograde sous cystoscopie	2
	– ou pose de sonde de néphrostomie percutanée droite sous échographie	2
	Surveillance rapprochée : – pouls, PA – température – diurèse	2
E	Inefficacité du drainage des cavités rénales droites	2
	Complication infectieuse :	
	– abcès rénal	2
	– localisation secondaire de l'infection par voie hématogène	2
	Nouvelle évaluation :	
	– clinique	NC
	– biologique : NFS, CRP, ECBU, hémocultures	2
	– radiologique : uro-TDM	2
F	Abdomen sans préparation :	
	– 2 opacités de tonalité calcique dans l'aire rénale droite = calculs	2
	– de 10 mm chacun	1
	– sonde double J en place	1
	Traitement en 1re intention :	
	– lithotritie extracorporelle (calcul pyélique de moins de 20 mm)	2
	– après vérification de la stérilité des urines par un ECBU	2
	– contrôle de l'hémostase (TP, TCA, plaquettes)	2

Questions	Réponses	Points
G	Oui	2
	Bilan métabolique recommandé dès la première crise de colique néphrétique	2
	Bilan sanguin :	
	– créatinine	1
	– calcium	1
	– acide urique	1
	– glycémie à jeun	1
	Bilan sur les urines de 24 h :	
	– créatinine	1
	– calcémie	1
	– acide urique	1
	– urée	1
	– sodium	1
	– volume total/24 h	1

Cas clinique 9

Item 127

Questions	Réponses	Points
A	Le bilan prégreffe permet l'évaluation de la faisabilité chirurgicale et anesthésiologique de la transplantation et la recherche de risques infectieux ou carcinologique chez le receveur. Les examens à réaliser sont :	
	Un examen clinique complet	
	Un scanner abdomino-pelvien avec injection	1
	Une échographie cardiaque	1
	Une échographie abdominale	1
	Un bilan hépatique	
	Les sérologies virales	
	Une numération, un bilan lipidique, un bilan glycémique	
	Un typage HLA	1
	Une recherche d'anticorps lymphocytotoxiques tous les 3 mois	1
B	Les deux frères bien portants	2
	et la compagne de M. M sont des donneurs potentiels	1
	Les autres membres de la fratrie présentent des pathologies rendant impossible d'envisager le don d'organe (autre donneur=0/5)	2
	En France, le don d'organe entre vivants est régi par le Code de la santé publique	2
	via la loi bioéthique de juillet 2011 Les donneurs potentiels peuvent être le père ou la mère, le frère ou la sœur, le conjoint du père et de la mère, les grands-parents, l'oncle ou la tante, les cousins ou cousines germains, toute personne pouvant justifier de 2 ans de vie commune avec le receveur ou d'un lien affectif étroit durant depuis plus de 2 ans.	3

C	Le bilan pré-don d'organe a pour finalité de s'assurer de la faisabilité et de la sécurité du don d'organe chez le donneur, ainsi que de la compatibilité avec le receveur. Les examens indiqués dans ce cadre sont :	
	Examen clinique complet	1
	Bilan biologique de base	
	Détermination du groupe sanguin et du typage HLA	2
	Cross-match lymphocytaire entre le donneur potentiel et le receveur	2
	Évaluation de la fonction rénale : créatininémie, clairance mesurée et calculée selon Cockroft et MDRD, mesure isotopique du débit de filtration glomérulaire	1
	Étude anatomique rénale : TDM abdominopelvienne injectée par un radiologue habitué au bilan en vue de don d'organe	1
	Évaluation cardiovasculaire : échographie cardiaque, prise de la tension artérielle	1
	Recherche de tumeur occulte : fibroscopie digestive haute, Hemoccult II® après 40 ans, bilan gynécologique avec mammographie et frottis cervico-vaginal	1
	Recherche de foyers infectieux : examen ORL et stomatologique, sérologies virales	1
D	M. M. peut bénéficier d'une transplantation à partir d'un donneur décédé de mort encéphalique	3
	ou de donneur décédé après arrêt cardiaque	2
	Il n'y a pas de condition nécessaire pour bénéficier d'une greffe à partir d'un donneur décédé de mort encéphalique hormis l'inscription sur la liste nationale d'attente gérée par l'Agence de la biomédecine	3
	Pour bénéficier d'une greffe à partir d'un donneur décédé après arrêt cardiaque, le receveur doit être :	
	– âgé de moins de 65 ans	1
	– naïf (ne présentant pas d'anticorps lymphocytotoxique) et avoir signé un consentement écrit l'informant des risques particuliers liés à cette procédure. En cas de non-fonction primaire du greffon, le patient est réinscrit sur la liste d'attente en conservant son rang d'ancienneté. L'inscription sur la liste d'attente de greffe à partir de donneur décédé après arrêt cardiaque s'ajoute à l'inscription sur la liste d'attente « classique » et ne s'y substitue pas.	1
E	Il est nécessaire de confirmer le diagnostic de mort encéphalique :	
	Examen clinique :	
	– absence totale de conscience	1
	– et d'activité motrice spontanée	1
	– abolition de tous les réflexes du tronc cérébral	1
	– absence totale de ventilation spontanée (épreuve d'hypercapnie)	1
	Confirmation paraclinique :	
	– 2 EEG nuls et aréactifs à au moins 4 heures d'intervalles	2
	– ou une angiographie cérébrale confirmant l'absence de circulation encéphalique	1
	Procès-verbal de constat de la mort	1
	signé par 2 médecins indépendants des équipes de greffe et de prélèvement	1
	Il faut s'assurer d'absence d'opposition au don d'organe par interrogation du registre national	5 PMZ
	Bien qu'en France le consentement au don d'organe après la mort soit présumé, l'entretien avec la famille afin de recueillir son accord est systématique	1

Questions	Réponses	Points
F	Les diagnostics à évoquer dans ces conditions sont :	
	– une thrombose vasculaire, même si le délai semble un peu tardif	
	– une fuite urinaire	1
	– un hématome de loge	1
	– un rejet aigu	1
	– une pyélonéphrite	1
	– une obstruction intrinsèque ou extrinsèque sur la voie urinaire du greffon	1
	Les examens à réaliser sont :	
	– une échographie du greffon avec doppler pour vérifier la vascularisation et une éventuelle dilatation des cavités pyélocalicielles et de l'uretère	2
	– un bilan infectieux : ECBU, hémocultures en cas de fièvre	1
	– un bilan préopératoire : numération formule sanguine, bilan d'hémostase	1
	– une recherche d'anticorps lymphocytotoxiques apparus après la greffe (DSA)	1 (oubli = 0/5)
G	On demande un uroscanner devant la suspicion de fistule urinaire afin d'objectiver celle-ci et le niveau de la fuite.	10 (TDM abdominale sans clichés tardifs = 0)
H	Il s'agit d'un cliché d'uroscanner au temps tardif, en coupe transversale passant par le greffon rénal. Il objective une fuite du produit de contraste	5
	dans la loge de transplantation signant le diagnostic de fistule urinaire, probablement par nécrose urétérale après thrombose de l'artère polaire inférieure ou d'une de ses branches à destinée urétérale	5
	La prise en charge est chirurgicale en urgence : drainage de la collection, lavage de la loge de transplantation, réfection du drainage par anastomose urétéro-urétérale entre l'uretère du greffon et l'uretère natif du patient, éventuellement réimplantation directe de l'uretère s'il existe une longueur suffisante et que les tissus urétéral et vésical le permettent (absence de nécrose).	10
I	Les examens à réaliser lors du bilan annuel de greffe sont :	
	Les examens standards réalisés lors des consultations de suivi :	
	– numération formule sanguine, ionogramme sanguin avec urée et créatininémie, protéinurie des 24 h	1
	– bandelette urinaire ± ECBU, bilan hépatique, suivi pharmacologiques des immunosuppresseurs	2
	– glycémie à jeun, calcémie	1
	– phosphorémie	1
	– bilan lipidique	
	Les examens spécifiques du bilan annuel :	
	– recherche des anticorps anti-HLA	1
	– ECG	1
	– échographie cardiaque	1
	– uricémie, échographie du greffon	1
	– des reins natifs	1
	– dosage de la 25-OH vit. D3 ± ostéodensitométrie, examen dermatologique, dépistage d'une infection à BK-virus, vérification de la vaccination antihépatite B	

Cas clinique 10

Item 156

Questions	Réponses	Points
A	Antécédent familial de cancer de la prostate *N.B : on parle de « cancer familial » en cas d'au moins 2 parents collatéraux ou de la survenue de cancer chez un parent âgé de moins de 55 ans, lorsque 3 membres d'une fratrie sont atteints.*	5
	Ethnie afro-antillaise	5
B	Biopsies de la prostate	8
	– échoguidées	2
	– sous anesthésie locale	2
	Envoi des prélèvements en anatomopathologie	2
	ATBprophylaxie par ofloxacine	2
	Lavement au Normacol® × 2 avant le geste	2
	Prévenir le patient des risques d'hématurie, rectorragie, hémospermie, infection urinaire et rétention urinaire, douleur, malaise	2
C	Il faut proposer un traitement curatif	2
	car le patient est jeune, sans antécédent notable avec un cancer de risque intermédiaire selon classification de D'Amico	2
	– Prostatectomie radicale (cœliochirurgie ou rétropubienne ou assistée par robot)	2
	+ lymphadenectomie (curage ilio-obturateur)	2
	Effets secondaires :	
	– impuissance	1
	– incontinence	1
	– risque anesthésique	1
	– risque hémorragique	1
	– risque infectieux	1
	– risque de sténose de l'anastomose	NC
	– Hormono-irradiation (irradiation conformationnelle)	4
	Effets secondaires :	
	– impuissance	1
	– cystite radique	1
	– rectite radique	1
	– tumeur radio-induite	NC
	– sténose urétrale	NC
D	pT3b	5
	N0	5
	M0	NC
E	Il s'agit d'une récidive biologique (taux de PSA >0,2 ng/mL)	5
	Réalisation d'un bilan d'extension à la recherche de métastases (ganglionnaires ou osseuses) Pour rappel, la place reconnue du Pet-Scan à la choline se situe pour une récidive biologique avec un taux de PSA >2 ng/mL	3
	Si bilan négatif, proposer une radiothérapie de sauvetage	2

Questions	Réponses	Points
F	Bilan étiologique : scintigraphie osseuse	5
	Hormonothérapie à visée palliative	NC
	Castration chirurgicale (pulpectomie bilatérale) ou Agonistes de la LHRH ou antagoniste de la LHRH de façon continue ou intermittente discuter l'association d'un anti-androgène systématique compte tenu de la gravité (si agoniste)	5
	Traitement palliatif après réunion de concertation pluridisciplinaire	2
	Biphosphonates	1
	Traitement des douleurs (irradiation antalgique, traitement antalgique palier 3)	2
G	Nouveau bilan étiologique à la recherche de nouvelles métastases (osseuses, viscérales) : scanner thoraco-abdomino-pelvien et scintigraphie osseuse	3
	Vérifier le passage en résistance à la castration par un taux de testostéronémie effondrée+3 augmentations de PSA à 4 semaines d'intervalle => Il s'agit probablement ici de la phase de résistance à la castration du cancer de prostate avec métastases osseuses symptomatiques après avoir vérifié que le patient n'est pas (plus) sous antiandrogènes.	2
	Biphosphonates IV/3 semaines : Zometa® 4 mg	2
	Chimiothérapie : taxane (Taxotère®), amélioration de la qualité de vie+augmentation de la survie de quelques mois (2–6 mois en fonction des études)	3
	Soins palliatifs avec prise en charge pluridisciplinaire et traitement symptomatique	5

Cas clinique 11

Item 158

Questions	Réponses	Points
A	Interrogatoire :	NC
	– antécédents personnels : facteurs de risque de cancer du rein : poids (obésité), HTA, tabagisme, insuffisance rénale	5
	– antécédents familiaux : cancers du rein, maladies héréditaires à risque de cancer du rein, insuffisance rénale, polykystose rénale	5
	– symptômes : hématurie, lombalgie, AEG, hyperthermie, apparition récente d'une varicocèle, douleurs osseuses	5
	Examen clinique : Recherche d'une masse abdominale ou du flanc palpable, adénopathie palpable, hépatomégalie, varicocèle	5
B	Scanner thoraco-abdominal :	5
	– avec trois temps : sans injection, temps vasculaire (30 secondes après injection) et temps excrétoire tardif	3
	– critères tumoraux de malignité : tumeur irrégulière, hétérogène, ± nécrose et se rehaussant après injection de produit de contraste	1
	– extension loco-régionale : taille de la tumeur, atteinte de la graisse péri-rénale, envahissement de la surrénale	1
	– recherche d'un thrombus de la veine rénale ± de la veine cave	3
	– bilan d'extension : adénopathies lombo-aortiques, métastases hépatiques, métastases pulmonaires	2
	– étude du rein controlatéral : tumeur controlatérale et trophicité	NC
	Dosage de la créatininémie et calcul de la clairance de la créatininémie (MDRD) :	5
	– recherche d'une insuffisance rénale	
	– fonction rénale de base avant traitement	
	– éliminer CI à l'injection de PDC au scanner	

C	Non : 1) Le patient est jeune et en bonne santé 2) Le traitement de référence est la chirurgie 3) Le biopsie a des risques de faux-négatifs	5 5 5 5
D	Après discussion en RCP :	
	– Traitement chirurgical : exérèse tumorale. Ils n'ont pas à connaître les indications de la chirurgie	10
	– Surveillance	5
E	Bon pronostic car :	
	– bas grade de Furhman	5
	– petite tumeur	3
	– type histologique de bon pronostic	4
	– pas d'altération de l'état général	3
F	Dépistage d'une récidive tumorale : locale ou à distance : examen clinique, imagerie (échographie rénale et scanner thoraco-abdomino-pelvien)	5
	Surveillance de la fonction rénale par le dosage de la créatininémie	5

Cas clinique 12

Item 160

Questions	Réponses	Points
A	Microlithiases testiculaires bilatérales	1
	Troubles de la fertilité	1
	Antécédent de cryptorchidie	1
	Syndrome de dysgénésie gonadique	2
	Haut risque de cancer testiculaire	5
	Biopsies testiculaires bilatérales chirurgicales	3
	Recherche de néoplasie germinale intratubulaire	2
B	Suspicion cancer testiculaire gauche	2
	Palpation épididyme	1
	Sillon épididymo-testiculaire	1
	Testicule controlatéral	5
C	Écho-Doppler scrotal	5
	dosage préopératoire marqueurs	3
	CECOS	5
	Scanner thoraco-abdomino-pelvien	2
D	Orchidectomie gauche par voie inguinale	5 (0 si voie scrotale)
	Prothèse même temps opératoire	1
	Envoi en anapath	2
	Dosage postopératoire marqueurs tumoraux	2
	Évaluation décroissance marqueurs	1
E	Emboles vasculo-lymphatiques	5
	Définition catégorie à risque de rechute	5

Questions	Réponses	Points
F	RCP	1
	Surveillance clinique	2
	Surveillance marqueurs	2
	Surveillance imagerie	2
	Chimiothérapie	1
	Curage ganglionnaire rétropéritonéal	2
	Pas de radiothérapie	2
G	Orchidectomie partielle droite	5
	Biopsie parenchyme adjacent (recherche NGIT)	5
	Radiothérapie scrotale si NGIT	5
H	Faible risque de rechute	2
	Pas d'envahissement du rete testis	2
	Tumeur < 4 cm	2
	Surveillance testostéronémie	5
	Recherche hypogonadisme	3

Pour aller plus loin

A

La présence de microlithiases testiculaires bilatérales associées à un trouble de fertilité et à un antécédent d'ectopie testiculaire doit faire suspecter un syndrome de dysgénésie gonadique plaçant le patient à haut risque de cancer testiculaire.

Indication à réaliser des biopsies testiculaires chirurgicales bilatérales précisant l'origine de l'infertilité et recherchant une néoplasie germinale intratubulaire.

B

- Suspicion de présence d'un cancer du testicule gauche.
- Confirmation du siège intratesticulaire du nodule en palpant l'épididyme. Persistance du sillon inter-épididymo-testiculaire (signe de Chevassu).
- Palpation du testicule controlatéral permettant de vérifier l'intégrité du parenchyme et d'évaluer sa taille (absence d'hypotrophie testiculaire).
- Palpation de l'abdomen à la recherche d'une masse abdominale palpable.

C

- L'écho-Doppler scrotal pour confirmer, en cas de doute à l'examen, la localisation intratesticulaire et préciser la taille de ce nodule.
- Dosage préopératoire des marqueurs tumoraux : bêta-hCG totale, alpha-fœto-protéine et LDH.
- Conservation de sperme au CECOS (médico-légal : document signé du patient en cas de refus).
- Bilan d'extension comprenant un scanner thoraco-abdomino-pelvien.

D

- Bilan préopératoire.
- Consentement éclairé signé du patient.
- Traitement chirurgical : orchidectomie gauche avec ligature première du cordon, par voie inguinale. Pose de prothèse dans le même temps opératoire.
- Analyse anatomopathologique.
- Dosage postopératoire des marqueurs tumoraux, valeur de référence avant traitement complémentaire éventuel dans les formes métastatiques.
- Évaluation initiale de la décroissance dans les tumeurs germinales non séminomateuses à bilan d'extension négatif.

E

- Les facteurs d'histopronostic : présence d'emboles tumoraux vasculaires ou lymphatiques.
- Définition d'une catégorie à risque de rechute.

F

Décision proposée en réunion de concertation pluridisciplinaire (RCP).

Patient à faible risque de rechute :

- absence de facteur de risque de rechute ;
- surveillance clinique testicule controlatéral régulier ;
- surveillance marqueurs et imagerie selon une périodicité conforme aux recommandations ;
- en cas de refus de la part du patient : chimiothérapie deux cycles BEP (bléomycine, étoposide, cisplatine).

Patients à haut risque :

- présence d'un facteur de risque de rechute (supérieur à 50 %) ;
- deux cycles de chimiothérapie BEP.

Le curage ganglionnaire rétropéritonéal peut être proposé aux patients ne souhaitant aucune des deux prises en charge. Il peut être réalisé en cœlioscopie dans un centre expert.

Pas de radiothérapie dans les tumeurs non séminomateuses.

G

- Une orchidectomie partielle en fonction du taux de testostérone.
- Une biopsie du parenchyme testiculaire adjacent à la recherche d'une NGIT.
- Une radiothérapie scrotale en présence de NGIT à la dose de 16 Gy en présence de NGIT.

H

- Décision proposée en réunion de concertation pluridisciplinaire (RCP).
- Patient à faible risque de rechute : absence de facteurs de risque de rechute (critères de Warde) : absence d'envahissement du rete testis et tumeur < 4 cm.
- Surveillance marqueurs et imagerie selon une périodicité conforme aux recommandations.
- Dosage testostéronémie régulière à la recherche d'un hypogonadisme.
- En cas d'apparition d'un hypogonadisme au cours du suivi : traitement substitutif (fig. 6).

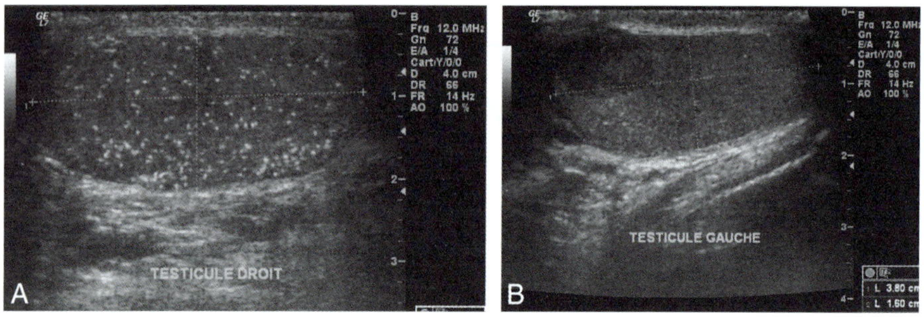

Fig. 6.

Cas clinique 13

Item 160 bis

Questions	Réponses	Points
A	Interrogatoire : date de début des symptômes ?	
	Fièvre ?	1
	Rapports sexuels non protégés ? Exposition à des carcinogènes vésicaux ?	
	Tolérance du saignement : asthénie, sensation d'essoufflement ? pâleur conjonctivale, polypnée ?	2
	Recherche d'arguments pour un déséquilibre du traitement par AVK : date et valeur du dernier INR, interactions médicamenteuses (prise médicamenteuses récentes), autre site de saignement, régularité de la prise du Previscan® ?	3 PMZ
	Examen physique : examen clinique général et urologique complet : Éliminer un globe vésical (2 pts, PMZ), recherche d'une masse hypogastrique palpable (1 pt), de douleur lombaire (1 pt).	4 PMZ
	Toucher rectal (2 pts) : éliminer une prostatite (1 pt), recherche d'une hypertrophie bénigne de la prostate ou d'une masse/blindage pelvien.	3
	Signes cliniques d'anémie (2 pts) : pâleur conjonctivale, polypnée	2

Questions	Réponses	Points
B	NFS : recherche d'une anémie	3 PMZ
	INR	3 PMZ
	Créatininémie : évaluation fonction rénale systématique dans le bilan d'une hématurie	1
	ECBU : éliminer une infection urinaire	1
	Échographie de l'appareil urinaire à but étiologique	2
C	Arrêt des AVK (3 pts, PMZ) et relais par héparine de bas poids moléculaire après avis cardiologique (3 pts)	6 PMZ
	Boisson abondante	1
	Reconsulter en cas de réapparition des symptômes	1
	Contrôler la NFS dans 48 h	2
D	Tabagisme actif ou sevré	3
	Exposition professionnelle à des carcinogènes vésicaux : amines aromatiques	4
	Antécédent de radiothérapie pelvienne (1 pt) ou de chimiothérapie à base de cyclophosphamide (1 pt)	2
	Exposition au risque de bilharziose	1
E	Cytologie urinaire (4 pts) : recueil des urines mictionnelles (1 pt), éviter les premières urines du matin, envoi du prélèvement pour examen anatomopathologique (1 pt) dans la journée.	6
	Fibroscopie vésicale (4 pts) : une fibroscopie doit être réalisée rapidement en consultation sous réserve d'un ECBU stérile (3 pts), pour confirmer le diagnostic de polype vésical. La fibroscopie est réalisée sous anesthésie locale (1 pt) (anesthésie de l'urètre avec un gel de xylocaine), dans des conditions d'asepsie (1 pt) (toilette bétadinée, champ et gants stériles). La fibroscopie en consultation permet d'explorer la vessie et de visualiser le polype décrit à l'échographie.	9
F	La confirmation du diagnostic doit être histologique	3
	via la réalisation d'une résection transurétrale de la lésion vésicale	5
	et l'envoi des copeaux de résection pour examen anatomopathologique	3
	Cet examen est réalisé au bloc opératoire, sous rachianesthésie où anesthésie générale. L'ECBU du patient doit être stérile.	1
	Il est indispensable d'arrêter les anticoagulants 24 h avant le geste	3 PMZ
G	Confirmation du diagnostic de cancer de la vessie	2
	Détermination du type histologique	2
	Détermination du stade (2 pts) tumoral : tumeur de vessie non invasive du muscle vésical=TVNIM (1 pt) ou tumeur de vessie invasive du muscle vésical TVIM (1 pt) (utiliser la nouvelle terminologie TVNIM TVIM++)	4
	Détermination du grade tumoral : bas grade ou haut grade	2
H	Annonce du diagnostic dans le cadre du dispositif d'annonce (3 pts) prévu par le plan cancer après discussion du dossier en réunion de concertation pluridisciplinaire (3 pts). La consultation d'annonce (1 pt) (temps médical) sera suivie d'un temps d'accompagnement soignant (1 pt) (infirmier spécialisé le plus souvent) dont le rôle est de reformuler ce qui a été dit en consultation d'annonce et de répondre aux questions du patient et de sa famille.	8
	Examens complémentaires : scanner thoraco-abdomino-pelvien (3 pts) avec injection de produit de contraste (1 pt) (sous réserve d'une fonction rénale normale) et temps tardif excréteur (uroscanner) (1 pt) permettant d'explorer la voie excrétrice supérieure.	5
	Scintigraphie osseuse en cas de point d'appel clinique ou radiologique.	1
	Bilan d'opérabilité selon les antécédents du patient.	1

Cas clinique 14

Items 40, 185, 216

Questions	Réponses	Points
A	Interrogatoire	
	Antécédents de rétention	2
	Signes associés	
	Hyperthermie, frissons	2
	Hématurie	2
	Traitements en cours	
	Antiagrégants, anticoagulant	2
	Examen physique	
	Globe vésical	1 PMZ
	Toucher rectal	4
	Rechercher un fécalome	2
B	Cathéterisme sus-pubien	5
	Conditions d'asepsie et de stérilité	1
	Expliquer le principe du soin et son utilité au malade	1
	Rechercher des contre-indications	
	Pontage vasculaire fémoro-fémoral croisé	1
	trouble de l'hémostase	1
	Cicatrice de laparotomie	1
	Antécédents de tumeurs de vessie	1 PMZ
	Surveillance diurèse, prévention du syndrome de levée d'obstacle	5
	Mise en place d'un traitement par alpha-bloquant	2 PMZ
	ECBU	3
C	Hospitalisation pour surveillance diurèse	2
	Risque important de syndrome de levée d'obstacle	2
	Réhydratation intra veineuse, compensation des entrées aux sorties	5
D	Infection urinaire fébrile, probablement une prostatite compte tenu du contexte	1
	Hémoculture	2
	Bi-antibiothérapie intraveineuse, initialement probabiliste, bactéricide, synergique, à bonne pénétration urinaire, active sur les BGN	2
	Exemple : céphalosporine de 3e génération (céfotaxime ou ceftriaxone) + aminoside (gentamicine) ou fluoroquinolone (ofloxacine) + aminoside	2
	Durée 21 jours	1
E	Facteurs de risque	
	Âge	2
	Diabète	2
	Maladie cardio vasculaire	2
	Dysurie, hypertrophie bénigne de la prostate	2
	Dépression	2
	Iatrogénie : paroxétine	2

Questions	Réponses	Points
	Évaluer la dysfonction sexuelle, rechercher :	
	– un trouble du désir, baisse de la libido	2
	– un trouble de l'éjaculation, éjaculation précoce	2
	Prise en charge du couple, rechercher une conjugopathie	2
F	Testostéronémie, à la recherche d'un déficit androgénique lié à l'âge	5
	Bilan cardio-vasculaire	5
G	Pas d'inhibiteur de phosphodiestérase de type 5 (IPDE5) car patient traité par dérivés nitrés, contre-indication absolue, risque de collapsus vasculaire en cas de prise associée	5 PMZ
	Prise en charge du couple	2
	Consultation spécialisée	2
H	Probable collapsus cardiovasculaire suite à la prise simultanée d'un Inhibiteur de la phosphodiestérase de type 5 et d'un dérivé nitré, contre-indication absolue	10

Pour aller plus loin

A

Interrogatoire

- circonstances d'apparition de la rétention ;
- épisodes antérieurs de rétention.

Antécédents urologiques :

- suivi urologique antérieur ;
- hypertrophie bénigne de la prostate HBP ;
- cancer de la prostate ;
- sténose urétrale, traumatisme, urétrite ;
- résection endo-urétrale de la prostate ;
- sondage urinaire ;
- prostatite, infection urinaire ;
- tumeurs de vessie ;
- dysurie, signes fonctionnels urinaires, brûlures mictionnelles.

Signes associés :

- hyperthermie, frissons ;
- hématurie.

Antécédents neurologiques :

- blessés médullaires ;
- sclérose en plaques ;
- maladie de Parkinson ;
- neuropathie diabétique.

Traitement en cours :

- antiagrégants plaquettaires ;
- AVK, héparine.

Examen physique

- Patient algique, anxieux et agité.
- Palpation abdominale.
- Retrouve un GLOBE VÉSICAL :
  - vessie tendue ;
  - voussure à convexité supérieure ;
  - matité à la percussion sus-pubienne ;
  - douloureuse dans la plupart des cas.
- TOUCHER RECTAL (TR)⚠ :
  - volume prostatique, HBP ;
  - douleur élective, prostatite ;
  - rechercher un fécalome.
- Organes génitaux externes :
  - phimosis serré, sténose méat urétral ;
  - orchi-épididymite.

B

URGENCE THÉRAPEUTIQUE.

DRAINAGE VÉSICAL.

Cathétérisme sus-pubien : KTSP.

S'ASSURER DE L'EXISTENCE D'UN GLOBE VÉSICAL (risque de perforation d'une anse intestinale).

- Prévenir le patient, lui expliquer le principe du soin et son utilité, le rassurer, geste indolore sous anesthésie locale.
- Strictes conditions d'ASEPSIE et de STÉRILITÉ, désinfection de la zone de ponction en 4 temps.
- Repère de du point de ponction : repère la symphyse pubienne puis 2 travers de doigts au-dessus du pubis et sur la ligne médiane de l'abdomen.
- Anesthésie locale, xylocaïne 1 %.
- Incision cutanée.

- Introduction du trocart dans le globe vésical.
- Mise en place du cathéter sus-pubien dans la vessie par la lumière du trocart.
- Ablation du trocart et fixation du trocart à la peau.

Rechercher les contre-indications du cathéter sus-pubien :

- absolues :
  - ABSENCE DE GLOBE VÉSICAL,
  - pontage vasculaire extra-anatomique en région sus-pubienne (fémoro-fémorale croisé) ;
- relatives :
  dans tous les cas prendre l'avis d'un urologue
  - troubles de l'hémostase,
  - cicatrices de laparotomie,
  - antécédents de tumeurs de vessie.

Noter précisément le volume contenu dans la vessie (bon pronostic si inférieur à 900 cc).

Surveiller la diurèse horaire, prévenir le syndrome de levée d'obstacle⚠.

Mettre en place un traitement par alpha-bloquant *per os*.

Après drainage :

- ECBU SYSTÉMATIQUE⚠ ;
- créatinémie, ionogramme sanguin ;
- échographie du haut appareil à la recherche d'une dilatation urétéro-pyélo-calicielle, recherche également des signes de pyélonéphrites ;
- JAMAIS DE DOSAGE DE PSA EN URGENCE.

C

- Insuffisance rénale aiguë d'origine obstructive.
- Hospitalisation pour surveillance diurèse.
- Risque important de syndrome de levée d'obstacle.
- Réhydratation intraveineuse, compensation des entrées aux sorties.
- Contrôler le ionogramme sanguin à 24 heures.

D

- Infection urinaire fébrile, probablement une prostatite compte tenu du contexte.
- Hémoculture.
- Numération formule plaquette, CRP.
- Bi-antibiothérapie intraveineuse, initialement probabiliste, bactéricide, synergique, à bonne pénétration urinaire, active sur les BGN.
- Exemple : céphalosporine de 3e génération (céfotaxime ou ceftriaxone) + aminoside (gentamicine) ou fluoroquinolone (ofloxacine) + aminoside.
- Durée : 21 jours (48 h de bithérapie minimum).
- Secondairement adaptée à l'antibiogramme issu des prélèvements.

E (item 40)

- Âge.
- Diabète.
- Maladie cardio-vasculaire.
- Dysurie, hypertrophie bénigne de la prostate.
- Dépression.
- Iatrogénie : paroxétine.

Évaluer la dysfonction sexuelle, rechercher :

- trouble de l'érection, maladie de Lapeyronie (questionnaire IIEF) ;
- un trouble du désir, baisse de la libido ;
- un trouble de l'éjaculation, éjaculation précoce ;
- un trouble de l'orgasme.

Prise en charge du couple, rechercher une conjugopathie.

F

- Oui.
- Testostéronémie, à la recherche d'un déficit androgénique lié à l'âge.
- Bilan cardio-vasculaire.

G

Pas d'inhibiteur de phosphodiestérase de type 5 (IPDE5) car patient traité par dérivé nitré, contre-indication absolue, risque de collapsus vasculaire en cas de prise associée⚠ (0 au dossier si IPDE5 prescrit car risque de décès pour le malade).

- Prise en charge du couple.
- Consultation spécialisée.
- Injection intracaverneuse de prostaglandine.
- Vacuum.
- Prothèse de verge.

H (item 185)

Probable collapsus cardiovasculaire suite à la prise simultanée d'un inhibiteur de la phosphodiestérase de type 5 et d'un dérivé nitré, contre-indication absolue.

Le sildénafil (Viagra®) est le médicament le plus vendu sur Internet et le plus contrefait.

Cas clinique 15

Item 247

Questions	Réponses	Points
A	Troubles de l'évacuation des urines :	5
	– dysurie	2
	– poussée initiatrice abdominale	2
	– jet faible et instable	2
	– mictions en deux fois	NC
	Trouble de la retenue :	5
	– pollakiurie	2
	– impériosités	2
B	Examen clinique (TR, IPSS, QdV)	5
	Échographie réno-vésico-prostatique avec évaluation du résidu postmictionnel	5
	ECBU	2
	PSA	2
	Créatinine	2
C	Échographie prostatique montrant une hypertrophie prostatique bénigne entraînant une obstruction de l'urètre	5
	Échographie vésicale montrant une rétention modérée	5
D	Inhibiteurs de la 5-alpha-réductase	3
	Les alpha-bloquants	3
	Les extraits de plantes (phytothérapie)	3
E	Rétention aiguë d'urine+++	5
	Rétention chronique avec :	5
	– infections urinaires répétées	2
	– calculs vésicaux	2
	– urétéro-hydronéphrose	2
	– insuffisance rénale	2
	– miction par regorgement	2
	JAMAIS CANCER de la prostate	5
F	Résection transurétrale endoscopique de prostate (RTUP)	5
	Adénomectomie (énucléation) par voie haute (AVH)	5
	Le volume du tissu prostatique obstructif (volume de l'adénome)	5
G	Éjaculation rétrograde	5

Cas clinique 16

Items 93, 252, 253, 259

Questions	Réponses	Points
A	Colique néphrétique aiguë gauche compliquée	5
	– Douleurs lombaires G aiguës	1
	– Similaires à d'anciennes crises de colique néphrétique	NC
	– Signes digestifs : vomissement	NC
	– Bandelette urinaire : hématurie microscopique et leucocyturie	1

	Compliquée car sur rein unique	2
	Diagnostics différentiels à évoquer	
	– Étiologies gynécologiques :	NC
	• jeune femme en âge de procréer	1
	• pas de contraception	1
	• salpingite	1
	• grossesse extra-utérine	1
	• torsion de kyste de l'ovaire	NC
	– Étiologies digestives :	1
	• sigmoïdite aiguë	1
	• mais apyrétique	NC
B	La colique néphrétique sur rein unique est une URGENCE	3
	Penser à quantifier la diurèse (savoir si colique néphrétique anurique car rein unique)	2
	Les examens complémentaires ne doivent pas retarder la prise en charge	2
	Bilan biologique :	
	– NFS, CRP à la recherche de syndrome inflammatoire biologique	1
	– Ionogramme sanguin, urémie, créatininémie à la recherche d'insuffisance rénale aiguë et hyperkaliémie	1
	– Gr Rh RAI 2 détermination (pré-op)	1
	– Bilan de coagulation préopératoire : TP, TCA, INR	1
	– β HCG plasmatiques pour éliminer une grossesse extra-utérine (nc)	1
	RP + ECG préopératoire	1
	ASP (1 pt) + échographie vésico-rénale (1 pt) pour confirmer le diagnostic et renseigner sur la taille, nature et localisation du calcul	2
	Au mieux, TDM abdomino-pelvien sans injection : permet de mieux préciser la taille, nature et localisation du calcul	1
	N.B : si TDM avec injection de produit de contraste iodé : 0 à la question car insuffisance rénale	
C	Pré-rénale (= fonctionnelle) par déshydratation extracellulaire	2
	Post-rénale (= obstructive) sur calcul urétéral gauche	2
D	Hospitalisation en urgence dans un service spécialisé	1
	À jeun	1
	Appel anesthésiste et urologues de garde	NC
	Bilan biologique préopératoire	NC
	ECG + RP	NC
	Mise en conditions : 2 voies veineuses périphériques de bon calibre, monitorage cardio-respiratoire	2
	Traitement médicamenteux intraveineux :	
	– Antalgiques de palier I : paracétamol IV : 1 g/24 h	2
	– Antispasmodiques : phloroglucinnol IV 2 ampoules × 3/24 h	1
	– Palier III : morphiniques IV en titration	1
	– Si AINS : 0 à la question car contre-indiqués en cas d'insuffisance rénale	
	Traitement chirurgical :	NC
	– Drainage des urines en urgence	2
	– Par sonde JJ ou néphrostomie per cutanée	1
	– Car colique néphrétique compliquée (1 pt) : sur rein unique (1 pt), hyperalgique (NC) et insuffisance rénale (NC)	2

Questions	Réponses	Points
E	Pyélonéphrite aiguë gauche compliquée (car terrain)	5
	– Postopératoire	NC
	– Au stade de sepsis sévère	2
	Prise en charge :	
	– Hémocultures aérobies et anaérobies	1
	– ECBU	1
	– Abdomen sans préparation (1 pt) : recherche un éventuel déplacement de la sonde JJ ou néphrostomie (NC)	1
	– Échographie vésico-rénale :	2
	• à la recherche d'un déplacement de la JJ ou néphrostomie	NC
	• à la recherche d'une dilatation des cavités pyélocalicielles (signe indirect de déplacement de la sonde JJ ou néphrostomie qui ne draine alors plus les urines)	NC
	– Vérifier si diurèse résiduelle++	2
	– Traitement antibiotique intraveineux probabiliste	2
	• actifs sur germes hospitaliers débuté après les prélèvements bactériologiques et secondairement adapté aux résultats de l'antibiogramme	NC
	– Traitement antipyrétique : paracétamol IV 1 g × 4/24 h	2
	– Remplissage vasculaire	2
	• par solutés macromoléculaires : exemple Voluven® 500 cc en 30 min	NC
	• puis remplissage au sérum salé isotonique 1,5 à 2 L IV/24 h	NC
	– Si absence de réponse tensionnelle au remplissage : appeler les réanimateurs de garde	1
	• pour éventuelle prise en charge de choc septique	NC
	• et adjonction de catécholamines	NC
F	Néphropathie tubulo-interstitielle chronique car :	5
	– Antécédents de pyélonéphrites à répétitions	NC
	– Néphrectomie sur rein détruit dans l'enfance	NC
	Sur malformation congénitale de l'arbre urinaire négligée	1
	Probablement reflux vésico-urétéral bilatéral	1
G	Urétrocystographie rétrograde et mictionnelle (UCRM)	1
	– Recherche de reflux vésico-urétéral	1
	Scintigraphie au DMSA/Mag-3	1
	– Valeur fonctionnelle du rein gauche	1
	Si urographie intraveineuse à la recherche de malformation de l'arbre urinaire : 0 à la question car contre-indiqué ici par l'insuffisance rénale	
H	Prise en charge de l'insuffisance rénale terminale	5
	– Prévention et traitement des complications	1
	• hypertension artérielle	1
	• anémie	1
	• hypocalcémie	1
	• déséquilibre nutritionnel protéino-énergétique	1
	• insuffisance rénale aiguë	1
	Éviction des médicaments néphrotoxiques	2
	Préserver le capital veineux :	
	– Fistule artérioveineuse	2
	Vaccination hépatite B	2
	Information et préparation au traitement de suppléance	2
	– Dialyse, transplantation rénale	NC

Cas clinique 17

Item 259

Questions	Réponses	Points
A	Pyélonéphrite aiguë obstructive	10
	Gauche	3
	Syndrome de jonction pyélo-urétérale	8
	Lithiase associée	2
B	Urgence vitale	3
	Hospitalisation	5
	Dérivation chirurgicale des urines	10 PMZ
	Antibiothérapie parentérale	4 PMZ
	Double	3
	10 à 21 jours	4
C	Uroscanner	10
	Vaisseau polaire inférieur	3
	Scintigraphie rénale	10
	Valeur fonctionnelle du rein	5
D	Néphrectomie gauche si rein détruit	10
	Pyéloplastie gauche	10

Pour aller plus loin

A Pyélonéphrite obstructive gauche sur probable syndrome de la jonction pyélo-urétérale associée à une lithiase.

B C'est une urgence vitale.

- HOSPITALISATION.
- Mise en condition avec pose de voie veineuse périphérique et rééquilibration hydroélectrolytique.
- Bilan préopératoire.
- Consultation d'anesthésie.

Le traitement est alors chirurgical et consiste à dériver les urines du haut appareil urinaire soit par une sonde urétérale, soit une néphrostomie avec réalisation d'un ECBU sur les urines pyéliques.

Antibiothérapie parentérale doit être mise en place le plus rapidement possible dès les prélèvements bactériologiques effectués :

- DOUBLE ;
- associant une C3G avec un aminoside (ceftriaxone-Rocéphine® 1 à 2 g/24 h IVL en une prise+gentamycine-Gentamicine® 3 mg/kg/24 h IVL en une prise) ;
- secondairement adaptée à l'antibiogramme ;
- relais *per os* peut être envisagé à 48 h d'apyrexie ;
- durée totale de 10 à 21 jours.

C Une fois la pyélonéphrite guérie. Donc à au moins un mois de l'épisode infectieux.

- uroscanner à la recherche d'un vaisseau polaire inférieur croisant la jonction pyélourétérale ;
- scintigraphie rénale pour connaître la valeur fonctionnelle du rein.

D

- Si rein détruit (moins de 10 % de la fonction rénale globale) : discuter une néphrectomie.
- Si rein fonctionnel : pyéloplastie avec ablation du calcul dans le même temps opératoire.

Cas clinique 18

Item 272

Questions	Réponses	Points
A	Examen bilatéral et comparatif	2
	Prise de la température	2
	Évaluation taille testicules, vérification présence 2 testicules	2
	Recherche masse rénitente liquidienne	2
	Examen des cordons	1
	Examen de la verge et du prépuce	1
	Recherche d'une douleur provoquée	1
	Transillumination	1
	Examen abdominal	1
	Examen bilatéral et comparatif	2
B	Hernie inguinale du nourrisson :	
	– congénitale	2
	– liée à une persistance du canal péritonéo-vaginal	2
	– avec issue de viscères intra-abdominaux dans le canal jusqu'à la bourse	2
	Hydrocèle :	
	– liée à la persistance du CPV	2
	– peut être communicante ou non	2
	– issue de liquide péritonéal dans le canal jusqu'à la bourse	2
	Kyste du cordon :	
	– persistance incomplète du CPV	2
	– reliquat contenant du liquide péritonéal	2
C	Aucun traitement pour l'instant.	3
	Peut être physiologique	1
	Surveillance simple et si persistance au-delà de 3 ans : fermeture chirurgicale	2
	Rassurer les parents+++	2
	Si hydrocèle communicante, prévenir du risque de hernie associée possible et de la nécessité de consulter en urgence si pleurs inexpliqués, occlusion, bourse inflammatoire et douloureuse, vomissements incoercibles.	2
D	Cancer du testicule	2
	Torsion du testicule	2
	Orchi-épididymite	2
	Torsion des annexes testiculaires	2
	Hernie étranglée	2
	Traumatisme testiculaire	2
	Purpura rhumatoïde	2
	Orchite ourlienne	2

E	Urgence diagnostique et thérapeutique	2
	Bilan complémentaire qui ne devra pas retarder le traitement	1
	Bilan biologique :	NC
	– α FP	1
	– β HCG	1
	– LDH	1
	– NFS+plaquettes	
	– ionogramme sanguin	
	– bilan hépatique	
	Échographie doppler testiculaire en urgence :	
	– recherche d'une masse	
	– de sa vascularisation	5
	– examen du testicule controlatéral	
F	En urgence	2
	Conservation de sperme au CECOS	2
	Orchidectomie gauche chirurgicale :	3
	– par voie inguinale	1
	– avec clampage premier du cordon	1
	– prélèvements des marqueurs au cordon	1
	– ± mise en place d'une prothèse dans le même temps	
	Bilan d'extension :	
	– radiographie de Thorax : recherche de localisation pulmonaire secondaire	1
	– TDM thoraco-abdomino-pelvienne : recherche d'adénopathies, de localisations secondaires	2
G	Chimiothérapie complémentaire	3
	Associant : bléomycine + étoposide + cisplatine	
	3 à 4 cures	
	Surveillance :	
	– de la normalisation des marqueurs	2
	– de la régression des lésions par scanner thoraco-abdomino-pelvien : si échec discuter curage ganglionnaire ou polychimiothérapie	2
	– de la tolérance des traitements	1
	– de la cicatrisation	
	– de l'état psychologique	
	– tous les 3 mois pendant 3 ans puis tous les 6 mois	1
H	Non	
	Pas de lien entre hydrocèle et cancer du testicule	3
	Facteurs de risque :	
	– cryptorchidie	2
	– ATCD d'orchite ourlienne	2
	– traumatisme testiculaire	2
	– prédisposition familiale	2

Cas clinique 19

Item 315

Questions	Réponses	Points
A	Rétention aiguë d'urine	4
	Sur caillotage intravésical	2
	Les arguments en faveur de ce diagnostic sont :	
	– terrain : homme de plus de 50 ans	-
	– hématurie macroscopique	1
	– traitement anticoagulant	-
	– clinique : - globe vésical voussure hypogastrique douloureuse	2
	– chronologie : absence de miction spontanée après hématurie	1
	– signes négatifs : transit conservé, absence d'hyperthermie	-
B	Tumeur urothéliale des voies excrétrices urinaires supérieures droites	4
	Origine urologique de l'hématurie devant la présence de caillots	-
	Terrain : homme de plus de 50 ans	1
	facteurs de risque de carcinome urothélial :	1
	– tabagisme	2
	– possible exposition professionnelle	2
	– hématurie macroscopique récidivante	-
	Clinique : caractère total de l'hématurie (même si faible valeur localisatrice en cas d'hématurie abondante)	-
C	Hospitalisation en urgence	1
	Mise en condition : monitoring, cardio-tensionnel, saturomètre, mise en place d'une voie veineuse périphérique	-
	Drainage des urines :	2
	– mise en place d'une sonde vésicale double courant	3
	– contre-indication au cysto-cathéter sus-pubien (0 si pose du cathéter)	3
	– réalisation d'un ECBU	2
	– décaillotage manuel à la seringue	2
	– mise en place d'irrigation lavage au sérum physiologique	2
	Évaluation de l'état cardiologique et de la tolérance de l'anémie : ECG	1
	Bilan biologique : NFS, hémostase INR, TP/TCA ; créatininémie	1
	Discuter en fonction du bilan initial un bilan pré-transfusionnel : Groupe rhésus RAÏ	
	Arrêt des AVK ± relais par héparine après avis cardiologique	2
	Surveillance :	-
	– constantes	-
	– bilan entrée sortie, diurèse	-
	– prévention du syndrome de levée d'obstacle	1
	– biologique : contrôle de la numération formule	-
	Dans un second temps, si persistance d'un caillotage : réalisation d'un décaillotage au bloc opératoire sous anesthésie générale par cystoscopie	
D	Échographie vésico-rénale :	2
	– recherche d'une lésion tissulaire appendue à la vessie	-
	– dilatation des cavités pyélocalicielles	-
	Uroscanner :	3

	– après vérification de la créatininémie	1
	– à la recherche d'une lésion du haut appareil	-
	Cystoscopie :	3
	– sous couvert d'un ECBU stérile	1
	– à la recherche de lésions vésicales, ou	-
	– d'un saignement issu d'un méat urétéral	-
	Cytologie urinaire	2
E	Uroscanner :	2
	– image a : coupe transversale au temps parenchymateux montrant une masse du bassinet rénal gauche se rehaussant après injection	2
	– image b : coupe centrée sur le rein gauche au temps excréteur montrant une lacune dans le bassinet du rein gauche	2
	Dans le contexte, on suspecte alors une tumeur urothéliale du bassinet gauche	4
F	Une maladie est présumée d'origine professionnelle si elle est désignée dans un tableau des maladies professionnelles et contractée dans les conditions mentionnées par les colonnes du tableau :	-
	– désignation de la maladie : énumération limitative des symptômes ou lésions pathologiques	-
	– délai de prise en charge c'est-à-dire entre la fin de l'exposition et la 1re constatation médicale	-
	– la liste des travaux responsables	-
	La procédure de déclaration à la CPAM se fait par le patient et comprend :	2
	– un formulaire de déclaration à remplir en 3 exemplaires	2
	– un certificat médical initial (en 2 exemplaires) fourni par le médecin traitant	2
	– une attestation de salaire fournie par l'employeur	2
	– avec un délai de 15 jours après cessation de travail ou constatation médicale pour envoyer avec accusé de réception le dossier à la CPAM	2
G	Néphropathie à IgA ou maladie de Berger :	4
	– Terrain : homme jeune	-
	– sans facteurs de risque de carcinome urothélial	-
	– clinique : syndrome des hématuries macroscopiques récidivantes	2
	– orientation néphrologique : absence de caillots, de douleurs	1
	– association à des épisodes infectieux ORL	2
	– protéinurie et hématurie à la bandelette urinaire	1
	– argument de fréquence	-
H	ECBU (confirme l'hématurie et élimine une infection urinaire)	2
	Protéinurie des 24 heures	2
	Urée, créatininémie et calcul de la clairance (formule de Cockroft ou MDRD)	2
	Ionogramme sanguin	-
	Numération formule sanguine	-
	Échographie vésico-rénale	2
I	Biopsie rénale :	3
	– sous guidage échographique	1
	– après contrôle du bilan d'hémostase	-
	– et de l'équilibre tensionnel	-
	Les atteintes spécifiques de la maladie de Berger sont :	
	– en microscopie optique : prolifération endocapillaire de cellules mésangiales	2
	– en immunofluorescence : dépôts mésangiaux d'IgA	2 + 2

Cas clinique 20

Items 212, 321, 341

Questions	Réponses	Points
A	Incontinence urinaire d'effort :	5
	– Fuites au moment des efforts (toux, port de charges lourdes)	1
	– Facteurs de risques d'incontinence urinaire d'effort	NC
	• âge	NC
	• 3 accouchements voie basse	1
	• traumatisme obstétrical : notion de travail long, recours aux forceps	1
	Interrogatoire :	
	– Recherche d'éléments en faveur d'une incontinence urinaire d'effort	2
	• fuites aux efforts	1
	• non précédée de besoin	1
	• pas de fuites au repos	NC
	• utilisation de questionnaires de symptômes validés en français	1
	• calendrier mictionnel	1
	– Recherche de facteurs de risques d'incontinence urinaire d'effort	2
	• absence de rééducation périnéale en post-partum	NC
	• obésité	NC
	• statut hormonal (ménopause ou préménopause)	1
	• sport intense	NC
	– Recherche de circonstances déclenchantes et facteurs aggravants	NC
	• toux chronique	1
	• constipation chronique	1
	• troubles de la statique pelvienne, prolapsus	1
	– Quantification des fuites	2
	• Nombre et type de protections/j	1
	• Pad test	NC
	– Évaluation de la gêne occasionnée/du retentissement social	2 PMZ
	• utilisation de questionnaires de qualité de vie validés en français	1
	• activité sexuelle	NC
	– Recherche d'éléments en faveur d'une incontinence urinaire par urgenturie	1
	• signes fonctionnels urinaires évocateurs d'hyperactivité vésicale associée	1
	pollakiurie diurne et nocturne, urgenturies, brûlures mictionnelles	NC
	• cystites à répétition	NC
	• ATCD de lithiases vésicales	NC
	• ATCD d'irradiation pelvienne	NC
	– Autres signes fonctionnels urinaires associés	NC
	• dysurie	1
	• hématurie	1
	Examen clinique :	
	– Poids et taille et calcul de l'Index de masse corporelle à la recherche d'obésité	NC
	– Examen clinique en position gynéco et vessie pleine	2
	– Examen réalisé au repos et en poussée abdominale	1
	• inspection :	
	trophicité des tissus	1
	prolapsus génital extériorisé ou s'extériorisant à la poussée, manœuvre des valves	NC

	• palpation :	
	recherche de globe vésical et possibles mictions par regorgement	1 PMZ
	touchers pelviens :	
	toucher vaginal et toucher rectal	NC
	testing musculaire	1
	et sensibilité périnéale	1
	– Mise en évidence d'une hypermobilité urétrale	2
	– Et d'une fuite d'urine lors des efforts de poussées abdominales et de toux	NC
	– Corrigées par les manœuvres :	
	• de soutènement du col vésical (Bonney)	1
	• de soutènement de l'urètre moyen (manœuvre TVT)	1
	– BU	NC
	– Examen neurologique périnéal :	1
	• sensibilité périnéale	NC si énoncé plus haut sinon 1
	• testing musculaire par touchers pelviens	NC si énoncé plus haut sinon 1
	– Réflexes ostéotendineux des membres inférieurs	NC
B	BU et ECBU	2
	– recherche d'infection urinaire et d'hématurie macroscopique	NC
	Échographie vésico-rénale :	1
	– recherche d'un résidu postmictionnel	NC
	– recherche d'une tumeur vésicale ou lithiase vésicale	NC
	Urétro-cystoscopie :	1
	– si symptômes irritatifs associés (syndrome d'hyperactivité vésicale)	1
	– si hématurie associée	NC
	– car tabagisme actif non sevré	1
	Frottis cervical	1
	– recherche d'une dysplasie du col utérin	NC
	– systématique avant toute chirurgie fonctionnelle chez la femme	NC
	Bilan uro-dynamique	2
	– si geste chirurgical envisagé	1
	– comprenant une débitmétrie, une cystomanométrie, et une profilométrie urétrale	NC
	– afin de rechercher une éventuelle insuffisance sphinctérienne associée, une hyperactivité détrusorienne ou une hypo-ou acontractilité vésicale	NC
C	On débute par une rééducation périnéo-sphinctérienne	3
	– à raison de 20 séances	NC
	– travail manuel, biofeedbak, électrostimulation	NC
	Afin de renforcer les muscles du plancher périnéal dont les releveurs de l'anus	NC
	Évaluation de l'efficacité au décours	NC
	– si efficace, possibilité de prolonger le traitement (10–15 séances)	NC
	– si inefficace, traitement chirurgical avec mise en place d'une bandelette sous-urétrale	3
	Arrêt du tabac	2 PMZ
	Traiter les facteurs favorisants associés (constipation chronique, toux chronique, obésité, port de charges lourdes)	1
	Règles hygiéno-diététiques	1

Questions	Réponses	Points
D	Syndrome d'hyperactivité vésicale	3
	– car IU par urgenturies (= impériosités)	
	– brûlures mictionnelles	
	– pollakiurie	NC
	– secondaire à la pose de la bandelette sous-urétrale	1
	Il faut vérifier l'absence d'autres causes d'irritation vésicale	2 PMZ
	– BU et ECBU :	1
	• recherche d'infection urinaire et hématurie	NC
	– une cytologie urinaire	1
	• recherche de dysplasie vésicale	NC
	– échographie rénale et vésicale	1
	• recherche d'un résidu postmictionel ou d'un retentissement sur le haut appareil urinaire	NC
	– fibroscopie urétro-vésicale	1
	• recherche d'une érosion de la muqueuse vésicale ou urétrale par la bandelette, un calcul, une tumeur de vessie	NC
	– une débitmétrie à la recherche d'une obstruction	NC
E	Traitement symptomatique :	
	– médicamenteux par anticholinergique (chlorhydrate d'oxybutinine, trospium)	5
	– sauf contre-indications	2 PMZ
	– en prévenant des effets secondaires possibles : constipation et sécheresse des muqueuses	1
F	Glaucome aigu par fermeture de l'angle	3
	– secondaire à la prise d'anticholinergiques	1
	Il faut rechercher à l'examen :	
	– un œil rouge	1
	– un cercle péri-kératique	1
	– un œdème cornéen	1
	– une semi-mydriase aréflexique	1
	– un œil dur au palper digital	1
	– une tension oculaire très élevée	1
	– des nausées, des vomissements ainsi que des céphalées sont possibles	NC
G	Urgence ophtalmologique	3
	Hospitalisation en service spécialisé	NC
	Arrêt du traitement anticholinergique	1
	Pose d'une voie veineuse périphérique pour :	
	– traitement par Diamox®	2
	• une ampoule intraveineuse à renouveler après 20 min	NC
	– Mannitol	NC
	– Myotiques collyres dans les 2 yeux	2
	• au bout de 30 minutes on prescrit pilocarpine 2 % en instillation locale tous les quarts d'heure pendant une heure dans l'œil gauche	
	• l'œil adelphe est également protégé par pilocarpine 2 % une instillation trois fois par jour	NC
	Il faudra ensuite envisager un traitement chirurgical afin d'éviter la récidive : iridotomie bilatérale au laser	2
	N.B : le traitement médical pourra être repris après traitement chirurgical	

Cas clinique 21

Item 338

Questions	Réponses	Points
A	Dosage du PSA	4
	– Rechercher un cancer de la prostate	2
	Examen cytobactériologique des urines	4
	– Rechercher une infection urinaire	2
	Créatininémie	3
	– Rechercher une insuffisance rénale secondaire à l'obstacle prostatique	1
	Échographie réno-vésico-prostatique	3
	– Évaluer le volume prostatique, le résidu post-mictionnel et les répercussions d'un obstacle prostatique sur le haut appareil (vessie de lutte, dilatation des cavités pyélo-calicielles)	1
	Cystoscopie	2
	Scanner abdomino-pelvien	3
B	Hyperplasie bénigne de la prostate (HBP)	4
	– Rétention vésicale chronique	1
	– Fausse incontinence avec mictions par regorgement	2
	– Vessie de lutte avec trabéculation vésicale, diverticules	1
	– Insuffisance rénale chronique obstructive	2
	– Infection urinaire du fait de la stase	2
	– Formation de calculs vésicaux	2
	– Rétention aiguë d'urine	2
	Prescription d'un inhibiteur de la 5-alpha-réductase	2
	– Risques : dysfonction érectile, baisse de la libido	1
	Prescription d'un alpha-bloquant	2
	– Risque d'hypotension orthostatique ou anéjaculation (effet cumulé des autres traitements antihypertenseurs)	1
	Traitement chirurgical : résection transurétral de prostate (RTUP) ou adénomectomie chirurgicale	2
	– Risque d'éjaculation rétrograde et stérilité	1
C	Humeur dépressive	2
	Irritabilité	1
	Bouffées de chaleur	2
	Troubles du sommeil	1
	Diminution de la masse musculaire	2
	Diminution de la pilosité	1
	Sécheresse cutanée	1
D	Dosage de la testostérone plasmatique	10
	– Déficit androgénique lié à l'âge	6
	• baisse de la libido	1
	• diminution de la force musculaire	1
	• diminution de la taille et de la consistance des testicules	2
E	La prise de dérivés nitrés	5

Questions	Réponses	Points
F	Mécanisme d'action :	
	– Favorisent la relaxation de la fibre musculaire lisse intracaverneuse	4
	Efficacité attendue sur les symptômes :	
	– Pas d'amélioration directe de la libido	3
	– Amélioration de la qualité des érections	3
	Conditions de délivrance :	
	– Médicament délivré sur ordonnance	4
	– Non remboursé par la sécurité sociale	4
	Conseil d'utilisation :	
	– À prendre 30 à 60 minutes avant le rapport sexuel	2

Cas clinique 22

Items 216, 247, 341

Questions	Réponses	Points
A	Rétention vésicale chronique	5
	– incontinence urinaire permanente	2
	– sur probables mictions par regorgement	2
	– pesanteur abdominale	1
	– pollakiurie nocturne	1
	Sur hypertrophie bénigne de prostate négligée	5
	– âge	2
	– traitement alpha-bloquant (Xatral®)	2
B	Interrogatoire :	
	– recherche de signes obstructifs : DYSURIE	2
	• retard de début de miction	1
	• faiblesse du jet	1
	• mictions au goutte à goutte	1
	• poussées abdominales	1
	• allongement du temps mictionnel	1
	• gouttes retardataires	NC
	• miction en 2 temps	NC
	• sensation de vidange incomplète	NC
	– recherche de signes irritatifs : POLLAKIURIE/URGENTURIE	2
	pollakiurie nocturne (1 réveil/nuit)	1
	et pollakiurie diurne (intervalle de mictions de moins de 2 heures)	1
	faibles volumes mictionnels	1
	urgenturie : besoins impérieux, d'emblée urgent	1
	incontinence par urgenturie	NC
	– hématurie macroscopique	1
	– retentissement sur la qualité de vie+++	3
	– SCORE IPSS et score de qualité de vie+++	2
	– recherche de facteurs favorisants :	

	• signes évocateurs de prostatite (brûlures urinaires, fièvre, frissons…)	1
	• prises de médicaments (anticholinergiques, alphastimulants…)	1
	• causes neurologiques (SEP, Parkinson, neuropathie diabétique ou OH…)	1
	Examen physique :	
	– général	
	• TA, FC, température	NC
	– palpation abdominale : recherche d'un globe vésical (matité sus-pubienne)	2
	– palpation fosses lombaires (dilatation des cavités pyélocalicielles)	1
	– examen du pénis pour éliminer un phimosis	NC
	– toucher rectal (douleur, volume, nodule suspect)	2
	– bandelette urinaire	2
C	Dérivation des urines en urgence par sondage urinaire	5
	– Sondage stérile	NC
	– Sonde lubrifiée pour éviter les traumatismes urétraux	NC
	Clamper à 500 mL	NC
D	Cathéter sus-pubien contre-indiqué (si mis = 0 à la question) Contre-indiqué car suspicion de pontage fémoral croisé sus-pubien et prise d'antiagrégants plaquettaires *N.B : KTSP formellement contre-indiqué si AVK mais CI relative si antiagrégants plaquettaires*	3
	Appel urologue de garde	2
	Dilatation urétrale progressive à la bougie	NC
	Puis pose de sonde vésicale (éventuellement sous fibroscopie)	NC
E	Syndrome de levée d'obstacle	3
	– Polyurie : diurèse supérieure à 200 cc/heure	2
	Signe la rétention chronique avec retentissement rénal (4,2 L globe + 200 cc/h × 4 h = 5 L inf à 6,2 L)	NC
	N.B : le syndrome de levée d'obstacle associe des anomalies glomérulaires, tubulaires et désordres immunologiques médiés par des facteurs hormonaux et de l'inflammation au cours de la phase obstructive. Elle correspond à une incapacité transitoire des reins à concentrer les urines : polyurie osmotique avec diurèse > 20 cc/h. DEC. Natrémie normale mais NaU > 20 mmol/L, U/P urée > 10, U/P créat > 20, hypoK +	
F	Oui	3
	– car 68 ans : dépistage individuel du cancer prostate par TR et PSA (50 à 75 ans) (*selon recommandations de l'association française d'urologie 2010*)	2
	– à distance de l'épisode de rétention aiguë d'urine	1
	– car PSA faussement élevé dans la rétention et après sondage vésical	1
	– après avoir éliminé une prostatite	1
	– pas d'intérêt dans le diagnostic HBP	NC
G	Traitement chirurgical (en l'absence de contre-indications anesthésiques…) car :	5
	– échec du traitement médical (alpha-bloquants)	1
	– complication évolutive de l'HBP avec rétention d'urines	NC
	– et symptomatologie invalidante (IPSS)	NC
	Adénomectomie voie haute sus-pubienne	1
	Avec analyse anatomo-pathologique de la pièce	1
	Pas de résection transurétrale de prostate possible (volume d'adénome trop important)	

Questions	Réponses	Points
H	Information et consentement (oral) du patient sur la chirurgie et ses effets secondaires	2
	Toujours prévenir le patient des éjaculations rétrogrades	2
	Pas de retentissement sur érections	NC
	Consultation pré anesthésique (au moins 24 H avant le geste)	1
	– bilan biologique pré opératoire : coagulation (TP, TCA), NFS, ionogramme sanguin (kaliémie, natrémie, créatininémie), groupe sanguin (2 déterminations), RAI	NC
	– ECG, RP	1
	– ARRÊT de l'ASPEGIC au moins 7 jours avant l'opération (voir avec cardiologue si besoin relais par HBPM ou AINS)	2
	Vérification 4 à 5 jours avant geste ECBU stérile (sur cystocath), si positive débuter antibiothérapie adaptée au moins 48 H avant geste	NC
	Avis chirurgien vasculaire si pontage fémoral croisé confirmé, au besoin participe intervention	1
	Antibioprophylaxie per opératoire intraveineuse (cefazoline = C2G peropératoire)	NC
	Dilatation urétrale en per opératoire voire urétrotomie interne par voie endoscopique	1
	Envoi de la pièce d'adénomectomie en anatomo-pathologie (oubli = 0 à la question)	2
	Sonde vésicale double courant avec irrigations en postopératoire	NC
	– afin d'éviter un caillotage vésical	NC
	Contrôle NFS le lendemain de l'intervention	1
	Prophylaxie de la maladie thromboembolique péri opératoire	1
	– bas de contention	1
	– héparinothérapie préventive	1
	Surveillance postopératoire : transit, température, cicatrice, diurèse…	1
	Suivi avec consultation postopératoire à 1 et 3 mois puis annuelle	NC
	Pour évaluer l'efficacité du traitement	1
	– avec questionnaire IPSS	1
	– questionnaire de qualité de vie	1

Cas clinique 23

Item 342

Questions	Réponses	Points
A	Métrorragies	3
	Ménorragies	3
	Sur une probable péri-ménopause compte tenu de l'âge et de l'irrégularité des cycles	3
B	Hémorragie génitale	2
	Dans un contexte de péri-ménopause	2
	Causes organiques :	2
	– cancer du col de l'utérus	0,5
	– cancer de l'endomètre	0,5
	– fibrome utérin	1
	– cancer de la trompe	NC
	– tumeur ovarienne	1
	Causes **fonctionnelles :**	2
	– hyperplasie de l'endomètre	0,5

	– atrophie de l'endomètre	0,5
	On évoque en premier un **fibrome utérin** : pathologie fréquente concernant plus de 20 % des femmes de plus de 35 ans	2
C	L'anémie ferriprive secondaire à l'abondance des ménorragies	1
	Les compressions des organes de voisinage : vessie, veines, nerfs, rectum, sigmoïde	1
	Les torsions des fibromes pédiculés (douleurs ± état de choc)	1
	La nécrobiose aseptique par arrêt du sang apporté par l'artère nourricière (douleurs pelviennes, augmentation du volume du fibromyome, fièvre, hyperleucytose)	1
	La dégénérescence maligne en sarcome (exceptionnelle)	1
D	Ménorragies fonctionnelles par desquamation d 'un endomètre hyperplasique	3
	Métrorragies d'origine mécanique par érosions vasculaires traumatiques	3
E	Taille < 6 cm	2
	Parois fines	2
	Contours réguliers	2
	Contenu homogène	2
	Pas de végétations ni de cloisons	2
	Pas de vascularisation anarchique au Doppler	2
F	Traitement médical par progestatifs	3
	Du 15e au 25e jour du cycle	2
	Action atrophiante sur l'hyperplasie de l'endomètre	5
	Ne réduit pas le volume des fibromes	5
G	Traitement chirurgical	3
	Par hystérectomie totale	2
	Par voie vaginale ou laparotomie si le volume est trop important	2
	± précédé d'une castration médicale par agonistes de la LHRH limitée à 3 mois, permettant une diminution du volume des fibromes et des saignements en préopératoire	NC
H	Prolapsus pelvien	4
	Facteurs de risque :	
	– âge	1
	– ménopause	1
	– multiparité	1
	– accouchement voie basse traumatique	1
	– accouchement voie basse d'un fœtus > 4 kg	1
	– antécédents de chirurgie vaginale, hystérectomie	1
I	La vessie	5
	Cystocèle	5
J	Traitement chirurgical	5
	Laparoscopique	3
	(promontofixation) ou par voie vaginale	2

Pratique

QCM

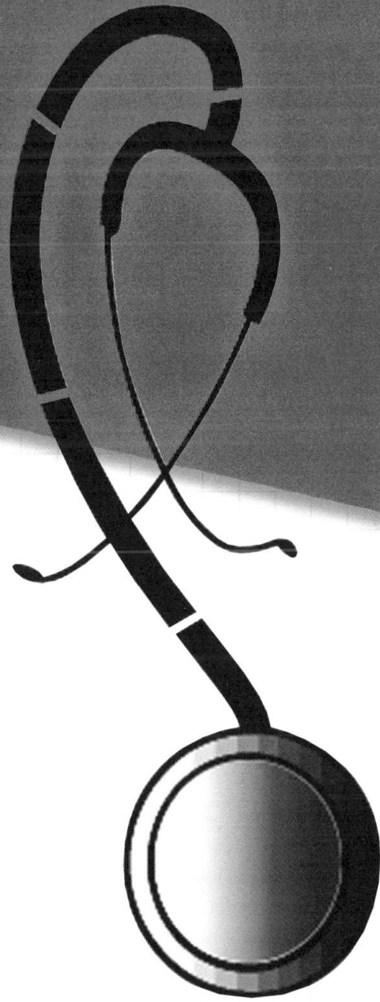

Questions

QCM 1

Parmi les propositions suivantes, quels sont les critères qualités incontournables d'une méthode contraceptive ?

A Efficace
B Pratique
C Réversible
D Faible coût
E Acceptable

QCM 2

Parmi les méthodes contraceptives suivantes, laquelle présente l'indice de Pearl le plus bas ?

A Préservatif masculin
B Abstinence périodique
C Retrait
D Vasectomie

QCM 3

Parmi les propositions suivantes, quelles sont les mesures systématiquement associées à une vasectomie ?

A Pas de rapports sexuels pendant 3 mois
B Cryoconservation du sperme (CECOS) en préopératoire
C Antibiothérapie postopératoire pendant une semaine
D Utilisation d'une seconde méthode contraceptive pendant 3 mois après l'intervention

QCM 4

Parmi les propositions suivantes, quel est le délai de réflexion minimal entre la première consultation et la réalisation de la vasectomie ?

A 1 mois
B 3 mois
C 4 mois
D 6 mois

QCM 5

Au cours de la consultation avant une vasectomie, le patient doit être informé sur :

A L'ensemble des méthodes contraceptives disponibles
B Le risque d'échec et de complication
C Le risque de cancer du testicule
D La possibilité de réaliser une cryoconservation du sperme (CECOS) avant vasectomie
E Le risque de trouble de l'érection
F La réversibilité théorique de la technique

QCM 6

Parmi les propositions suivantes, quels sont les facteurs de risque d'infertilité masculine ?

A Cryptorchidie
B Orchidectomie
C Mucoviscidose
D Infection par le VIH
E Tabac

QCM 7

Parmi les propositions suivantes, quels sont les 2 premiers examens complémentaires à demander pour le bilan d'une infertilité masculine ?

A Spermogramme
B Analyse post-éjaculatoire des urines
C Bilan endocrinien (FSH, testostérone)
D Caryotype

QCM 8

Parmi les propositions suivantes, quels sont les paramètres spermatiques analysés sur le spermogramme ?

A Nombre de spermatozoïdes
B Volume éjaculé
C Mobilité des spermatozoïdes
D Anticorps anti-spermatozoïdes

QCM 9

Parmi les propositions suivantes, lesquelles ne sont pas des étiologies d'azoospermie sécrétoire périphérique ?

A Syndrome de Klinefelter
B Agénésie bilatérale des canaux déférents (ABCD)
C Syndrome de Kallman de Morsier
D Microdélétions du chromosome Y
E Syndrome de Klinefelter

QCM 10

Parmi les propositions suivantes, quelles sont les étiologies d'oligo-asthéno-tératospermie ?

A Varicocèle
B Syndrome de Klinefelter
C Cryptorchidie
D Idiopathique

QCM 11

Parmi les propositions suivantes, concernant la physiologie de la sexualité :

A C'est une combinaison de phénomènes biologiques, physiques et psychoaffectifs
B L'acte sexuel comporte plusieurs étapes dont le désir et l'excitation
C L'intégrité du système nerveux, l'absence de pathologie vasculaire et endocrinienne sont suffisants pour assurer une fonction sexuelle normale
D La phase d'orgasme suit les phases de désir, d'excitation et de plateau, et est synonyme de vie sexuelle satisfaisante
E Durant l'excitation, le pénis et le clitoris sont en érection
F La dopamine, la sérotonine, l'ocytocine et le PSA sont des neuromédiateurs intervenant dans la physiologie de la sexualité

QCM 12

Concernant les troubles sexuels chez l'homme :

A L'éjaculation rétrograde est toujours liée à un problème anatomique ou d'iatrogénie
B La dysfonction érectile a le plus souvent une cause hormonale
C L'éjaculation prématurée est plus fréquente chez les adultes jeunes
D Un déficit en testostérone peut être à l'origine d'un trouble du désir
E Un PSA élevé peut être à l'origine d'un excès de désir (hypersexualité)

QCM 13

Concernant les troubles sexuels chez la femme :

A L'anaphrodisie est le trouble le plus simple à traiter
B Un vaginisme secondaire est toujours lié à une cause organique
C Les médicaments le plus souvent responsables sont les inhibiteurs sélectifs de recapture de la sérotonine et les neuroleptiques
D Une dyspareunie profonde peut être liée à une cause en dehors de la sphère sexuelle
E Une bride hyménéale peut être à l'origine d'une dyspareunie de présence

QCM 14

Les paraphilies :

A Une paraphilie est toujours source de souffrance personnelle
B Les paraphilies sont plus fréquentes chez les hommes
C Certaines paraphilies exposent à des crimes ou délits sexuels
D Une thérapie hormonale est le traitement de référence des paraphilies
E Une thérapie comportementale peut donner de bons résultats chez certains paraphiles

QCM 15

Le transsexualisme :

A Le transvestisme fétichiste est la manifestation clinique la plus caractéristique des troubles de l'identité sexuelle
B Le trouble d'identité est associé à des troubles de l'humeur et des passages à l'acte suicidaire
C La transformation hormono-chirurgicale est proposée à ces sujets le plus tôt possible pour éviter de longues souffrances et des complications de leurs troubles
D L'évaluation endocrinologique n'est utile que dans le transsexualisme secondaire
E Les enfants avec des troubles pouvant évoquer un trouble d'identité sexuelle sont traités par des hormones

QCM 16

Quel critère ne fait pas partie du score ADAM ?

A Baisse du désir sexuel
B Prise de poids
C Diminution de la taille
D Tristesse
E Baisse d'énergie

QCM 17

Quelles sont les situations favorisant un DALA ?

A Obésité
B Alcoolisme
C Divorce récent
D Grande taille
E Hémochromatose

QCM 18

Quelles sont les contre-indications au traitement substitutif ?

A Cancer de la prostate
B Cancer de la vessie

C Cancer du rein

D Cancer du sein

E Cancer du testicule

QCM 19

Quelles peuvent être les causes de baisses de la testostérone ?

A Adénome à prolactine

B Hémochromatose

C Anorexie

D Cancer du rein

E Lupus

QCM 20

Quels éléments ne font pas partie du bilan préthérapeutique de l'andropause ?

A PSA

B Bilan lipidique

C NFS

D Bilan hépatique

E Glycémie

QCM 21

Concernant l'orchi-épididymite :

A C'est une affection souvent sexuellement transmissible chez l'homme jeune

B Elle peut être due à des germes urinaires

C Elle est rare chez l'homme âgé

D Le toucher rectal est inutile au diagnostic

QCM 22

Les germes le plus souvent en cause dans les orchi-épididymites sont :

A *Escherichia coli*

B *Chlamydia trachomatis*

C *Neisseria gonorrhoeae*

D *Klebsiella pneumoniae*

QCM 23

Quels sont les examens à réaliser devant une suspicion d'urétrite aiguë ?

A Prélèvement urétral à la curette

B Écouvillonnage urétral

C ECBU

D Sérologie de l'hépatite C

QCM 24

Quel est le traitement typique d'une orchi-épididymite chez un homme jeune ?

A Ceftriaxone 250 mg IM puis doxycycline 100 mg × 2/j pendant 10 jours

B Ciprofloxacine 500 mg × 2/j pendant 10 jours

C Ofloxacine 400 mg × 2/j pendant 10 jours

D Amoxicilline 1 g × 3/j pendant 10 jours

QCM 25

Quels sont les signes cliniques évocateurs d'une orchi-épididymite ?

A Douleur testiculaire brutale

B Signe de Prehn positif

C Signe de Chevassu positif

D Funiculite

QCM 26

Concernant les infections urinaires nosocomiales :

A Elles représentent 30 % de l'ensemble des infections nosocomiales

B Elles touchent plus souvent les hommes que les femmes

C Elles peuvent être asymptomatiques

D Elles sont le plus souvent acquises par voie extraluminale sur une sonde vésicale

QCM 27

Les 3 germes les plus fréquemment isolés dans les infections urinaires nosocomiales sont :

A *Escherichia coli*

B *Candida albicans*

C *Pseudomonas aeruginosa*

D *Staphylococcus aureus*

QCM 28

Concernant la colonisation bactérienne :

A Elle doit être dépistée à la bandelette urinaire

B Elle est de 100 % après 30 jours de sondage

C Elle est associée à une surmortalité

D Son traitement repose sur une antibiothérapie probabiliste

QCM 29

Concernant le sondage urinaire à demeure :

A Il faut changer régulièrement le sac collecteur

B L'apparition d'une grosse bourse inflammatoire est une indication à la réalisation d'un ECBU

C Devant des fuites autour de la sonde, il faut regonfler le ballonnet ou mettre une sonde de plus gros calibre

D Il faut réaliser une épreuve de clampage avant l'ablation de la sonde.

QCM 30

En cas d'infection urinaire nosocomiale avérée :

A Le début de l'antibiothérapie peut se faire après le résultat de l'antibiogramme en l'absence de signe de gravité

B Il faut toujours mettre une fluoroquinolone en 1re intention

C Il faut retirer la sonde vésicale ou la changer si le drainage est indispensable

D Le traitement doit être prolongé au moins 3 semaines

QCM 31

Concernant les pyélonéphrites aiguës :

A Elles peuvent mettre en jeu le pronostic vital

B Elles justifient une hospitalisation systématique

C Elles justifient une antibiothérapie parentérale

D Elles justifient un traitement prolongé pendant 10 à 20 jours

QCM 32

Un patient présente un calcul de l'uretère iliaque bloqué avec dilatation urétéro-pyélocalicielle en amont et fièvre à 39,5°. La fosse lombaire est sensible à la palpation. Quel(s) est (sont) le(s) traitement(s) à mettre en œuvre en urgence ?

A Lithotritie extracorporelle

B Urétéroscopie

C Drainage des urines en amont du calcul

D Antibiothérapie

QCM 33

Concernant les cystites récidivantes :

A Elles peuvent être postcoïtales

B Il faut documenter chaque épisode par un ECBU

C Elles sont une contre-indication au traitement monodose

D Elles sont souvent révélatrices de malformations urologiques

QCM 34

Concernant la prostatite aiguë :

A Le TR peut être normal

B Elle peut se révéler par une rétention aiguë d'urines

C En cas de rétention, il faut effectuer un ECBU sur les urines après sondage vésical

D Un taux de PSA élevé est un facteur de gravité

QCM 35

Concernant l'antibiothérapie dans les infections urinaires :

A La résistance d'*E. coli* à l'amoxicilline est inférieure à 10 %

B L'amoxicilline peut être utilisé en traitement probabiliste d'une prostatite aiguë

C Il faut adapter le traitement à l'antibiogramme en choisissant l'antibiotique de spectre le plus étroit

D Le traitement de la pyélonéphrite aiguë est de 21 jours minimum

QCM 36

Dans le cadre d'un don d'organe entre personnes vivantes, il est possible de recevoir un rein prélevé chez :

A Le père du receveur

B Le frère du receveur

C Le voisin du receveur

D La meilleure amie du receveur

E Un donneur anonyme (don altruiste)

QCM 37

En immunologie de transplantation :

A Seule la réponse cellulaire est responsable de rejet d'organe

B Il existe 2 voies de présentation des antigènes

C Un signal de costimulation est nécessaire à l'activation des lymphocytes T

D Aucun test ne permet de prévoir le rejet suraigu

E Les conditions de préservation d'organe entre le prélèvement et la greffe n'ont aucune influence sur les phénomènes immunologiques

QCM 38

Le bilan prégreffe :

A Doit être réactualisé tous les 3 mois

B Cherche à éliminer des risques infectieux et carcinologiques chez le receveur

C Ne comporte pas de scanner

D Permet d'évaluer certaines difficultés techniques de la greffe

E La recherche d'anticorps lymphocytotoxiques est réactualisée tous les ans

QCM 39

Les complications chirurgicales de la transplantation :

A Les lymphocèles sont toujours traitées chirurgicalement

B Les anévrismes mycotiques peuvent mettre en jeu le pronostic vital du patient

C Les fuites urinaires peuvent résulter de fautes techniques ou de nécrose urétérale

D Les thromboses vasculaires sont facilement récupérables par prise en charge chirurgicale

E L'anticoagulation préventive est systématique dans la période postopératoire.

QCM 40

Après la transplantation :

A Les infections communautaires sont les plus fréquentes dans le premier mois postopératoire

B Les patients sont suivis exclusivement par le centre de transplantation

C Le rythme de consultation s'allège au bout de la première année post-greffe

D Un bilan global est à réaliser tous les ans

E Les infections bactériennes les plus fréquentes sont les infections urinaires.

QCM 41

Quel(s) est (sont) le(s) paramètre(s) à prendre en compte pour le dépistage du cancer de prostate ?

A Le TR

B Le PSA

C L'IRM de prostate

D L'échographie de prostate

E L'âge du malade

QCM 42

L'adénome de prostate est-il une lésion précancéreuse ?

A Vrai

B Faux

QCM 43

Quels sont les critères qui définissent une tumeur de bas risque selon D'Amico ?

A PSA entre 10 et 20 ng/mL

B Un toucher rectal normal

C Un score de Gleason de 7 aux biopsies

D Moins de 2 biopsies positives

E Aucune des réponses ci-dessus

QCM 44

Quelle est la tumeur dont l'histologie est la plus agressive sur le score de Gleason ?

A Score de Gleason 5 (3 + 2)

B Score de Gleason 7 (4 + 3)

C Score de Gleason 6 (3 + 3)

D Score de Gleason 7 (3 + 4)

QCM 45

Quels sont les examens à réaliser avant le traitement d'une tumeur de prostate de stade intermédiaire selon D'Amico chez un homme de 62 ans ?

A Un PET-Scan à la choline

B Une IRM pelvienne

C Une scintigraphie osseuse

D Un scanner cérébral

E Une échographie prostatique

QCM 46

Quelle(s) est (sont) le(s) proposition(s) thérapeutique(s) pour une tumeur de bas risque D'Amico chez un homme de 65 ans ?

A La surveillance active

B La prostatectomie radicale

C La radiothérapie externe

D L'hormonothérapie

E La curiethérapie

QCM 47

Quels sont les effets secondaires de l'hormonothérapie bien conduite ?

A Ostéoporose

B Baisse de la libido

C Perte de cheveux

D Trouble de l'érection

E Bouffées de chaleur

QCM 48

Quelle est la durée de suivi d'un cancer de prostate ?

A À vie

B 10 ans

C 1 an

D 5 ans

QCM 49

Quel(s) est (sont) le(s) facteur(s) de risque du cancer du rein ?

A HTA

B Anémie

C Tabagisme

D Obésité

E HTAP

QCM 50

Quels sont les facteurs pronostiques reconnus dans le cancer du rein ?

A Stade tumoral
B Grade de Fuhrman
C Altération de l'état général
D Insuffisance rénale chronique
E Aucune des réponses ci-dessus

QCM 51

Quelle est la tumeur du rein dont l'histologie est la plus agressive ?

A Adénocarcinomes à cellules claires
B Cancer tubulo-papillaire
C Cancer à cellules chromophobes
D Angiomyolipome

QCM 52

Quels sont les examens à réaliser systématiquement dans le cadre du bilan d'extension avant le traitement chirurgical d'un cancer du rein chez un homme de 66 ans ?

A Un scanner thoracique
B Un uroscanner
C Une scintigraphie osseuse
D Un scanner cérébral
E Un TEP à la choline

QCM 53

Quelle(s) est (sont) le(s) proposition(s) thérapeutique(s) pour une tumeur du rein droit localisée de 5 cm chez un homme de 65 ans avec un rein controlatéral normal ?

A La surveillance active
B La néphrectomie radicale droite
C La néphrectomie radicale gauche
D La néphrectomie partielle à droite
E Les anti-angiogéniques

QCM 54

En cas de tumeur du rein bilatéral chez un homme de 40 ans :

A On peut évoquer une tumeur héréditaire
B On peut évoquer une maladie de von Hippel Lindau
C Seule la binéphrectomie peut guérir le patient
D On peut envisager une chirurgie rénale conservatrice
E Il faut prescrire des anti-angiogéniques

QCM 55

Une tumeur germinale non séminomateuse peut contenir :

A Du carcinome embryonnaire
B Du choriocarcinome
C Du leydigome
D Du tératome
E Ne contient jamais de séminome

QCM 56

Les marqueurs tumoraux :

A Se dosent en préopératoire
B Se dosent en postopératoire
C Se dosent en pré- et en postopératoire
D Sont indispensables pour le diagnostic
E Sont utiles pour le pronostic

QCM 57

Quels sont les diagnostics différentiels possibles d'une tumeur testiculaire ?

A Une hernie inguino-scrotale
B Une orchi-épididymite subaiguë
C Une torsion du cordon spermatique
D Une hydrocèle
E Une grosse bourse traumatique

QCM 58

Le bilan d'extension régionale et à distance :

A Doit toujours être réalisé en préopératoire
B Comprend toujours un scanner thoracique
C Comprend toujours un scanner abdomino-pelvien
D Le scanner cérébral est indiqué selon l'extension métastatique
E Dépend des résultats anatomopathologiques

QCM 59

L'orchidectomie :

A Peut se faire par voie scrotale
B Peut être partielle en cas de tumeur < 2 cm chez un patient monorchide
C Peut être accompagnée de la pose d'une prothèse testiculaire dans le même temps opératoire
D Est réalisée en l'absence de métastases
E A un intérêt diagnostic et thérapeutique

QCM 60

Quelles substances sont des carcinogènes vésicaux ?

A Tabac
B Alcool
C Virus HPV
D Amines aromatiques
E Cyclosporine

QCM 61

Quels sont les principaux facteurs de risque de progression d'une TVNIM ?

A Le stade Ta

B Le haut grade

C L'antécédent de récidive

D Le CIS associé

E L'antécédent de tumeur du haut appareil

QCM 62

Pourquoi faut-il réaliser un uroscanner après le diagnostic d'une TVNIM ?

A Dans le cadre du bilan d'extension

B Pour rechercher une tumeur concomitante du haut appareil

C Dans le cadre du bilan pré-opératoire

D Pour rechercher une complication de la RTUV

E Pour déterminer l'intérêt d'instillation endovésicale de BCG

QCM 63

Quels sont les éléments du traitement d'une TVNIM

A La cystectomie

B La chimiothérapie néo-adjuvante

C La radiothérapie

D La RTUV

E Les instillations endovésicales

QCM 64

À quel stade correspond une tumeur de vessie T3 ?

A À l'envahissement du muscle superficiel

B À l'envahissement du muscle profond

C À l'envahissement de la graisse péri-vésicale

D À l'envahissement de la prostate

E À l'envahissement des ganglions

QCM 65

Une patiente âgée de 78 ans se présente aux urgences, en rétention aiguë d'urine, vous décidez de mettre en place un drainage urinaire, afin de la soulager. Quelle est votre prise en charge ?

A Vous demandez en urgence une échographie vésicale.

B Le premier sondage doit obligatoirement être réalisé par un médecin.

C Vous mettez une sonde à demeure sous couverture antibiotique.

D Vous mettez en première intention une SAD.

E Vous faites partir en urgence une ECBU.

QCM 66

Votre patiente est drainée, quelle surveillance organisez-vous ?

A Surveillance précise de la diurèse.

B Prévention du syndrome de levée d'obstacle.

C Mise en place de sondes double J bilatérales en urgence.

D Bi-antibiothérapie probabiliste après réalisation de l'ECBU

E Mise en place d'un traitement par alpha-bloquant

QCM 67

En reprenant l'interrogatoire, vous apprenez que votre patiente est diabétique insulinodépendante depuis 15 ans, vous retrouvez dans sa liste de traitement un anticholinergique qu'un urologue lui aurait prescrit il y a un an environ, mais elle ne se rappelle plus pourquoi.

A Le diabète peut expliquer cet épisode de rétention aiguë.

B Les anticholinergiques peuvent entraîner une rétention aiguë d'urine.

C Vous devez réaliser les touchers pelviens.

D Vous arrêtez son traitement anticholinergique.

E Vous demandez en systématique un uroscanner.

QCM 68

Finalement une échographie rénale a été réalisée, elle retrouve une dilatation bilatérale des bassinets à 24 et 22 mm.

La patiente a uriné 6 litres dans la nuit, le ionogramme du matin retrouve une créatinémie à 350 micromol/L.

A Il faut en urgence mettre en place des sondes double J bilatérales.

B Elle présente un syndrome de levée d'obstacle.

C Vous réhydratez la malade, par 3 litres de polyionique par 24 heures.

D Vous mettez la malade en restriction hydrique.

E Vous programmez une échographie rénale de contrôle dans la semaine.

QCM 69

Dix jours plus tard, vous tentez l'ablation de la sonde, malheureusement la patiente ne reprend pas ses mictions. Par ailleurs, vous n'avez pas retrouvé de cause évidente à cette rétention, l'ECBU est revenue stérile.

A Vous réalisez un sondage évacuateur.

B Vous organisez un apprentissage des auto-sondages.

C Vous laissez une sonde à demeure au long cours.

D Vous organisez un bilan urodynamique.

E Vous programmez une cystectomie associée à une dérivation urinaire de type Bricker.

QCM 70

Quels sont les diagnostics différentiels de l'HBP ?

A Vessie neurologique

B Cancer de la prostate

C Sténose de l'urètre

D Tumeur de vessie

QCM 71

Quelles sont les caractéristiques d'une courbe de débitmétrie d'HBP ?

A Un débit maximal entre 20 et 30 mL/s

B Une courbe aplatie

C Un débit maximal inférieur à 10 mL/s

D Un temps de miction diminué

E Un temps de miction allongé

QCM 72

Quelles sont les informations fournies par l'échographie vésicale au cours d'une HBP ?

A Une hypertrophie détrusorienne

B Un diverticule vésical

C Une lithiase de stase

D Un résidu postmictionnel

QCM 73

Quelles règles hygiéno-diététiques peuvent être instaurées dans le cadre d'une HBP ?

A Augmentation des apports hydriques le soir

B Éviter la caféine et l'alcool

C Traitement d'une constipation associée

D Arrêt des traitements favorisant la dysurie (anticholinergiques, neuroleptiques…)

QCM 74

Quels sont les symptômes du TURP syndrome ?

A Troubles visuels

B Céphalées

C Hypertension

D Hypernatrémie

QCM 75

Dans une insuffisance rénale aiguë par nécrose tubulaire aiguë :

A La récupération de la fonction rénale antérieure est la règle

B L'hyperhydratation intracellulaire peut entraîner des crises convulsives

C Il existe une hématurie macroscopique

D Une IRA fonctionnelle peut évoluer vers une nécrose tubulaire aiguë en l'absence de traitement

E La protéinurie est supérieure à 1,5 g/24 h

QCM 76

Les indications de l'épuration extrarénale sont :

A Œdèmes des membres inférieurs

B Hyperkaliémie à 7,5 mmol/L sans signes ECG

C Syndrome urémique

D Oligo-anurie

E Protéinurie et/ou hématurie abondantes

QCM 77

Le bilan à réaliser en urgence devant une IRA est :

A Toucher rectal et recherche de globe vésical

B ECG

C Radiographie pulmonaire

D Échographie vésico-rénale

E Uro-TDM

QCM 78

Le syndrome néphritique aigu comporte :

A Une prise de poids

B Des œdèmes des membres inférieurs

C Une natriurèse faible

D Une hématurie

E Une réduction de la filtration glomérulaire

QCM 79

Les étiologies possibles devant un syndrome néphrotique pur :

A Lésions glomérulaires minimes

B Diabète

C Hyalinose segmentaire et focale

D Amylose

E Glomérulonéphrite extra-membraneuse

QCM 80

Quel est le seul examen biologique devant obligatoirement être réalisé aux urgences lors de la prise en charge d'une crise de colique néphrétique aiguë simple ?

A Ionogramme sanguin

B NFS

C Créatininémie

D Lactates

E CRP

QCM 81

Quel examen biologique n'appartient pas au bilan métabolique de première intention à réaliser dans le cadre de la prise en charge au long cours de la lithiase urinaire ?

A Cristallurie

B Glycémie à jeûn

C Créatininurie des 24 h

D Calcémie

E Bilan lipidique

QCM 82

Quels signes radiologiques peuvent être observés sur un scanner abdomino-pelvien sans injection lors d'une crise de colique néphrétique aiguë ?

A Dilatation des cavités pyélocalicielles

B Retard d'excrétion

C Infiltration de la graisse péri-rénale

D Visualisation du calcul

E Infiltration de la graisse péri-urétérale

QCM 83

Parmi ces différentes situations cliniques, lesquelles peuvent indiquer la réalisation d'une LEC ?

A Pyélonéphrite aiguë obstructive sur calcul de 15 mm de la jonction pyélo-urétérale

B Calcul de 20 mm du bassinet

C Calcul de 10 mm de l'uretère lombaire

D Calcul de 18 mm et de 1 200 UH du bassinet

E Calcul de 12 mm du calice moyen chez une femme enceinte de 20 SA

QCM 84

Quelles sont les réponses FAUSSES quant au traitement médical de la maladie lithiasique ?

A Alcalinisation des urines en cas de calcul d'acide urique

B Limiter les boissons

C Alimentation limitée en sel et en protéines animales

D Alimentation riche en oxalates

E Diurèse abondante, supérieure à 2 L

QCM 85

Quels sont les facteurs de risque de torsion du testicule ?

A Cancer du testicule

B Antécédent de torsion controlatérale

C Activité sexuelle

D Traumatisme testiculaire

E Infection urinaire

QCM 86

Quel(s) examen(s) complémentaire(s) est (sont) indispensable(s) avant le traitement d'une torsion du testicule ?

A ECBU

B Échographie testiculaire

C Marqueurs tumoraux

D Sérologie VIH

E Bilan d'hémostase

QCM 87

Quelles sont les complications possibles d'une cryptorchidie ?

A Orchi-épididymite

B Hypofertilité

C Cancer du testicule

D Hydrocèle

E Péritonite

QCM 88

Quels sont les signes cliniques en faveur d'une hydrocèle ?

A Absence de testicule dans la bourse

B Bourse hyperalgique

C Bourse augmentée de volume

D Bourse transilluminable

E Apparition brutale

QCM 89

Quelles sont les réponses FAUSSES quant au traitement du phimosis

A Traitement toujours chirurgical chez l'enfant

B Traitement chirurgical dès l'âge de 6 mois

C Debute par un traitement local chez l'enfant

D Est indiqué en cas de complications chez l'adulte

E Peut comporter des corticoïdes par voie systémique

QCM 90

Concernant les hématuries, quelle(s) affirmation(s) est (sont) exacte(s) ?

A Les bandelettes réactives ne détectent que les hématuries glomérulaires

B Une hématurie glomérulaire est caractérisée par des hématies déformées

C Les hématuries microscopiques ne nécessitent que rarement une imagerie

D La présence de caillots oriente vers une étiologie urologique

E Les hématuries glomérulaires sont toujours microscopiques

QCM 91

Quelle(s) affirmation(s) est (sont) vraie(s) ?

A Une hématurie macroscopique oriente vers une étiologie plus grave qu'une hématurie microscopique

B Une hématurie microscopique isolée oriente le plus souvent vers une étiologie néphrologique

C Une hématurie microscopique dépistée à la bandelette urinaire nécessite une confirmation par un examen cytologique urinaire

D Une hématurie macroscopique terminale oriente vers une origine rénale du saignement

E Une origine vésicale ne peut pas être envisagée en cas d'hématurie totale

QCM 92

Quelle(s) affirmation(s) est (sont) fausse(s) ?

A Une hématurie dans un contexte de surdosage en AVK ne nécessite pas d'exploration après équilibration de l'INR

B Une rétention aiguë d'urine sur caillotage peut être drainée par cathéter sus-pubien si le patient a moins de 50 ans et est non fumeur

C En cas d'hématurie macroscopique terminale il n'y a pas lieu de réaliser d'examens complémentaires si l'échographie vésico-rénale est normale

D Une cytologie urinaire réalisée 3 jours de suite, normale, élimine une lésion tumorale

E Une hématurie d'origine néphrologique sera souvent associée à une anomalie rénale en échographie

QCM 93

Quelle(s) affirmation(s) est (sont) vraie(s) ?

A La présence d'une hématurie macroscopique en cas de traumatisme abdominal ne nécessite une imagerie injectée qu'en cas d'instabilité hémodynamique

B Le diagnostic de bilharziose urinaire se fait sur des prélèvements réalisés lors d'une cystoscopie

C Une consommation excessive de betteraves ou la prise récente de rifampicine retrouvées à l'interrogatoire peuvent expliquer une hématurie et permettent d'éviter des explorations complémentaires

D Lors de l'examen clinique, les touchers pelviens sont indispensables

E L'uroscanner et la cystoscopie sont les examens de réalisation indispensables du bilan d'hématurie de tout patient présentant des facteurs de risque de carcinome urothélial

QCM 94

Quelle(s) affirmation(s) concernant ces situations cliniques est (sont) vraie(s) ?

A En l'absence d'anomalie à l'imagerie, la présence d'un saignement urétéral bilatéral visualisé en cystoscopie doit faire envisager une étiologie néphrologique

B La première étiologie à évoquer après un premier épisode d'hématurie macroscopique chez un homme de 70 ans non fébrile, présentant une dysurie et une pollakiurie, est un cancer de prostate

C Le diagnostic le plus probable lors d'épisodes d'hématurie macroscopique récidivant chez un jeune homme présentant une dysphagie fébrile est la glomérulonéphrite aiguë post-streptococcique

D Une hématurie macroscopique associée à une douleur de colique néphrétique signe la nature lithiasique de l'obstacle

E Une hématurie microscopique isolée survenue chez une femme jeune après un marathon nécessite un contrôle par examen du culot urinaire après 72 heures de repos avant toute imagerie

QCM 95

Une incontinence urinaire permanente chez la femme doit faire évoquer :

A Une incontinence urinaire par urgenturie

B Une fistule vésico-vaginale

C Une insuffisance sphinctérienne majeure

D Une incontinence urinaire par regorgement

E Une incontinence urinaire psychogène

F Un abouchement ectopique d'un uretère

G Un trouble neurologique

QCM 96

Les examens complémentaires à réaliser devant une incontinence urinaire par urgenturies sont :

A Aucun examen en première intention

B Bilan urodynamique

C IRM pelvienne dynamique

D Échographie vésico-rénale

E Cytologie urinaire

QCM 97

Le traitement médicamenteux par anticholinergiques peut s'accompagner des effets secondaires suivants :

A Nausées, vomissements
B Céphalées
C Constipation
D Rétention aiguë d'urine
E Sensation de bouche sèche

QCM 98

La rééducation périnéo-sphinctérienne :

A A pour objectif de renforcer les muscles abdominaux
B A pour objectif de renforcer les muscles du plancher pelvien
C Doit être continuée si efficace
D N'a pas d'intérêt dans l'incontinence urinaire par urgenturies
E Est réalisée par un kinésithérapeute spécialisé

QCM 99

L'implantation d'un sphincter urinaire artificiel :

A Est indiquée dans l'IUE par insuffisance sphinctérienne
B Est indiquée dans l'incontinence urinaire mixte
C Est contre-indiquée en cas d'infection urinaire en cours de traitement
D Est contre-indiquée en cas de troubles cognitifs
E Est contre-indiquée en post-prostatectomie pour cancer de prostate

QCM 100

Quels sont les facteurs de bon pronostic de la DE ?

A Capacité érectile résiduelle
B Possibilité d'érections provoquées
C Persistance des érections nocturnes
D Apparition progressive des troubles
E Conservation de la libido

QCM 101

Quels sont les arguments en faveur d'une origine organique de la DE ?

A Apparition brutale
B Absence de facteur déclenchant
C Éjaculation verge molle
D Troubles de l'humeur
E Diminution secondaire de la libido

QCM 102

Quels sont les examens complémentaires de première intention chez l'homme de plus de 50 ans se plaignant d'une dysfonction érectile associée à une diminution de la libido ?

A PSA total
B Prolactinémie
C Glycémie à jeun
D Testostéronémie totale
E LH

QCM 103

Quelles sont les contre-indications à la prescription d'IPDE5 ?

A L'association avec le nicorandil
B Un accident vasculaire cérébral 3 ans auparavant.
C L'association avec un bêtabloquant
D Un diabète
E Un infarctus du myocarde de moins de 6 mois

QCM 104

Quelles sont les affirmations justes concernant le priapisme à bas débit ?

A Indolore
B Urgence thérapeutique
C Le plus souvent post-traumatique
D Nécessite une gazométrie caverneuse
E Le plus fréquent

QCM 105

Quelles sont parmi les pathologies suivantes celles qui peuvent être responsables de sténose de l'urètre ?

A Infections urinaires notamment infections sexuellement transmissibles
B Traumatisme pelvien (traumatisme de l'urètre)
C Après chirurgie pelvienne : urologique (prostatique++) ou gynécologique
D Sondage vésical
E Fibroscopie urétro-vésicale

QCM 106

Quels sont les éléments en faveur du syndrome d'hyperactivité vésicale ?

A Pollakiurie
B Incontinence urinaire à l'effort
C Besoins impérieux
D Hyperactivité détrusorienne au bilan urodynamique
E Brûlures mictionnelles

QCM 107

Une débitmétrie normale :

A Est supérieure à 20–25 mL/min
B Se présente sous forme d'une courbe en cloche

C Est polyphasique
D Dure moins d'une minute
E Objective un syndrome obstructif

QCM 108

Les médicaments responsables de dysurie :
A Alpha-bloquants
B Anticholinergiques
C Opiacés
D Diurétiques
E Neuroleptiques

QCM 109

La fibroscopie urétro-vésicale permet d'objectiver :
A Un résidu postmictionnel
B Une vessie de lutte
C Une hématurie
D Une sténose de l'urètre
E Une vessie acontractile

QCM 110

Quelles sont par argument de fréquence les 2 principales tumeurs pelviennes de la femme ?
A Un kyste ovarien
B Une grossesse extra-utérine
C Un fibrome
D Une tumeur de vessie
E Un anévrisme de l'artère iliaque

QCM 111

Les indications opératoires des kystes ovariens sont :
A L'existence de complications
B La persistance après 3 cycles
C Des critères de kyste organique
D Tous les kystes ovariens justifient d'une exérèse chirurgicale
E Une modification d'aspect d'un kyste fonctionnel

QCM 112

Concernant la prise en charge des fibromes :
A Une chirurgie d'exérèse est systématique pour tout fibrome
B Les progestatifs sont efficaces sur la réduction de volume du fibrome en préopératoire
C Les analogues de la LHRH sont prescrits en première intention pour la réduction des saignements liés à l'hyperœstrogénie
D Le traitement chirurgical est systématiquement conservateur et consiste en une myomectomie seule
E L'abstention thérapeutique est la règle pour les fibromes asymptomatiques de volume modéré et de découverte fortuite

QCM 113

Le(s) examen(s) paraclinique(s) de première intention d'une tumeur pelvienne chez une femme est/sont :
A IRM pelvienne
B TDM pelvienne
C Échographie pelvienne et endovaginale
D Taux sérique de β-hCG

QCM 114

Quelles étiologies évoquez-vous dans le cadre de métrorragies chez une femme ménopausée depuis 5 ans ?
A Un fibrome sous-séreux
B Un cancer de l'endomètre
C Une hyperplasie de l'endomètre
D Un cancer de l'endocol

QCM 115

Concernant la prise en charge des prolapsus pelviens, quelle est la réponse juste ?
A Tous les prolapsus des organes pelviens doivent être opérés
B La promontofixation est la seule technique chirurgicale de cure de prolapsus pelvien
C Ce sont les symptômes et la gêne qui guident la proposition thérapeutique
D C'est le stade du prolapsus qui guide la proposition thérapeutique

Réponses

QCM 1

Item 27
Vrai : A, C, D, E.

QCM 2

Item 27
Vrai : D.

QCM 3

Item 27
Vrai : B, D.

QCM 4

Item 27
Vrai : C.

QCM 5

Item 27
Vrai : A, B, D.

QCM 6

Item 29
Vrai : A, B, C, E.

QCM 7

Item 29
Vrai : A, C.

QCM 8

Item 29
Vrai : A, B, C.

QCM 9

Item 29
Vrai : B, C.

QCM 10

Item 29
Vrai : A, C, D.

QCM 11

Item 40
Vrai : A, B, E.

QCM 12

Item 40
Vrai : A, C, D.

QCM 13

Item 40
Vrai : C, D.
Une bride hyménéale peut être responsable d'une dyspareunie **d'intromission.**

QCM 14

Item 40
Vrai : A, B, C, E.

QCM 15

Item 40
Vrai : B.
Le transvestisme fétichiste est une paraphilie.
Les transsexuels sont traités à l'âge adulte.

QCM 16

Item 55
Vrai : B.

QCM 17

Item 55
Vrai : A, B, E.

QCM 18

Item 55
Vrai : A, D.

QCM 19

Item 55
Vrai : A, B, E.

QCM 20

Item 55
Vrai : Aucune.

QCM 21

Item 89
Vrai : A, B.

QCM 22

Item 89
Vrai : A, B, C.

QCM 23

Item 89
Vrai : B, C.

QCM 24

Item 89
Vrai : A.

QCM 25

Item 89
Vrai : B, D.

QCM 26

Item 91
Vrai : A, D.

QCM 27

Item 91
Vrai : A, C, D.

QCM 28

Item 91
Vrai : B.

QCM 29

Item 91
Vrai : B.

QCM 30

Item 91
Vrai : A, C.

QCM 31

Item 93
Vrai : A, D.

QCM 32

Item 93
Vrai : C, D.

QCM 33

Item 93
Vrai : A.

QCM 34

Item 93
Vrai : A, B.

QCM 35

Item 93
Vrai : C.

QCM 36

Item 127
Vrai : A, B, D.

QCM 37

Item 127
Vrai : B, C.

QCM 38

Item 127
Vrai : B, D.

QCM 39

Item 127
Vrai : B, C.

QCM 40

Item 127
Vrai : D, E.

QCM 41

Item 156
Vrai : A, B, E.

QCM 42

Item 156
Vrai : B.

QCM 43

Item 156
Vrai : B.

QCM 44

Item 156
Vrai : B.

QCM 45

Item 156
Vrai : B, C.

QCM 46

Item 156
Vrai : A, B, C, E.

QCM 47

Item 156
Vrai : A, B, D, E.

QCM 48

Item 156
Vrai : A.

QCM 49

Item 158
Vrai : A, C, D.

QCM 50

Item 158
Vrai : A, B, C.

QCM 51

Item 158
Vrai : C.

QCM 52

Item 158
Vrai : A, B.

QCM 53

Item 158
Vrai : B, D.

QCM 54

Item 158
Vrai : A, B, D.

QCM 55

Item 160
Vrai : A, B, D.

QCM 56

Item 160
Vrai : C, E.

QCM 57

Item 160
Vrai : A, B, D, E.

QCM 58

Item 160
Vrai : B, C, D.

QCM 59

Item 160
Vrai : B, C, E.

QCM 60

Item 160 bis
Vrai : A, D.

QCM 61

Item 160 bis
Vrai : B, D.

QCM 62

Item 160 bis
Vrai : B.

QCM 63

Item 160 bis
Vrai : D, E.

QCM 64

Item 160 bis
Vrai : C.

QCM 65

Item 216
Vrai : D, E.

QCM 66

Item 216
Vrai : A, B.

QCM 67

Item 216
Vrai : A, B, C, D.

QCM 68

Item 216
Vrai : B, E.

QCM 69

Item 216
Vrai : A, B, D.

QCM 70

Item 247
Vrai : A, C, D.

QCM 71

Item 247
Vrai : B, C, E.

QCM 72

Item 247
Vrai : A, B, C, D.

QCM 73

Item 247
Vrai : B, C, D.

QCM 74

Item 247
Vrai : A, B.

QCM 75

Item 252
Vrai : A, B, D.

A : la récupération est totale dans plus de 90 % des cas. La récupération a lieu entre 2 et 6 semaines. En cas d'IR préexistante, la récupération peut être plus longue. Si pas de récupération à 4 semaines : PBR

E : pas de protéinurie.

QCM 76

Item 252
Vrai : B, C.

QCM 77

Item 252
Vrai : A, B, C, D.

A : oui car possible IRA obstructive sur globe vésical lequel peut-être est favorisé par un fécalome.

E : surtout pas, car injection d'iode et risque d'aggravation de la fonction rénale (possibilité de faire une TDM abdomino-pelvienne sans injection à la recherche de calcul sur les voies urinaires et/ou d'une dilatation des cavités pyélocalicielles en amont de l'obstacle).

QCM 78

Item 252
Vrai : A, B, D, E.

C : faux, au contraire, il s'agit d'une IRA organique avec natriurèse > 20 mmol/L.

QCM 79

Item 252
Vrai : A, B, D.

QCM 80

Item 259
Vrai : C.

QCM 81

Item 259
Vrai : E.

QCM 82

Item 259
Vrai : A, C, D, E.

Le retard d'excrétion ne peut se voir que lors d'un scanner injecté avec temps tardif urinaire ou excrétoire.

QCM 83

Item 259
Vrai : B, C.

La grossesse et l'infection urinaire sont des contre-indications formelles de la LEC.

Un calcul de densité supérieure à 1 000 UH ne pourra être fractionné lors de séances de LEC.

QCM 84

Item 259
Vrai : B, D.

QCM 85

Item 272
Vrai : B, D.

QCM 86

Item 272
Vrai : Aucune.

QCM 87

Item 272
Vrai : B, C.

QCM 88

Item 272
Vrai : C, D.

QCM 89

Item 272

Vrai : A, B, E.

QCM 90

Item 315

Vrai : B, D.

QCM 91

Item 315

Vrai : C.

QCM 92

Item 315

Vrai : A, B, C, D, E.

QCM 93

Item 315

Vrai : B, D, E.

QCM 94

Item 315

Vrai : A, E.

QCM 95

Item 321

Vrai : B, C, D, F, G.

A : faux, car si urgenturie la fuite n'est pas permanente mais survient au moment d'un besoin impérieux, d'emblée urgent.

E : possible, mais ne pas l'évoquer en premier lieu.

QCM 96

Item 321

Vrai : B, D, E.

A : faux, bien évidemment.

C : pas en première intention. Plutôt dans un bilan de troubles de la statique pelvienne avec mise en évidence de prolapsus génital associé à l'examen clinique.

N.B : ne pas oublier les autres examens complémentaires indispensables : urétrocystoscopie, BU et ECBU afin d'éliminer une autre cause d'irritation vésicale (cystite, tumeur, calcul).

QCM 97

Item 321

Vrai : C, D, E.

N.B : la rétention aiguë d'urine est possible. En cas d'urgenturie dans un contexte d'hypertrophie bénigne de la prostate, on peut prescrire un traitement alpha-bloquant associé pour éviter la rétention aiguë d'urine et surveiller régulièrement le résidu postmictionnel par échographie vésicale.

QCM 98

Item 321

Vrai : B, C, E.

A : au contraire, si renforcement des muscles abdominaux seuls, risque d'augmentation de la pression sur le périnée et risque de majorer ou d'entretenir l'incontinence urinaire.

D : faux, car dans certains cas peut suffire à améliorer les symptômes d'urgenturie.

QCM 99

Item 321

Vrai : A, B, C, D.

B : oui, après traitement des urgenturies par anticholinergiques.

C : risque d'infection de la prothèse.

D : oui, car nécessité de participation active du patient pour ouvrir le sphincter lors de la miction.

E : faux, il s'agit au contraire du traitement de référence.

QCM 100

Item 338

Vrai : A, B, C.

QCM 101

Item 338

Vrai : B, C.

QCM 102

Item 338

Vrai : C, D.

QCM 103

Item 338

Vrai : A, E.

QCM 104

Item 338

Vrai : B, D, E.

QCM 105

Item 341

Vrai : A, B, C, D, E.

QCM 106

Item 341

Vrai : A, C, E.

D : pas obligatoirement associé.

QCM 107

Item 341

Vrai : A, B, D, E.

QCM 108

Item 341

Vrai : B, C, E.

QCM 109

Item 341

Vrai : B, C, D.

QCM 110

Item 342

Vrai : A, C.

QCM 111

Item 342

Vrai : A, B, C, E.

QCM 112

Item 342

Vrai : E.

QCM 113

Item 342

Vrai : C, D.

QCM 114

Item 342

Vrai : B, C, D.

QCM 115

Item 342

Vrai : C.

Pratique

QROC

Questions

QROC 1

Item 27
Quelles sont les deux principales fonctions du préservatif masculin ?

QROC 2

Item 27
Quel est le principal avantage et le principal inconvénient du coitus interruptus ?

QROC 3

Item 27
Qu'est-ce qu'une vasectomie ?

QROC 4

Item 27
Quelles sont les causes d'échec de la vasectomie ?

QROC 5

Item 27
Décrivez les aspects éthiques de la vasectomie.

QROC 6

Item 29
Quelle est la définition de l'infécondité ?

QROC 7

Item 29
Quels sont les 3 éléments de l'évaluation initiale de la fertilité masculine ?

QROC 8

Item 29
Quels sont les facteurs de risques d'infertilité masculine que vous recherchez à l'interrogatoire ?

QROC 9

Item 29
Décrivez l'examen physique d'un patient infertile.

QROC 10

Item 29
Quels sont les examens génétiques à demander devant une azoospermie avec un taux de FSH élevé ?

QROC 11

Item 55
Qu'est ce que la te stostérone biodisponible ?

QROC 12

Item 55
Quelles sont les 2 principales fonctions des testicules ?

QROC 13

Item 55
Expliquez pourquoi le traitement substitutif est contre-indiqué en cas de cancer de la prostate.

QROC 14

Item 55
Citer les situations favorisant l'andropause à dépister et prendre en charge.

QROC 15

Item 55
Qu'apportent les dosages des FSH et LH en cas de testostéronémie abaissée ?

QROC 16

Item 89
Quels sont les 2 principaux mécanismes à l'origine des infections génitales chez l'homme ?

QROC 17

Item 89
Quel est le traitement probabiliste d'une urétrite aiguë ?

QROC 18

Item 89
Quels sont les principaux diagnostics devant une « grosse bourse aiguë douloureuse » ?

QROC 19

Item 89
Quels sont les examens microbiologiques à demander devant un écoulement urétral ?

QROC 20

Item 89

Quelles sont les complications possibles d'une orchi-épididymite ?

QROC 21

Item 91

Quels sont les 4 sites d'infection nosocomiale les plus fréquents ?

QROC 22

Item 91

Quels sont les 3 germes les plus fréquemment identifiés ?

QROC 23

Item 91

Quels sont les 3 principaux mécanismes d'acquisition d'une colonisation bactérienne sur sonde vésicale ?

QROC 24

Item 91

Quelles sont les 2 principales mesures de prévention des infections urinaires nosocomiales ?

QROC 25

Item 91

Quelles sont les indications à la réalisation d'un ECBU sur sonde vésicale ?

QROC 26

Item 93

Quels sont les critères qui définissent une infection urinaire compliquée ?

QROC 27

Item 93

Quels sont les critères de bactériurie significative à l'ECBU ?

QROC 28

Item 93

Quel est le traitement probabiliste en 1re intention d'une cystite aiguë simple de la femme et quels sont ses avantages ?

QROC 29

Item 93

Quels sont les 2 axes de la prise en charge d'une pyélonéphrite aiguë obstructive ?

QROC 30

Item 93

Quelles sont les principales complications de la prostatite aiguë ?

QROC 31

Item 127

Les mécanismes immunologiques impliqués en transplantation sont multiples. En particulier, il existe plusieurs voies de présentation des antigènes. Quelles sont-elles ? Quels sont les événements conduisant à l'activation lymphocytaire T ?

QROC 32

Item 127

Le bilan prégreffe a entre autres pour but de dépister les tumeurs occultes. Quels examens sont nécessaires dans ce but ?

QROC 33

Item 127

Quelles sont les conditions légales nécessaires pour pouvoir donner un rein de son vivant à une personne de son entourage ?

QROC 34

Item 127

Quelles sont les principales classes d'immunosuppresseurs utilisées en transplantation d'organe et leurs mécanismes généraux d'action ?

QROC 35

Item 127

Quelles sont les principales complications chirurgicales précoces après transplantation rénale ? Quel est leur degré général de gravité ?

QROC 36

Item 156

Quelles sont les complications les plus fréquentes de la prostatectomie ?

QROC 37

Item 156

Définir l'effet « Flare up ».

QROC 38

Item 156

Définir un cancer de prostate en phase de résistance à la castration.

QROC 39

Item 156

Quelles sont les modalités de réalisation des biopsies de prostate ?

QROC 40

Item 156

Définir le score de Gleason.

QROC 41

Item 158

Quels sont les modes de révélation cliniques d'une tumeur du rein symptomatique ?

QROC 42

Item 158

Quelles sont les indications de nécessité de la chirurgie rénale conservatrice ?

QROC 43

Item 160

Citez les différentes tumeurs testiculaires.

QROC 44

Item 160

Quels sont les principaux symptômes et signes cliniques d'une tumeur testiculaire ?

QROC 45

Item 160

Citez les différentes options thérapeutiques après l'orchidectomie pour les séminomes de stade I.

QROC 46

Item 160

Citez les différentes options thérapeutiques après l'orchidectomie pour les tumeurs germinales non séminomateuses de stade I.

QROC 47

Item 160

Qu'est-ce que la néoplasie germinale intratesticulaire ? Quelles en sont les conséquences ?

QROC 48

Item 160 bis

Quel est le principal mode de révélation du cancer de la vessie ?

QROC 49

Item 160 bis

Quels sont les trois examens complémentaires à réaliser en première intention en cas de suspicion de cancer de la vessie ?

QROC 50

Item 160 bis

Qu'attendez-vous de l'examen anatomopathologique des copeaux de résection ?

QROC 51

Item 160 bis

En cas de tumeur de vessie envahissant le muscle (TVIM) sur les copeaux de RTUV, qu'attendez-vous du bilan d'extension ?

QROC 52

Item 160 bis

Quels sont les objectifs du suivi d'une tumeur de vessie non invasive du muscle ?

QROC 53

Item 216

Quelles sont les contre-indications à la pose d'un cathéter sus-pubien ?

QROC 54

Item 216

Décrire les différents éléments (organes) intervenant dans la miction.

QROC 55

Item 216

Par quels mécanismes une insuffisance rénale peut-elle survenir lors d'une rétention aiguë ?

QROC 56

Item 216

Décrire brièvement la physiopathologie du syndrome de levée d'obstacle, son diagnostic et son traitement.

QROC 57

Item 216

Quelles sont les règles de bonne pratique du sondage urinaire ?

QROC 58

Item 247

Quelle est l'indication de l'abstention/surveillance dans la prise en charge de l'HBP ?

QROC 59

Item 247

Quelle est l'indication formelle d'un traitement chirurgical ?

QROC 60

Item 247

Qu'est ce que le TURP syndrome ?

QROC 61

Item 247

Quelle est la principale complication chronique du traitement chirurgical de l'HBP ?

QROC 62

Item 247

Que faut-il faire devant une hématurie chez un patient présentant une HBP ?

QROC 63

Item 252

Quelles sont les indications de la PBR ?

QROC 64

Item 252

Quelles sont les causes d'IRA rencontrées au cours du myélome multiple ?

QROC 65

Item 252

Quels médicaments peuvent être à l'origine d'une nécrose tubulaire aiguë ?

QROC 66

Item 252

Quels médicaments peuvent être à l'origine de la formation de calculs des voies urinaires et donc à l'origine d'une IRA obstructive ?

QROC 67

Item 252

Comment prévenir l'IRA sur injection d'iode chez un diabétique ?

QROC 68

Item 252

En cas d'hyperkaliémie sévère (≥ 6,5 mmol/L) avec signes électriques à l'ECG, quelle sera votre prise en charge ?

QROC 69

Item 252

Comment fait-on, sur le plan biologique, la différence entre IRA fonctionnelle et organique ?

QROC 70

Item 259

Quels sont les principaux tableaux de colique néphrétique aiguë (CNA) compliquée ?

QROC 71

Item 259

Quel est le médicament le plus souvent incriminé dans les calculs d'origine médicamenteuse ?

QROC 72

Item 259

Quelles sont les situations responsables de faux négatifs pour la détection de nitrites par la bandelette urinaire ?

QROC 73

Item 259

Décrivez les signes cliniques, relevés lors de l'interrogatoire, typiques d'une crise de colique néphrétique aiguë simple.

QROC 74

Item 259

Quels sont les 3 principaux axes de traitement en urgence d'une pyélonéphrite obstructive ?

QROC 75

Item 272

Quelle est la définition du phimosis ?

QROC 76

Item 272

Qu'attendez-vous des examens complémentaires pratiqués en cas de suspicion de torsion du testicule ?

QROC 77

Item 272

Quelles sont les différences entre l'hydrocèle de l'enfant et de l'adulte ?

QROC 78

Item 272

Quelle est la différence entre ectopie testiculaire et cryptorchidie ?

QROC 79

Item 272
Quels sont les facteurs de risque de gangrène de Fournier ?

QROC 80

Item 315
Quels critères permettent d'orienter le diagnostic vers une étiologie urologique ou néphrologique ?

QROC 81

Item 315
Quels principaux diagnostics différentiels sont à évoquer ?

QROC 82

Item 315
Quelle valeur localisatrice est accordée à la chronologie de l'hématurie macroscopique ?

QROC 83

Item 315
Quels grands cadres nosologiques sont à évoquer devant une hématurie totale ?

QROC 84

Item 315
Quels paramètres cliniques et biologiques sont à évaluer en urgence, avant le bilan diagnostique, lors de la découverte d'une hématurie macro- ou microscopique ?

QROC 85

Item 315
Quel bilan de première intention est à réaliser devant une hématurie macroscopique ?

QROC 86

Item 321
Quels sont les principaux facteurs de risques de l'incontinence urinaire d'effort de la femme ?

QROC 87

Item 321
Quels sont les types d'incontinence urinaire rencontrés chez la femme ?

QROC 88

Item 321
Quel est le traitement de l'incontinence urinaire réfractaire aux anticholinergiques ?

QROC 89

Item 321
Quelles sont les techniques de rééducation périnéo-sphinctériennes ?

QROC 90

Item 321
Quels sont les principes d'un bilan urodynamique, et quels sont les renseignements fournis en cas d'incontinence urinaire par urgenturies ?

QROC 91

Item 321
Que doit-on rechercher à l'examen clinique en cas de prolapsus vésical (= cystocèle, = colpocèle antérieure) ?

QROC 92

Item 321
Quelles peuvent être les causes d'une incontinence urinaire permanente chez la femme ?

QROC 93

Item 338
Citez 3 étapes physiologiques du mécanisme de l'érection ?

QROC 94

Item 338
Citez 2 classes médicamenteuses souvent responsables de DE iatrogène

QROC 95

Item 338
Quels sont les trois paliers thérapeutiques de la DE ?

QROC 96

Item 338
Donnez la définition de la maladie de Lapeyronie.

QROC 97

Item 338
Citez les 2 types de priapisme et donnez leurs principales caractéristiques ?

QROC 98

Item 341
Quels examens complémentaires de première intention demandez-vous devant une dysurie ? Quels renseignements fournissent-ils ?

QROC 99

Item 341

Quelles sont les principales étiologies d'une pollakiurie ?

QROC 100

Item 341

Quels examens complémentaires sont à réaliser devant une pollakiurie ? Quels renseignements fournissent-ils ?

QROC 101

Item 341

Quelle est la définition de la pneumaturie ? Quelles en sont les étiologies ?

QROC 102

Item 341

La miction normale : définition.

QROC 103

Item 341

Définir l'hyperactivité vésicale et l'hyperactivité détrusorienne.

QROC 104

Item 341

Quelles sont les complications de la dysurie court, moyen et long termes ?

QROC 105

Item 342

Quels sont les étapes clés et les éléments à rechercher lors de l'examen pelvien réalisé dans le bilan étiologique d'une tuméfaction pelvienne ?

QROC 106

Item 342

Quelles sont les complications des fibromes utérins ?

Réponses

QROC 1

Item 27

Les deux principales fonctions du préservatif masculin sont : contraception et prévention des MST.

QROC 2

Item 27

Le principal avantage est la gratuité et le principal inconvénient est l'efficacité très limitée.

QROC 3

Item 27

La vasectomie est une méthode de stérilisation masculine. Il s'agit d'une intervention chirurgicale qui consiste à ligaturer, sectionner et/ou coaguler les canaux déférents afin de créer un obstacle définitif et bilatéral sur les canaux déférents. Différentes techniques chirurgicales ont été décrites mais la plus utilisée consiste à pratiquer sous anesthésie locale, deux courtes incisions scrotales afin d'exciser une petite longueur des canaux déférents et de réaliser une interposition de tissus entre les deux extrémités.

QROC 4

Item 27

Les causes d'échec de la vasectomie sont :

- rapports sexuels non protégés avant stérilisation du liquide spermatique ;
- non-section d'un déférent au moment de la chirurgie ;
- reperméabilisation spontanée du déférent.

QROC 5

Item 27

Depuis la loi du 4 juillet 2001 (art. L. 2123-1 Code de la santé publique), la vasectomie peut être pratiquée sur une personne :

- majeure ;
- exprimant une volonté libre, motivée et délibérée ;
- ayant reçu une information claire et complète ;
- ayant signé un consentement éclairé.

Un délai de réflexion de 4 mois doit être respecté entre la première consultation et la réalisation de la vasectomie. Au cours de la première consultation, le médecin doit remettre au patient un dossier d'information écrit et un formulaire de consentement. Lors de la 2e consultation, le patient doit remettre le consentement signé.

QROC 6

Item 29

L'infécondité est définie par l'incapacité pour un couple d'obtenir une grossesse au terme d'un an de rapports sexuels sans moyen contraceptif.

QROC 7

Item 29

Les 3 éléments de l'évaluation initiale de la fertilité masculine sont :

- interrogatoire ;
- examen physique ;
- spermogramme.

QROC 8

Item 29

Les facteurs de risque d'infertilité masculine à rechercher à l'interrogatoire sont :

- urologique : cryptorchidie, infections urogénitales, torsion du cordon spermatique, traumatisme testiculaire, varicocèle, malformation congénitale (hypo-/épispadias) ;
- généraux : diabète, maladies endocriniennes, affections respiratoires, mucoviscidose, cancer ;
- chirurgicaux : orchidectomie, orchidopexie, cure de hernie inguinale ou d'hydrocèle ;
- environnementaux : professionnels, toxiques (alcool, tabac, cannabis), chaleur ;
- iatrogéniques : radiothérapie, chimiothérapie, traitements en cours.

QROC 9

Item 29

- Inspection du pénis et des testicules : localisation du méat urétral (hypospadias), varicocèle, testicule unique.
- Palpation bilatérale et comparative des testicules avec mesure de leur taille : cancer du testicule, cryptorchidie, atrophie ou hypotrophie post-orchite.
- Palpation bilatérale et comparative des épididymes et canaux déférents : recherche de leur présence et consistance.
- Toucher rectal : examen de la prostate, recherche de kyste médian.

QROC 10

Item 29

Il s'agit d'une azoospermie sécrétoire périphérique. Les 2 examens à prescrire sont le caryotype et la recherche des microdélétions du chromosome Y.

QROC 11

Item 55

Testostérone libre + testostérone liée à l'albumine.

QROC 12

Item 55

- Fonction EXOCRINE = spermatogénèse
  - à partir des cellules germinales
  - dans la paroi des tubes séminifères
- Fonction ENDOCRINE = sécrétion de la TESTOSTÉRONE
  - par les cellules de Leydig

QROC 13

Item 55

Le cancer de la prostate est un cancer hormonodépendant. L'adjonction de testostérone pourrait être responsable d'une progression du cancer.

QROC 14

Item 55

- OBÉSITÉ (baisse de 25 % de la testostéronémie totale chez les obèses).
- ALCOOLISME chronique.
- Atrophie testiculaire post-infectieuse, traumatique ou iatrogène.
- Pathologie chronique (cancer, VIH, insuffisance d'organe, hémochromatose, lupus).
- Traitements médicamenteux.
- Sédentarité.

QROC 15

Item 55

- Testostéronémie basse + LH/FSH élevées = hypogonadisme testiculaire.
- Testostéronémie basse + LH/FSH normal basses = atteinte centrale.

QROC 16

Item 89

- Origine sexuelle, dans le cadre d'une infection sexuellement transmise (IST).
- Origine urinaire, dans le cadre d'une infection par voie rétrograde.

QROC 17

Item 89

Antibiothérapie probabiliste monodose couvrant *Chlamydia trachomatis* et *Neisseria gonorrhoeae* : ceftriaxone 500 mg 1 injection IV ou IM + azithromycine 1 g PO (1 prise).

QROC 18

Item 89

- Orchi-épididymite aiguë.
- Torsion du cordon spermatique.
- Torsion des annexes testiculaires.
- Cancer du testicule se présentant sous une forme aiguë.
- Traumatisme scrotal.
- Hernie inguinale engouée ou étranglée.

QROC 19

Item 89

- Prélèvement de l'écoulement avec un écouvillon, sans désinfection préalable et chez un patient qui n'a pas uriné depuis au moins 2 heures.
- Examen cytobactériologique des urines (ECBU) sur le 1er jet urinaire.
- L'examen microbiologique comprend :
  - un examen direct ;
  - une mise en culture ;
  - une PCR (pour rechercher *Chlamydia trachomatis* ou *Neisseria gonorrhoeae*).

QROC 20

Item 89

- Abcès épididymaire ou testiculaire avec risque de fistule à la peau ou dans la cavité vaginale.
- Évolution chronique avec symptomatologie persistante.
- Ischémie testiculaire pouvant évoluer vers l'infarctus, la nécrose ou l'atrophie testiculaire.
- Infertilité séquellaire.

QROC 21

Item 91

- Infections urinaires (30 %).
- Les pneumopathies (15 %).
- Les infections du site opératoire (10 %).
- Les infections de la peau et des tissus mous (10 %).

QROC 22

Item 91

- *Staphylococcus aureus*.
- *Escherichia coli*.
- *Pseudomonas aeruginosa*.

QROC 23

Item 91

- Acquisition lors de la mise en place de la sonde.
- Acquisition par voie endoluminale en cas de rupture du système de drainage clos ou de faute d'asepsie.
- Acquisition par voie extralumianle ou périutétrale qui est la voie de contamination dominante.

QROC 24

Item 91

- Limiter les indications de sondage vésical et leur durée.
- Utiliser un système de drainage clos.

QROC 25

Item 91

- L'apparition de troubles urinaires : majoration des poussées sur sonde, hématurie, urines malodorantes, aspect trouble.
- L'apparition d'une grosse bourse inflammatoire.
- Une fièvre inexpliquée ou une hypothermie.
- Un syndrome confusionnel.

QROC 26

Item 93

- Anomalie organique ou fonctionnelle de l'arbre urinaire.
- Terrain particulier :
  - physiologique : homme, enfant, femme enceinte ;
  - pathologique : diabète, immunodépression, insuffisance rénale, sujet âgé polypathologique.

QROC 27

Item 93

- $\geq 10^3$ UFC/mL pour les cystites à *E. coli*, autres entérobactéries ou *S. saprophyticus*.
- $\geq 10^5$ UFC/mL pour les cystites aiguës à autre germe, notamment entérocoque.
- $\geq 10^4$ UFC/mL pour les pyélonéphrites aiguës et les prostatites.

QROC 28

Item 93

- Fosfomycine-trométamol.
- En dose unique.
- Avantages :
  - observance ;
  - résistance très rare et non croisée avec les autres antibiotiques ;
  - classe spécifique épargnant les autres.

QROC 29

Item 93

- Traitement médical : bi-antibiothérapie probabiliste :
  - C3G ou fluoroquinolone
  - + aminoside
- Traitement chirurgical : drainage chirurgical des voies urinaires en urgence :
  - cathétérisme urétéral rétrograde (sonde double J),
  - ou néphrostomie percutanée écho-guidée.

QROC 30

Item 93

- La rétention aiguë d'urines : fréquente, parfois inaugurale.
- L'épididymite aiguë associée, par infection ascendante par voie déférentielle.
- L'abcès prostatique : à suspecter devant des signes infectieux persistant malgré 48 h d'antibiothérapie efficace et l'existence au TR d'une zone fluctuante très douloureuse.
- Le sepsis grave, voire le choc septique, mettant en jeu le pronostic vital.
- Le passage à la chronicité : prostatite chronique.

QROC 31

Item 127

La présentation des antigènes du greffon en transplantation d'organe suit deux voies :

- la voie de présentation directe : les lymphocytes T du receveur reconnaissent les cellules présentatrices d'antigène du donneur porteuses de molécules HLA étrangères ;
- la voie de présentation indirecte : les lymphocytes T du receveur reconnaissent les cellules présentatrices d'antigène du receveur, porteuses des molécules HLA du receveur mais présentant au sein du récepteur T des peptides antigéniques dérivés des cellules du donneur.

L'activation lymphocytaire suit plusieurs étapes :

- reconnaissance de la cellule présentatrice d'antigène par liaison entre le récepteur T et le complexe présentateur d'antigène à la surface de la cellule présentatrice ;
- co-stimulation du lymphocyte T ;
- transduction intracytoplasmique des signaux avec activation de la production de cytokines ;
- libération de ces cytokines dans le milieu extracellulaire, qui vont alors activer d'autres lymphocytes T qui se multiplient.

QROC 32

Item 127

Dans le cadre du dépistage des tumeurs prégreffe, il faut réaliser :

- un examen clinique complet avec touchers pelviens;
- un bilan biologique avec électrophorèse des protides, Hémoccult II® après 40 ans, PSA chez les hommes de plus de 50 ans, CA 125 en cas de facteurs de risque de tumeur ovarienne;
- un bilan radiologique avec radiographie du thorax (scanner thoracique en cas de tabagisme supérieur à 20 PA), échographie abdomino-pelvienne et des reins natifs, scanner abdomino-pelvien si possible injecté;
- des consultations spécialisées, en particulier gynécologique avec frottis-cervico-vaginal et mammographie, et ORL en cas d'intoxication alcoolo-tabagique.

QROC 33

Item 127

Les conditions sont fixées par les articles L. 1231-1 et L. 1231-3 du Code de la santé publique. Les personnes pouvant donner un rein doivent être :

- le père ou la mère du receveur;
- son conjoint;
- son frère ou sa sœur;
- son fils ou sa fille;
- un grand-parent;
- son oncle ou sa tante;
- son cousin germain ou sa cousine germaine;
- le conjoint de son père ou de sa mère;
- toute personne pouvant justifier d'au moins deux ans de vie commune avec le malade;
- depuis 2011 : toute personne pouvant apporter la preuve d'un lien affectif étroit et stable depuis au moins deux ans avec le receveur.

Le donneur doit être majeur, sans mesure de protection légale, sans qu'il existe de pression psychologique ou financière entre donneur et receveur.

Le consentement définitif est exprimé devant le tribunal de grande instance, après examen du dossier par le comité donneur vivant pour don de rein constitué de trois médecins, un psychologue et une personne qualifiée en sciences humaines et sociales.

QROC 34

Item 127

Les principales classes d'immunosuppresseurs utilisés en transplantation sont :

- les corticostéroïdes, qui agissent au niveau de la présentation des antigènes aux cellules T puis lors de la transmission des signaux au noyau cellulaire;
- les anticalcineurines, qui agissent en bloquant la transmission d'information au noyau en bloquant la voie de la calcineurine;
- les antimétabolites, qui agissent en bloquant la synthèse d'ADN au niveau cellulaire et donc la multiplication des lymphocytes;
- les inhibiteurs de mTOR, qui agissent en bloquant la transmission des signaux au noyau par une voie indépendante de la calcineurine;
- les anticorps poly- et monoclonaux, utilisés en traitement d'induction ou dans le traitement du rejet.

QROC 35

Item 127

Les principales complications chirurgicales précoces après transplantation rénale sont :

- les thromboses vasculaires artérielles et veineuses : elles sont très graves et se traduisent le plus souvent par la perte du greffon;
- les fistules urinaires. Leur pronostic dépend du mécanisme, les fuites de faible abondance d'origine vésicale peuvent être traitées médicalement, les fuites par nécrose urétérale nécessitent une reprise chirurgicale;
- les lymphocèles sont fréquentes et souvent bénignes. L'indication à un traitement chirurgical concerne principalement les lymphocèles compressives sur la voie urinaire du greffon;
- les hémorragies postopératoires sont rares, potentiellement graves en fonction de leur abondance et de leur étiologie. Les ruptures cataclysmiques d'anévrisme mycotique peuvent mettre en jeu le pronostic vital du patient.

QROC 36

Item 156

Les complications attendues et à annoncer aux patients sont :

- la dysfonction érectile;
- l'incontinence urinaire;
- la stérilité;
- la sténose de l'anastomose urétro-vésicale;
- les complications aiguës hémorragiques et ou infectieuses.

QROC 37

Item 156

L'effet « Flare up » se définit comme une accentuation des symptômes cliniques au cours des quinze premiers jours d'utilisation du traitement par agonistes de LH-RH. Il est dû à une augmentation paradoxale du taux de testostérone plasmatique à l'introduction des agonistes de LH-RH. Cet effet survient d'autant plus que le cancer de prostate métastatique est symptomatique et est prévenu par l'ajout 10 jours avant et dans le 1er mois d'un anti-androgène à l'agoniste de LH-RH.

QROC 38

Item 156

Le cancer de prostate dit en phase de résistance à la castration se décrit chez les patients atteints d'un cancer de prostate sous traitement par suppression androgénique bien conduit devant une progression biologique du PSA malgré une testostérone effondrée (< 50 ng/dL) ou de progression de signes cliniques. Il nécessite alors une réévaluation radiologique à la recherche de métastases et une modification thérapeutique par manipulation hormonale en premier lieu.

QROC 39

Item 156

Les biopsies de prostate se réalisent le plus souvent sous anesthésie locale, chez un patient en position gynécologique ou en décubitus latéral et sous antibioprophylaxie. Elles se font par voie endorectale, guidées par l'échographie. On en réalise en moyenne 12 ce qui permet une cartographie de la prostate. Les indications de biopsies sont un PSA >4 ng/mL et/ou un toucher rectal anormal. Les biopsies affirment le diagnostic de cancer de prostate. Il faut prévenir le patient des risques (infectieux, hémorragique) avant leurs réalisations.

QROC 40

Item 156

Le score de Gleason est un score histo-pronostic caractérisant le degré de différenciation de la tumeur, et est un facteur pronostic essentiel dans la prise en charge du cancer de prostate. Il est obtenu en additionnant les 2 grades histologiques les plus représentés dans la tumeur. Chaque composant tumoral est ainsi noté de 1 à 5.

- Score de 6 : cancer de prostate bien différencié et de bon pronostic.
- Score de 7 : cancer de prostate moyennement différencié.
- Score de 8 à 10 : cancer de prostate peu différencié, de mauvais pronostic.

QROC 41

Item 158

- Une hématurie macroscopique.
- Une lombalgie.
- Une masse du flanc pour les tumeurs volumineuses.
- Une fièvre.
- Une altération de l'état général.
- Des douleurs liées à d'éventuelles métastases osseuses.

QROC 42

Item 158

- En cas de tumeurs bilatérales du rein.
- En cas de rein unique anatomique.
- En cas de rein unique fonctionnel.
- En cas d'insuffisance rénale préalable.
- En cas de tumeurs rénales héréditaires.

QROC 43

Item 160

- Néoplasie germinale intratubulaire (NGIT) : état tumoral pré-invasif, précurseur de l'ensemble des tumeurs germinales testiculaires.
- Tumeurs germinales séminomateuses = séminome testiculaire (environ 60 % des tumeurs germinales).
- Tumeurs germinales non séminomateuses (TGNS) : association de différentes composantes tumorales : carcinome embryonnaire, chorio-carcinome, tumeur du sac vitellin, tératome. Une composante séminomateuse peut également persister au sein de ces tumeurs.

QROC 44

Item 160

Symptômes :

- pesanteur voire douleur testiculaire ;
- douleur hypogastrique ;
- augmentation isolée indolore d'un testicule ;
- parfois tableau aigu mimant une torsion du cordon spermatique ou une orchi-épididymite aiguë.

Signes locaux :

- nodule dur et pierreux indolore ;
- augmentation globale testiculaire.

Signes généraux :

- altération de l'état général ;
- gynécomastie souvent unilatérale ;
- métastases : adénopathie sus-claviculaire, masse abdominale correspondant à des adénopathies rétropéritonéales.

QROC 45

Item 160

- Stade 1 : pT1 à pT4 N0 M0.
- Surveillance : en cas de faible risque de rechute : critères de Warde (absence d'envahissement du rete testis, tumeur <4 cm).

- Chimiothérapie adjuvante : en cas de risque important de rechute (1 ou 2 critères de Warde) par un cycle de carboplatine AUC7.
- Radiothérapie adjuvante : irradiation région para-aortique 20 Gy.

QROC 46

Item 160

- Stade 1 : pT1 à pT4 N0 M0.
- Surveillance : en cas de faible risque de rechute (absence d'emboles vasculaires).
- Chimiothérapie adjuvante : en cas de risque important de rechute (présence d'emboles) : 2 cures de BEP (bléomycine, étoposide, cisplatine).
- Curage de stadification : en cas de refus du patient des 2 autres possibilités : curage ganglionnaire lombo-aortique.
- Peu de radiosensibilité des TGNS.

QROC 47

Item 160

La néoplasie germinale intratubulaire correspond à un état tumoral pré-invasif. Il s'agit du précurseur de toutes les tumeurs germinales testiculaires après la puberté.

Le risque d'évolution vers un cancer testiculaire dans les 5 ans est de 50 %.

L'évolution se fait vers le séminome *in situ* puis vers l'ensemble des tumeurs germinales.

La NGIT est présente dans 90 % du parenchyme testiculaire adjacent sur les pièces d'orchidectomie.

La NGIT est retrouvée au niveau du testicule controlatéral dans 9 % des cas, ce qui justifie la réalisation de biopsies testiculaires controlatérales chez les patients à risque de tumeur bilatérale c'est-à-dire présentant un syndrome de dysgénésie gonadique (cryptorchidie, hypotrophie testiculaire, troubles de la fertilité, microlithiases de grade 3).

QROC 48

Item 160 bis

L'hématurie macroscopique.

QROC 49

Item 160 bis

L'échographie de l'appareil urinaire, la cytologie urinaire et la fibroscopie vésicale.

QROC 50

Item 160 bis

Le diagnostic histologique de tumeur de vessie, détermination du stade tumoral (tumeur superficielle = TVNIM ou invasive du muscle vésical = TVIM), et du grade tumoral (bas grade ou haut grade).

QROC 51

Item 160 bis

L'évaluation du haut appareil urinaire (recherche d'une éventuelle obstruction, d'une tumeur concomitante du haut appareil urinaire), et l'évaluation de l'extension loco-régionale et à distance (envahissement de la graisse péri-vésicale et des organes de voisinage, adénopathies métastatiques ou métastases).

QROC 52

Item 160 bis

Diagnostiquer précocement les récidives et prévenir la progression vers une tumeur invasive.

QROC 53

Item 216

Absolues :

- Absence de globe vésical.
- Pontage vasculaire extra-anatomique en région sus-pubienne (fémoro-fémorale croisé).
- Contre-indications relatives (dans tous les cas prendre l'avis d'un urologue).
- Troubles de l'hémostase, patients sous anticoagulants.
- Cicatrices de laparotomie.
- Antécédents de tumeurs de vessie.

QROC 54

Item 216

Pour uriner normalement (l'action d'uriner s'appelle la miction), il faut 3 choses :

- un réservoir (la vessie) capable de se remplir facilement (la souplesse du réservoir vésical s'appelle la « compliance ») et de se contracter efficacement (le muscle vésical s'appelle le détrusor);
- une filière urétrale : col vésical, prostate, sphincter strié, urètre qui doit permettre la continence (absence de fuites) et s'ouvrir librement au moment de la miction ;
- un système nerveux qui contrôle à la fois les phases de remplissage de la vessie et les phases de miction, en permettant notamment que la vessie se contracte après que le sphincter urinaire se soit parfaitement relâché (synergie vésico-sphinctérienne).

QROC 55

Item 216

- L'obstruction sous-vésicale entraînant une stase vésicale peut entraîner un retentissement sur le haut appareil par l'augmentation de la pression intravésicale. Le retentissement peut se manifester par la dilatation bilatérale des voies excrétrices supérieures, par une augmentation de la créatininémie ou par l'association des deux (la fréquence de l'augmentation de la créatininémie chez des patients porteurs d'HBP symptomatique et candidats à un traitement chirurgical a été estimée entre 7 % et 18 %).

- L'insuffisance rénale régresse très rapidement après drainage vésical. La dilatation des cavités pyélocalicielles peut persister pendant quelques semaines.

QROC 56

Item 216

La physiopathologie du SLO est double : il procède d'une tubulopathie fonctionnelle rendant le rein incapable transitoirement de concentrer l'urine, phénomène auquel se surajoute le rôle osmotique de l'urée.

Le dépistage du SLO repose de façon simple sur la surveillance horaire de reprise de la diurèse après la levée de l'obstacle. Le diagnostic se doit d'être précoce car la polyurie osmotique qui apparaît est parfois majeure avec un volume supérieur à 1 litre par heure.

Réhydratation intraveineuse en compensant les entrées aux sorties.

QROC 57

Item 216

- Sonder dans des strictes conditions d'asepsie et de stérilité.
- Maintenir un système clos : interdiction de déconnecter la sonde vésicale du système de drainage.
- Utiliser des sondes à doubles courants si une irrigation est nécessaire (hématurie).
- Instaurer un drainage vésical déclive en permanence pour éviter toute stase urinaire.
- Prélever de manière rigoureusement aseptique les urines pour examens cytobactériologique ECBU.
- Éviter les sondes de petits calibres en première intention, (utiliser une Charrière 18–20).
- Ne pas utiliser de sérum physiologique pour gonfler le ballonnet, le chlorure de sodium peut cristalliser et empêcher par la suite le dégonflage du ballonet.
- Veiller à recalloter le malade en fin de geste (risque de paraphimosis)

Décret n° 93-345 du 15 mars 1993 relatif aux actes professionnels et à l'exercice de la profession d'infirmier :

- Article 4 – L'infirmier est habilité à accomplir sur prescription médicale, qui sauf urgence doit être écrite, qualitative et quantitative, datée et signée.

  Pose d'une sonde vésicale sous réserve des dispositions prévues de l'article 6.
- Article 6 – L'infirmier participe, en présence d'un médecin, au premier sondage vésical chez l'homme en cas de rétention.

Contre-indications du sondage vésical :

- sténose urétrale.
- traumatisme de l'urètre, notamment en cas de polytraumatisme (fracture du bassin).
- la prostatite aiguë.

QROC 58

Item 247

Une HBP non compliquée et avec des symptômes minimes ou modérés.

QROC 59

Item 247

Une HBP compliquée (RAU, calcul ou diverticule vésical, IRC obstructive…).

QROC 60

Item 247

Le TURP SYNDROME est le syndrome de réabsorption du liquide d'irrigation (complication per opératoire rare de la RTUP).

QROC 61

Item 247

L'éjaculation rétrograde.

QROC 62

Item 247

Il faut éliminer une tumeur de vessie par la réalisation d'une fibroscopie vésicale.

QROC 63

Item 252

- NTA écartée et sont évoqués des IRA de cause vasculaire, glomérulaire ou interstitielle en cas de NTA persistante au-delà de 4–5 semaines.
- NTA sans cause évidente.
- Suspicion de NTA médicamenteuse devant être écartée car le médicament est indispensable.
- Protéinurie et hématurie abondantes.
- Oligo-anurie persistante plus de 3 semaines.

QROC 64

Item 252

Obstructive	Lithiase calcique
Fonctionnelle	Déshydratation (hypercalcémie) Vasoconstriction
Glomérulaire	Maladie de Randall (chaîne légère κ) Amylose AL (chaîne légère λ) Cryoblobulinémie
Tubulaire	Nécrose tubulaire aiguë (iode+++) Acidose tubulaire Diabète insipide (tubule distal) Syndrome de Fanconi (tubule proximal)
Interstitielle	Infiltrat plasmocytaire Néphrocalcinose
Vasculaire	Microangiopathie thrombotique

QROC 65

Item 252

- Aminosides.
- Amphotéricine B.
- Nombreuses chimiothérapies anticancéreuses.
- Produits de contraste iodés.

QROC 66

Item 252

- Acyclovir.
- Sulfadiazine.
- Méthotrexate.
- Indinavir.

QROC 67

Item 252

- Arrêt des antidiabétiques oraux.
- Relais insuline IV.
- Hyperhydratation pendant les 12 heures avant l'examen et les 12 heures après.
- Utiliser des produits de contraste iodés de faible osmolarité ou iso-osmolaires.
- Limiter le volume de PCI administrés.
- La N-acétyl cystéine *per os* le jour précédent et le jour de l'injection d'iode est utilisée par certains mais n'a pas fait la preuve de son efficacité.

QROC 68

Item 252

- Urgence médicale.
- Monitoring cardio-respiratoire.
- 2 voies veineuses périphériques de bon calibre.
- Protection cardiaque : gluconate de calcium IV.
- Traitement favorisant le transfert transmembranaire de potassium :
  - salbutamol en nébulisation ;
  - bicarbonate de sodium à 1,4 % IV ;
  - insuline rapide IV avec surveillance glycémique.
- Mais ces traitements ne doivent pas retarder l'épuration extrarénale en urgence.

QROC 69

Item 252

	IRA fonctionnelle	IRA organique
Natriurèse	< 20 mmol/L	> 20 mmol/L
Una/Uk	< 1	> 1
Ucréat/Pcréat	> 40	< 40
Uurée/Purée	> 10	< 10
Purée/Pcréat	> 100	50

QROC 70

Item 259

- CNA hyperalgique.
- CNA anurique.
- CNA fébrile.
- CNA sur terrain fragile : grossesse, insuffisance rénale chronique…

QROC 71

Item 259

L'indinavir (Crixivan®).

QROC 72

Item 259

- Bactériurie faible (dilution des urines, séjour des urines dans la vessie <4 heures, compte de bactéries trop faible).
- Régime restreint en nitrates, pH urinaire acide ou traitement diurétique.
- Infection causée par certaines bactéries non productives de nitrites comme les infections à streptocoques, entérocoques, *Acinetobacter spp.* ou *S. saprophyticus*.

QROC 73

Item 259

- Début brutal.
- Douleur très intense, sans position antalgique.
- Douleur lombaire unilatérale, irradiant de haut en bas et vers l'avant le long de l'uretère vers les organes génitaux externes.

- Évolution par crises paroxystiques.
- Agitation et anxiété.
- Signes fonctionnels urinaires : pollakiurie, brûlures mictionnelles, hématurie.
- Signes digestifs : nausées, vomissements, arrêt du transit (iléus), voire tableau pseudo-occlusif.

QROC 74

Item 259

- Double antibiothérapie parentérale.
- Mesures de réanimation.
- Drainage chirurgical des urines.

QROC 75

Item 272

Il s'agit d'une sténose fibreuse de l'anneau préputial.

QROC 76

Item 272

Ils ne permettent ni d'affirmer ni d'infirmer le diagnostic et sont donc peu utiles. L'échographie testiculaire peut permettre en cas de torsion vue tardivement de poser le diagnostic de nécrose testiculaire.

QROC 77

Item 272

L'hydrocèle chez l'enfant est liée à la persistance du canal péritonéo-vaginal. Chez l'adulte elle est soit réactionnelle à une pathologie testiculaire soit idiopathique due à une sécrétion excessive de liquide par la vaginale.

QROC 78

Item 272

- Cryptorchidie : arrêt de migration sur le trajet normal entre l'aire lombaire et le scrotum.
- Ectopie testiculaire : anomalie de position du testicule en dehors du trajet physiologique de migration.

QROC 79

Item 272

- Terrain :
  - diabète ;
  - éthylisme chronique ;
  - immunodépression.
- Facteurs aggravants : retard de prise en charge initiale, prise d'anti-inflammatoires.

QROC 80

Item 315

Urologique :

- Interrogatoire :
  - **facteurs de risque de carcinome urothélial :** tabac, expositions professionnelles aux amines aromatiques, iatrogénie : radiothérapie/cyclophosphamide, irritation chronique : bilharziose urinaire/sondage à demeure.
- Clinique :
  - présence de caillots ;
  - hématurie initiale ou terminale ;
  - douleur lombaire, signes fonctionnels urinaires du bas appareil.
- Paraclinique :
  - anomalie à l'échographie vésico-rénale.

Néphrologique :

- Interrogatoire :
  - notion d'insuffisance rénale familiale ;
  - infection ORL récente.
- Clinique :
  - œdèmes des membres inférieurs, hypertension artérielle, oligurie ;
  - absence de caillots.
- Paraclinique :
  - hématies déformées, ou cylindres hématiques à l'ECBU ;
  - protéinurie et/ou insuffisance rénale associée ;
  - échographie rénale normale.

QROC 81

Item 315

Hémorragie de voisinage :

- urétrorragie ;
- génitale (menstruations, métrorragies), hémospermie.

Coloration des urines :

- origine alimentaire : betteraves, fruits rouges ;
- médicamenteuse : rifampicine, érythromycine, métronidazole, salazopyrine ;
- pigments : hémoglobinurie, myoglobinurie, urobilinurie.

QROC 82

Item 315

- **Initiale** (survenant au début de la miction) : suggère une localisation urétroprostatique.
- **Terminale** (en fin de miction) : signe une localisation vésicale.
- **Totale** (sur toute la durée de la miction) : peut être d'origine rénale, cependant en cas d'hématurie abondante elle n'a pas de valeur localisatrice.

QROC 83

Item 315

Causes urologiques

- Tumeurs urothéliales de la vessie ou de la voie excrétrice supérieure.
- Tumeurs rénales.
- Infections urinaires.
- Lithiases urinaires.
- Traumatisme.
- Iatrogène (post-geste endo-urologique).

Causes néphrologiques

- Néphropathies glomérulaires :
  - glomérulonéphrite aiguë post-infectieuse ;
  - glomérulonéphrite à dépôts mésangiaux d'IgA (maladie de Berger) ;
  - syndrome d'Alport.
- Néphropathies vasculaires :
  - nécrose papillaire ;
  - infarctus rénal.

QROC 84

Item 315

En cas d'hématurie macroscopique :

- recherche d'une rétention aiguë d'urine sur caillotage intravésical ;
- anurie par caillotage des voies excrétrices urinaires supérieures ;
- tolérance hémodynamique : tension artérielle, fréquence cardiaque ;
- anémie : tachycardie, pâleur cutanéo-muqueuse ;
- douleur thoracique (complication cardio-vasculaire si terrain à risque).

En cas d'hématurie microscopique :

- protéinurie, leucocyturie-nitrites (infection) à la bandelette urinaire ;
- hypertension artérielle.

QROC 85

Item 315

Ordre des examens orientés par la chronologie de l'hématurie.

À visée diagnostique :

- ECBU :
  - confirme l'hématurie ;
  - oriente vers une cause urologique ou néphrologique ;
  - élimine une infection urinaire.
- Échographie vésico-rénale ± uroscanner.
- Protéinurie des 24 heures.
- Cytologie urinaire.
- Urétrocystoscopie à réaliser précocement si facteurs de risque de carcinome urothélial, hématurie initiale ou terminale.

Pour évaluer le retentissement :

- NFS et bilan d'hémostase.
- Fonction rénale : urée/créatininémie, clairance.

QROC 86

Item 321

- Âge.
- Ethnie (plus fréquente chez les Caucasiennes > Africaines).
- Obésité.
- Diabète.
- Antécédents gynéco-obstétricaux : parité (> 3 accouchement par voie basse), traumatisme obstétrical, absence de rééducation périnéo-sphinctérienne en post-partum.
- Statut hormonal : ménopause, préménopause, absence de traitement hormonal substitutif.
- Circonstances déclenchantes ou facteurs aggravants :
  - prise médicamenteuse ;
  - efforts de poussées abdominales répétés : constipation/fécalome, toux chronique.
- Profession à risque.
- Prolapsus génital associé.
- Maladie neurologique évolutive, troubles cognitifs, réduction de la mobilité.
- Antécédents de chirurgie périnéo-pelvienne.
- Activité sportive intense.
- Erreurs hygiéno-diététiques.

QROC 87

Item 321

Trois grands types d'incontinence urinaire chez la femme :

- incontinence urinaire d'effort par cervico-cystoptose/hypermobilité urétrale ;
- incontinence urinaire d'effort par insuffisance sphinctérienne ;
- incontinence urinaire mixte.

Ne pas méconnaître une incontinence urinaire permanente ou par regorgement.

QROC 88

Item 321

- Neuromodulation des racines sacrées.
- Injection de toxine botulique intradétrusorienne (toxine botulique A, hors AMM).
- Chirurgie d'agrandissement vésical (entérocystoplastie d'agrandissement).

QROC 89

Item 321
- Renforcement des muscles du plancher périnéal par travail manuel et exercices spécifiques du plancher pelvien.
- Biofeedback instrumental.
- Électrostimulation fonctionnelle.
- Rééducation comportementale.

QROC 90

Item 321
- Débitmétrie : permet d'objectiver une dysurie.
- Profilométrie urétrale (= urétro-manométrie) :
  - renseigne sur la pression de clôture ;
  - permet d'objectiver une insuffisance sphinctérienne associée.
- Cystomanométrie :
  - renseigne sur la sensibilité vésicale, la compliance vésicale, la contractilité vésicale ;
  - permet d'objectiver une vessie hyperactive (contractions désinhibées du détrusor = hyperactivité détrusorienne) à l'origine de la symptomatologie.

N.B : dans l'incontinence urinaire par urgenturies ou dans le syndrome d'hyperactivité vésicale, l'hyperactivité détrusorienne n'est pas toujours objectivée au BUD, sans remettre en cause le diagnostic qui est clinique.

QROC 91

Item 321
- Trophicité vulvo-vaginale (témoin de l'imprégnation œstrogénique).
- Prolapsus des autres étages associés :
  - prolapsus moyen : hystérocèle (ou hystéroptose) ;
  - prolapsus de l'étage postérieur : élytrocèle (cul-de-sac de Douglas) ou rectocèle.
- Recherche de fuites à la toux lors de la réduction du prolapsus (témoin d'une incontinence urinaire masquée = « effet pelote » de la cystocèle).
- Recherche d'un trouble de la vidange vésicale :
  - dysurie (débitmétrie) ;
  - mesure du résidu postmictionnel (échographie) ;
  - recherche de globe vésical (témoin d'un trouble de vidange majeur).

QROC 92

Item 321
- Causes neurologiques.
- Insuffisance sphinctérienne majeure.
- Abouchement urétéral ectopique.
- Fistule vésico-vaginale.

QROC 93

Item 338
- Libération de monoxyde d'azote au niveau de la cellule musculaire lisse (neuronal et endothélial).
- Relaxation musculaire lisse permettant l'ouverture des espaces sinusoïdes.
- Vasodilatation et augmentation du débit artériel.
- Blocage du retour veineux sous-albuginéal.

QROC 94

Item 338
- Antihypertenseurs :
  - bêtabloquant ;
  - diurétique.
- Antidépresseurs, neuroleptiques.
- Anti-androgènes.

QROC 95

Item 338
- En première intention : inhibiteurs de la phosphodiestérase 5.
- En deuxième intention : injections intracaverneuses de prostaglandine ou vacuum.
- En troisième intention : traitements chirurgicaux = implants péniens.
- Toujours en association avec les règles hygiéno-diététiques dont le sevrage tabagique et la lutte contre la iatrogénèse.

QROC 96

Item 338

Affection bénigne, d'étiologie inconnue, correspondant à une fibrose localisée de l'albuginée formant une plaque responsable d'une déviation ou courbure de la verge en érection.

QROC 97

Item 338

Priapisme à haut débit :
- artériel ;
- secondaire à une fistule artérioveineuse post-traumatique ;
- indolore ;
- pas d'urgence thérapeutique.

Priapisme à bas débit :
- ischémique ;
- douloureux ;
- urgence thérapeutique.

QROC 98

Item 341

- BU/ECBU : recherche d'une infection urinaire.
- Débitmétrie avec mesure du résidu postmictionnel par échographie : permet d'objectiver la dysurie si débit <15 mL/s et objectiver l'existence d'un éventuel résidu postmictionnel.
- Créatininémie : recherche d'une insuffisance rénale.

QROC 99

Item 341

Causes urologiques :

- irritation vésicale : tumeur vésicale, lithiase, cystite (infectieuses, radique, chimique, interstitielle), caillots intravésicaux ;
- réduction de la compliance (= capacité) vésicale : par compression extrinsèque (tumeur, grossesse), post-radiothérapie, post-infectieux (tuberculose) ;
- rétention vésicale chronique avec au maximum mictions par regorgement ;
- obstruction sous-vésicale (HBP, sténose de l'urètre, maladie du col…).

Causes extra-urologiques :

- pathologie extra-vésicale (salpingite, sigmoïdite, appendicite pelvienne) ;
- pathologies neurologiques (centrales ou périphériques) ;
- pathologies psychogènes (troubles du comportement).

QROC 100

Item 341

- Calendrier mictionnel+++ permet de faire différencier une pollakiurie nocturne (augmentation de la fréquence des mictions la nuit) d'une polyurie nocturne (augmentation de la diurèse nocturne par inversion du rythme nycthéméral).
- BU ± ECBU : afin d'objectiver une éventuelle infection urinaire ou hématurie. Ne pas oublier les BK urinaires (tuberculose) et la recherche de bilharziose.
- Cytologie urinaire à la recherche de cellules malignes.
- Échographie vésico-rénale et prostatique : permet d'objectiver un résidu postmictionnel chronique++. Permet de voir une cause d'irritation vésicale (tumeur vésicale, lithiase, caillots). Permet de voir une éventuelle HBP responsable des symptômes.
- Fibroscopie urétro-vésicale : permet de voir une cause d'irritation vésicale (tumeur vésicale, lithiase, caillots). Permet de voir une éventuelle HBP ou autre obstacle sous-vésical responsable des symptômes.

QROC 101

Item 341

La pneumaturie est la présence de gaz pendant la miction et doit faire suspecter une fistule entre le système urinaire et digestif.

QROC 102

Item 341

- Indolore.
- Facile.
- Volontaire.
- Complète.
- Durant moins d'une minute.
- Fréquence < 6 mictions par jour. Un lever nocturne maximum.

QROC 103

Item 341

- L'hyperactivité vésicale est un syndrome clinique qui associe les symptômes urgenturies, pollakiurie ± brûlures mictionnelles.
- L'hyperactivité détrusorienne est une définition urodynamique : présence de contractions détrusoriennes non inhibées.

N.B : l'hyperactivité vésicale ne s'accompagne pas obligatoirement de d'hyperactivité détrusorienne et inversement.

QROC 104

Item 341

- Court terme : rétention aiguë d'urine.
- Moyen terme : remaniement vésical, prostatites à répétition.
- Long terme :
  - retentissement vésical : vessie de lutte avec diverticules, calculs vésicaux, infections urinaires à répétition, mictions par regorgement sur globe vésical chronique ;
  - retentissement sur le haut appareil urinaire : reflux vésico urétéral, pyélonéphrites aiguës, dilatation des cavités uétéro-pyélocalicielles, insuffisance rénale chronique.

QROC 105

Item 342

L'examen de la région hypogastrique et des fosses iliaques **en 4 temps** (inspection, palpation, percussion et auscultation) donne accès au contenu pelvien par voie antérieure.

Le toucher vaginal précédé de l'inspection du périnée : signe du sillon, régularité, taille, contours et mobilité de la tumeur.

Le toucher rectal recherche une tumeur du canal anal/rectal, évalue la tonicité du sphincter anal, recherche une anomalie de la cloison recto-vaginale (nodule endométriosique).

L'examen au spéculum idéalement avec le spéculum complet puis avec une seule valve refoulant à tour de rôle la paroi vaginale antérieure puis postérieure et en demandant à la patiente de pousser.

QROC 106

Item 342

- Hémorragique conduisant à l'anémie (fibromes sous-muqueux).
- Douloureuses :
  - nécrobiose aseptique par ischémie du fibrome ;
  - torsion d'un fibrome pédiculé sous-séreux ou accouchement par le col d'un fibrome sous-muqueux.
- Mécaniques :
  - compression : vessie (rétention), uretères (colique néphrétique pyélonéphrite), rectum (faux besoin), veine (thrombose), nerf sciatique ou obturateur.
- Transformation maligne en fibrosarcome rarissime (lien incertain).
- Gravidique :
  - stérilité et fausse couche spontanée répétée (fibrome sous-muqueux) ;
  - nécrobiose, localisation praevia gênant l'accouchement, hémorragie de la délivrance.

Index

471916 – (I) – (4) – CMM90 – PMS 485

Elsevier Masson S.A.S - 62, rue Camille-Desmoulins,
92442 Issy-les-Moulineaux Cedex

Dépôt Légal : octobre 2013

Composition : SPI

Imprimé en Pologne par Dimograf